U0189593

内科疾病
诊疗思维精解

主编　毛真真　贺广爱　丁明红　仝晓净

王海成　李　晶　刘红梅

中国海洋大学出版社

·青岛·

图书在版编目（CIP）数据

内科疾病诊疗思维精解／毛真真等主编. —青岛：
中国海洋大学出版社，2022.3

ISBN 978-7-5670-3121-0

Ⅰ．①内… Ⅱ．①毛… Ⅲ．①内科－疾病－诊疗
Ⅳ．①R5

中国版本图书馆CIP数据核字（2022）第039082号

出版发行	中国海洋大学出版社			
社　　址	青岛市香港东路23号	邮政编码	266071	
出 版 人	杨立敏			
网　　址	http://pub.ouc.edu.cn			
电子信箱	369839221@qq.com			
订购电话	0532-82032573（传真）			
策划编辑	韩玉堂			
责任编辑	韩玉堂	电　　话	0532-85902349	
印　　制	朗翔印刷（天津）有限公司			
版　　次	2023年3月第1版			
印　　次	2023年3月第1次印刷			
成品尺寸	185 mm×260 mm			
印　　张	23			
字　　数	574千			
印　　数	1～1000			
定　　价	206.00元			

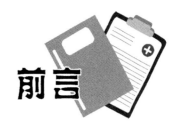

前言

　　人类在与疾病长期作斗争的过程中,积累了防治疾病的丰富经验,创立了大量的医学理论,并逐渐形成了现代临床医学。临床医学是诊断、治疗和预防各种疾病的科学,其中,内科学是临床医学重要的分支之一。它是一门集理论性与实践性于一体的学科,也是临床医学中最为活跃、发展最为迅速的学科。近年来,一些大型临床试验结果的公布和研究性成果的取得,使得内科学的内涵得到了极大的丰富;同时,许多新兴学科,如流行病学、免疫学、分子生物学等不断地向内科学渗透,也让内科疾病的诊断与治疗模式发生了巨大的变化。为了满足临床对疾病诊断更加精确及治疗手段更加先进的需求,现代内科学的专业化、专科化是必然的趋势。基于这一临床需要,我们特组织了一批长期奋战在临床一线、有着丰富临床经验的专家编写了《内科疾病诊疗思维精解》一书。

　　本书从疾病概念、病因病机、临床诊断与鉴别诊断、治疗及预后等方面详细阐述了神经内科、心内科、消化内科及内分泌科常见疾病的诊疗内容,并简要介绍了预防接种的相关知识。在编写过程中,我们以临床实践经验为基础,力求反映国内外内科诊疗的成果与经验,以期能够提高内科临床医师综合分析和解决问题的能力。

　　由于编者编写经验及编写风格有所差异,书中难免存在不足之处,敬请广大读者提出宝贵意见和建议,以供日后修订时参考。

《内科疾病诊疗思维精解》编委会
2021 年 12 月

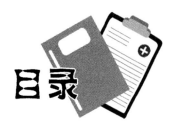

目录

第一章　神经内科 ……………………………………………………………（1）

　　第一节　脑栓塞 ……………………………………………………………（1）

　　第二节　腔隙性脑梗死 ……………………………………………………（5）

　　第三节　脑出血 ……………………………………………………………（9）

　　第四节　蛛网膜下腔出血 …………………………………………………（23）

　　第五节　短暂性脑缺血发作 ………………………………………………（28）

　　第六节　脑动脉粥样硬化 …………………………………………………（32）

　　第七节　椎-基底动脉供血不足 …………………………………………（37）

　　第八节　颅内静脉窦血栓形成 ……………………………………………（49）

　　第九节　血管性头痛 ………………………………………………………（54）

　　第十节　高血压脑病 ………………………………………………………（60）

第二章　心内科 ………………………………………………………………（66）

　　第一节　原发性高血压 ……………………………………………………（66）

　　第二节　继发性高血压 ……………………………………………………（76）

　　第三节　严重心律失常 ……………………………………………………（87）

　　第四节　心脏骤停 …………………………………………………………（93）

　　第五节　肺源性心脏病 ……………………………………………………（100）

　　第六节　急性病毒性心肌炎 ………………………………………………（107）

　　第七节　急性感染性心内膜炎 ……………………………………………（113）

　　第八节　心包炎 ……………………………………………………………（121）

第九节　心包积液 ……………………………………………………（129）

第十节　心力衰竭 ……………………………………………………（144）

第十一节　经桡动脉途径冠状动脉的介入治疗 …………………………（155）

第十二节　冠状动脉慢性完全闭塞病变的介入治疗 ……………………（176）

第十三节　心功能不全患者冠状动脉病变的介入治疗 …………………（186）

第三章　消化内科 ………………………………………………………（192）

第一节　贲门失弛缓症 ……………………………………………………（192）

第二节　胃食管反流病 ……………………………………………………（195）

第三节　急性胃炎 …………………………………………………………（202）

第四节　慢性胃炎 …………………………………………………………（205）

第五节　消化性溃疡 ………………………………………………………（215）

第六节　溃疡性结肠炎 ……………………………………………………（223）

第七节　肠易激综合征 ……………………………………………………（226）

第八节　克罗恩病 …………………………………………………………（229）

第九节　肠结核 ……………………………………………………………（239）

第十节　酒精性肝病 ………………………………………………………（244）

第十一节　非酒精性脂肪性肝病 …………………………………………（247）

第十二节　肝脓肿 …………………………………………………………（251）

第十三节　病毒性肝炎 ……………………………………………………（255）

第十四节　肝硬化 …………………………………………………………（266）

第四章　内分泌科 ………………………………………………………（270）

第一节　腺垂体功能减退症 ………………………………………………（270）

第二节　尿崩症 ……………………………………………………………（277）

第三节　亚临床甲状腺功能减退症 ………………………………………（285）

第四节　亚临床甲状腺功能亢进症 ………………………………………（287）

第五节　单纯性甲状腺肿 …………………………………………………（291）

第六节　高碘性甲状腺肿 …………………………………………………（294）

第七节　原发性醛固酮增多症 ……………………………………………（296）

第八节　继发性醛固酮增多症 ……………………………………………（300）

第九节　糖尿病 ………………………………………………………（303）

第五章　预防接种 ……………………………………………………（322）

　第一节　预防接种的机构 …………………………………………（322）

　第二节　疫苗接种的形式 …………………………………………（331）

　第三节　疫苗接种的流程 …………………………………………（334）

　第四节　疫苗接种的方法 …………………………………………（338）

　第五节　疫苗接种的应用 …………………………………………（343）

　第六节　疫苗接种的免疫程序 ……………………………………（348）

参考文献 ………………………………………………………………（356）

第一章 神经内科

第一节 脑 栓 塞

一、病因病机

(一)病因

中医学认为,本病病因不外乎虚(气虚、阴虚)、风(外风、肝风)、气(气滞、气逆)、血(血虚、血瘀)、瘀(痰瘀、血瘀)、痰(风痰、湿痰)、火(心火、肝火)诸端,单行致病或合而为疾,相互影响,相互作用,侵犯机体而突然发病。病变部位主要在脑,但与心、肝、脾、肾诸脏密切相关。

(二)病机

本病主要病机包括以下几个方面。

(1)积损正衰,卫外不固,脉络空虚,风邪动越,内风旋转上逆,气血上涌,阻于脑络而为病。

(2)气虚腠理不固,风邪侵袭,人中经络,气血被阻,筋脉失养。

(3)饮食不节,痰湿壅盛,外风引动,痰滞阻络而发病。

(4)忧思恼怒,五志化火,气机失调,心火暴盛,肝郁气滞,肝阳暴亢,风火相煽,气血菀上,脑脉被阻。

(5)气血两亏,气滞血瘀或血虚寒凝,阻滞经络。

二、临床表现

有 50%～60% 的患者在起病时有轻度意识障碍,但持续时间短;颈内动脉或大脑中动脉主干的大面积脑栓塞可发生严重脑水肿、颅内压增高、昏迷及抽搐发作;椎-基底动脉系统栓塞也可迅速发生昏迷。

任何年龄均可发病,但以青壮年多见。多在活动中突然发病,常无前驱表现,症状多在数秒至数分钟内发展至高峰,是发病最急的脑卒中,且多表现为完全性卒中。也可于安静时发病,约有1/3脑栓塞发生于患者睡眠中。其临床表现取决于栓子的性质和数量、部位、侧支循环的情况、栓子的变化过程、心脏功能与其他并发症等因素。个别病例因栓塞部位继发血栓向近端伸延、栓塞反复发生或继发出血,症状可于发病后数天内呈进行性加重或阶梯式。

局限性神经缺失症状与栓塞动脉供血区的功能相对应。约有 4/5 脑栓塞累及脑中动脉主干及其分支,出现失语、偏瘫、单瘫、偏身感觉障碍和局限性癫痫发作,偏瘫多以面部和上肢为主,下肢为辅;约有 1/5 发生在椎-基底动脉系统,表现为眩晕、复视、共济失调、交叉瘫、四肢瘫、发音及吞咽困难等;较大栓子偶可栓塞在基底动脉主干,造成突然昏迷、四肢瘫痪或基底动脉尖综合征。

大多数患者有易于产生血栓的原发疾病,如风湿性心脏病、冠心病和严重心律失常、心内膜炎等。部分病例有心脏手术史、长骨骨折、血管内治疗史等;部分病例有脑外多处栓塞证据,如球结膜、皮肤、肺、脾、肾、肠系膜等栓塞和相应的临床症状和体征。

三、实验室检查

(一)CT 及 MRI 检查

CT 及 MRI 检查可显示梗死灶呈多发性,见于两侧;或病灶大,呈以皮质为底的楔形,绝大多数位于大脑中动脉支配区,且同一大脑中动脉支配区常见多个同一时期梗死灶,可有缺血性梗死和出血性梗死的改变,出现出血性梗死更支持脑栓塞的诊断。一般于 24～28 h 间或之后出现低密度梗死区。多数患者继发出血性梗死而临床症状并无明显加重,故应定期复查头颅 CT,特别是发病在 48～72 h 间。MRI 检查可发现颈动脉及主动脉狭窄程度,显示栓塞血管的部位。

(二)脑脊液检查

患者脑脊液压力一般正常,大面积栓塞性脑梗死患者脑脊液压力可增高。出血性梗死患者,脑脊液可呈血性或镜下可见红细胞;亚急性细菌性心内膜炎等感染性脑栓塞患者脑脊液白细胞计数增高,早期以中性粒细胞为主,晚期以淋巴细胞为主;脂肪栓塞患者脑脊液可见脂肪球。

(三)其他检查

由于脑栓塞作为心肌梗死的第一个症状者并不少见,且约有 20% 心肌梗死为无症状性,故心电图检查应作为常规,可发现心肌梗死、风心病、心律失常、冠状动脉供血不足和心肌炎的证据。超声心动图检查可证实心源性栓子的存在。颈动脉超声检查可发现颈动脉管腔狭窄、血流变化及颈动脉斑块,对颈动脉源性脑栓塞具有提示意义。血管造影时能见到栓塞性动脉闭塞有自发性消失趋势。

四、诊断及鉴别诊断

(一)诊断要点

(1)无前驱症状,突然发病,病情进展迅速且多在数分钟内达高峰。

(2)局灶性脑缺血症状明显,伴有周围皮肤、黏膜和(或)内脏及肢体栓塞症状。

(3)明显的原发疾病和栓子来源。

(4)头颅 CT 和 MRI 检查能明确脑栓塞的部位、范围、数目及性质。

(二)鉴别诊断

病情发展稍慢时,须与脑血栓形成鉴别;脑脊液含血时,应与脑出血鉴别;昏迷者须排除可引起昏迷的其他全身性或颅内疾病;局限性抽搐亦须与其他原因所致的症状性癫痫鉴别。

五、治疗

(一)治疗总体思路

脑栓塞是由各种栓子所致的脑梗死,其治疗类同于脑血栓形成所致脑梗死的治疗。另外,还要积极处理不同性质的栓子及造成栓子的原发病,以达到减轻梗死造成的脑损伤、防止再栓塞、控制原发病的目的。

中医学治疗方面,若脑部症状较为突出,则多按脑血栓形成治疗;若原发病症状突出,则以辨治原发病为上。例如,心悸严重而偏瘫较轻,则以治疗心悸为主。

(二)中医学辨证治疗

脑栓塞属中医学内风、类中风之范畴,其病因在于患者平素气血亏虚,心、肝、脾、肾阴阳失调。加之忧思恼怒或饮酒饱食以致气虚血运受阻。气血瘀滞,脉络痹阻;或肾阴素亏,风阳内动,夹痰走窜经络;或痰湿偏盛,风夹痰浊,上蒙清窍,内闭经络,而形成上实下虚,阴阳互不维系的危急证候。

1.气虚血瘀

临床表现:半身不遂,言语不利或不语,口眼㖞斜,偏身麻木,面色㿠白,胸闷气短,乏力懒言,自汗心悸,手足肿胀。舌质暗淡,苔满白或白腻,脉沉细或细缓。

治法:益气活血,通经活络。

方剂及组成:补阳还五汤加减。黄芪 30 g,桃仁 10 g,红花 10 g,赤芍 20 g,当归尾 10 g,地龙 10 g,川芎 8 g,鸡血藤 20 g,木瓜 12 g,党参 15 g。水煎,口服,每天 1 剂。

加减:下肢瘫软无力甚者加桑寄生、鹿筋等补筋壮骨;上肢偏废者加桂枝通络;患侧手足肿甚者加茯苓、泽泻、薏苡仁、防己淡渗利湿;兼见言语不利加郁金、石菖蒲、远志,祛痰利窍;兼口眼㖞斜加白附子、全蝎、僵蚕祛风通络;肢体麻木加陈皮、半夏、茯苓、胆南星理气燥湿而祛风痰;大便秘结加火麻仁、郁李仁、肉苁蓉润肠通便。

2.风痰瘀血,痹阻脉络

临床表现:突然肢体瘫痪,口舌歪斜,舌强语謇或不语,偏身麻木,头晕目眩,心胸憋闷,心悸。舌质暗淡,苔薄白或白腻,脉弦滑。

治法:化痰息风,活血通络。

方剂及组成:半夏白术天麻汤合丹参饮加减。半夏 10 g,生白术 10 g,天麻 10 g,胆南星 6 g,香附 15 g,紫丹参 30 g,砂仁 10 g,酒大黄 5 g,檀香 12 g,茯苓 12 g。水煎,口服,每天 1 剂。

加减:风痰甚者加僵蚕、胆南星以息风祛痰;兼气虚者加党参补气;头痛甚者加蔓荆子以清利头目。

3.阴虚风动

临床表现:半身不遂,言语不利或不语,口眼㖞斜,偏身麻木,少寐多梦,心悸烦躁,脑晕耳鸣,手足心热。舌质红绛或暗红,少苔或无苔,脉细弦或弦数。

治法:育阴息风。

方剂及组成:自拟方。生地黄 20 g,玄参 15 g,女贞子 15 g,钩藤 30 g,白芍 20 g,桑寄生 30 g,丹参 15 g,益母草 15 g,鸡血藤 20 g,首乌 15 g。水煎,口服,每天 1 剂。

加减:痰热甚者加胆南星,竹沥(冲服)清热祛痰。

4.痰湿蒙蔽心神

临床表现:素体多为阳虚,湿痰内蕴,神昏,半身不遂而肢体松懈瘫软不温,甚则四肢逆冷,面色灰暗,痰涎壅盛,心悸气短,舌质暗红,苔白腻,脉沉滑或沉缓。

治法:温阳化痰,醒神开窍。

方剂及组成:真武汤合涤痰汤加减。茯苓 20 g,制附子 6 g,肉桂 5 g,制半夏 10 g,陈皮 9 g,枳实 10 g,胆南星 6 g,石菖蒲 10 g,竹茹 10 g,远志 10 g,生姜 3 片。水煎,口服,每天 1 剂。

（三）验方精选

（1）气虚血瘀宜选：①人参再造丸，每次 1 丸，2 次/天，口服；②生脉饮，每次 10 mL，3 次/天，口服；③偏瘫复原丸，每次 1 丸，2 次/天，温黄酒或温开水送服。

（2）风痰瘀血痹阻脉络宜选：①大活络丸，每次 1 丸，2 次/天，口服；②散风活络丸，每次 1 丸，2 次/天，口服；③小活络丸，每次 1 丸，2 次/天，口服。

（3）阴虚风动宜选：①柏子养心丸，每次 1 丸，2 次/天，口服；②壮骨关节丸，每次 6 g，3 次/天，口服。

（4）痰湿蒙蔽心神宜选：①速效救心丸，每次 1 丸，2 次/天，口服；②苏合香丸，每次 1 丸，2 次/天，口服。

（5）葛根粉 250 g，荆芥穗 50 g，豆豉 150 g。葛根粉做面条，荆芥穗、豆豉共煮沸，去渣留汁，葛根粉面条放药汁中煮熟，空腹食。本方祛风，适用于中风，语言謇涩，神昏，手足不遂。

（6）秦艽 10 g，当归 9 g，甘草 6 g，羌活 16 g，防风 12 g，白芷、茯苓各 9 g，石膏 15 g，川芎 12 g，白芍 15 g，独活 10 g，黄芩 12 g，生、熟地黄各 12 g，白术 9 g，细辛 10 g。水煎服，每天 1 剂，分 2 次服。本方祛风通络，活血化瘀，适用于经络空虚所致的中风。

（7）怀牛膝 12 g，龙骨 20 g，生白芍 12 g，天冬 10 g，麦芽 15 g，代赭石 500 g，牡蛎 30 g，玄参 10 g，川楝子 9 g，茵陈 10 g，甘草 6 g，龟甲 9 g。水煎服，每天 1 剂，分 2 次服。本方育阴潜阳，镇肝息风，适用于肝肾阴虚，风阳上扰所致的中风。

（8）红花陈皮饮：红花 10 g，陈皮 10 g，煎水 500 mL，放入红糖 50 g，每天 2 次分服，连服数天。方中红花活血通络，陈皮燥湿化痰，红糖暖中活血，共奏活血祛瘀、化痰通络之效。主治痰瘀互结、阻滞脉络之中风先兆，症见头重如裹、头痛、痛有定处，恶心，咯吐痰浊，肢麻，猝然半身不遂，旋而又复者。

（9）熟地黄、枸杞子、山茱萸各 12 g，橘红 10 g，半夏 9 g，茯苓 15 g，石菖蒲 10 g，郁金 12 g，丹参、赤芍各 15 g，鲜荷叶 10 g。水煎服，每天 1 剂，早晚 2 次分服。本方为山西著名中医畅达验方，功能益肾填精，化痰清脑，临床上主要治疗脑动脉粥样硬化、中风先兆、中风后遗症。症见头闷不清、昏眩不定、语言謇涩、痰多涎盛、胸闷纳呆、腰膝酸软、失眠健忘、足如踏絮、夜尿频数、舌苔厚腻、脉弦滑。本方在临床运用中当分痰饮之寒热，辨肾虚之阴阳各异随证加减。若畏寒肢冷阳痿尿频，脉沉弱，偏肾阳虚者，可加淫羊藿、菟丝子；若五心烦热，面色红赤，脉沉细数，偏肾阴虚者，可加丹皮、女贞子、墨旱莲；若烦热少寐，便秘呕恶，舌红苔黄厚，痰热盛者，可加胆南星、瓜蒌、栀子；若痰清涎稀，舌胖苔白水滑，痰饮偏寒者，可加苍术、白术、干姜、白芥子；若肢体麻木，活动受限，舌质瘀暗，痰瘀阻络者，可加桃仁、红花、丝瓜络；若眩晕耳鸣，肢麻不仁较甚，血压升高明显，兼风阳上扰者，可加天麻、钩藤、地龙、代赭石。

（四）单方或复方中药注射剂

1.舒血宁注射液

从名贵药材银杏叶中提取的银杏内酯、黄酮醇苷经进一步提纯精制而成。具有扩张血管，改善循环等功能。每次取 20～40 mL 用生理盐水 250～500 mL 稀释后缓慢静脉滴注，每天 1 次。

2.注射用灯盏花素

从灯盏花中提取而来，其有效成分为灯盏花素。它具有散寒解表、祛风除湿、活血化瘀的作用，能扩张脑血管，增加脑组织血液灌注量，改善微循环，降低血液黏稠度，抑制血小板聚集，促进纤溶，预防和治疗血栓。此外，它还具有抑制环氧化酶和抑制血栓素 A2（TXA2）生成的作用，起到抗凝、降血脂的作用。取灯盏花素注射液30 mL加入10％葡萄糖或生理盐水250 mL内静脉滴注,每天1次,连用20 d。

3.注射用磷酸川芎嗪

注射用磷酸川芎嗪主要成分为磷酸川芎嗪,化学名为2,3,5,6-四甲基吡嗪磷酸盐。功能主治:本品具有抗血小板聚集的作用,并对已聚集的血小板有解聚作用,还可扩张小动脉,改善微循环和增加脑血流量,用于缺血性脑血管疾病。

静脉滴注,1次50～100 mg,缓慢滴注,宜在3～4 h滴完,每天1次,10～15 d为1个疗程。

4.刺五加注射液

刺五加注射液可平补肝肾,益精壮骨。用于肝肾不足所致的短暂性脑缺血发作,脑动脉硬化、脑血栓形成、脑栓塞等。亦可用于冠心病心绞痛合并神经衰弱和更年期综合征等。静脉滴注,1次300～500 mg,每天1或2次。

5.注射用血塞通

从名贵中药三七中提取的总皂苷,经过进一步提纯精制而成,具有活血化瘀、通脉活络、抑制血小板聚集和增加心脑血管流量等功能,是治疗心脑血管疾病十分有效的药品,被誉为"心脑血管疾病"的克星,其主要成分为人参皂苷Rbl、Rg1和三七皂苷R1。200～400 mg,以5％～10％葡萄糖注射液250～500 mL稀释后缓慢静点,每天1次,15 d为1个疗程,停药1～3 d可进行第2个疗程。亦可每天1次,每次200 mg以25％～50％葡萄糖注射液稀释后缓慢静脉注射。糖尿病患者可用生理盐水代替葡萄糖注射液。

(五)针灸治法

(1)气虚血瘀:取肩髃、曲池、合谷、足三里、手三里等穴。

(2)风痰瘀血,痹阻脉络:取哑门、廉泉、下关、地仓、曲池、肩髃、合谷等穴。

(3)阴虚风动:取神门、足三里、解溪、太冲、风池等穴。

(毛真真)

第二节 腔隙性脑梗死

一、概述

腔隙性脑梗死是因长期高血压引起脑深部白质及脑干穿通动脉病变和闭塞、导致的缺血性微梗死,缺血、坏死和液化脑组织由吞噬细胞移走形成腔隙,故称为腔隙性梗死。这种梗死多发生在脑的深部,尤其是基底节区、丘脑和脑桥。梗死灶较小,直径一般不超过1.5 cm。约占急性缺血性脑卒中的20％,是脑梗死的一种常见类型,好发于70～80岁的老年人,8％左右发生于50岁以下。尸检发生率为6％～11％。

二、病因病机

根据中医学理论,本病的发病机制乃元气亏虚、肝肾阴阳失调所致。以肝肾阴亏、肝阳上亢、肝风内动为本,以风、火、痰、瘀为标。《医林改错》云:"元气亏,经络自然空虚,有空虚之隙,难免其气向一边归并。"《医学衷中参西录》云:"气血虚者,其经络多瘀滞……以化其瘀滞则偏枯、痿废自易愈也。"腔隙性脑梗死的临床所见,大多有病程较长的高血压、糖尿病、高血脂等病史,且年龄偏大。患者年迈,肾元已亏,水不涵木,木少滋荣,易出现肝阳偏亢,虚风内动。正气亏虚,气不行血,脑脉失养,终致气虚血瘀,脑窍失润。在肝肾阴阳失调的基础上,若因情志不调,往往急性发病,可以表现为肝阳化风,若因饮食失宜,伤及脾运,或肝阳化火炼液为痰,还可表现为风痰阻络、上蒙清窍的证候。

三、临床表现

本病大多呈急性或亚急性起病,出现偏瘫等局灶体征。也有少数临床无局灶体征者,或者仅表现为头痛、头晕。

腔隙性脑梗死的临床表现决定于腔隙的独特位置,由此可将其临床症状归纳为20多种类型:①纯运动性轻偏瘫;②纯感觉性卒中或短暂性脑缺血发作(TIA);③共济失调性轻偏瘫;④构音障碍-手笨拙综合征;⑤合并运动性失语的轻偏瘫;⑥面部幸免的轻偏瘫;⑦中脑丘脑综合征;⑧丘脑性痴呆;⑨合并水平凝视麻痹的轻偏瘫;⑩合并动眼神经瘫的交叉轻偏瘫;⑪合并展神经瘫的交叉轻偏瘫;⑫合并神经错乱的轻偏瘫;⑬合并动眼神经瘫的交叉小脑共济失调;⑭感觉运动性卒中(丘脑内囊综合征);⑮半身投掷动作;⑯基底动脉下部分支综合征;⑰延髓外侧综合征;⑱桥延外侧综合征;⑲记忆丧失综合征;⑳闭锁综合征(双侧轻偏瘫);㉑其他,包括一侧下肢无力易于跌倒,纯构音障碍,急性丘脑张力障碍。临床上较为常见的有以下5型。

(一)纯运动性轻障碍

纯运动性轻障碍为腔隙综合征中最常见类型,占60%左右。表现为一侧的轻偏瘫,而不伴有失语、感觉障碍或视野缺损。病灶多在对侧放射冠、内囊、脑桥或延脑。

(二)纯感觉性障碍

纯感觉性障碍也是常见腔隙性脑梗死类型。表现为一侧面部与肢体有麻木、牵拉、发热、针刺与沉重感,无偏瘫、偏盲或失语等。多为主观感觉异常,检查时极少有客观感觉缺失体征。感觉在正中线无交叉,病灶多在对侧丘脑腹中间核。

(三)构音障碍-手笨拙综合征

构音障碍-手笨拙综合征表现为严重的构音障碍。可伴有吞咽困难、中枢性面瘫、舌瘫与锥体束征,病灶对侧偏身共济失调。上肢重于下肢,无力与笨拙,手的精细运动欠准确,指鼻实验不稳。病灶在脑桥基底部上、中1/3交界或内囊膝部及前肢。

(四)共济失调性轻偏瘫

共济失调性轻偏瘫表现为共济失调和无力,下肢重于上肢,伴有锥体束征。共济失调不能完全用无力来解释。多为对侧放射冠汇集至内囊处,或在脑桥基底部皮质脑桥通路受损所致。

(五)感觉、运动性障碍

感觉、运动性障碍表现为感觉障碍比瘫痪重,无意识障碍及失语。病灶位于丘脑腹后外侧核及内囊后肢。

四、实验室检查

(一)CT 检查

CT 检查可见深穿支供血区单个或多个直径为 2~15 mm 的病灶,呈圆形、卵圆形、长方形或楔形腔隙性阴影,边界清晰,无占位效应,增强时可见轻度斑片状强化。以基底节、皮质下白质和内囊多见,其次为丘脑及脑干,阳性率为60%～96%。CT检查对腔隙性梗死的发现率与病灶的部位、大小及检查的时间有关。CT检查可发现直径在2 mm以上,体积在0.1 mL以上的腔隙病灶,但由于伪影的干扰使脑干的腔隙病灶不易检出。CT检查最好在发病7 d内进行。腔隙性梗死发病10 d内的检出率通常为79%,3个月内检出率为92%,7个月内检出率为69%。

（二）MRI检查

MRI检查显示腔隙病灶呈T_1等信号或低信号,T_2高信号,T_2加权像阳性率几乎可达100%。与CT检查相比,可清晰显示脑干病灶;可对病灶进行准确定位,并能区分陈旧性腔隙系由于腔隙性梗死或颅内小出血所致,是最有效的检查方法。

（三）其他

脑电图、脑脊液检查及脑血管造影无肯定的阳性发现。正电子发射体层成像（PET）和单光子发射断层扫描术（SPECT）检查通常在早期即可发现脑组织的缺血变化。颈动脉多普勒超声检查可发现颈动脉粥样硬化斑块。

五、诊断及鉴别诊断

（一）诊断要点

目前,国内外尚无统一的诊断标准,以下标准可资参考。

(1)中年以后发病,有长期高血压病史。

(2)临床表现符合腔隙综合征之一。

(3)CT或MRI等影像学检查可证实存在与神经功能缺失一致的病灶。

(4)脑电图（EEG）、腰椎穿刺等检查均无肯定的阳性发现。

(5)预后良好,多数患者可于短期内恢复。

（二）鉴别诊断

腔隙综合征的病因除梗死之外,还包括小量脑出血、感染、囊虫病、烟雾病（Moyamoya）、脑脓肿、颅外段颈动脉闭塞、脑桥出血、脱髓鞘病和转移瘤等,故在临床诊断中应注意鉴别非梗死性腔隙病变。

六、治疗

（一）治疗总体思路

目前尚无有效的治疗方法。由于腔隙性梗死大多发生在终末支,没有侧支循环,故治疗主要在于预防疾病的复发,必要时可针对病因及症状做出相应处理。急性期应避免溶栓、过度脱水、降血压过猛等不适当的治疗;恢复期要控制好血压,防止复发。中医学可采用益气养阴、活血化瘀类中药,因其作用综合而和缓,对神经功能康复颇有益处,可参考脑血栓形成进行辨治。

（二）辨证治疗

根据本病的临床表现,中医学辨证大多分为风痰阻络、气虚血瘀、痰(湿)瘀痹阻、风火上扰4型。

1.风痰阻络

临床表现:头昏头重,甚者头重如裹,肢沉乏力、麻木,舌强语謇,舌质淡红、苔薄腻,脉弦滑。

治法:养血息风,化痰通络。

方剂及组成:大秦艽汤加减。秦艽、羌活、独活、赤芍、当归、防风、生地黄、细辛、全蝎、胆南星、炙僵蚕、乌梢蛇、地龙、茯苓、白芷等。

2.气虚血瘀

临床表现:半身酸软乏力,头昏头痛,语言謇涩,小便频,偶有心悸、胸闷痛。舌质暗紫、苔薄白,脉细涩。

治法:益气,活血,通络。

方剂及组成:补阳还五汤加减。黄芪、当归、赤芍、地龙、丹参、川芎、石菖蒲、太子参、桃仁、红花、罗布麻叶等。

3.痰瘀痹阻

临床表现:头昏沉重或头痛,语謇肢麻或行走不利,舌暗苔腻,脉滑。

治法:活血祛瘀,化痰通络。

方剂及组成:血府逐瘀汤合温胆汤加减。当归、桃仁、红花、枳壳、赤芍、柴胡、牛膝、陈皮、半夏、茯苓、炙僵蚕、丹参、水蛭、远志、石菖蒲、泽兰等。

4.风火上扰

临床表现:头目眩晕或头痛,肢麻或步态不稳或肢抖,目胀耳鸣,心烦失眠。舌质红、苔薄黄,脉弦数。

治法:疏风散邪,清热降火。

方剂及组成:天麻钩藤饮加减。天麻、川芎、石决明、栀子、牛膝、葛根、桑寄生、夜交藤、炙僵蚕、胆南星、续断、益母草、制首乌、制黄精等。

(三)验方精选

1.天蝎蜈蚣汤

天麻15 g,全蝎12 g,蜈蚣3条,丹参30 g,赤芍15 g,川芎15 g,胆南星9 g,石菖蒲15 g,远志15 g,地龙15 g,炙黄芪30 g,川牛膝15 g,鸡血藤15 g,千年健15 g,伸筋草15 g,甘草30 g。若兼有冠心病见胸闷心悸诸症,加瓜蒌30 g,檀香12 g,砂仁9 g,太子参15 g。兼糖尿病见消瘦、口干舌红加生石膏30 g,白芍15 g,葛根15 g,黄连6 g。兼高血压见眩晕耳鸣,加罗布麻15 g,夏枯草15 g,钩藤15 g,生石决明30 g。兼高脂血症加生山楂30 g,绞股蓝15 g,决明子30 g等。上述药物每天1剂,15 d为1个疗程。

2.复元益气活血汤

黄芪20~30 g,党参、淫羊藿、红花、陈皮、蒲黄各10 g,水蛭10~15 g,全蝎6 g,川芎、赤芍、补骨脂各15 g,山楂25 g。每天1剂,用水煎取250 mL,分2次温服,15 d为1个疗程。

3.养阴和瘀方

虎杖20 g,炮甲片10 g,丹参15 g,川芎12 g,枸杞子15 g,首乌12 g,生地黄10 g,制黄精20 g。水煎服,每天1剂,14 d为1个疗程。

4.祛瘀通络方

乳香10 g,没药10 g,胆南星10 g,当归24 g,丹参15 g,黄芪40 g,法半夏12 g,茯苓20 g。水煎服,每天1剂,30 d为1个疗程。

(四)选用中药制剂治疗

如脑心通胶囊、中风回春胶囊、丹红注射液、龙生蛭胶囊、华佗再造丸、复方血栓通胶囊、通心络胶囊、谷红注射液、脉络宁注射液、血栓通注射液、稳心颗粒、人参再造丸、参麦注射液等。

(毛真真)

第三节　脑　出　血

脑出血(intracerebral hemorrhage,ICH)也称脑溢血,系指原发性非外伤性脑实质内出血,故又称原发性或自发性脑出血。脑出血系脑内的血管病变破裂而引起的出血,绝大多数是高血压伴发小动脉微动脉瘤在血压骤升时破裂所致,称为高血压性脑出血。主要病理特点为局部脑血流变化、炎症反应,以及脑出血后脑血肿的形成和血肿周边组织受压、水肿、神经细胞凋亡。80％的脑出血发生在大脑半球,20％发生在脑干和小脑。脑出血起病急骤,临床表现为头痛、呕吐、意识障碍、偏瘫、偏身感觉障碍等。在所有脑血管疾病患者中,脑出血占20％～30％,年发病率为60/10万～80/10万,急性期病死率为30％～40％,是病死率和致残率很高的常见疾病。该病常发生于40～70岁,其中＞50岁的人群发病率最高,达93.6％,但近年来发病年龄有愈来愈年轻的趋势。

一、病因与发病机制

（一）病因

高血压及高血压合并小动脉硬化是ICH的最常见病因,约有95％的ICH患者患有高血压。其他病因有先天性动静脉畸形或动脉瘤破裂、脑动脉炎血管壁坏死、脑瘤出血、血液病并发脑内出血、Moyamoya病、脑淀粉样血管病变、梗死性脑出血、药物滥用、抗凝或溶栓治疗等。

（二）发病机制

尚不完全清楚,与下列因素相关。

1.高血压

持续性高血压引起脑内小动脉或深穿支动脉壁脂质透明样变性和纤维蛋白样坏死,使小动脉变脆,血压持续升高引起动脉壁疝或内膜破裂,导致微小动脉瘤或微夹层动脉瘤。血压骤然升高时血液自血管壁渗出或动脉瘤壁破裂,血液进入脑组织形成血肿。此外,高血压引起远端血管痉挛,导致小血管缺氧坏死、血栓形成、斑点状出血及脑水肿,继发脑出血,可能是子痫时高血压脑出血的主要机制。脑动脉壁中层肌细胞薄弱,外膜结缔组织少且缺乏外层弹力层,豆纹动脉等穿动脉自大脑中动脉近端呈直角分出,受高血压血流冲击易发生粟粒状动脉瘤,使深穿支动脉成为脑出血的主要好发部位,故豆纹动脉外侧支称为出血动脉。

2.淀粉样脑血管病

它是老年人原发性非高血压性脑出血的常见病因,好发于脑叶,易反复发生,常表现为多发性脑出血。发病机制不清,可能为血管内皮异常导致渗透性增加,血浆成分包括蛋白酶侵入血管壁,形成纤维蛋白样坏死或变性,导致内膜透明样增厚,淀粉样蛋白沉积,使血管中膜、外膜被淀粉样蛋白取代,弹性膜及中膜平滑肌消失,形成蜘蛛状微血管瘤扩张,当情绪激动或活动诱发血压升高时血管瘤破裂引起出血。

3.其他因素

血液病如血友病、白血病、血小板减少性紫癜、红细胞增多症、镰状细胞病等可因凝血功能障碍引起大片状脑出血。肿瘤内异常新生血管破裂或侵蚀正常脑血管也可导致脑出血。维生

素 B_1、维生素 C 缺乏或毒素（如砷）可引起脑血管内皮细胞坏死，导致脑出血，出血灶特点通常为斑点状而非融合成片。结节性多动脉炎、病毒性和立克次体性疾病等可引起血管床炎症，炎症致血管内皮细胞坏死、血管破裂发生脑出血。脑内小动、静脉畸形破裂可引起血肿，脑内静脉循环障碍和静脉破裂亦可导致出血。血液病、肿瘤、血管炎或静脉窦闭塞性疾病等所致脑出血亦常表现为多发性脑出血。

（三）脑出血后脑水肿的发生机制

脑出血后机体和脑组织局部发生一系列病理生理反应，其中自发性脑出血后最重要的继发性病理变化之一是脑水肿。由于血肿周围脑组织形成水肿带，继而引起神经细胞及其轴突的变性和坏死，成为患者病情恶化和死亡的主要原因之一。目前认为，ICH 后脑水肿与占位效应、血肿内血浆蛋白渗出和血凝块回缩、血肿周围继发缺血、血肿周围组织炎症反应、水通道蛋白-4（AQP-4）及自由基级联反应等有关。

1.占位效应

占位效应主要是通过机械性压力和颅内压增高引起。巨大血肿可立即产生占位效应，造成周围脑组织损害，并引起颅内压持续增高。早期主要为局灶性颅内压增高，随后发展为弥漫性颅内压增高，而颅内压的持续增高可引起血肿周围组织广泛性缺血，并加速缺血组织的血管通透性改变，引发脑水肿形成。同时，脑血流量降低、局部组织压力增加可促发血管活性物质从受损的脑组织中释放，破坏血-脑屏障，引发脑水肿形成。因此，血肿占位效应虽不是脑水肿形成的直接原因，但可通过影响脑血流量、周围组织压力以及颅内压等因素，间接地在脑出血后脑水肿形成机制中发挥作用。

2.血肿内血浆蛋白渗出和血凝块回缩

血肿内血液凝结是脑出血超急性期血肿周围组织脑水肿形成的首要条件。在正常情况下，脑组织细胞间隙中的血浆蛋白含量非常低，但在血肿周围组织细胞间隙中却可见血浆蛋白和纤维蛋白聚积，这可导致细胞间隙胶体渗透压增高，使水分渗透到脑组织内形成水肿。此外，血肿形成后由于血凝块回缩，使血肿腔静水压降低，这也将导致血液中的水分渗透到脑组织间隙形成水肿。凝血连锁反应激活、血凝块回缩（血肿形成后血块分离成 1 个红细胞中央块和 1 个血清包绕区）以及纤维蛋白沉积等，在脑出血后血肿周围组织脑水肿形成中发挥着重要作用。血凝块形成是脑出血血肿周围组织脑水肿形成的必经阶段，而血浆蛋白（特别是凝血酶）则是脑水肿形成的关键因素。

3.血肿周围继发缺血

脑出血后血肿周围局部脑血流量显著降低，而脑血流量的异常降低可引起血肿周围组织缺血。一般在脑出血后 6～8 h，血红蛋白和凝血酶释出细胞毒性物质，兴奋性氨基酸释放增多等，细胞内钠聚集，则引起细胞毒性水肿；在出血后 4～12 h，血-脑屏障开始破坏，血浆成分进入细胞间液，则引起血管源性水肿。同时，脑出血后形成的血肿在降解过程中，产生的渗透性物质和缺血的代谢产物，也使组织间渗透压增高，促进或加重脑水肿，从而形成血肿周围半暗带。

4.血肿周围组织炎症反应

脑出血后血肿周围中性粒细胞、巨噬细胞和小胶质细胞活化，血凝块周围活化的小胶质细胞和神经元中白介素-1（IL-1）、白介素-6（IL-6）、细胞间黏附因子-1（ICAM-1）和肿瘤坏死因子-α（TNF-α）表达增加。临床研究采用双抗夹心酶联免疫吸附试验检测 41 例脑出血患者脑脊液 IL-1 和 S100 蛋白含量发现，急性患者脑脊液 IL-1 水平显著高于对照组，提示 IL-1 可能促进了脑水肿和脑损伤的发展。ICAM-1在中枢神经系统中分布广泛。Gong 等的研究证明，脑出血后 12 h 神经细胞开始表达ICAM-1，3 d 达高峰，持续 10 d 逐渐下降；脑出血后 1 d 时血管内皮开始表达 ICAM-1，7 d 达高峰，持续 2 周。表达ICAM-1的白细胞活化后能产生大量蛋白水解酶，特别是基质金属蛋白酶（MMP），促使血-脑屏障通透性增加，血管源性脑水肿形成。

5.水通道蛋白-4（AQP-4）与脑水肿

过去一直认为水的跨膜转运是通过被动扩散实现的，而水通道蛋白（AQP）的发现完全改变了这种认识。现在认为，水的跨膜转运实际上是一个耗能的主动过程，是通过 AQP 实现的。AQP 在脑组织中广泛存在，可能是脑脊液重吸收、渗透压调节、脑水肿形成等生理、病理过程的分子生物学基础。迄今已发现的 AQP 至少存在 10 种亚型，其中 AQP-4 和 AQP-9 可能参与血肿周围脑组织水肿的形成。实验研究脑出血后不同时间点大鼠脑组织 AQP-4 的表达分布发现，对照组和实验组未出血侧 AQP-4 在各时间点的表达均为弱阳性，而水肿区从脑出血后 6 h 开始表达增强，3 d 达高峰，此后逐渐回落，1 周后仍明显高于正常组。另外，随着出血时间的推移，出血侧 AQP-4 表达范围不断扩大，表达强度不断增强，并且与脑水肿严重程度呈正相关。以上结果提示，脑出血能导致细胞内外水和电解质失衡，细胞内外渗透压发生改变，激活位于细胞膜上的 AQP-4，进而促进水和电解质通过 AQP-4 进入细胞内导致细胞水肿。

6.自由基级联反应

脑出血后脑组织缺血缺氧发生一系列级联反应造成自由基浓度增加。自由基通过攻击脑内细胞膜磷脂中多聚不饱和脂肪酸和脂肪酸的不饱和双键，直接造成脑损伤发生脑水肿；同时引起脑血管通透性增加，亦加重脑水肿从而加重病情。

二、病理

肉眼所见：脑出血病例尸检时脑外观可见到明显动脉粥样硬化，出血侧半球膨隆肿胀，脑回宽、脑沟窄，有时可见少量蛛网膜下腔积血，颞叶海马与小脑扁桃体处常可见脑疝痕迹，出血灶一般在2～8 cm，绝大多数为单灶，仅有 1.8％～2.7％为多灶。常见的出血部位为壳核出血，出血向内发展可损伤内囊，出血量大时可破入侧脑室。丘脑出血时，血液常穿破第三脑室或侧脑室，向外可损伤内囊。脑桥和小脑出血时，血液可穿破第四脑室，甚至可经中脑导水管逆行进入侧脑室。原发性脑室出血，出血量小时只侵及单个脑室或多个脑室的一部分；大量出血时全部脑室均可被血液充满，脑室扩张积血形成铸型。脑出血血肿周围脑组织受压，水肿明显，颅内压增高，脑组织可移位。幕上半球出血，血肿向下破坏或挤压丘脑下部和脑干，使其变形、移位和继发出血，并常出现小脑幕疝；如中线部位下移可形成中心疝；颅内压增高明显或小脑出血较重时均易发生枕骨大孔疝，这些都是导致患者死亡的直接原因。急性期后，血块溶解，含铁血黄素和破坏的脑组织被吞噬细胞清除，胶质增生，小出血灶形成胶质瘢痕，大者形成囊腔，称为中风囊，腔内可见黄色液体。

显微镜观察可分为 3 期。①出血期：可见大片出血，红细胞多新鲜，出血灶边缘多出现坏死；软化的脑组织内，神经细胞消失或呈局部缺血改变，常有多形核白细胞浸润。②吸收期：出血24～36 h 即可出现胶质细胞增生，小胶质细胞及来自血管外膜的细胞形成格子细胞，少数格子细胞含铁血黄素；星形胶质细胞增生及肥胖变性。③修复期：血液及坏死组织渐被清除，组织缺损部分由胶质细胞、胶质纤维及胶原纤维代替，形成瘢痕；出血灶较小可完全修复，较大则遗留囊腔；血红蛋白代谢产物长久残存于瘢痕组织中，呈现棕黄色。

三、临床表现

（一）症状与体征

1.意识障碍

多数患者发病时很快出现不同程度的意识障碍,轻者可呈嗜睡,重者可昏迷。

2.高颅内压

高颅内压表现为头痛、呕吐。头痛以病灶侧为重,意识朦胧或浅昏迷,可见患者用健侧手触摸病灶侧头部;呕吐多为喷射性,呕吐物为胃内容物,如合并消化道出血可为咖啡样物。

3.偏瘫

病灶对侧肢体瘫痪。

4.偏身感觉障碍

病灶对侧肢体感觉障碍,主要是痛觉、温度觉减退。

5.脑膜刺激征

脑膜刺激征见于脑出血已破入脑室、蛛网膜下腔以及脑室原发性出血之时,可有颈项强直或强迫头位,Kernig征阳性。

6.失语症

优势半球出血者多伴有运动性失语症。

7.瞳孔与眼底异常

瞳孔可不等大、双瞳孔缩小或散大。眼底可有视网膜出血和视盘水肿。

8.其他症状

如心律不齐、呃逆、呕吐咖啡样胃内容物、呼吸节律紊乱、体温迅速上升及心电图异常等变化。脉搏常有力或缓慢,血压多升高,可出现肢端发绀,偏瘫侧多汗,面色苍白或潮红。

（二）不同部位脑出血的临床表现

1.基底节区出血

基底节区出血为脑出血中最多见者,占60%～70%。其中壳核出血最多,约占脑出血的60%,主要是豆纹动脉尤其是其外侧支破裂引起;丘脑出血较少,约占10%,主要是丘脑穿动脉或丘脑膝状体动脉破裂引起;尾状核及屏状核等出血少见。虽然各核出血有其特点,但出血较多时均可侵及内囊,出现一些共同症状。现将常见的症状分轻、重两型叙述如下。

（1）轻型:多属壳核出血,出血量一般为数毫升至30 mL,或为丘脑小量出血,出血量仅数毫升,出血限于丘脑或侵及内囊后肢。患者突然头痛、头晕、恶心呕吐、意识清楚或轻度障碍,出血灶对侧出现不同程度的偏瘫,亦可出现偏身感觉障碍及偏盲（三偏征）,两眼可向病灶侧凝视,优势半球出血可有失语。

（2）重型:多属壳核大量出血,向内扩展或穿破脑室,出血量可达30～160 mL;或丘脑较大量出血,血肿侵及内囊或破入脑室。发病突然,意识障碍重,鼾声明显,呕吐频繁,可吐咖啡样胃内容物（由胃部应激性溃疡所致）。丘脑出血病灶对侧常有偏身感觉障碍或偏瘫,肌张力低,可引出病理反射,平卧位时,患侧下肢呈外旋位。但感觉障碍常先于或重于运动障碍,部分病例病灶对侧可出现自发性疼痛。常有眼球运动障碍（眼球向上注视麻痹,呈下视内收状态）。瞳孔缩小或不等大,一般为出血侧散大,提示已有小脑幕疝形成;部分病例有丘脑性失语（言语缓慢而不清、重复言语、发音困难、复述差,朗读正常）或丘脑性痴呆（记忆力减退、计算力下降、情感障碍、人格改变等)。如病情发展,血液大量破入脑室或损伤丘脑下部及脑干,昏迷加深,出现去大脑强直或四肢弛缓、面色潮红或苍白,出冷汗,鼾声大作,中枢性高热或体温过低,甚至出现肺水肿、上消化道出血等内脏并发症,最后多发生枕骨大孔疝死亡。

2.脑叶出血

脑叶出血又称皮质下白质出血。应用 CT 以后,发现脑叶出血约占脑出血的 15%,发病年龄为 11~80 岁不等,40 岁以下占 30%,年轻人多由血管畸形(包括隐匿性血管畸形)、Moyamoya 病引起,老年人常见于高血压动脉硬化及淀粉样血管病等。脑叶出血以顶叶最多见,以后依次为颞叶、枕叶、额叶,有 40% 为跨叶出血。脑叶出血除意识障碍、颅内高压和抽搐等常见症状外,还有各脑叶的特异表现。

(1)额叶出血:常有一侧或双侧的前额痛、病灶对侧偏瘫。部分病例有精神行为异常、凝视麻痹、言语障碍和癫痫发作。

(2)顶叶出血:常有病灶侧颞部疼痛;病灶对侧的轻偏瘫或单瘫、深浅感觉障碍和复合感觉障碍;体象障碍、手指失认和结构失用症等,少数病例可出现下象限盲。

(3)颞叶出血:常有耳部或耳前部疼痛,病灶对侧偏瘫,但上肢瘫重于下肢,中枢性面、舌瘫,可有对侧上象限盲;优势半球出血可出现感觉性失语或混合性失语;可有颞叶癫痫、幻嗅、幻视、兴奋、躁动等精神症状。

(4)枕叶出血:可出现同侧眼部疼痛,同向性偏盲和黄斑回避现象,可有一过性黑蒙和视物变形。

3.脑干出血

(1)中脑出血:中脑出血少见,自 CT 应用于临床后,临床已可诊断。轻症患者表现为突然出现复视、眼睑下垂、一侧或两侧瞳孔扩大、眼球不同轴、水平或垂直眼震,同侧肢体共济失调,也可表现大脑脚综合征(Weber 综合征)或红核综合征(Benedikt 综合征)。重者出现昏迷、四肢迟缓性瘫痪、去大脑强直,常迅速死亡。

(2)脑桥出血:占脑出血的 10% 左右。病灶多位于脑桥中部的基底部与被盖部之间。患者表现突然头痛,同侧第Ⅵ、Ⅶ、Ⅷ对脑神经麻痹,对侧偏瘫(交叉性瘫痪),出血量大或病情重者常有四肢瘫,很快进入意识障碍、针尖样瞳孔、去大脑强直、呼吸障碍,多迅速死亡。可伴中枢性高热、大汗和应激性溃疡等。一侧脑桥小量出血可表现为脑桥腹内侧综合征(Foville 综合征)、闭锁综合征和脑桥腹外侧综合征(Millard-Gubler综合征)。

(3)延髓出血:延髓出血更为少见,突然意识障碍,血压下降,呼吸节律不规则,心律失常,轻症病例可呈延髓背外侧综合征(Wallenberg综合征),重症病例常因呼吸心跳停止而死亡。

4.小脑出血

小脑出血约占脑出血的 10%。多见于一侧半球的齿状核部位,小脑蚓部也可发生。发病突然,眩晕明显,频繁呕吐,枕部疼痛,病灶侧共济失调,可见眼球震颤,同侧周围性面瘫,颈项强直等,如不仔细检查,易误诊为蛛网膜下腔出血。当出血量不大时,主要表现为小脑症状,如病灶侧共济失调,眼球震颤,构音障碍和吟诗样语言,无偏瘫。出血量增加时,还可表现有脑桥受压体征,如展神经麻痹、侧视麻痹等,以及肢体偏瘫和(或)锥体束征。病情如继续加重,颅内压增高明显,昏迷加深,极易发生枕骨大孔疝死亡。

5.脑室出血

脑室出血分原发与继发两种,继发性系指脑实质出血破入脑室者;原发性指脉络丛血管出血及室管膜下动脉破裂出血，血液直流入脑室者。以前认为脑室出血罕见，现已证实占脑出血的3%～5%。有55%的患者出血量较少，仅部分脑室有血，脑脊液呈血性，类似蛛网膜下腔出血，临床常表现为头痛、呕吐、项强、Kernig征阳性、意识清楚或一过性意识障碍，但常无偏瘫体征，预后良好，可以完全恢复正常。出血量大，全部脑室均被血液充满者，其临床表现符合既往所谓脑室出血的症状，即发病后突然头痛、呕吐、昏迷、瞳孔缩小或时大时小，眼球浮动或分离性斜视，四肢肌张力增高，病理反射阳性，早期出现去大脑强直，严重者双侧瞳孔散大，呼吸深，鼾声明显，体温明显升高，面部充血多汗，预后极差，多迅速死亡。

四、辅助检查

(一)头颅 CT

发病后 CT 平扫可显示近圆形或卵圆形均匀高密度的血肿病灶，边界清楚，可确定血肿部位、大小、形态及是否破入脑室，血肿周围有无低密度水肿带及占位效应(脑室受压、脑组织移位)和梗阻性脑积水等。早期可发现边界清楚、均匀的高密度灶，CT 值为60～80 HU，周围环绕低密度水肿带。血肿范围大时可见占位效应。根据 CT 影像估算出血量可采用简单易行的多田计算公式：出血量(mL)＝0.5×最大面积长轴(cm)×最大面积短轴(mL)×层面数。出血后 3～7 d，血红蛋白破坏，纤维蛋白溶解，高密度区向心性缩小，边缘模糊，周围低密度区扩大。病后 2～4 周，形成等密度或低密度灶。病后 2 个月左右，血肿区形成囊腔，其密度与脑脊液近乎相等，两侧脑室扩大；增强扫描，可见血肿周围有环状高密度强化影，其大小、形状与原血肿相近。

(二)头颅 MRI/MRA

MRI 的表现主要取决于血肿所含血红蛋白量的变化。发病1 d内，血肿呈 T_1 等信号或低信号，T_2 呈高信号或混合信号；第2～7 d，T_1 为等信号或稍低信号，T_2 为低信号；第 2～4 周，T_1 和 T_2 均为高信号；4 周后，T_1 呈低信号，T_2 为高信号。此外，MRA 可帮助发现脑血管畸形、肿瘤及血管瘤等病变。

(三)数字减影血管造影(DSA)

DSA 对脑叶出血、原因不明或怀疑脑血管畸形、血管瘤、Moyamoya 病和血管炎等患者有意义，尤其血压正常的年轻患者应通过 DSA 查明病因。

(四)腰椎穿刺检查

在无条件做 CT 时，且患者病情不重，无明显颅内高压者可进行腰椎穿刺检查。脑出血者脑脊液压力常增高，若出血破入脑室或蛛网膜下腔，脑脊液多呈均匀血性。有脑疝及小脑出血者应禁做腰椎穿刺检查。

(五)经颅多普勒超声(TCD)

由于简单及无创性，可在床边进行检查，已成为监测脑出血患者脑血流动力学变化的重要方法。①通过检测脑动脉血流速度，间接监测脑出血的脑血管痉挛范围及程度，脑血管痉挛时其血流速度增高。②测定血流速度、血流量和血管外周阻力可反映颅内压增高时脑血流灌注情况，如颅内压超过动脉压时收缩期及舒张期血流信号消失，无血流灌注。③提供脑动静脉畸形、动脉瘤等病因诊断的线索。

(六)脑电图(EEG)

EEG 可反映脑出血患者脑功能状态。意识障碍可见两侧弥漫性慢活动，病灶侧明显；无意识障碍时，基底节和脑叶出血出现局灶性慢波，脑叶出血靠近皮质时可有局灶性棘波或尖波发放;小脑出血无意识障碍时脑电图多正常,部分患者同侧枕颞部出现慢活动;中脑出血多见两侧阵发性同步高波幅慢活动;脑桥出血患者昏迷时可见 8～12 Hz α 波、低波幅 β 波、纺锤波或弥漫性慢波等。

（七）心电图

心电图可及时发现脑出血合并心律失常或心肌缺血,甚至心肌梗死。

（八）血液检查

重症脑出血急性期白细胞数可增至（10～20）×10^9/L,并可出现血糖含量升高、蛋白尿、尿糖、血尿素氮含量增加,以及血清肌酶含量升高等。但均为一过性,可随病情缓解而消退。

五、诊断与鉴别诊断

（一）诊断要点

1.一般性诊断要点

（1）急性起病,常有头痛、呕吐、意识障碍、血压增高和局灶性神经功能缺损症状,部分病例有眩晕或抽搐发作。饮酒、情绪激动、过度劳累等是常见的发病诱因。

（2）常见的局灶性神经功能缺损症状和体征包括偏瘫、偏身感觉障碍、偏盲等,多于数分钟至数小时内达到高峰。

（3）头颅 CT 扫描可见病灶中心呈高密度改变,病灶周边常有低密度水肿带。头颅 MRI/MRA 有助于脑出血的病因学诊断和观察血肿的演变过程。

2.各部位脑出血的临床诊断要点

（1）壳核出血:①对侧肢体偏瘫,优势半球出血常出现失语;②对侧肢体感觉障碍,主要是痛觉、温度觉减退;③对侧偏盲;④凝视麻痹,呈双眼持续性向出血侧凝视;⑤尚可出现失用、体象障碍、记忆力和计算力障碍、意识障碍等。

（2）丘脑出血。①丘脑型感觉障碍:对侧半身深浅感觉减退、感觉过敏或自发性疼痛;②运动障碍:出血侵及内囊可出现对侧肢体瘫痪,多为下肢重于上肢;③丘脑性失语:言语缓慢而不清、重复言语、发音困难、复述差、朗读正常;④丘脑性痴呆:记忆力减退、计算力下降、情感障碍、人格改变;⑤眼球运动障碍:眼球向上注视麻痹,常向内下方凝视。

（3）脑干出血。①中脑出血:突然出现复视,眼睑下垂;一侧或两侧瞳孔扩大,眼球不同轴,水平或垂直眼震,同侧肢体共济失调,也可表现 Weber 综合征或 Benedikt 综合征;严重者很快出现意识障碍,去大脑强直。②脑桥出血:突然头痛,呕吐,眩晕,复视,眼球不同轴,交叉性瘫痪或偏瘫、四肢瘫等。出血量较大时,患者很快进入意识障碍,针尖样瞳孔,去大脑强直,呼吸障碍,并可伴有高热、大汗、应激性溃疡等,多迅速死亡;出血量较少时可表现为一些典型的综合征,如 Foville 综合征、Millard-Gubler 综合征和闭锁综合征等。③延髓出血:突然意识障碍,血压下降,呼吸节律不规则,心律失常,继而死亡。轻者可表现为不典型的 Wallenberg 综合征。

（4）小脑出血:①突发眩晕、呕吐、后头部疼痛,无偏瘫;②有眼震,站立和步态不稳,肢体共济失调、肌张力降低及颈项强直;③头颅 CT 扫描示小脑半球或小脑蚓高密度影及第四脑室、脑干受压。

（5）脑叶出血。①额叶出血:前额痛、呕吐、痫性发作较多见;对侧偏瘫、共同偏视、精神障碍,优势半球出血时可出现运动性失语。②顶叶出血:偏瘫较轻,而偏侧感觉障碍显著;对侧下象限盲,优势半球出血时可出现混合性失语。③颞叶出血:表现为对侧中枢性面、舌瘫及上肢为主的瘫痪;对侧上象限盲;优势半球出血时可有感觉性或混合性失语;可有颞叶癫痫、幻嗅、幻视。④枕叶出血:对侧同向性偏盲,并有黄斑回避现象,可有一过性黑蒙和视物变形;多无肢体瘫痪。

(6)脑室出血:①突然头痛、呕吐,迅速进入昏迷或昏迷逐渐加深。②双侧瞳孔缩小,四肢肌张力增高,病理反射阳性,早期出现去大脑强直,脑膜刺激征阳性。③常出现丘脑下部受损的症状及体征,如上消化道出血、中枢性高热、大汗、应激性溃疡、急性肺水肿、血糖增高、尿崩症等。④脑脊液压力增高,呈血性。⑤轻者仅表现头痛、呕吐、脑膜刺激征阳性,无局限性神经体征。临床上易误诊为蛛网膜下腔出血,需通过头颅 CT 检查来确定诊断。

(二)鉴别诊断

1.脑梗死

脑梗死发病较缓,或病情呈进行性加重;头痛、呕吐等颅内压增高症状不明显;典型病例一般不难鉴别;但脑出血与大面积脑梗死、少量脑出血与脑梗死临床症状相似,鉴别较困难,常需头颅 CT 鉴别。

2.脑栓塞

脑栓塞起病急骤,一般缺血范围较广,症状常较重,常伴有风湿性心脏病、心房颤动、细菌性心内膜炎、心肌梗死或其他容易产生栓子来源的疾病。

3.蛛网膜下腔出血

蛛网膜下腔出血好发于年轻人,突发剧烈头痛,或呈爆裂样头痛,以颈枕部明显,有的可痛牵颈背、双下肢。呕吐较频繁,少数严重患者呈喷射状呕吐。约 50% 的患者可出现短暂、不同程度的意识障碍,尤以老年患者多见。常见一侧动眼神经麻痹,其次为视神经、三叉神经和展神经麻痹,脑膜刺激征常见,无偏瘫等脑实质损害的体征,头颅 CT 可帮助鉴别。

4.外伤性脑出血

外伤性脑出血是闭合性头部外伤所致,发生于受冲击颅骨下或对冲部位,常见于额极和颞极,外伤史可提供诊断线索,CT 可显示血肿外形不整。

5.内科疾病导致的昏迷

(1)糖尿病昏迷。①糖尿病酮症酸中毒:多数患者在发生意识障碍前数天有多尿、烦渴、多饮和乏力,随后出现食欲缺乏、恶心、呕吐,常伴头痛、嗜睡、烦躁、呼吸深快,呼气中有烂苹果味(丙酮);随着病情进一步发展,出现严重失水,尿量减少,皮肤弹性差,眼球下陷,脉细速,血压下降,至晚期时各种反射迟钝甚至消失,嗜睡甚至昏迷;尿糖、尿酮体呈强阳性,血糖和血酮体均有升高。头部 CT 结果阴性。②高渗性非酮症糖尿病昏迷:起病时常先有多尿、多饮,但多食不明显,或反而食欲缺乏,以致常被忽视;失水随病程进展逐渐加重,出现神经精神症状,表现为嗜睡、幻觉、定向障碍、偏盲、上肢拍击样粗震颤、痫性发作(多为局限性发作)等,最后陷入昏迷;尿糖强阳性,但无酮症或较轻,血尿素氮及肌酐升高,突出的表现为血糖常高至 33.3 mmol/L(600 mg/dL)以上,一般为 33.3~66.6 mmol/L(600~1 200 mg/dL),血钠升高可达155 mmol/L,血浆渗透压显著增高达 330~460 mmol/L,一般在 350 mmol/L 以上。头部 CT 结果阴性。

(2)肝性昏迷:有严重肝病和(或)广泛门体侧支循环,精神紊乱、昏睡或昏迷,明显肝功能损害或血氨升高,扑翼(击)样震颤和典型的脑电图改变(高波幅的 δ 波,每秒少于 4 次)等,有助于诊断与鉴别诊断。

(3)尿毒症昏迷:少尿(<400 mL/d)或无尿(<50 mL/d),血尿,蛋白尿,管型尿,氮质血症,水电解质紊乱和酸碱失衡等。

(4)急性酒精中毒。①兴奋期:血乙醇浓度达到 11 mmol/L(50 mg/dL)即感头痛、欣快、兴奋。血乙醇浓度超过 16 mmol/L(75 mg/dL),健谈、饶舌、情绪不稳定、自负、易激怒,可有粗鲁行为或攻击行动,也可能沉默、孤僻;浓度达到 22 mmol/L(100 mg/dL)时,驾车易发生车祸。②共济失调期:血乙醇浓度达到 33 mmol/L(150 mg/dL)时,肌肉运动不协调,行动笨拙,言语含糊不清,眼球震颤,视力模糊,复视,步态不稳,出现明显共济失调;浓度达到 43 mmol/L(200 mg/dL)时,出现恶心、呕吐、困倦。③昏迷期:血乙醇浓度升至 54 mmol/L(250 mg/dL)时,患者进入昏迷期,表现昏睡、瞳孔散大、体温降低;血乙醇浓度超过 87 mmol/L(400 mg/dL)时,患者陷入深昏迷,心率快、血压下降,呼吸慢而有鼾音,可出现呼吸、循环麻痹而危及生命。实验室检查可见血清乙醇浓度升高,呼出气中乙醇浓度与血清乙醇浓度相当;动脉血气分析可见轻度代谢性酸中毒;电解质失衡,可见低血钾、低血镁和低血钙;血糖可降低。

(5)低血糖昏迷:是指各种原因引起的重症的低血糖症。患者突然昏迷、抽搐,表现为局灶性神经系统症状的低血糖易被误诊为脑出血。化验血糖＜2.8 mmol/L,推注葡萄糖后症状迅速缓解,发病后 72 h 复查头部 CT 结果阴性。

(6)药物中毒。①镇静催眠药中毒:有服用大量镇静催眠药史,出现意识障碍和呼吸抑制及血压下降;胃液、血液、尿液中检出镇静催眠药。②阿片类药物中毒:有服用大量吗啡或哌替啶的阿片类药物史,或有吸毒史,除了出现昏迷、针尖样瞳孔(哌替啶的急性中毒瞳孔反而扩大)、呼吸抑制"三联征"等特点外,还可出现发绀、面色苍白、肌肉无力、惊厥、牙关紧闭、角弓反张、呼吸先浅而慢,后叹息样或潮式呼吸、肺水肿、休克、瞳孔对光反射消失,死于呼吸衰竭。血、尿阿片类毒物成分,定性试验呈阳性。使用纳洛酮可迅速逆转阿片类药物所致的昏迷、呼吸抑制、缩瞳等毒性作用。

(7)CO 中毒。①轻度中毒:血液碳氧血红蛋白(COHb)可＞20%,患者有剧烈头痛、头晕、心悸、口唇黏膜呈樱桃红色、四肢无力、恶心、呕吐、嗜睡、意识模糊、视物不清、感觉迟钝、谵妄、幻觉、抽搐等;②中度中毒:血液 COHb 浓度可高达 30%～40%,患者出现呼吸困难、意识丧失、昏迷,对疼痛刺激可有反应,瞳孔对光反射和角膜反射可迟钝,腱反射减弱,呼吸、血压和脉搏可有改变,经治疗可恢复且无明显并发症;③重度中毒:血液 COHb 浓度可＞50%,深昏迷,各种反射消失,患者可呈去大脑皮质状态(患者可以睁眼,但无意识,不语,不动,不主动进食或大小便,呼之不应,推之不动,肌张力增强),常有脑水肿、惊厥、呼吸衰竭、肺水肿、上消化道出血、休克和严重的心肌损害,出现心律失常,偶可发生心肌梗死,有时并发脑局灶损害,出现锥体系或锥体外系损害体征。监测血中 COHb 浓度可明确诊断。

应详细询问病史,内科疾病导致昏迷者有相应的内科疾病史,仔细查体,局灶体征不明显;脑出血者则同向偏视、一侧瞳孔散大、一侧面部船帆现象、一侧上肢出现扬鞭现象、一侧下肢呈外旋位、血压升高。CT 检查可助鉴别。

六、治疗

急性期的主要治疗原则是保持安静,防止继续出血;积极抗脑水肿,降低颅内压;调整血压;改善循环;促进神经功能恢复;加强护理,防治并发症。

(一)一般治疗

1.保持安静

(1)卧床休息 3～4 周,脑出血发病后 24 h 内,特别是 6 h 内可有活动性出血或血肿继续扩大,应尽量减少搬运,就近治疗。重症需严密观察体温、脉搏、呼吸、血压、瞳孔和意识状态等生命体征变化。

(2)保持呼吸道通畅,头部抬高 15°～30°角,切忌无枕仰卧;疑有脑疝时应床脚抬高 45°角,意识障碍患者应将头歪向一侧,以利于口腔、气道分泌物及呕吐物流出;痰稠不易吸出,则要行气管切开,必要时吸氧,以使动脉血氧饱和度维持在 90% 以上。

(3)意识障碍或消化道出血者宜禁食 24～48 h,发病后 3 d,仍不能进食者,应鼻饲以确保营养。过度烦躁不安的患者可适量用镇静药。

(4)注意口腔护理,保持大便通畅,留置导尿管的患者应做膀胱冲洗以预防尿路感染。加强护理,经常翻身,预防压疮,保持肢体功能位置。

(5)注意水、电解质平衡,加强营养。注意补钾,液体量应控制在 2 000 mL/d 左右,或以尿量加 500 mL 来估算,不能进食者鼻饲各种营养品。对于频繁呕吐、胃肠道功能减弱或有严重的应激性溃疡者,应考虑给予肠外营养。如有高热、多汗、呕吐或腹泻者,可适当增加入液量,或 10% 脂肪乳 500 mL 静脉滴注,每天 1 次。如需长期采用鼻饲,应考虑胃造瘘术。

(6)脑出血急性期血糖含量增高可以是原有糖尿病的表现或是应激反应。高血糖和低血糖都能加重脑损伤。当患者血糖含量增高超过 11.1 mmol/L 时,应立即给予胰岛素治疗,将血糖控制在 8.3 mmol/L 以下。同时应监测血糖,若发生低血糖,可用葡萄糖口服或注射纠正低血糖。

2.亚低温治疗

亚低温治疗能够减轻脑水肿,减少自由基的产生,促进神经功能缺损恢复,改善患者预后。降温方法:立即行气管切开,静脉滴注冬眠肌松合剂(0.9% 氯化钠注射液 500 mL＋氯丙嗪 100 mg＋异丙嗪 100 mg),同时冰毯机降温。行床旁监护仪连续监测体温(T)、心率(HR)、血压(BP)、呼吸(R)、脉搏(P)、血氧饱和度(SPO₂)、颅内压(ICP)。直肠温度(RT)维持在 34 ℃～36 ℃,持续 3～5 d。冬眠肌松合剂用量和速度根据患者 T、HR、BP、肌张力等调节。保留自主呼吸,必要时应用同步呼吸机辅助呼吸,维持 SPO₂ 在 95% 以上,10～12 h 将 RT 降至 34 ℃～36 ℃。当 ICP 降至正常后 72 h,停止亚低温治疗。采用每天恢复 1 ℃～2 ℃,复温速度不超过 0.1 ℃/h。在 24～48 h 间,将患者 RT 复温至 36.5 ℃～37 ℃。局部亚低温治疗实施越早,效果越好,建议在脑出血发病 6 h 内使用,治疗时间最好持续 48～72 h。

(二)调控血压和防止再出血

脑出血患者一般血压都高,甚至比平时更高,这是因为颅内压增高时机体保证脑组织供血的代偿性反应,当颅内压下降时血压亦随之下降,因此一般不应使用降血压药物,尤其是注射利血平等强有力降压剂。目前理想的血压控制水平还未确定,主张采取个体化原则,应根据患者年龄、病前有无高血压、病后血压情况等确定适宜血压水平。但血压过高时,容易增加再出血的危险性,则应及时控制高血压。一般来说,收缩压≥26.7 kPa(200 mmHg),舒张压≥15.3 kPa(115 mmHg)时,应降血压治疗,使血压控制于治疗前原有血压水平或略高水平。收缩压≤24.0 kPa(180 mmHg)或舒张压≤15.3 kPa(115 mmHg)时,或平均动脉压≤17.3 kPa(130 mmHg)时可暂不使用降压药,但需密切观察。收缩压在 24.0～30.7 kPa(180～230 mmHg)或舒张压在 14.0～18.7 kPa(105～140 mmHg)宜口服卡托普利、美托洛尔等降压药,收缩压 24.0 kPa(180 mmHg)以内或舒张压 14.0 kPa(105 mmHg)以内,可观察而不用降压药。急性期过后(约 2 周),血压仍持续过高时可系统使用降压药,急性期血压急骤下降表明病情严重,应给予升压药物以保证足够的脑供血量。

止血剂及凝血剂对脑出血并无效果,但如合并消化道出血或有凝血障碍时仍可使用。消化道出血时,还可经胃管鼻饲或口服云南白药、三七粉、氢氧化铝凝胶和(或)冰牛奶、冰盐水等。

(三)控制脑水肿

脑出血后48 h水肿达到高峰,维持3～5 d或更长时间后逐渐消退。脑水肿可使ICP增高和导致脑疝,是影响功能恢复的主要因素和导致早期死亡的主要死因。积极控制脑水肿、降低ICP是脑出血急性期治疗的重要环节,必要时可行ICP监测。治疗目标是使ICP降至2.7 kPa(20 mmHg)以下,脑灌注压＞9.3 kPa(70 mmHg),应首先控制可加重脑水肿的因素,保持呼吸道通畅,适当给氧,维持有效脑灌注,限制液体和盐的入量等。应用皮质类固醇减轻脑出血后脑水肿和降低ICP,其有效证据不充分;脱水药只有短暂作用,常用20%甘露醇、利尿药如呋塞米等。

1.20%甘露醇

20%甘露醇为渗透性脱水药,可在短时间内使血浆渗透压明显升高,形成血与脑组织间渗透压差,使脑组织间液水分向血管内转移,经肾脏排出,每8 g甘露醇可由尿带出水分100 mL,用药后20～30 min开始起效,2～3 h作用达峰。常用剂量为125～250 mL,每次6～8 h,疗程为7～10 d。如患者出现脑疝征象可快速加压经静脉或颈动脉推注,可暂时缓解症状,为术前准备赢得时间。冠心病、心肌梗死、心力衰竭和肾功能不全者慎用,注意用药不当可诱发肾衰竭和水盐及电解质失衡。因此,在应用甘露醇脱水时,一定要严密观察患者尿量、血钾和心肾功能,一旦出现尿少、血尿、无尿时应立即停用。

2.利尿剂

呋塞米注射液较常用,脱水作用不如甘露醇,但可抑制脑脊液产生,用于心、肾功能不全不能用甘露醇的患者,常与甘露醇合用,减少甘露醇用量。每次20～40 mg,每天2～4次,静脉注射。

3.甘油果糖氯化钠注射液

该药为高渗制剂,通过高渗透性脱水,能使脑水分含量减少,降低颅内压。本品降低颅内压作用起效较缓,持续时间较长,可与甘露醇交替使用。推荐剂量为每次250～500 mL,每天1～2次,静脉滴注,连用7 d左右。

4.10%人血清蛋白

10%人血清蛋白通过提高血浆胶体渗透压发挥对脑组织脱水降颅内压作用,改善病灶局部脑组织水肿,作用持久。适用于低蛋白血症的脑水肿伴高颅内压的患者。推荐剂量为每次10～20 g,每天1～2次,静脉滴注。该药可增加心脏负担,心功能不全者慎用。

5.地塞米松

地塞米松可防止脑组织内星形胶质细胞肿胀,降低毛细血管通透性,维持血-脑屏障功能。抗脑水肿作用起效慢,用药后12～36 h起效。剂量为每天10～20 mg,静脉滴注。由于易并发感染或使感染扩散,可促进或加重应激性上消化道出血,影响血压和血糖控制等,临床不主张常规使用,病情危重、不伴上消化道出血者可早期短时间应用。

若药物脱水、降颅内压效果不明显,出现颅内高压危象时可考虑转外科手术开颅减压。

(四)控制感染

发病早期或病情较轻时通常不需使用抗生素,老年患者合并意识障碍易并发肺部感染,合并吞咽困难易发生吸入性肺炎,尿潴留或导尿易合并尿路感染,可根据痰液或尿液培养、药物敏感试验等选用抗生素治疗。

（五）维持水电解质平衡

患者液体的输入量最好根据其中心静脉压（CVP）和肺毛细血管楔压（PCWP）来调整，CVP保持在 0.7～1.6 kPa（5～12 mmHg）或者 PCWP 维持在 1.3～1.9 kPa（10～14 mmHg）。无此条件时每天液体输入量可按前 1 天尿量＋500 mL 估算。每天补钠 50～70 mmol/L，补钾 40～50 mmol/L，糖类 13.5～18 g。使用液体种类应以 0.9％氯化钠注射液或复方氯化钠注射液（林格液）为主，避免用高渗糖水，若用糖时可按每 4 g 糖加 1 U 胰岛素后再使用。由于患者使用大量脱水药、进食少、合并感染等原因，极易出现电解质紊乱和酸碱失衡，应加强监护和及时纠正，意识障碍患者可通过鼻饲管补充足够热量的营养和液体。

（六）对症治疗

1.中枢性高热

中枢性高热宜先行物理降温，如头部、腋下及腹股沟区放置冰袋，戴冰帽或睡冰毯等。效果不佳者可用多巴胺受体激动剂，如溴隐亭 3.75 mg/d，逐渐加量至 7.5～15.0 mg/d，分次服用。

2.痫性发作

痫性发作可静脉缓慢推注（注意患者呼吸）地西泮 10～20 mg，控制发作后可予卡马西平片，每次100 mg，每天 2 次。

3.应激性溃疡

丘脑、脑干出血患者常合并应激性溃疡和引起消化道出血，机制不明，可能是出血影响边缘系统、丘脑、丘脑下部及下行自主神经纤维，使肾上腺皮质激素和胃酸分泌大量增加，黏液分泌减少及屏障功能削弱。常在病后第 2～14 天突然发生，可反复出现，表现呕血及黑便，出血量大时常见烦躁不安、口渴、皮肤苍白、湿冷、脉搏细速、血压下降、尿量减少等外周循环衰竭表现。可采取抑制胃酸分泌和加强胃黏膜保护治疗，用 H_2 受体阻滞剂如：①雷尼替丁，每次 150 mg，每天 2 次，口服；②西咪替丁，0.4～0.8 g/d，加入 0.9％氯化钠注射液，静脉滴注；③注射用奥美拉唑钠，每次 40 mg，隔 12 h 静脉注射 1 次，连用 3 d。还可用硫糖铝，每次 1 g，每天 4 次，口服；或氢氧化铝凝胶，每次 40～60 mL，每天 4 次，口服。若发生上消化道出血可用去甲肾上腺素 4～8 mg 加冰盐水 80～100 mL，每天 4～6 次，口服；云南白药，每次 0.5 g，每天 4 次，口服。保守治疗无效时可在胃镜下止血，须注意呕血引起窒息，并补液或输血维持血容量。

4.心律失常

心房颤动常见，多见于病后前 3 天。心电图复极改变常导致易损期延长，易损期出现的期前收缩可导致室性心动过速或心室颤动。这可能是脑出血患者易发生猝死的主要原因。心律失常影响心排血量，降低脑灌注压，可加重原发脑病变，影响预后。应注意改善冠心病患者的心肌供血，给予常规抗心律失常治疗，及时纠正电解质紊乱，可试用 β 受体阻滞剂和钙通道阻滞剂治疗，维护心脏功能。

5.大便秘结

脑出血患者，由于卧床等原因，常会出现便秘。用力排便时腹压增高，从而使颅内压升高，可加重脑出血症状。便秘时腹胀不适，使患者烦躁不安，血压升高，亦可使病情加重，故脑出血患者便秘的护理十分重要。便秘可用甘油灌肠剂（支），患者侧卧位插入肛门内 6～10 cm，将药液 60 mL 缓慢注入直肠内，5～10 min 即可排便；缓泻剂如酚酞 2 片，每晚口服，亦可用中药番泻叶 3～9 g 泡服。

6.稀释性低钠血症

稀释性低钠血症又称血管升压素分泌异常综合征,10%的脑出血患者可发生。因血管升压素分泌减少,尿排钠增多,血钠降低,可加重脑水肿,每天应限制水摄入量在 800～1 000 mL,补钠 9～12 g;宜缓慢纠正,以免导致脑桥中央髓鞘溶解症。另有脑耗盐综合征,是心钠素分泌过高导致低钠血症,应输液补钠治疗。

7.下肢深静脉血栓形成

急性脑卒中患者易并发下肢和瘫痪肢体深静脉血栓形成,患肢进行性水肿和发硬,肢体静脉血流图检查可确诊。勤翻身、被动活动或抬高瘫痪肢体可预防;治疗可用肝素 5 000 U,静脉滴注,每天 1 次;或低分子量肝素,每次 4 000 U,皮下注射,每天 2 次。

(七)外科治疗

外科治疗可挽救重症患者的生命及促进神经功能恢复,手术宜在发病后 6～24 h 内进行,预后直接与术前意识水平有关,昏迷患者通常手术效果不佳。

1.手术指征

(1)脑叶出血:患者清醒、无神经障碍和小血肿(<20 mL)者,不必手术,可密切观察和随访。患者意识障碍、大血肿和在 CT 片上有占位征,应手术。

(2)基底节和丘脑出血:大血肿、神经障碍者应手术。

(3)脑桥出血:原则上内科治疗。但对非高血压性脑桥出血如海绵状血管瘤,可手术治疗。

(4)小脑出血:血肿直径≥2 cm 者应手术,特别是合并脑积水、意识障碍、神经功能缺失和占位征者。

2.手术禁忌证

(1)深昏迷患者(GCS 3～5 级)或去大脑强直。

(2)生命体征不稳定,如血压过高、高热、呼吸不规则,或有严重系统器质病变者。

(3)脑干出血。

(4)基底节或丘脑出血影响到脑干。

(5)病情发展急骤,发病数小时即深昏迷者。

3.常用手术方法

(1)小脑减压术:是高血压性小脑出血最重要的外科治疗,可挽救生命和逆转神经功能缺损,病程早期患者处于清醒状态时手术效果好。

(2)开颅血肿清除术:占位效应引起中线结构移位和初期脑疝时外科治疗可能有效。

(3)钻孔扩大骨窗血肿清除术。

(4)钻孔微创颅内血肿清除术。

(5)脑室出血脑室引流术。

(八)早期康复治疗

原则上应尽早开始。在神经系统症状不再进展,没有严重精神、行为异常,生命体征稳定,没有严重的并发症时即可开始康复治疗的介入,但需注意康复方法的选择。早期康复治疗对恢复患者的神经功能,提高生活质量是十分有利的。早期对瘫痪肢体进行按摩及被动运动,开始有主动运动时即应根据康复要求按阶段进行训练,以促进神经功能恢复,避免出现关节挛缩、肌肉萎缩和骨质疏松;对失语患者需加强言语康复训练。

（九）加强护理,防治并发症

常见的并发症有肺部感染、上消化道出血、吞咽困难和水电解质紊乱、下肢静脉血栓形成、肺栓塞、肺水肿、冠状动脉性疾病和心肌梗死、心脏损伤、痫性发作等。脑出血预后与急性期护理有直接关系,合理的护理措施十分重要。

1.体位

头部抬高 15°～30°角,既能保持脑血流量,又能保持呼吸道通畅。切忌无枕仰卧。凡意识障碍患者宜采用侧卧位,头稍前屈,以利口腔分泌物流出。

2.饮食与营养

营养不良是脑出血患者常见的易被忽视的并发症,应充分重视。重症意识障碍患者急性期应禁食1～2 d,静脉补给足够能量与维生素,发病 48 h 后若无活动性消化道出血,可鼻饲流质饮食,应考虑营养合理搭配与平衡。患者意识转清、咳嗽反射良好、能吞咽时可停止鼻饲,应注意喂食时宜取 45°角半卧位,食物宜做成糊状,流质饮料均应选用茶匙喂食,喂食出现呛咳可拍背。

3.呼吸道护理

脑出血患者应保持呼吸道通畅和足够通气量,意识障碍或脑干功能障碍患者应行气管插管,指征是 $PaO_2 < 8.0$ kPa(60 mmHg)、$PaCO_2 > 6.7$ kPa(50 mmHg)或有误吸危险者。鼓励勤翻身、拍背,鼓励患者尽量咳嗽,咳嗽无力痰多时可超声雾化治疗,呼吸困难、呼吸道痰液多、经鼻抽吸困难者可考虑气管切开。

4.压疮防治与护理

昏迷或完全性瘫痪患者易发生压疮,预防措施包括定时翻身,保持皮肤干燥清洁,在骶部、足跟及骨隆起处加垫气圈,经常按摩皮肤及活动瘫痪肢体促进血液循环,皮肤发红可用 70%乙醇溶液或温水轻柔,涂以 3.5%安息香酊。

七、预后与预防

（一）预后

脑出血的预后与出血量、部位、病因及全身状况等有关。脑干、丘脑及大量脑室出血预后差。脑水肿、颅内压增高及脑疝并发症与脑-内脏(脑-心、脑-肺、脑-肾、脑-胃肠)综合征是致死的主要原因。早期多死于脑疝,晚期多死于中枢性衰竭、肺炎和再出血等继发性并发症。影响本病的预后因素有:①年龄较大;②昏迷时间长和程度深;③颅内压高和脑水肿重;④反复多次出血和出血量大;⑤小脑、脑干出血;⑥神经体征严重;⑦出血灶多和生命体征不稳定;⑧伴癫痫发作、去大脑皮质强直或去大脑强直;⑨伴有脑-内脏联合损害;⑩合并代谢性酸中毒、代谢障碍或电解质紊乱者,预后差。及时给予正确的中西医结合治疗和内外科治疗,可大大改善预后,减少病死率和致残率。

（二）预防

总的原则是定期体检,早发现、早预防、早治疗。脑出血是多危险因素所致的疾病。研究证明,高血压是最重要的独立危险因素,心脏病、糖尿病是肯定的危险因素。多种危险因素之间存在错综复杂的相关性,它们互相渗透、互相作用、互为因果,从而增加了脑出血的危险性,也给预防和治疗带来困难。目前,我国仍存在对高血压知晓率低、用药治疗率低和控制率低等"三低"现象,恰与我国脑卒中患病率高、致残率高和病死率高等"三高"现象形成鲜明对比。因此,加强高血压的防治宣传教育是非常必要的。在高血压治疗中,轻型高血压可选用尼群地平和吲达帕胺,对其他类型的高血压则应根据病情选用钙通道阻滞剂、β受体阻滞剂、血管紧张素转化酶抑制剂（ACEI）、利尿剂等联合治疗。

有些危险因素是先天决定的，而且是难以改变甚至不能改变的（如年龄、性别）；有些危险因素是环境造成的，很容易预防（如感染）；有些是人们生活行为的方式，是完全可以控制的（如抽烟、酗酒）；还有些疾病常常是可治疗的（如高血压）。虽然大部分高血压患者都接受过降压治疗，但规范性、持续性差，这样非但没有起到降低血压、预防脑出血的作用，反而使血压忽高忽低，易于引发脑出血。所以控制血压除进一步普及治疗外，重点应放在正确的治疗方法上。预防工作不可简单、单一化，要采取突出重点、顾及全面的综合性预防措施，才能有效地降低脑出血的发病率、病死率和复发率。

除针对危险因素进行预防外，日常生活中须注意经常锻炼、戒烟酒，合理饮食，调理情绪。饮食上提倡"五高三低"，即高蛋白质、高钾、高钙、高纤维素、高维生素及低盐、低糖、低脂。锻炼要因人而异，方法灵活多样，强度不宜过大，避免激烈运动。

（李秀敏）

第四节　蛛网膜下腔出血

一、概述

蛛网膜下腔出血（subarachnoid hemorrhage，SAH）是出血性脑血管病的一个类型，分原发性和继发性两种。

原发性蛛网膜下腔出血是由于脑表面和脑底的血管破裂出血，血液直接流入蛛网膜下腔所致，又称自发性 SAH。临床还可见到因脑实质内、脑室、硬膜外、硬膜下血管破裂致血液穿破脑组织流入蛛网膜下腔者，称继发性 SAH。此外，还有外伤性 SAH。

临床上以起病急骤，剧烈头痛，多为撕裂样或剧烈胀痛，频繁呕吐，脑膜刺激征阳性为主要临床特征。部分患者有烦躁不安、谵妄、幻觉等精神症状，或伴有抽搐及昏迷等，一般不引起肢体瘫痪。早期脑 CT 扫描，可见蛛网膜下腔或脑室内有高密度影；腰椎穿刺术检查为均匀一致血性脑脊液，压力增高。

蛛网膜下腔出血是神经科最常见的急症之一，发病率占急性脑血管病的 6%～10%，此处重点讨论原发性蛛网膜下腔出血。

二、病因病机

中医学认为本病病因为气血亏虚，肝肾不足，肝阳偏亢。病位在脑，但与肝、脾、肾三脏密切相关。情志过激、思虑过度、起居无常、寒热骤变及过度用力均可促使发病，被认为是本病的诱因。至于其病机，不外乎风、火、痰、瘀、虚。

（一）风

肝肾不足，水不涵木，肝阳上亢，肝风内动，风阳相扰气血逆上。

（二）火

情志过激，肝失疏泄，郁久化火，肝火上炎，肝阳化风，或肝肾不足，阴虚内热，灼津耗液，虚火上炎。

（三）痰

肾阳虚，脾失健运，痰湿内生；或嗜食肥甘，痰湿蔽阻，日久化热，痰热上扰，蒙蔽清窍而发病。

（四）瘀

气血素虚，加之劳倦内伤，忧思恼怒，饮酒饱食，用力过度，致瘀血阻滞，阳化风动，血随气逆，血溢脑膜之外。

（五）虚

先天禀赋不足，脾肾阳虚，肝肾不足，精血亏虚致髓海不充，脑失所养而为病。

上述病因，或独行致疾，或兼而为病，相互影响，相互转化，互为因果，终致痰瘀互结，清阳难升，浊阴不降，风助火炎，血随气上，气血逆乱，妄行溢于脉外而发病。

三、临床表现

各个年龄组均可发病。脑血管畸形破裂多发生在青少年，先天性颅内动脉瘤破裂则多发于青年以后，老年以动脉硬化而致出血者为多。绝大多数病例为突然起病，可有用力、情绪激动等诱因。少数可有较轻的头痛、颅神经麻痹等前驱症状，系由微量血液外渗所致。

起病时最常见的症状是突然发作的剧烈头痛、恶心、呕吐。可有局限性或全身性抽搐、短暂意识不清，甚至昏迷。少数患者可有精神症状、头昏、眩晕、颈背以及下肢疼痛等。最主要的体征为脑膜刺激征。颅神经中以一侧动眼神经麻痹最常见，提示该侧有后交通动脉瘤。其他颅神经偶可受累。少数患者早期有某一肢体轻瘫或感觉障碍等局灶性神经体征，可能是由于脑水肿或出血，部分血液进入脑实质而引起；数天后出现的偏瘫等体征则往往是继发的脑动脉痉挛所致。眼底检查可见视网膜片状出血，视盘水肿。

临床表现与出血病变的部位、大小等有关。例如，后交通动脉及颈内动脉瘤常引起同侧动眼神经麻痹；前交通动脉及大脑前动脉瘤可引起精神症状；椎-基底动脉瘤则可引起后组颅神经及脑干症状等。

60岁以上的老年患者临床表现常不典型，头痛、呕吐、脑膜刺激征均不明显，而其意识障碍则较重。个别极重型的出血患者可很快进入深昏迷，出现去大脑强直，因脑疝形成而迅速死亡。

常见并发症：①再出血是 SAH 致命的并发症；②脑血管痉挛是死亡和致残的重要原因，早发性出现于发病后数十分钟至数小时，迟发性见于发病后 4～15 d，以 7～10 d 为高峰期；③急性脑积水发生于发病后 1 周内，迟发性见于发病后 2～3 周；④其他尚有抽搐、低钠血症等并发症。

四、实验室检查

（一）颅脑 CT 检查

CT 检查是确诊蛛网膜下腔出血的首选诊断方法。CT 检查可见蛛网膜下腔高密度征象，多位于大脑外侧裂、环池等。CT 检查增强扫描有可能显示动脉瘤体及动静脉畸形。但出血量不多、病变在后颅窝或贫血患者，CT 检查易漏诊。

（二）脑脊液检查

脑脊液检查是诊断 SAH 的重要依据,常见均匀性的血性脑脊液,压力增高。最初脑脊液中红、白细胞数的比例与外周血中一致,均为 700∶1,经 2～3 d 白细胞数可增加,为无菌性炎性反应所致。出血数小时后开始溶血,脑脊液离心后上清液呈黄色或者褐色。如无继续出血,经 1～2 周红细胞消失,约 3 周后黄变症消除,可找到较多的含铁血黄素吞噬细胞。脑脊液蛋白含量常增高,糖和氯化物正常。腰椎穿刺术有诱发重症病例形成脑疝的风险,故只有在无条件做 CT 检查而病情允许的情况下,或 CT 检查无阳性发现而临床又高度怀疑 SAH 时才考虑进行。

（三）脑血管造影或数字减影血管造影（DSA）

目前,多主张采用股动脉插管行全脑连续血管造影。可明确动脉瘤的部位、大小数目、脑血管畸形及其供血动脉和引流静脉的情况,又可了解侧支循环的情况,对诊断和决定手术方案都有重要价值。对继发性动脉痉挛的诊断也有帮助。

（四）MRI 和 MRA 检查

在 SAH 急性期不主张采用 MRI 检查,因其可加重出血。对蛛网膜下腔出血而言,MRI 不如 CT 显示清晰,但部分患者可直接显示出脑动脉瘤的瘤体和畸形血管。核磁共振血管造影（MBA）检查阳性率高于 MRI。

五、诊断及鉴别诊断

（一）诊断要点

突发剧烈头痛、呕吐、脑膜刺激征阳性即高度提示本病。如眼底检查发现玻璃体膜下出血,脑脊液检查呈均匀血性,压力增高,则可确诊。但在一组 250 例临床诊为蛛网膜下腔出血的患者中,经 CT 检查仅 59.2% 为蛛网膜下腔出血,40.8% 为脑叶出血、原发性脑室出血、小脑出血和尾状核出血等无明显肢体偏瘫的颅内出血。因此,查体必须仔细,并行 CT 检查以资鉴别。

（二）鉴别诊断

1.颅内感染

各种类型的脑膜炎虽有头痛、恶心呕吐、脑膜刺激征阳性等症状体征,但常先有发热,且脑脊液不呈血性,而呈炎性改变。

2.脑出血

高血压脑出血患者脑脊液也可呈血性,但患者以往有高血压病史,发病后有内囊等脑实质出血的定位体征,头颅 CT 扫描显示脑实质出血。

3.偏头痛

本病也是突然起病的剧烈头痛、恶心呕吐,但偏头痛患者过去常有过类似发作史,并无脑膜刺激征,脑脊液检查正常可资鉴别。

六、治疗

（一）治疗总体思路

首先应该明确患者病情,有手术指征者应立即手术,不具备手术治疗条件者以内科治疗为主,进行中医辨证论治对防止继续出血、预防血管痉挛有一定作用,且有利于患者的康复。手术治疗患者虽然病因已消除,但术后可能存在脑组织的损伤。

(二)中医学治疗

1.肝风内动,肝阳暴亢

临床表现:头痛如劈,猝然昏倒,面红气粗,颈项强直,四肢拘急。舌红,苔黄,脉弦数。

治法:镇肝息风,平肝潜阳。

方剂:镇肝息风汤加减。

组成:怀牛膝15 g,代赭石15 g(先煎),生龙骨20 g(先煎),生牡蛎20 g(先煎),生龟甲30 g(先煎),白芍药16 g,玄参10 g,天冬15 g,川楝子10 g,生麦芽20 g,茵陈20 g,甘草5 g。

备选方:羚角钩藤汤,适用于肝阳暴亢,兼见风火上扰,口噤不开者。山羊角30 g(先煎),钩藤6 g(后下),白芍药15 g,牡丹皮10 g,菊花10 g,栀子10 g,黄芩10 g,牛膝15 g,生地黄15 g,石决明30 g(先煎),生甘草6 g。

加减:神志不清,表情淡漠者加石菖蒲、郁金、天竺黄各12 g;谵语妄动者加黄连6 g,竹叶、莲子心各12 g;大便秘结者加大黄6 g,玄明粉15 g(包煎);抽搐、项强甚者加天麻12 g,全蝎、僵蚕各8 g,白附子10 g,羚羊角粉4 g;若痰多黄稠者,加胆南星12 g,竹沥10 mL。

临证事宜:本方重在镇肝潜阳息风,对本型蛛网膜下腔出血疗效尚好,若头痛甚剧,胁痛,口苦面红,便秘溲赤,苔黄,脉弦数,肝火偏旺者,宜加用清肝泻火之品如龙胆草、郁金等对症治疗。

2.肝肾不足,虚火上扰

临床表现:猝然头痛,目眩干涩,咽干口燥,颈强头空,腰酸膝软,五心烦热。舌红苔少,脉细弦数。

治法:滋补肝肾,清热降火。

方剂:知柏地黄丸加减。

组成:知母10 g,黄柏10 g,怀山药30 g,山茱萸15 g,牡丹皮10 g,熟地黄20 g,茯苓15 g,泽泻15 g。

备选方:杞菊地黄汤,适用于肝肾阴虚,眼干目涩、头部空痛者。熟地黄20 g,枸杞子15 g,菊花15 g,山茱萸15 g,怀山药30 g,牡丹皮10 g,泽泻20 g,蒲黄10 g,茯苓20 g,墨旱莲10 g,女贞子15 g。

加减:目干眼涩,虚热较甚者,加大知母、黄柏用量,并加用枸杞子10 g,菊花15 g,白薇、银柴胡、青蒿各15 g;颈项强直,四肢抽搐者,加全蝎、蜈蚣各6 g,僵蚕8 g;心烦失眠,夜寐不安者加柏子仁、炒枣仁各15 g,黄连4 g,阿胶12 g;血虚兼见血瘀、舌质黯或有瘀点者,加阿胶、当归、桃仁各12 g,川芎20 g。

临证事宜:本方重在滋阴清热降火,若头痛面白而恶寒,四肢不温,舌淡,脉沉细而缓,阴损及阳,治宜温肾健脾,回阳救逆,养血填精。

3.痰浊内阻,痰热互结

临床表现:头重昏痛,甚则人事不知,喉中痰鸣,呕吐痰涎,大便秘结。舌淡红,苔黄腻,脉弦滑数。

治法:涤痰通窍,化浊开闭。

方剂:涤痰汤加减。

组成:制南星10 g,制半夏10 g,炒枳实15 g,茯苓20 g,橘红10 g,石菖蒲10 g,人参10 g,竹茹10 g,甘草5 g。

备选方:温胆汤,适用于痰热内闭清窍者。法半夏10 g,陈皮10 g,胆南星10 g,枳实15 g,黄芩10 g,生大黄 6 g(后下),钩藤 10 g(后下),茯苓 20 g,石菖蒲 10 g,生甘草 5 g。

加减:痰热明显者加黄芩 12 g,生大黄 6 g,天竺黄 12 g;纳谷不香者加炒白术 10 g,鸡内金 4 g,炒谷、麦芽各 15 g;痰多清稀者加苍术、厚朴各 12 g;颈项强直者,加全蝎、蜈蚣各 6 g,石决明 30 g(先煎),僵蚕 8 g。

临证事宜:痰浊蕴久化热,症见口苦,大便干结,苔黄腻,脉滑数,治宜清热燥湿,化痰行气。

4.肝郁气滞,瘀血阻络

临床表现:头痛如针刺,痛处固定不移,口干口苦,头昏目眩,颈项强直,胁肋胀痛。舌质紫黯或有瘀斑,脉沉涩。

治法:疏肝解郁,行气活血化瘀。

方剂:血府逐瘀汤加减。

组成:柴胡 10 g,枳壳 15 g,桔梗 10 g,牛膝 15 g,当归 15 g,川芎 10 g,赤芍 10 g,生地黄 15 g,桃仁 10 g,红花 15 g,甘草 5 g。

备选方:通窍活血汤,适用于瘀血阻窍,头痛部位固定如针刺者,当归 15 g,怀牛膝 15 g,川芎 10 g,赤芍 10 g,桃仁 10 g,红花 10 g,地龙 20 g,羌活 10 g,生地黄 20 g,蒲黄 10 g,香附 10 g,郁金 10 g。

加减:气滞血瘀甚者加香附、郁金、炒白芍、石菖蒲各 12 g;兼有痰浊者加陈皮、制半夏各 10 g;痰热壅盛加胆南星 12 g,竹沥 5 mL,天竺黄 10 g;烦躁不宁,加朱砂 4 g,生地黄、牡丹皮各 12 g;头痛项强者,加僵蚕 8 g,全蝎、蜈蚣各 6 g,生石决明 30 g,白附子 6 g。

临证事宜:头痛甚者,可加虫类搜逐之品。久病气血不足者,治宜益气养血,活血逐瘀,行气止痛。若头痛缓解,但有头晕、健忘、不寐、多梦,宜用滋肾养血柔肝、宁心安神之品。

5.心火暴盛,上蒙清窍

临床表现:头痛甚笃,神志模糊,呕吐频作,甚则谵妄躁动,气粗口臭,面红颈强,或有抽搐。舌质红,苔薄黄,脉弦数。

治法:清心泻火,豁痰开窍。

方剂:清火豁痰丸加减。

组成:大黄 10 g(后下),煅礞石 30 g(先煎),青黛 2 g(冲),沉香 5 g,甘草 5 g,黄芩 10 g,黄连 10 g,炒栀子 15 g,制南星 10 g,制半夏 10 g,炒白术 15 g,炒枳实 15 g,炒白芥子 6 g,连翘 10 g,天花粉 20 g,陈皮 10 g,茯苓 20 g,炒神曲 10 g,贝母 10 g,玄明粉 3 g(冲)。

备选方:泻心汤送服安宫牛黄丸,生大黄 10 g(后下),黄连 6 g,黄芩 6 g,水煎送服安宫牛黄丸 1 丸,日服 2 次,适用于热盛迫血妄行或三焦实热之烦躁不安、目赤面红者。

加减:神志不清加石菖蒲、郁金各 12 g;频繁呕吐者加伏龙肝、代赭石各 30 g;颈项强直甚者,加白附子 6 g,僵蚕 10 g,全蝎、蜈蚣各 5 g,天麻 12 g;痰热甚者加牛黄清心丸。

临证事宜:五志过极,心火暴盛,或肝阳暴亢,引动心火,风火相煽,气血上逆,心神昏冒,头痛项强,或猝倒无知,治宜用辛凉开窍,清肝息风,宁心泻火之品。

(三)验方精选

1.谭景祺凉血息风方

组成:羚羊角 2.5 g,钩藤 15 g,菊花 20 g,桑叶 15 g,生地黄 20 g,玄参 20 g,牡丹皮 20 g,黄连 10 g,栀子 10 g,贝母 15 g,白芍 15 g,柴胡 15 g,甘草 20 g。用于风火上扰者。

2.赵金铎凉血清脑汤

组成:生地黄、牡丹皮、白芍、羚羊角粉、钩藤、蝉蜕、僵蚕、桑叶、菊花、枳实、石菖蒲、竹沥。用于风火上扰证。

3.邢锡波清脑醒神息风镇痉方

组成:石菖蒲10 g,生蒲黄10 g,清半夏10 g,全蝎10 g,天麻10 g,钩藤15 g,胆南星10 g,羚羊角粉0.5 g,琥珀粉0.4 g。用于风火上扰证。

4.吴翰香补络补管汤加味

组成:山茱萸30 g,龙骨30 g,牡蛎30 g,三七粉6 g,代赭石30 g,仙鹤草30 g,降香6～10 g,阿胶6～10 g。用于偏虚证者。

5.汪履秋顺风匀气汤加减

组成:乌药10 g,沉香3 g,木瓜10 g,青皮5 g,苏梗10 g,天麻10 g,橘红6 g,胆南星10 g,炒枣仁10 g,太子参12 g。用于本病后遗瘫痪、语言不利且情绪不佳者。

6.刘沛然栀子金花汤

组成:焦栀子、黄连、黄芩、黄柏、大黄。初期火热炽盛、头痛神昏或二便失禁者加银花炭40～60 g,菊花炭12～30 g,生地炭30～60 g;在痛减神清之后加生地黄15～30 g,金银花及其炭各10～15 g。

(乔胜广)

第五节　短暂性脑缺血发作

一、概述

短暂性脑缺血发作(transient icehemic attack,TIA)是颈动脉或椎-基底动脉系统发生短暂性血液供应不足,引起局灶性脑缺血,从而导致突发的、短暂的、可逆性的神经功能障碍,是以相应供血区局限性和短暂性神经功能缺失为特点的一种脑血管病。发作持续数分钟,通常在30 min内完全缓解,超过2 h常遗留轻微神经功能缺损表现,或CT及MRI检查显示脑组织缺血征象。TIA好发于34～65岁人群,65岁以上患者占25.3%,男性多于女性。发病突然,多在体位改变、活动过度、颈部突然转动或屈伸等情况下发病。发病无先兆,有一过性的神经系统定位体征,一般无意识障碍,历时5～20 min,可反复发作,但一般在24 h内完全缓解,无后遗症。

本病属于中医学的"眩晕""小中风"等范畴。

二、病因病机

(一)肝阳偏亢

患者素体阴虚,水不涵木,复因情志所伤,肝阳偏亢,上扰于头目则为眩晕;或夹痰夹瘀,横窜经络,出现偏瘫、语言不利。

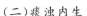

（二）痰浊内生

嗜酒及肥甘,饱饥劳倦,伤于脾胃,以致水谷不化,反而聚湿生痰,致使清阳不升,浊阴不降,发为本病。

（三）瘀血停滞

患者素体气血亏虚,运行不畅,以致瘀血停滞;或脉络空虚,风邪乘虚入中经络,气血痹阻,肌肉筋脉失于濡养。

本病位于经络,其主要病机是气虚血瘀,气虚为本,血瘀为标。血瘀是 TIA 发生发展的核心,更有痰浊与瘀血互结而致病者。此外,肝阳亦有夹痰、夹瘀而上扰者,临床宜细审之。

三、临床表现

TIA 好发于 50～70 岁,男性多于女性。起病突然,迅速出现局限性神经功能或视网膜功能障碍,常于 5 min 左右达到高峰,持续时间短,恢复快,不留后遗症状,症状和体征应在 4 h 内完全消失;可反复发作,其临床表现虽因缺血脑组织的部位和范围不同而多样化,但就个体而言,每次发作的症状相对较恒定;常有高血压、糖尿病、心脏病和高脂血症病史。根据受累血管不同,临床上可分为颈内动脉系统 TIA 和椎-基底动脉系统 TIA。

（一）颈内动脉系统 TIA

颈内动脉系统 TIA 最常见的症状为单瘫、偏瘫、偏身感觉障碍、失语和单眼视力障碍等,亦可出现同向性偏盲等。

主要表现为单眼突然出现一过性黑蒙,或视力丧失,或白色闪烁,或视野缺损、复视等症状,持续数分钟可消失;对侧肢体轻度偏瘫或偏身感觉异常。若大脑优势半球受损则出现一过性的失语、失用、失读或失写,或同时伴有面肌、舌肌无力;偶可发生同侧偏盲。其中单眼突然出现一过性黑蒙是颈内动脉分支眼动脉缺血的特征性症状。短暂的精神症状和意识障碍偶亦可见。

（二）椎-基底动脉系统 TIA

椎-基底动脉系统 TIA 少见,发作较频繁,持续时间较长。主要为脑干、小脑、枕叶、颞叶及脊髓近端缺血,出现相应的神经缺损症状。

由于椎-基底动脉所供应的脑干、丘脑、小脑和大脑枕部结构复杂,故缺血所致的症状复杂多样,最常见的症状为一过性眩晕、眼震、站立或步态不稳。多数不伴有耳鸣,为脑干前庭系统缺血的表现;少数可伴耳鸣,系内听动脉缺血致内耳受累。本病的特征性症状如下。

(1)跌倒发作:患者转头或仰头时,下肢突然失去张力而跌倒,无意识丧失,常可很快自行站起,系下部脑干网状结构缺血,肌张力降低所致。

(2)短暂性全面性遗忘症:发作时出现短时间记忆丧失,患者对此有自知力,持续数分钟至数十分钟,谈话、书写和计算能力保持,系大脑后动脉颞支缺血,常累及边缘系统的颞叶海马、海马旁回和穹隆所致。

(3)双眼视力障碍发作:可有复视、偏盲或双目失明。

另外,临床可能出现的症状还有吞咽障碍,构音不清,共济失调,意识障碍,伴或不伴瞳孔缩小;一侧或双侧面、口周麻木或交叉性感觉障碍。交叉性瘫痪是一侧脑干缺血的典型表现,可因脑干缺血的部位不同而出现不同的综合征,表现为一侧动眼神经、外展神经和(或)面神经麻痹,对侧肢体瘫痪。

四、实验室检查

TIA 无特定的实验室阳性指标，临床为明确其病因，常结合以下检查。

（一）EEG、CT、MRI、SPECT 及 PET 检查

头颅 CT 或 MRI 检查多正常，部分病例可见脑内有小的梗死灶或缺血灶，可见腔隙性梗死灶；弥散加权 MRI 检查可见片状缺血区；SPECT 可有局部血流量下降；PET 可见局限性氧与糖代谢障碍。

（二）DSA/MRA 或彩色经颅多普勒（TCD）检查

DSA/MRA 或彩色经颅多普勒检查可见血管狭窄、动脉粥样硬化斑。TCD 微栓子检测适合发作频繁的 TIA 患者。

（三）心电图及超声心动图检查

心电图及超声心动图检查可以发现动脉粥样硬化、心脏瓣膜病变及心肌病变。

（四）血常规、血脂及血液流变学检查

血常规、血脂及血液流变学检查可以确定 TIA 的发生与血液成分及血液流变学有无关系。

（五）颈椎 X 射线检查

颈椎 X 射线检查除外颈椎病变对椎动脉的影响。

（六）神经心理学检查

神经心理学检查可能发现轻微的脑功能损害。

五、诊断及鉴别诊断

（一）诊断

由于 TIA 呈发作性，且每次发作时临床症状持续时间较短，绝大多数 TIA 患者就诊时症状已消失，故其诊断多依靠病史。有典型临床表现而又能排除其他疾病时，诊断即可确立，但要进一步明确病因。

1.诊断要点

（1）多数在 50 岁以上发病。

（2）有高血压、高脂血症、糖尿病、脑动脉粥样硬化、较严重的心脏病病史及吸烟等不良嗜好者。

（3）突然发作的局灶性神经功能缺失，持续数分钟，或达数小时，但在 24 h 内完全恢复。

（4）患者的局灶性神经功能缺失症状常按一定的血管支配区刻板地反复出现。

（5）发作间歇期无神经系统定位体征。

2.症状

近年来，TIA 的临床诊断有不同程度的扩大化倾向，已引起国内外的关注。《美国国立神经疾病与卒中研究所脑血管病分类（第 3 版）》中提出：TIA 的临床表现最常见的是运动障碍，对只出现一部分或一侧面部感觉障碍、视觉丧失或失语发作病例，诊断 TIA 须慎重；有些症状如麻木、头晕较常见，但不一定是 TIA，并明确提出不属 TIA 特征的症状。

（1）不伴后循环（椎-基底动脉系统）障碍及其他体征的意识丧失。

（2）强直性和（或）阵挛性痉挛。

（3）躯体多处持续、进展性症状。

（4）闪光暗点。

（二）鉴别诊断

1.局灶性癫痫

局灶性癫痫特别是单纯部分发作，常表现为持续数秒至数分钟的肢体抽搐从躯体的一处开始，并向周围扩展，尤其是无张力性癫病发作与 TIA 猝倒发作相似。较可靠的鉴别方法是进行 24 h 脑电图监测，如有局限性癫痫放电则可确诊为癫痫。CT 或 MRI 检查可发现脑内局灶性病变。

2.梅尼埃病

发作性眩晕、恶心和呕吐，与椎-基底动脉系统 TIA 相似，但每次发作持续时间多超过 4 h，可达 3～4 d，伴有耳鸣、耳阻塞感和听力减退等症状，除眼球震颤外，无其他神经系统定位体征，发病年龄多见于50 岁以下。

3.阿-斯综合征

严重心律失常如室上性心动过速、室性心动过速、心房扑动、多源性室性早搏和病态窦房结综合征等，可因阵发性全脑供血不足，出现头昏、晕倒和意识丧失，但常无神经系统局灶性症状和体征，心电图、超声心动图和 X 射线检查常有异常发现。

4.发作性睡病

发作性睡病可发生猝倒，但多见于年轻人，有明显的不可抗的睡眠发作，而罕见局限性神经功能缺失，易于鉴别。

5.其他颅内病变

肿瘤、脓肿、慢性硬膜下血肿和脑内寄生虫等亦可出现类 TIA 发作症状，原发或继发性自主神经功能不全亦可因血压或心律的急剧变化出现短暂性全脑供血不足，继而出现发作性意识障碍，应注意排除。

六、治疗

TIA 发作可自行缓解，其治疗目的在于消除病因，预防再发或减少复发，保护脑组织、防治 TIA 后的再灌注损伤。无论何种因素所致的 TIA，都应被视为完全性卒中的重要危险因素，尤其是短时间内反复多次发作者。积极应用抗血小板聚集剂和血管扩张剂的同时，针对病因治疗，如降血压、降血脂、控制糖尿病、抗心律失常等。中医药辨证论治对本病有一定的疗效，如活血化瘀药物能降低血黏度，改善脑供血，部分药物能抗动脉粥样硬化，具有对因治疗的作用，远期疗效较好，可配合使用。

（一）辨证论治

1.肝肾阴虚，风阳上扰证

症状：头晕目眩，甚则欲仆，目胀耳鸣，心中烦热，多梦健忘，肢体麻木，或猝然半身不遂，言语謇涩，但瞬时即过，舌质红、苔薄白或少苔，脉弦或细数。

治法：平肝息风，育阴潜阳。

方药：镇肝息风汤加减。头痛目胀，加夏枯草、菊花；言语謇涩，加远志、石菖蒲；腰膝酸软，舌红，脉细数，加熟地黄、山茱萸、何首乌；面红目赤，口苦烦躁，加龙胆草、夏枯草。

2.气虚血瘀，脉络瘀阻证

症状：头晕目眩，动则加剧，言语謇涩，或一侧肢体软弱无力，渐觉不遂，偶有肢体瘈动，口角流涎。舌质黯淡，或有瘀点，苔白，脉沉细无力或涩。

治法:补气养血,活血通络。

方药:补阳还五汤加减。若上肢不遂者,加桂枝、桑枝;下肢不遂,加续断、牛膝;言语不利,加远志、石菖蒲。

3.痰瘀互结,阻滞脉络证

症状:头晕目眩,头重如蒙,肢体麻木,胸脘痞闷。舌质暗,苔白腻或黄厚腻,脉滑数或涩。

治法:豁痰化瘀,通经活络。

方药:黄连温胆汤合桃红四物汤加减。痰浊较甚者,加南星;胸脘痞闷,加厚朴、枳实。

(二)中药制剂

丹红注射液、脑心通胶囊、稳心颗粒、谷红注射液、龙生蛭胶囊、中风回春胶囊、人参再造丸、华佗再造丸、银杏叶片、脉络宁注射液、芪归通络口服液、血栓通注射液和参麦注射液等。

(毛真真)

第六节　脑动脉粥样硬化

一、概述

脑动脉粥样硬化是全身动脉粥样硬化的一部分,同时也是急性脑血管病尤其是脑缺血发作的主要发病基础,是各种因素导致的脑动脉管壁变性和硬化的总称。包括医学上常常提到的脑动脉粥样硬化(大、中动脉)、小动脉粥样硬化、微小动脉的玻璃样变都称为脑动脉粥样硬化。

由于动脉粥样硬化的形成过程是相当缓慢的,动脉粥样硬化并不是到老年才开始发展起来的,而是随着年龄的增长发生进行性的扩散及加重,多数患者不一定有临床症状,因此也往往容易被人们忽视。但随着脑动脉粥样硬化的逐渐进展,脑组织会因缺血而软化、坏死,脑细胞变性死亡,最后产生脑萎缩和脑动脉粥样硬化性痴呆。严重的患者可出现严重的脑卒中(脑出血和脑梗死)而危及生命,即使能活下来,也会遗留严重的后遗症。因此及早认识和预防脑动脉粥样硬化是十分重要的。

中医学无"脑动脉粥样硬化"病名,根据其临床特点,归纳为眩晕范畴。

二、病因病机

(一)病因

1.情志不遂

忧郁恼怒太过,肝失条达,肝气郁结,气郁化火,肝阴耗伤,风阳易动,上扰头目,发为眩晕。正如《类证治裁·眩晕》所言:"良由肝胆乃风木之脏,相火内寄,其性主动主升;或由身心过动,或由情志郁勃,或由地气上腾,或由冬藏不密,或由高年肾液已衰,水不涵木,或由病后精神未复,阴不吸阳,以致目昏耳鸣,震眩不定。"

2.年高肾亏

肾为先天之本,主藏精生髓,脑为髓之海。若年高肾精亏虚,髓海不足,无以充盈于脑;或体虚多病,损伤肾精肾气;或房劳过度,阴精亏虚,均可导致髓海空虚,发为眩晕。正如《灵枢·海论》所言:"髓海不足,则脑转耳鸣,胫酸眩冒,目无所见,懈怠安卧。"如肾阴素亏,水不涵木,肝阳上亢,肝风内动,亦可发为眩晕。

3.病后体虚

脾胃为后天之本,气血生化之源。若久病体虚,脾胃虚弱,或失血之后,耗伤气血,或饮食不节,忧思劳倦,均可导致气血两虚。气虚则清阳不升,血虚则清窍失养,故而发为眩晕。正如《景岳全书·眩晕》所言:"原病之由有气虚者,乃清气不能上升,或汗多亡阳而致,当升阳补气;有血虚者,乃因亡血过多,阳无所附而然,当益阴补血,此皆不足之证也。"

4.饮食不节

若饮食不节,嗜酒肥甘,损伤脾胃,以致健运失司,水湿内停,积聚生痰,痰阻中焦,清阳不升,头窍失养,故发为眩晕。

5.缺乏运动

长期喜卧好坐,缺乏运动,膏脂痰浊,聚于肌肤,阻于中焦,上蒙清窍。

6.先天禀赋

《黄帝内经》即认识到该病与人的体质有关,现代已明确认识到本病的发生具有家族性。阳热体质、胃热偏盛者,食欲亢进,食量过大,脾运不及,可致膏脂痰湿堆积而成。

(二)病机

本病病因虽有上述多种,但其基本病理变化,不外虚实两端。虚者为髓海不足,或气血亏虚,清窍失养;实者为风、火、痰、瘀扰乱清空。本病的病位在于头窍,其病变脏腑与肝、脾、肾三脏相关。肝乃风木之脏,其性主动主升,若肝肾阴亏,水不涵木,阴不维阳,阳亢于上,或气火暴升,上扰头目,则发为眩晕。脾为后天之本,气血生化之源,若脾胃虚弱,气血亏虚,清窍失养,或脾失健运,痰浊中阻,或风阳夹痰,上扰清空,均可发为眩晕。肾主骨生髓,脑为髓海,肾精亏虚,髓海失充,亦可发为眩晕。

眩晕的病性以虚者居多,气虚血亏、髓海空虚、肝肾不足所导致的眩晕多属虚证;因痰浊中阻、瘀血阻络、肝阳上亢所导致的眩晕属实证。风、火、痰、瘀是眩晕的常见病理因素。

在眩晕的病变过程中,各个证候之间相互兼夹或转化。如脾胃虚弱、气血亏虚而生眩晕,而脾虚又可聚湿生痰,两者相互影响,临床上可以表现为气血亏虚兼有痰湿中阻的证候。如痰湿中阻、郁久化热,形成痰火为患,甚至火盛伤阴,形成阴亏于下、痰火上蒙的复杂局面。再如肾精不足,本属阴虚,若阴损及阳,或精不化气,可以转为肾阳不足或阴阳两虚之证。此外,风阳每夹有痰火,肾虚可以导致肝旺,久病入络形成瘀血,故临床常形成虚实夹杂之证候。若中年以上,阴虚阳亢,风阳上扰,往往有中风晕厥的可能。

三、临床表现

常有头晕、头痛等症状。

(一)头晕

头晕为本病最多见的症状。有些是一过性的,常在突然下蹲或起立时出现,有些是持续性的。头晕是患者的主要痛苦所在,其头部有持续性的沉闷不适感,严重妨碍思考、影响工作,使患者对周围事物失去兴趣,当出现高血压危象或椎-基底动脉供血不足时,可出现与内耳眩晕症相类似的症状。

（二）头痛

头痛亦是本病常见症状，多为持续性钝痛或搏动性胀痛，甚至有炸裂样剧痛。常在早晨睡醒时发生，起床活动及饭后逐渐减轻。疼痛部位多在额部两旁的太阳穴和后脑勺。

（三）烦躁、心悸、失眠

患者性情多较急躁，遇事敏感、易激动。心悸、失眠较常见，失眠多为入睡困难或早醒、睡眠不实、噩梦纷纭、易惊醒。这与大脑皮质功能紊乱及自主神经功能失调有关。

（四）注意力不集中及记忆力减退

早期多不明显，但随着病情发展而逐渐加重。因颇令人苦恼，故常成为促使患者就诊的原因之一。表现为注意力容易分散，近期记忆减退，常很难记住近期的事情，而对过去的事如童年时代的事情却记忆犹新。

（五）肢体麻木

常见手指、足趾麻木或皮肤如蚁行感或项背肌肉紧张、酸痛。部分患者常感手指不灵活。一般经过适当治疗后可以好转，但若肢体麻木较顽固，持续时间长，而且固定出现于某一肢体，并伴有肢体乏力、抽筋、跳痛时，应及时到医院就诊，预防中风发生。

（六）出血

较少见。由于脑动脉粥样硬化后血管弹性减退、脆性增加，故容易破裂出血。其中以鼻出血多见，其次是结膜出血、眼底出血、脑出血等。

四、实验室检查

（一）血液生化检查

血液生化检查常有胆固醇、甘油三酯和低密度脂蛋白增高和血糖增高。

（二）经颅多普勒超声（TCD）检查

TCD 可发现脑动脉主要分支的流速、流向改变，提示管腔狭窄。

（三）CT 和 MRI 检查

可见普遍的脑萎缩、腔隙性梗死灶和脑白质变性。

（四）眼底检查

可见动、静脉交叉压迫现象，动脉变细，反光增强，呈银丝样。

五、诊断及鉴别诊断

（一）诊断

由于脑动脉粥样硬化最初没有明显的自觉症状，所以患者自己很难掌握病情。临床上若出现以下情况时，一定要特别注意脑动脉粥样硬化。

1.头晕

经常觉得头发沉、发闷（头部有紧箍和压迫感），头晕、头痛等头脑不舒服，常伴有耳鸣、视物不清。

2.睡眠不好

入睡困难、易醒、多梦等，有些患者需服用安眠药才能入睡。部分患者表现为贪睡。

3.近记忆减退

对人名、数字和最近发生的事情容易忘记，对童年或往事却记得很清楚。

4.综合判断能力下降

对新事物的领悟能力减退,工作效率降低,自感不能胜任工作。

5.情感异常

常常因为生活中的小事激动、发脾气、忧伤、情绪波动大。性格反常,表现为热情变淡漠、慷慨变吝啬、整洁变邋遢。还有些患者可出现焦虑、抑郁或恐惧等情感障碍。

6.短暂的肢体麻木

一侧肢体或肢体的一部分麻木、无力、感觉异常。

7.步态变化

步态慌张,小碎步,走路及转身缓慢、僵硬或不稳。

8.假性延髓性麻痹

假性延髓性麻痹表现为四肢肌张力增高,出现难以自我控制的强笑强哭,吞咽困难伴流涎等。

9.帕金森综合征

面部缺乏表情,直立时身体向前弯,四肢肌强直而肘关节略屈,手指震颤呈搓丸样,步伐小而身体前冲。

(二)鉴别诊断

1.神经衰弱综合征(包括神经官能症)

神经衰弱综合征与精神因素关系密切,临床表现以易兴奋、易衰竭为特征,无相应智能障碍,更无局限性神经系统缺损的体征。神经衰弱综合征一般起病年龄较轻,且缺乏动脉粥样硬化的其他征象。

2.颅内占位性病变

颅内占位性病变可有颅内压增高和相应神经缺损体征,缺乏动脉粥样硬化体征,脑血管造影、脑 CT 等检查可资鉴别。

3.阿尔茨海默病与皮克病

阿尔茨海默病与皮克病属老年前期精神病。较早出现语言障碍,以智能减退和精神改变最突出。常做一些刻板、重复、无意义的动作。神经系统阳性体征较少,缺少全身动脉粥样硬化其他征象。

4.老年性精神病

本病呈慢性持续性进展的智能减退,而非阶梯样波动,且缺乏局灶性神经系统损害体征,脑CT、ECT 检查可有助于鉴别。

5.其他疾病

在临床工作中,还应与以下几种疾病加以鉴别。①营养障碍:如维生素 B_1 或维生素 B_{12} 吸收不良综合征等;②严重贫血;③内分泌疾病,如甲状腺功能低下、垂体功能低下、肾上腺功能低下等;④心肺功能障碍,慢性缺氧及碳酸过多,慢性充血性心力衰竭;⑤慢性肝、肾疾病所致的肝脑综合征、尿毒症;⑥隐性癌肿伴继发性脑病;⑦隐匿性脑积水;⑧低血糖;⑨忧郁症、焦虑症等。

六、治疗

(一)辨证论治

1.肝阳上亢

症状:眩晕,耳鸣,头目胀痛,口苦,失眠多梦,遇烦劳郁怒而加重,甚则仆倒,颜面潮红,急躁易怒,肢麻震颤,舌红苔黄,脉弦或数。

病机:肝阳风火,上扰清窍。

治法:平肝潜阳,清火息风。

方药:天麻钩藤饮加减。本方功用平肝潜阳,清火息风,可用于肝阳偏亢、风阳上扰而导致的眩晕。

常用药:天麻,石决明、钩藤平肝潜阳息风;牛膝、杜仲、桑寄生补益肝肾;黄芩、山栀、菊花清肝泻火;白芍柔肝滋阴。

若肝火上炎,口苦目赤,烦躁易怒者,酌加龙胆草、丹皮、夏枯草;若肝肾阴虚较甚,目涩耳鸣,腰酸膝软,舌红少苔,脉弦细数者,可酌加枸杞子、首乌、生地、麦冬、玄参;若见目赤便秘,可选加大黄,或当归龙荟丸以通腑泄热;若眩晕剧烈,兼见手足麻木或震颤者,加羚羊角、石决明、生龙骨、生牡蛎、全蝎、蜈蚣等镇肝息风,清热止痉。

2.气血亏虚

症状:眩晕动则加剧,劳累即发,面色㿠白,神疲乏力,倦怠懒言,唇甲不华,发色不泽,心悸少寐,纳少腹胀。舌淡、苔薄白,脉细弱。

病机:气血亏虚,清阳不展,脑失所养。

治法:补益气血,调养心脾。

方药:归脾汤加减。本方功用补益气血、健脾养心,主治因心脾两虚,气血不足而导致的眩晕等。

常用药:党参、白术、黄芪益气健脾;当归、熟地、龙眼肉、大枣补血生血养心;茯苓、炒扁豆补中健脾;远志、枣仁养血安神。

若中气不足,清阳不升,兼见气短乏力、纳少神疲、便溏下坠、脉象无力者,可合用补中益气汤;若自汗时出,易于感冒,当重用黄芪,加防风、浮小麦益气固表敛汗;若兼见形寒肢冷,腹中隐痛,脉沉者,可酌加桂枝、干姜以温中助阳;若血虚较甚,面色㿠白,唇舌色淡者,可加阿胶、紫河车粉(冲服);兼见心悸怔忡,少寐健忘者,可加柏子仁、合欢皮、夜交藤养心安神;脾虚湿盛,腹泻或便溏,腹胀纳呆,舌淡舌胖,边有齿痕者,可酌加薏苡仁、炒扁豆、泽泻等,当归宜炒用。

3.肾精不足

症状:眩晕日久不愈,精神萎靡,腰酸膝软滑泄,耳鸣齿摇;或颧红咽干,五心烦热,少寐多梦,健忘,两目干涩,视力减退,舌质淡嫩,舌红少苔,脉弱尺甚;或遗精,舌红少苔,脉细数,或面色㿠白,形寒肢冷,舌淡苔白,脉沉迟。

病机:肾精不足,髓海空虚,脑失所养。

治法:滋养肝肾,益精填髓。

方药:左归丸加减。本方滋阴补肾,填精补髓。

常用药:熟地、山萸肉、怀山药滋阴补肾;龟板、鹿角胶、紫河车滋肾助阳,益精填髓;杜仲、枸杞子、菟丝子补益肝肾;牛膝强肾益精。

若阴虚火旺,症见五心烦热、潮热颧红、舌红少苔、脉细数者,可加鳖甲、知母、黄柏、丹皮、地骨皮等;若肾失封藏固摄、遗精滑泄者,可酌加芡实、莲须、桑螵蛸等;若兼见失眠、多梦、健忘诸症,加阿胶、鸡子黄、酸枣仁、柏子仁等交通心肾,养心安神。

若阴损及阳,肾阳虚明显,表现为四肢不温、形寒怕冷、精神萎靡、舌淡脉沉者,或予右归丸温补肾阳、填精补髓,或酌配巴戟天、淫羊藿、肉桂;若兼见下肢水肿、尿少等症,可加桂枝、茯苓、泽泻等温肾利水;若兼见便溏、腹胀少食,可加白术、茯苓以健脾止泻。

4.痰湿中阻

症状:眩晕,头重昏蒙,或伴视物旋转,胸闷恶心,呕吐痰涎,食少多寐,舌苔白腻,脉濡。

病机:痰浊中阻,上蒙清窍,清阳不升。

治法:化痰祛湿,健脾和胃。

方药:半夏白术天麻汤加减。本方燥湿化痰,平肝息风,用于治疗脾虚湿盛、风痰上扰之眩晕。

常用药:半夏、陈皮健脾燥湿化痰;白术、薏苡仁、茯苓健脾化湿;天麻化痰息风,止头眩。

若眩晕较甚,呕吐频作,视物旋转,可酌加代赭石、竹茹、生姜、旋覆花以镇逆止呕;若脘闷纳呆,加砂仁、白蔻仁等芳香和胃;若兼见耳鸣重听,可酌加郁金、菖蒲、葱白以通阳开窍;若痰郁化火,头痛头胀,心烦口苦,渴不欲饮,舌红、苔黄腻,脉弦滑者,宜用黄连温胆汤清化痰热。

5.瘀血阻窍

症状:眩晕,头痛,兼见健忘,失眠,心悸,精神不振,耳鸣耳聋,面唇紫暗,舌暗有瘀斑,脉涩或细涩。

病机:瘀血阻络,气血不畅,脑失所养。

治法:祛瘀生新,活血通窍。

方药:通窍活血汤加减。本方活血化瘀、通窍止痛,用于治疗跌仆外伤、瘀阻头面而导致的眩晕、头痛诸症。

常用药:川芎、赤芍、桃仁、红花活血化瘀,通窍止痛;白芷、菖蒲、老葱通窍理气,温经止痛;当归养血活血;地龙、全蝎入经络,镇痉祛风。

若兼见神疲乏力、少气自汗等症,加入黄芪、太子参益气行血;若兼畏寒肢冷,感寒加重,可加附子、桂枝温经活血。

(二)中药制剂

可选用脑心通胶囊、丹红注射液、龙生蛭胶囊、中风回春胶囊、复方血栓通胶囊、通心络胶囊、谷红注射液、脉络宁注射液、芪归通络口服液、稳心颗粒等。

(毛真真)

第七节 椎-基底动脉供血不足

一、概述

椎-基底动脉供血不足(VBI)是指由于脑动脉硬化、血黏度增高、颈椎病椎动脉受压等多种因素引起椎-基底动脉管腔变窄、血液流动速度缓慢,脑干、前庭系统、小脑缺血所引起的一系列临床症状。多发于40岁以上中老年人,也是中老年人眩晕的主要原因。其缺血发作的形式可分为椎-基底动脉供血不足、椎-基底动脉血栓形成,临床上以前者多见。多为卒中样发病,以突发的剧烈眩晕、恶心呕吐等为主要表现。

椎-基底动脉供血不足属于中医“眩晕”“痹证”范畴。中医学早在《黄帝内经》对其就有记载,

《灵枢·卫气》曰："上虚则眩"，《灵枢·口问》曰："上气不足"。《景岳全书》云："无虚不能作眩，当以治虚为主，而酌兼其标。"

二、病因病机

椎-基底动脉供血不足性眩晕，具有反复、突然发作的临床特点。老年患者，因其先天之肾渐衰，精血已虚，肝肾阴液不足，筋骨软弱，无以上充髓海，反因阴不敛阳而虚阳浮越化风，夹痰浊上扰巅顶，瘀阻脑络，出现脑转耳鸣等症，甚则作强之功亦可失却。

其发病以素体脏腑亏虚为内因，劳累、失眠、烦恼、过食滋腻之品为诱因。中医有"无虚不作眩""无风不作眩""无痰不作眩""无瘀不作眩"之说，主要表现为虚、风、火、痰、瘀等病理改变，为本虚标实之证。本病病位在脑，与肝、脾、肾有关。

（一）正气不足，风寒外袭

正气不足，风寒外袭，寒凝筋脉，局部肌肉收缩、痉挛，血行不畅。

（二）气虚血瘀，痰瘀阻络

老年人长年累月，六淫侵袭，外邪留着，积劳成损，气血皆伤，化为败瘀凝痰。"无痰不作眩"，痰是眩晕的主要原因。痰湿性黏滞难去，易阻碍气机，影响血液运行，血流缓慢瘀滞，痰瘀互结，椎-基底动脉受阻，髓道被瘀滞，气血精华不能上达髓海（头脑），气虚血少则脑髓失却濡养，则眩晕诸症萌生发作。

（三）肝肾不足，邪阻经络

"诸风掉眩，皆属于肝。"劳损体虚，风寒湿三邪乘虚侵袭人体颈部经络，导致气血运行不畅，痹阻不通，脑髓因血流不能上承而失养，故发本病。

（四）脾胃功能失调

其病机又以脾为主，脾胃同居中州，为一身气机的枢纽，敷布精微于全身，脾升则健，胃降则和，五脏六腑的气机升降就有动力来源。如脾胃功能失常，则水谷精微无以化生，气血生化乏源，升降功能紊乱。气为血之帅，具有推动血液在脉管中运行的功能，中气不足，清阳不升，运血无力，脑窍失其滋养，引发眩晕；或气血不足，气虚无力推动血液运行，而致气虚血瘀；或脾虚生痰，痰阻气滞，气滞则血瘀，瘀阻清阳则眩晕。

（五）肾气虚衰，精血不足

中医学认为肾为先天之本，肾藏元气，而元气是人体根本之气，是生命活动的原动力。张景岳云："无虚不作眩，眩晕一证，虚者居其八九，而兼火、兼痰者，不过十之一二耳"。人到老年，肾气虚衰，精血不足，髓海空虚，气虚血瘀，瘀阻脑络，产生眩晕。虚瘀错杂，病程缠绵，迁延难愈。

（六）脾肾亏虚，痰瘀内阻

年老久病之人，脏腑亏耗，脾肾不足，脾虚失运，痰湿中阻，肾虚不能温煦，痰湿不化，痰浊阻滞，血行不畅，瘀血内停，气血不能上荣头目，脑失所养。

（七）肝阳上亢，夹痰上扰

《丹溪心法》曰："无痰不作眩"，说明眩晕的病因病机与"风""痰"密切相关。当今社会由于生活水平日益提高，容易导致饮食失节，嗜食肥甘油腻，损伤脾胃，酿生痰浊，上蒙清窍，导致眩晕的发生。另一方面，由于社会竞争激烈，生活压力明显加大，常易导致情志失调，肝阳偏亢，肝阳夹痰上扰清空而致病。

三、临床表现

多为突然发病，以眩晕、呕吐为主要表现，可伴有四肢麻木、头痛、耳鸣等症。

本病就其主症而论，证候特点有如下几点：①起病多见于中年以上（女子七七，男子七八左右发病），老年居多，故本病为机体先天之本渐乏，脾胃后天之本亦趋薄弱所致的阴阳气血失衡之症；②患者均以突发性眩晕为主症，伴有脑转耳鸣，胫酸眩冒，且可因劳累、精神紧张或头位改变而反复发作，故究其病因，当与气血津液不足，虚阳夹痰浊上扰清空脑络有关；③大多数患者有寒湿凝聚，经络瘀阻的颈椎退变疾病，故病前已有肾精不足，督脉虚衰之征象；④患者或多或少有冠心病、脑萎缩、腔隙性脑梗死等心脑血管疾病，出现动脉粥样硬化，血脂、血糖、血黏度增高等血瘀痰阻的病理改变。

四、实验室检查

（一）颈部血管彩超（CDFI）

颈部血管彩超检查对于颅外段血管的检查较直观形象。具有以下优点：能显示血管内径，判断有无椎动脉狭窄；显示管壁动脉粥样硬化情况，管壁弹性，内壁厚度，有无斑块或钙化；显示血管内血流情况；检查费用较低，操作方便，故较常用。

颈部血管彩超的具体标准如下：椎动脉管径<2 mm；椎动脉血流速度减慢或血流量减少；出现收缩期双峰融合或舒张期断流等频谱形态的改变。椎动脉的收缩峰≤35 cm/s定为异常低流速，收缩峰≥70 cm/s定为异常高流速。

（二）经颅多普勒超声（TCD）

TCD检查可客观评价VBI患者血流动力学改变，主要表现为血流速度降低、增高、频谱充填和出现血管杂音，可分为高流速高流阻、低流速高流阻及正常流速高流阻型。血流速度增高系动脉狭窄或痉挛所致，而低流速则由动脉硬化引起。

TCD检查特异性及灵敏度较差，无法测量血管管径、血流量，且存在人为误差，在诊断VBI只能作为一个较粗略的临床筛选方法。

（三）CT扫描检查

CT扫描颈椎横突孔最小径线>0.5 cm，可以引起临床症状。

（四）螺旋CT血管成像（CTA）

CTA是一种快速无创伤性血管显示技术，能直观表现血管立体走行，准确测量血管内径。由于CTA能在短时间内完成数据的采集，在急诊检查中，危重患者的躁动对成像造成的影响较小。

（五）磁共振血管造影（MRA）

MRA检查可显示血管的粗细、走行，有无折角、扭曲，有无狭窄、闭塞等情况，适用于三级以上血管病变及畸形的检查，能直接观察血管的立体走行，准确测量血管内径，显示动脉瘤和动静脉畸形。但是，MRA是通过计算机血管重建技术显示颅内血管，其反映血管解剖结构与实际情况仍有一定差异，其对狭窄程度的评估较实际情况有所夸大，如70%的重度狭窄易显示为完全闭塞。

（六）数字减影血管造影（DSA）检查

DSA为脑血管造影技术中的"金标准"，常用技术为经股动脉穿刺血管造影，由于存在其他非侵入性检查,故 DSA 不作为诊断 VBI 的首选方法。

（七）放射性核素应用

局部脑血容量(rCBV)分析是诊断 VBI 最客观的依据,目前唯有 PET 能够定量测定 rCBV,可以说 PET 是诊断 VBI 的金标准,但是由于 PET 极其昂贵,难以在临床普遍开展。而 SPECT 是利用注入人体内放射性核素射出的单光子为射线源,由于不同组织浓聚放射性核素浓度的不同而构成反映人体功能的解剖图像,其可以定性分析 rCBV。

（八）脑干听觉诱发电位检测(BAEP)

BAEP 能够敏感地反映脑干缺血程度和脑干神经核因血流灌注状态的变化,从电生理的角度发现的更多亚临床病变,仅利用此单项检查来诊断椎-基底动脉供血不足是不够全面的,适合同其他检查方法相结合来提高椎-基底动脉供血不足的阳性诊断率。

总之,对椎-基底动脉供血不足的诊断目前还没有一个"金标准",但若结合临床症状,合理利用各项辅助检查能够在很大程度上提高临床确诊率。

五、诊断及鉴别诊断

（一）诊断标准

(1)年龄 40 岁以上。

(2)慢性起病,逐渐加重,或急性起病,或反复发作。

(3)有脑动脉粥样硬化或颈椎病史。

(4)发作性、体位性眩晕,可伴恶心、呕吐、耳鸣、听力下降、视物不清、复视或突感上肢麻痛,持物落地。

(5)体征:眼震、共济失调、构音障碍、病侧面部及对侧肢体痛觉减退或消失,或旋颈试验阳性。

(6)颈椎 X 射线片或颈椎 CT 片示颈椎肥大性改变或椎间孔狭窄,经颅多普勒(TCD)示椎-基底动脉供血不足。

(7)排除其他疾病所致眩晕。

（二）鉴别诊断

眩晕当与头痛鉴别。头痛以头部疼痛为主,可单独出现;眩晕以视物旋转为主,可伴有头痛。头痛以实证为主,眩晕虚证、实证皆有。

六、治疗

（一）辨证治疗

1.肝阳上亢

临床症状:眩晕,头胀,耳鸣,每因烦劳或恼怒而加重,烦躁易怒,面红目赤,胸胁灼痛,口苦,便秘尿赤,舌红苔黄,脉弦数。

治则治法:治以平肝潜阳,清火息风。

方药:天麻钩藤饮加减。

组方:天麻10 g,钩藤(后下)、石决明、煅牡蛎、桑寄生各30 g,黄芩、夏枯草各 15 g,川芎 20 g,川牛膝 40 g,生龙牡各30 g(先煎)。

方义:辨证用药时,需注重配伍川芎、川牛膝、生龙牡3味药。川芎辛温升散,为血中之气药,能上行头目,下行血海,通行诸经气血,显著改善大脑血供;配以川牛膝活血通络,引血下行,与川芎相配,使升降有序,防止川芎升散太过,川芎、牛膝比例一般为1:2。生龙牡潜阳镇静,防止升发太过。

服用方法:每天1剂,水煎早晚分服。7 d为1个疗程。

2.痰湿蒙窍

临床症状:眩晕,倦怠或头重如蒙,胸闷脘痞,少食多寐,肢体沉重。舌胖、苔浊腻或白厚而润,脉滑或弦滑。

治则治法:治以燥湿祛痰,健脾和胃。

方药:半夏白术天麻汤加减或温胆汤加减。

半夏白术天麻汤加减。组方:半夏、白术、天麻、石菖蒲各10 g,茯苓、泽泻各15 g,陈皮6 g,竹茹10 g,生姜6 g,甘草3 g。方义:方中用制半夏、炒陈皮燥湿化痰,决明子、嫩钩藤、天麻平肝潜阳、息风止晕,炒白术、炙鸡内金、茯苓、炒枳壳健脾和胃,佐以桃仁、红花活血化瘀,竹茹清热化痰,并制半夏、白术温热太过。全方共奏平肝潜阳、燥湿化痰、健脾和胃、活血化瘀之功。湿痰得化、肝风得平,则不扰清空,眩晕自可平息。服用方法:每天1剂,水煎早晚分服。7 d为1个疗程。

温胆汤加减。组方:竹茹6 g,法半夏12 g,陈皮10 g,枳实12 g,茯苓12 g,石菖蒲12 g,薏苡仁30 g。伴耳鸣者加磁石(先煎)30 g,郁金12 g;伴恶心、呕吐加代赭石(先煎)30 g;伴烦躁易怒、口干口苦加龙胆草6 g,菊花6 g。方义:法半夏、陈皮、茯苓健脾化痰,石菖蒲、枳实豁痰开窍。现代药理研究证明,祛痰药有降脂抗凝作用。

3.气血亏虚

临床症状:症见眩晕,动辄加剧,劳累即发,神疲懒言,气短声低,面白少华或伴心悸失眠,纳减便溏。舌淡胖、边有齿印、苔薄,脉细。

治则治法:治以补益气血,健运脾胃。

方药:归脾汤加减。

组方:党参、黄芪、茯苓、枸杞子、酸枣仁各15 g,甘草3 g,白术、熟地黄、当归各10 g,木香、龙眼肉、远志各6 g。

方义:方中以参、芪、术、草大队甘温之品补脾益气以生血,使气旺而血生;当归、龙眼肉甘温补血养心;茯苓(多用茯神)、酸枣仁、远志宁心安神;木香辛香而散,理气醒脾,与大量益气健脾药配伍,复中焦运化之功,又能防大量益气补血药滋腻碍胃,使补而不滞,滋而不腻;姜、枣调和脾胃,以资化源。全方共奏益气补血,健脾养心之功,为治疗思虑过度,劳伤心脾,气血两虚之良方。

4.肝肾阴虚

临床症状:症见眩晕,久发不已,视力减退,腰膝酸软,耳鸣,发落齿摇,少寐健忘,心烦口干。舌红、少苔,脉细数。

治则治法:补益肝肾,充养脑髓。

方药:杞菊地黄丸。

组方:枸杞子、熟地黄、怀山药、泽泻、茯苓各15 g,菊花、山茱萸、牡丹皮各10 g,随证加减丹参、黄芪、葛根各15 g。

方义:龟甲、枸杞子、熟地黄、女贞子、墨旱莲养肝肾之阴;黄芪、葛根益气通络;丹参养血活血。

5.脾阳不足

临床症状:症见眩晕,或有呕恶,或呕吐痰涎,胃纳不佳,或头重如裹,耳鸣,舌淡红,苔水滑,脉濡。

治则治法:治宜健脾升阳为主。

方药:《伤寒论》五苓散加减。

组方:茯苓、猪苓、白术、泽泻、桂枝、葛根、升麻、黄芪、僵蚕、地龙、白芍、丹参。

功效:健脾升阳,活血利水。

方义:方中茯苓、白术、桂枝、黄芪健脾;葛根、升麻升阳;猪苓、泽泻、僵蚕、地龙化痰利水,白芍平肝,丹参活血通络。五苓散加减对老年椎-基底动脉供血不足有较好的治疗作用,能改善眩晕症状,改善椎-基底动脉供血,且能降低部分血液流变学指标。

6.肾虚血瘀

临床症状:患者年老体虚,脾阳虚日久损及肾阳,肾阳虚衰,温煦失常,脉络瘀阻,故见腰酸膝软,神萎肢冷,舌淡嫩黯,苔薄白,脉弦细涩,眼底静脉扩张,动脉变细,乃是肾虚血瘀之象。

治则治法:温补精气,补肾化瘀。

方药:龟鹿二仙胶加味。

组方:龟板胶、鹿角胶各15 g,人参6 g,枸杞子、熟地黄、肉苁蓉、巴戟天、菟丝子、补骨脂、丹参、当归、赤芍各10 g,淫羊藿15 g。

方义:龟鹿二仙加熟地黄、肉苁蓉、巴戟天、补骨脂、菟丝子、淫羊藿填精补髓,阴阳双补;丹参、当归、赤芍活血化瘀。

7.气虚血瘀

临床症状:眩晕,视物旋转,伴恶心、呕吐,或伴黑蒙、复视、肢体麻木无力、晕厥、倾倒发作。舌淡暗,苔薄白,脉涩或细。

治则治法:行气活血。

方药:补阳还五汤或升阳益气活血汤加减。①补阳还五汤加减。组方:黄芪30 g,当归15 g,赤芍12 g,川芎15 g,桃仁10 g,红花10 g,地龙10 g。加减:眩晕明显者加天麻15 g,刺蒺藜10 g;瘀滞重者加丹参15 g,水蛭6 g;伴恶心、呕吐者,加姜半夏10 g,云茯苓15 g,竹茹10 g;有肢体麻木者加全蝎6 g,蜈蚣3条;视物昏花者,加枸杞子15 g,菊花10 g。功效:行气活血,祛瘀通络。方义:补阳还五汤重用黄芪,取其补气力专而性走,使气旺血行,气血周行全身;辅以当归、赤芍、川芎、桃仁、红花活血化瘀,地龙通经活络;使全方共达气旺血行、祛瘀通络之功。②升阳益气活血汤。组方:葛根30 g,黄芪30 g,桂枝10 g,当归15 g,赤芍15 g,川芎30 g,水蛭10 g,山楂30 g,白术15 g,茯苓30 g,泽泻30 g,甘草6 g。功效:升阳益气,活血通脉。方义:黄芪、桂枝、葛根、白术、茯苓健脾、益气、升阳,当归、川芎、水蛭、山楂活血祛瘀。现代药理学研究亦证明,黄芪有强心、降压作用,葛根、川芎有扩张脑血管、改善脑血流作用,水蛭能抑制血小板凝集、降低血黏度、降血脂、抗血栓,对心脑血管系统有增加血流量、改善功能状态的作用,山楂、泽泻等也有降血脂的作用。

8.瘀阻脑络

临床症状:眩晕,肢体麻木或刺痛,舌质紫暗或有瘀斑、瘀点,脉细涩。

治则治法:活血通络。

方药:桃红四物汤加味。

组方:桃仁 15 g,红花 20 g,生地黄 9 g,赤芍 15 g,当归 10 g,川芎 10 g,葛根 15 g,三七粉 10 g(冲),黄芪 15 g,红丹参 30 g,葛根 25 g。

功效:益气活血。

方义:方中桃仁、红花、当归活血散瘀,补血养肝;生地黄滋阴补血,凉血散瘀;赤芍养血活血;川芎行气活血,畅通气血;葛根是豆科植物,野葛干燥根经提炼后,从中分离总黄酮,纯化而得到单一成分葛根素,葛根素具有扩张冠状动脉和脑动脉、降低心肌耗氧量、改善微循环等作用;三七粉有扩张脑血管、增加脑血流量的作用,显著降低全血黏度、血浆黏度、血细胞比容及纤维蛋白原(凝血因子 I)含量;"气为血之帅,血为气之母",黄芪与当归合用意在"气行则血行",两者合用,共奏行气养血之功;丹参还可通过加快微循环血流速度,增加毛细血管网而使微循环改善;红花还对脑缺血缺氧状态下的呼吸中枢有一定的兴奋作用,使急性缺血缺氧组织的存活率提高;葛根能增加脑血流量,降低血管阻力。

临证患者眩晕发作时,天旋地转,恶心呕吐,头痛耳鸣、倾倒、肢麻无力或短暂的血压升高、不省人事,出现风阳暴张,夹痰瘀上扰等急症,此时首当以息风豁痰,活血通络之峻剂治疗,配合醒脑静、丹参等静脉滴注,务求在短时间内控制症状,以免脑组织缺血、缺氧时久而致阻塞水肿,并发缺血性卒中的可能。

待眩晕稍缓后,方可进一步辨别其阴阳气血的虚实而调治之。

(二)中医学分期治疗

眩晕当根据患者不同表现分期治疗,急则治其标,缓则治其本。

(1)眩晕急性发作期,口服眩晕 1 号方:龟甲、鳖甲各 20 g(先煎),双钩藤 15 g,明天麻 15 g,川牛膝 15 g,杜仲 15 g,山茱萸 15 g,生地黄 15 g,当归 15 g,川芎 15 g,夜交藤 30 g,白芍 30 g,茯神 30 g。

(2)眩晕好转即亚急性期,口服眩晕 2 号方:枸杞子 20 g,杭菊花 10 g,熟地黄 15 g,怀山药 30 g,泽泻 10 g,牡丹皮 10 g,茯苓 30 g,山茱萸 15 g,菟丝子 15 g,川牛膝 15 g,龟甲 20 g。

每天 1 剂,水煎,分早、晚 2 次服,15 d 为 1 个疗程。对于椎-基底动脉供血不足性眩晕的治疗,采用两期两方治疗。眩晕急性发作期,运用眩晕 1 号方,方中:天麻、钩藤平肝息风;牛膝引血下行;龟甲、鳖甲、杜仲、山茱萸补益肝肾;夜交藤、茯神安神定志;生地黄、当归、川芎、白芍益气活血,化瘀通络。眩晕好转即亚急性期,运用眩晕 2 号方,方中:枸杞子、熟地黄、山药、山茱萸、龟甲,肝脾肾三阴齐补,重在补肾阴;杭菊花、泽泻、牡丹皮、茯苓泻火降浊;菟丝子、川牛膝,强腰膝健筋骨。两方打破传统效不更方的做法,先后予两期两方治疗。

(三)验方精选

由于其根本原因是血管狭窄或受压,故西医常用扩血管药物治疗,中医辨病治疗,一般选用具有扩张血管之药理作用的中药来组方,如桃仁、红花、赤芍、川芎、川牛膝。

1.星芎聪明汤

组方:胆南星 15 g,川芎 15 g,葛根 20 g,太子参 30 g,蔓荆子 15 g,枸杞子 15 g,天麻粉 3～6 g(分吞服),赤芍 15 g,炙甘草 5 g。

加减:肝阳偏亢加钩藤 15 g,石决明 30 g;偏肝肾阴虚加首乌、熟地黄各 10 g;偏冲任失调加黄柏 6 g,淫羊藿 10 g;偏气虚加党参、黄芪各 15 g;偏痰湿加石菖蒲 10 g;有颈椎病者酌加羌活、炮山甲、鹿角片各 10 g。

功效：平补脾肾，豁痰通络。

方义：星芎聪明汤以《东垣十书》之"益气聪明汤"为基础化裁而成。方中葛根、蔓荆子升清散邪，太子参、炙甘草补脾益气而无燥热伤阴之弊，枸杞子补益肾精、平补阴阳，天麻粉平肝息风、通络止痛，胆南星、川芎及赤芍豁痰开窍、通经活络。全方药性甘平，标本兼顾，脾肾双补，益气升清而风痰瘀血并除，不至于虚阳浮越。现代药理学研究证明，天麻、葛根、赤芍、川芎均能扩张血管，增加心脑及肢体血流量，降低外周血管阻力，降低血小板表面活性，抑制血小板聚集。川芎又能透过血-脑屏障，且较多地分布在脑干，有利于治疗椎-基底动脉供血不足等疾病。

2.开窍醒脑汤

组成：石菖蒲、葛根各 30 g，川芎 40 g，郁金、僵蚕各 12 g，半夏 15 g，白术 18 g，全蝎 6 g。

加减：气虚加黄芪、党参；肝肾阴虚加天麻、白芍、钩藤；脾虚痰盛加茯苓、厚朴；气滞血瘀加桃仁、赤芍。

功效：化痰祛瘀，开窍醒脑。

方义：开窍醒脑汤中石菖蒲开窍豁痰，郁金行气解郁，二药合用，可宣气机、化郁滞；川芎为血中气药，既活血又行气，能改善微循环，改善脑供血，川芎用量须重；半夏、白术合用化痰止呕，白术益气健脾，脾运正常则生痰无源；僵蚕、全蝎活血通络；葛根为引经药。诸药合用，则化痰祛瘀，开窍醒脑。

服用方法：水煎服，每天 1 剂，15 d 为 1 个疗程，治疗 1～3 个疗程。

3.葛根汤

组方：葛根 30 g，黄芪 30 g，当归尾 1.2 g，川芎 9 g，赤芍 15 g，白芍 15 g，地龙 6 g，桃仁 6 g，红花 6 g，丹参 30 g，南北沙参各 15 g。

功效：活血祛瘀，益气养阴。

方义：现代药理学研究表明，葛根、川芎、当归、赤芍、丹参等有改善心脑循环，降低血液黏度，扩张血管，疏通血流，增加红细胞变形能力等功能。黄芪有提高机体抗病能力，改善毛细血管通透性的作用。综观全方配伍，既有活血祛瘀之功，又有益气养阴之效，祛瘀不伤正，活血不伤阴，起到祛瘀生新，攻补兼施的作用。

4.活血宁眩汤

组方：川芎 8 g，桃仁 8 g，红花 8 g，天麻 8 g，赤白芍各 8 g，半夏 8 g，石菖蒲 8 g，黄芪 8 g。

功效：活血通络、祛痰宁眩。

方义：方中桃仁、红花、赤芍活血祛瘀、通窍止眩晕；桃仁、红花、赤芍可扩张血管，增加血流量，改善微循环；川芎入血分，理血中之气，可抗血小板凝聚，抗血栓形成；天麻息风止眩，扩血管，增加脑血流量；半夏降逆化痰，石菖蒲豁痰止眩，共祛痰浊；白芍养血柔肝，解除血管平滑肌痉挛，扩血管，镇静宁眩；黄芪益气升清，行气活血。全方共奏活血通络、祛痰宁眩之功。

5.五虫方

组方：蚕蛹、僵蚕、蜈蚣、水蛭、全蝎、乌梢蛇（按 3：3：1：1：2：2 比例）共研粉末拌匀，每次 10 g，取升麻 15 g，生黄芪 30 g，生地黄 15 g，竹节三七 30 g。

功效：活血祛瘀，通经剔络。

方义：虫类药缓攻搜剔，取飞者升，走者降，灵动迅速，追拨沉混气血痰瘀，使血充凝化，气可宣通，虫类药系血肉之品，具有动跃攻冲之性，能深入遂络，攻剔痼结瘀滞，用攻法尚宜缓宜曲，且能推陈致新，又可治愈久病顽证，故以五虫研为粉末或以粉末装胶囊吞服效更佳。又缘老年人气虚津亏,痰瘀易互结,故投生黄芪、生地黄补气生津,加竹节三七祛瘀化痰,再授升麻引药上行,诸药合施,共奏补气生津、活血祛瘀、通经剔络、扶正达邪,眩晕诸症则愈而获疗椎-基底动脉供血不足之功效。

6.平眩汤

组方:葛根 30 g,生黄芪 30 g,清半夏 15 g,桃仁 10 g,丹参 30 g,川芎 10 g,胆南星 10 g,白术 10 g,生山楂 15 g,牛膝 15 g。

功效:益气祛痰化瘀。

方义:方中葛根通脉,生黄芪为补气诸药之最并能调血脉,清半夏祛痰降浊调畅气机,为主药;辅以桃仁、丹参、川芎活血化瘀,上行于头目,胆南星、白术辅助清半夏健脾化痰;佐以生山楂加强活血通脉之功;牛膝引痰瘀下行,诸药相合达益气祛痰化瘀之功。现代药理学研究表明,川芎能扩张血管、增加脑血流量、改善脑循环,葛根、白术亦有扩血管、抗凝血之功能。

7.秦氏葛根黄芪汤

组方:黄芪 30 g,秦艽 30 g,葛根 30 g,羌活 10 g,桂枝 10 g,当归 15 g,赤芍 15 g,甘草 10 g。

功效:益气祛风散寒,解痉活血通络。

方义:方中黄芪益气护表防止风寒外袭;秦艽、葛根祛风散寒解肌;羌活祛风胜湿且能引诸药入太阳经脉;桂枝疏风散寒、温通血脉;佐赤芍、当归活血化瘀,甘草调和诸药。上药合用,能较好地缓解颈部肌肉痉挛及椎关节炎症刺激椎动脉致使椎-基底动脉痉挛所致的椎-基底动脉供血不足。

8.脑心通胶囊

组方:方中以黄芪、丹参为君药,伍以川芎、赤芍、红花、水蛭、地龙等大量活血化瘀药物。

功效:益气活血,化瘀通络。

方义:现代药理学研究证实,川芎、丹参等药物能有效地增加脑缺血后再灌注、低灌注期脑血流量。同时,活血化瘀药物能有效地改善血液流变状态,清除自由基,保护血管内皮。

9.益气定眩汤

组方:炙黄芪 30 g,人参(另煎)、赤芍各 10 g,当归 15 g,川芎 18 g,三七粉(冲服)5 g,葛根 20 g。兼阴虚者加麦冬、沙参各 15 g;伴有高血压,加天麻、钩藤(后下)各 15 g,生石决明(先煎)30 g。

功效:益气活血,补肾益髓。

方义:方中人参、黄芪大补元气,使气旺以促血行;川芎、三七、赤芍活血祛瘀,三七还能补气生血,对老年眩晕有卓效;葛根主升,引气血上行。诸药合用,补气而不滞血,活血而不伤正。现代药理研究证实,川芎、三七、赤芍可降低血液黏稠度,解除血管痉挛,改善脑循环;葛根能增加脑血流量,降低血管阻力;三七主要成分三七总皂苷具有抑制血小板聚集、扩张脑血管并增加脑血流、抗血栓、抗凝血作用。

10.三降汤

组方:葛根 30 g,丹参 12 g,绛香 10 g,泽泻 10 g,山楂 10 g,首乌 10 g,石菖蒲 12 g,钩藤 10 g,白芍 12 g,黄芪 30 g。

功效:化痰祛瘀、平肝益气养血。

方义:以痰瘀同治立法,方中丹参、绛香行气活血通络;泽泻、山楂、石菖蒲化痰利湿以开窍;葛根升发阳气,气行则水行,气行则血脉通畅,钩藤、白芍敛阴柔肝,平抑肝阳;黄芪、首乌益气养血以固本,合而用之共奏化痰祛瘀、平肝益气养血之功效。

11.眩晕合剂

组方:菊花12 g,葛根15 g,丹参15 g,川芎6 g,赤芍15 g,地龙15 g,生牡蛎24 g,瓜蒌15 g,天竺黄12 g,怀牛膝12 g,代赭石15 g,皂角刺5 g,丝瓜络12 g。

功效:息风化痰,活血祛瘀。

方义:菊花、生牡蛎、代赭石、地龙平息肝风;瓜蒌、天竺黄、丝瓜络清热化痰;皂角刺祛顽痰,通络脉,开窍通关;丹参、川芎、赤芍、怀牛膝活血化瘀;地龙、丝瓜络可疏通经络,用为佐使,且药多寒凉,兼具泻火之功。

(四)中成药

1.灯盏花素注射液

成分:是从灯盏花中提取而来,其有效成分为灯盏花素。

作用机制:它具有散寒解表、祛风除湿、活血化瘀的作用,能扩张脑血管,增加脑组织血液灌注量,改善微循环,降低血液黏稠度,抑制血小板聚集,促进纤溶,预防和治疗血栓。此外,它还能抑制环氧化酶和TXA2的生成,起到抗凝、降血脂的作用。

用法:灯盏花素注射液30 mL加入10%葡萄糖注射液或生理盐水250 mL内静脉滴注,每天1次,连用20 d。

2.疏血通注射液

成分:由水蛭、地龙提炼而成。

作用机制:具有较强的活血化瘀功能,抑制血小板黏附与聚集,还具有较强的激活纤溶酶、活化细胞代谢,提高组织细胞抗缺血、缺氧的能力。有研究发现,疏血通注射液有降低甘油三酯、胆固醇及升高高密度脂蛋白,降低血凝血因子Ⅰ,明显调节血脂,降低血黏度,扩张椎-基底动脉,改善其供血的作用。

3.葛根素注射液

成分:葛根素源自传统中药野葛的干燥根,其主要化学成分为8-β-D葡萄糖吡喃糖-4,7-二羟基异黄酮。

作用机制:具有抑制血小板聚集,修复内皮细胞提高PGI_2/TXA2水平,降低儿茶酚胺生成,从而降低血液黏稠度,明显地扩张脑血管,降低脑血管阻力,增加脑血流量,能使异常的脑循环正常化,提高脑组织灌注的作用。用其治疗椎-基底动脉供血不足(VBI)所致眩晕、头痛、共济失调等症状和体征,均有不同程度改善作用。

用法:葛根素注射液0.5 g加入5%葡萄糖注射液250 mL中静脉滴注,每天1次。2周为1个疗程。

4.血栓通注射液

成分:血栓通是从中药三七中提取的,有效成分为三七总皂苷。

作用机制:能增强机体功能,扩张血管,增加脑血流量,使病灶血流量增加,改善脑循环,抑制血小板聚集,降低血黏度,有效地改善脑供血。

用法:血栓通140 mg×3支加入5%葡萄糖注射液或生理盐水250 mL静脉滴注,每天1次,2周为1个疗程。

5.川芎嗪注射液

成分:川芎嗪是从中药川芎中提取的一种生物碱单体。

作用机制:该药具有调节血脂,扩张微血管,降低血黏度,抑制血小板聚集,促进纤溶,防栓溶栓改善供血等作用,治疗后经颅彩色多普勒(TCD)检查显示椎-基底动脉系统血流量可迅速且明显改善。

6.参附注射液

成分:由红参、黑附片提炼而成。

作用机制:具有较强降低血液黏稠度和红细胞聚集性功能,使血液流变性明显增加;还有较强的激活纤溶酶,活化细胞代谢,提高组织细胞抗缺血、缺氧的能力。对 T 细胞亚群有调节作用,能明显提高机体免疫力,降低血黏度,扩张椎-基底动脉,改善其供血作用。治疗后椎-基底动脉系统血流量迅速改善。

7.银杏达莫

成分:银杏叶提取药及双嘧达莫。

作用机制:具有很强的扩张脑血管、降低脑血管阻力的能力,可显著增加脑血流量,抑制 ADP、TXA2 进而双重阻断血小板的聚集,能清除自由基,保护神经细胞,加强神经传导功能。

8.维奥欣

成分:穿山龙的有效成分水溶性甾体皂苷。

作用机制:具有活血化瘀、疏通血脉的作用,能改善血脂,降低血液黏稠度,抑制血小板聚集,改善微循环,增加脑血流量。

用法:每次 160 mg,口服,3 次/天。

9.醒脑静注射液

成分:是由传统名方安宫牛黄丸改制而成的水溶性注射液,其主要成分为麝香、冰片、栀子、郁金等。

作用机制:麝香气味芬芳,善于走窜,通诸窍之不利,开经络之壅滞,故为醒脑回苏之要药;冰片辛香走窜,助麝香以通诸窍,并有清热解毒之功;郁金其性苦寒,能清热泻火,凉血解毒,化痰开郁,通窍醒神以协同上药开窍通络;栀子性味苦寒,具有芳香开窍、清热凉血、清解毒邪、清理三焦之功能,以解由痰瘀热邪所化生的诸毒。以上药物相配,具有开窍醒神、行痰通瘀、清解毒邪之功。现代药理学研究表明,醒脑静注射液可以直接通过血-脑屏障,直接作用于中枢神经系统,有效地降低血-脑屏障的通透性,减轻脑水肿,降低颅内压,使神经细胞的损害减轻,并且醒脑静尚具有抗凝、增强组织细胞耐缺氧能力及对中枢神经具有调节平衡作用,是一种能较好促进神经功能恢复的药物。

用法:生理盐水 20 mL 加醒脑静注射液 20 mL 静脉推注,15 min 注入。

10.红花注射液

成分:是菊科植物红花的花冠提取液,其主要成分是红花黄色素。

作用机制:综上所述,红花主要是通过清除自由基、抑制神经肽、稳定细胞膜、降低血液黏滞性、改善微循环、增加脑血流量、增加脑细胞对缺血缺氧耐受性等起作用,达到治疗或减轻椎-基底动脉供血不足。

用法:5%葡萄糖注射液或生理盐水＋红花注射液 25 mL 静脉滴注,1 次/天,8～14 d 为 1 个疗程。

11.脑心通胶囊

成分:脑心通胶囊属中药复方制剂,方中含黄芪、丹参、川芎、赤芍、红花、水蛭、地龙。

作用机制:方中以黄芪、丹参为君药,伍以川芎、赤芍、红花、水蛭、地龙等大量活血化瘀药物,共奏益气活血化瘀通络之功。现代药理研究证实,川芎、丹参等药物可有效地增加脑缺血后再灌注低灌注期脑血流量。同时,活血化瘀药物能有效地改善血液流变状态,清除自由基,保护血管内皮。脑心通的不良反应较少,更适宜老年患者。

用法:脑心通胶囊,口服,每次3粒,每天3次,15 d为1个疗程。

(五)中医学其他治法

1.局部取穴针刺治疗

取穴:双侧风池、天柱、完骨。

操作:患者端坐位,平视,常规消毒后,取1.5寸毫针先刺风池,针尖对准鼻尖方向,刺0.5～0.9寸,再取完骨直刺0.3～0.5寸,天柱直刺0.3～0.7寸,施捻转泻法,双手捻针,每穴行针3 min,留针30 min,隔10 min行针1次。

机制:采用局部取穴针刺治疗,启闭通络,健脾化痰,从脑血流图看,波幅增高,波形变得陡直,重波出现,主峰角变锐,提示脑血流量增加,血流速度加快,血管弹性增强而阻力减小,故缺血、缺氧改善,症状明显减轻,临床取得较好疗效。

2.傍刺后顶穴

取穴。根据骨性标志取穴,后顶穴在顶枕缝中央,也是人字缝的凹陷处(亦后囟门)。

操作。①单刺法:从该穴上2～3分处向该穴斜刺,用28号1.5寸针,进针后,即沿皮平刺,针尖方向朝风府穴,透刺的深浅度为深不能伤骨膜,浅不能在皮内,手法采用搓针导气法。医者用右手的拇指捏紧固定针柄,用左手拇指按压针穴处,推、压、搓动头皮,使穴下头皮往返摩擦针体,一般要做60～90次(需30～40 s),特殊情况下须搓动120次左右(约需60 s)。重搓通经,轻搓活络,搓动时令患者正坐,双腿下垂,与肩等宽,双目平视,全身放松,意念专注,呼吸均匀,隔5 min行1次手法,一般行4次手法,30 min后出针。②傍刺法:在单刺法的基础上,在进针旁3分处再成45°角进一针,沿皮下平刺,针刺方向朝对侧风池穴,针刺的深度以及手法均同单刺法。

机制。傍刺后顶穴可使血管扩张,解除痉挛,降低血流速度,增加血管弹性,增加有效血流量,可持续24 h,在改善该系统血液循环的同时,临床症状也随之改变,说明傍刺后顶穴对呈高血流速型椎-基底动脉供血不足的患者有良好的疗效。

3.大椎穴刺血拔罐治疗

取穴:大椎穴。

操作:患者俯卧低头,穴位皮肤常规消毒后,先以三棱针点刺大椎,以出血为度,后以大号玻璃罐闪火拔之,留罐10 min,每周2次。如患者体弱不能承受,可每周1次,8次为1个疗程。

机制:上气不足,邪阻经隧,使精血不能上承于脑而致本病。大椎穴乃手足三阳、督脉之会。仲景曰:"太阳与少阳并病,颈项痛或眩冒……当刺大椎第一间。"在大椎穴运用刺血与拔罐相结合,可使阳气振奋,闭阻的经隧畅通,精血上荣于脑,达到祛邪扶正目的。通过实践证明,本法能改善颈部的血液循环,增加颈椎及周围软组织的营养供应,从而改善或消除局部肌肉的紧张或炎症。气血得以畅通,椎-基底动脉对脑部的血液供应也相应改善。

4.针推结合疗法

操作。①推拿方法:患者坐位,医者用拿捏法、按揉法放松患者颈部肌肉,时间约为 8 min,之后采用端坐膝顶提肩法、定点旋转复位法对颈部予以复位,最后以拿、揉、拍打等放松手法收功,时间约为2 min。②针刺方法:穴取风池、肩中俞,缓慢进针,针用补法,风池穴以针感到达头顶为佳。留针 15～20 min。每天1次,6次为1个疗程,每疗程后休息 1 d。

机制:针推结合治疗椎-基底动脉供血不足,主要取决于其对血管阻力及血管弹性的改善,进而改善脑动脉血流的速度,影响其血液供应。针刺能疏通经络、气血,从而调整血流速度和血液供应,对流速降低型,针刺可能兴奋胆碱能的交感神经和非胆碱、非肾上腺素能神经,释放 ACh和 NO,使血管扩张,增加脑血流量;对血流速度增高型,针刺能解除血管痉挛,管径扩张,流速减缓。因此,针刺改善患处的血流速度是取决于当时脑血管所处的功能状态,同时也与多种因素共同影响的结果有关,因此,针刺具有双向调节作用,并产生良好的效应。

风池其穴名指风邪易于留恋和治风之所当取之处。《通玄赋》云:“头晕目眩觅风池”。又根据近部取穴的原则,风池穴位于项后,就近于头部,可以调整头部的阴阳气血。配以正确的针刺手法,风池穴应是治疗椎-基底动脉供血不足的首选穴位,因其可以改善椎-基底动脉血流。肩中俞属手太阳经,手太阳经脉其分支分别上至目锐眦和目内眦,为治眩要穴,如《铜人腧穴针灸图经》曰:“治目视不明”。风池穴其深层正是椎动脉自寰椎横突孔穿出来后,先经椎后弓上方呈水平转向后内,至接近正中线时穿寰枕后膜入椎管之处,而肩中俞其下则是椎动脉从锁骨下动脉分出入横突孔之处,两者同取,可首尾相顾也。

颈项部的推拿手法能改善椎-基底动脉的供血。颈部功能紊乱后,颈部组织结构(如肌肉、关节、韧带等)感受伤害的信息经过躯体传入神经纤维传入;椎-基底动脉血管的功能紊乱后,经血管的传入神经纤维传入,两者在传入时共同汇聚于脊髓与脑干的中间神经元池并易化,随后的这些信息经共同的其他中枢神经系统通路传导。因此,在病因上这种传入神经的信息汇聚导致神经中枢难以分辨传入的信息是颈部的功能紊乱引起的,还是血管功能紊乱引起的。颈项部的各种手法改善软组织的信息传入,使中间信息元池的易化作用加强,神经中枢的信息分辨得以简化,从而调节紊乱的血管功能,改善血管的弹性及阻力,达到治疗的目的。其主要机制为改善颈椎的动力平衡,缓解各种病理因素对椎动脉与交感神经的刺激;加强中间神经元池的易化作用,调节紊乱的椎-基底动脉供血情况。

(毛真真)

第八节　颅内静脉窦血栓形成

一、概述

颅内静脉窦血栓形成常伴有剧烈的头痛,其发生往往与感染有关,可分为乙状窦血栓、海绵窦血栓和上矢状窦血栓形成引起的头痛。它是颅内静脉窦的血栓引起窦腔狭窄、闭塞,脑静脉血回流和脑脊液吸收障碍的一种疾病,分为炎性和非炎性两类,以矢状窦、海绵窦、横窦血栓多见。急性起病者,症状在 48 h 内突然出现或加重;亚急性起病者,病情进展超过 48 h,少于30 d;慢性起病者,病情进展超过 30 d,在个别情况下,病情进展也可超过 6 个月。其中,亚急性起病最常见,约为 42%,其次为慢性起病,占 39%,急性起病较少,占 28% 左右。急性起病在产褥期最常见,其次见于感染性疾病。

二、病因病机

病因病机比较复杂。感染性静脉系统血栓主要由于感染后引起的血栓性静脉炎和静脉窦炎,而非感染性静脉系统血栓则以血流瘀滞造成的高凝血状态为主要发病因素。有时感染性和非感染性机制同时相互作用而促成血栓形成。由于静脉窦互相沟通,静脉间吻合支丰富,因此轻者可没有症状。但血栓形成可以向其分支延伸,常使脑内多条静脉受累,而且可以从一个静脉窦蔓延到另一个静脉窦。由于血栓形成速度、波及范围以及代偿能力等不同,因此临床症状常不典型,具有多样性和波动性。静脉窦阻塞后可引起静脉和脑脊液回流障碍,导致脑组织充血、水肿、颅内压力增高。

三、临床表现

(1)该病多为急性或亚急性发病,少数起病缓慢。炎性者病前有颜面、眼部、口腔、咽喉、鼻旁窦、中耳、乳突或颅内感染史;非炎性者病前有全身衰竭、脱水、产褥期、心肌梗死、血液病、高热或颅脑外伤、脑瘤等病史。

(2)神经症状因受累静脉窦的部位、范围、血栓形成的程度、速度以及侧支循环建立情况的不同而异。老年人症状多较轻,可造成诊断困难。一般多有以下几种表现。①颅内压增高是颅内静脉血栓最常见的临床表现,可出现头痛、呕吐、视盘水肿等症状和体征。其发生机制包括颅内血管极度扩张、脑脊液吸收受阻、脑和脑膜水肿、脑及蛛网膜下腔出血、脉络丛充血和分泌增加。②邻近栓塞静脉窦的头皮、颜面肿胀,静脉迂曲怒张;海绵窦血栓则更有眼睑、结膜肿胀充血和眼球突出(非搏动性且无血管杂音,可与海绵窦内动脉瘤和动静脉瘘鉴别的表现),且可通过环窦而使对侧海绵窦出现相同症状。③除横窦、窦汇和上矢状窦中段不全闭塞外,脑部因水肿、继发的出血性梗死或出血、血肿而呈现各种局限症状。上矢状窦血栓:以下肢或近端为重的肢体瘫痪(双下肢瘫、偏瘫、三肢或四肢瘫)、局限性癫痫、双眼同向偏斜、皮质觉障碍、精神症状和一过性尿潴留等。海绵窦血栓:因动眼神经和三叉神经 1、2 支受累,眼球活动受限或固定,颜面疼痛和角膜反射消失。乙状窦血栓:岩窦受累时三叉神经和展神经麻痹;血栓扩展至颈静脉时,舌咽神经、迷走神经和副神经受累。直窦血栓:出现去大脑强直和不自主运动。

(3)炎性者可伴发败血症,久病或症状严重者又可继发脑膜-脑炎而出现精神错乱、谵妄或昏迷。

四、实验室检查

脑脊液压力增高,炎性者尚有炎性改变。横窦或乙状窦血栓时,Tobey-Ayer 征阳性。可有陈旧或新鲜出血。

放射线检查:①外伤所致者头颅平片可见静脉窦附近有骨折或横越其上的骨折线。②双侧脑血管造影可发现病变静脉窦不显影,或部分显影,但时间延长,并可有附近静脉和静脉窦的迂曲、扩张和异常吻合。③头颅 CT 检查可见梗死静脉窦分布区内脑回显影增强,病变静脉窦两侧有出血性软化灶。

核素扫描可见脑软化灶处核素浓集,可持续数月。

预后不一,因受累的静脉窦和病因不同而异,也和血栓的范围、程度和形成速度、脑实质受损程度以及侧支循环建立情况有关。

五、诊断及鉴别诊断

（一）良性颅内压增高

上矢状窦、横窦、乙状窦、直窦等血栓形成时都可导致颅内压增高。因此,应与颅内占位病变引起的颅内压增高相区别。脑静脉血栓造成的颅内压增高易被误诊为良性颅内压增高,特别是上矢状窦或横窦血栓,它们的头颅 CT 检查结果可能正常,或因脑轻微肿胀而使脑室轻度缩小。脑脊液压力增高,约在0.1 kPa(1 mmHg),考虑为良性颅内压增高患者,应行头颅 MRI 或脑血管造影检查,以便进一步明确诊断。

（二）颅内占位病变

上矢状窦、横窦、乙状窦、直窦等血栓形成都可导致颅内压增高,因此,应与颅内占位性病变相鉴别。脑静脉血栓可产生类似占位病变的症状和体征,尤其呈慢性经过的脑静脉血栓需与占位性病变相鉴别。占位性病变中的颅内肿瘤是呈进行性增长的,因此颅内压增高呈进行性加重。随着病变的发展和所处的部位不同,可逐渐出现不同的局灶性症状。其他占位性病变也会有各自特征性表现,结合头颅 CT、MRI 或各种脑血管造影检查,即能明确诊断。脑膜肿瘤晚期可造成静脉窦或上矢状窦的阻塞,产生与静脉窦血栓相同的症状和体征,但脑膜肿瘤的颅内压往往呈进行性增高,降颅内压治疗无效,脑脊液病理检查可找到癌细胞,或存在其他与肿瘤相关的证据,可资鉴别。

（三）动脉性脑梗死

脑动脉炎或脑动脉粥样硬化造成的脑梗死,往往是卒中样起病,为突发性,而脑静脉血栓的起病形式多种多样,在多数情况下病情是逐渐发展的,其临床表现除有肢体瘫痪外,往往伴有癫痫、意识障碍以及头痛、呕吐等颅内压增高症状,脑梗死灶也不符合动脉血管分布的特点。通过脑血管造影检查可明确诊断。

（四）引起眼部症状的疾病

眼眶蜂窝织炎:多引起眼球红肿及明显压痛,眼球突出不明显。多为单眼受累。无动眼神经受累,故眼球运动障碍轻,且瞳孔不受损,无明显静脉回流异常及其他脑部症状,可与海绵窦血栓相区别。海绵窦动静脉瘘:本病常有外伤史,其病程缓慢,眼球突出呈波动性,无局部炎症性水肿表现。眼部可听到杂音,压迫颈内动脉,杂音可减弱,脑血管造影显示眼静脉、海绵窦、岩窦在动脉期即可见到造影剂,海绵窦段轮廓模糊,其远段及分支显影差。眼部、鞍旁及海绵窦肿瘤均能引起眼部症状,但起病缓慢,症状进行性发展,无感染、中毒征象,可与海绵窦血栓相区别,可行颅骨、眼眶 X 射线片及 CT 扫描检查,以进一步鉴别。

（五）颅内炎症性病变

脑膜炎患者起病即出现脑膜刺激征,头痛、呕吐、发热、感染症状较突出,脑脊液检查白细胞数增多,细菌培养可呈阳性。炎性脑静脉血栓虽有头痛、呕吐、发热症状,但很少有脑膜刺激征,即使偶有合并脑膜炎者,也往往在发病后期出现,脑脊液培养常为阴性。脑炎、脑脓肿患者常表现为发热、颅内压增高及局灶性神经功能损害、意识障碍、精神异常。有些炎性脑静脉血栓可有上述症状,在早期进行头颅 CT 和 MRI 检查、脑电图检查、脑脊液病毒性检查后即可鉴别。虽然炎性脑静脉血栓偶可合并脑水肿,但一般均在恢复期或痊愈后3~6个月才发病,两者较易区别。

（六）其他脑血管疾病

脑静脉血栓患者发病形式多样,有时可类似偏头痛,或短暂性脑缺血发作或蛛网膜下腔出血。部分患者早期可出现间断性偏侧头痛,易被误诊为偏头痛。个别患者可出现一过性肢体麻木、无力,易被误诊为TIA。在这两种情况下,应结合患者的其他临床表现如颅内压增高等,并结合影像学检查加以鉴别。有些脑静脉血栓患者突然出现剧烈撕裂样头痛,伴有颈项强直,脑脊液检查呈血性,头颅CT检查示蛛网膜下腔出血,这种情况下,血管造影可进一步明确诊断。

（七）其他

分娩后脑静脉血栓引起的精神障碍易和分娩后精神障碍相混淆,应予以鉴别。

六、治疗

（一）上矢状窦血栓形成的中医学治疗

中医学理论对本病无相应的认识,根据其临床表现可归属于"头痛""偏瘫""偏身麻木""痫证"等范围。病机可因外邪或外伤侵害,损及相应的头部脉络;或久病气血虚衰,血行不畅,相应头部血脉凝滞。脑络阻滞,不通则痛;患侧半身麻木,甚或半身不遂;也可因窍络痰瘀互阻而出现神昏抽搐、强痉流涎之痫证。

1.辨证要点

（1）察发病:本病常见于老年人、小儿、产妇,特别是因疾病虚损,或有外伤病史,而出现头痛、身麻、半身不遂时,应想到本病的可能。

（2）识病性:本病具有冲逆之性,头痛多伴剧胀感觉,同时可伴有目胀、呕吐;小儿患者往往伴有头部青筋勃起、前囟膨胀、颅缝增宽等症。本病以老人、小儿及妇女多见,为阴血不足之体,究病之源多因本虚标实,极易动风上扰。

（3）辨脏腑:本病与肝肾关系密切,以气血逆乱为主要表现。老年人精血亏虚,小儿精血未全,产后气血未复;或复因外邪直犯、外伤头脑,均易导致气血逆乱而发生本病。

2.中医中药治疗

（1）痰浊上逆。①临床表现:头痛头胀,呕恶痰涎,胸脘满闷,舌淡胖或有齿痕,脉沉弦或弦滑。②治法方药:化痰开窍,降逆止痛。用半夏白术天麻汤主治,严重者可配服苏合香丸;若有化热而见舌红苔黄腻者,加竹茹、枳实、黄芩清热燥湿。③若痰浊闭窍,突然仆倒、抽搐、口吐涎沫,则按痫病论治。阳痫者面色潮红、牙关紧闭、两目上视,舌红苔黄,则以清开灵注射液静脉滴注,急灌黄连解毒汤,并服定痫丸。阴者面色青灰,手足清冷,双目半合半开,舌淡苔白,则宜参附注射液静脉滴注,继服五生饮合二陈汤。

（2）肝风内动。①临床表现:眩晕头痛,头胀面赤,口干舌燥,烦躁易怒,腰膝酸软,睡有鼾声,渐见项强肢颤,或四肢抽搐,舌红,苔薄黄,脉弦紧或弦数。②治法方药:滋阴潜阳。治用滋生青阳汤。

（3）气虚血瘀。①临床表现:半身不遂,偏身麻木,面色苍白,气短乏力,口角流涎,舌质暗淡,苔薄白,脉沉细。②治法方药:益气活血,扶正祛邪。方用补阳还五汤主治。

3.针灸治疗

针灸具体取穴及针刺手法视病情选定,常用穴位有以下几组。①上肢瘫痪:大椎、肩井、曲池、手三里、外关、合谷、三间、尺泽、曲泽、内关、大陵等。②下肢瘫痪:环跳、风门、伏兔、阳陵泉、足三里、悬钟、昆仑、丘墟、三阴交、委中、曲泉、商丘等。③语言謇涩：廉泉、哑门、通里、三阴交、太溪，舌强加金津、玉液。

4.验方精选

(1)半夏白术天麻汤(《医学心语》)组成：半夏、天麻、茯苓、橘红、白术、甘草、生姜、大枣。

(2)苏合香丸(《太平惠民和剂局方》)组成：苏合香油、冰片、乳香、安息香、麝香、丁香、沉香、檀香、香附、诃子、荜茇、白术、朱砂、青木香。

(3)滋生青阳汤(《医醇剩义》)组成：生地黄、石决明、磁石、石斛、麦冬、牡丹皮、白芍、甘菊、薄荷、柴胡、天麻、桑叶。

(4)黄连解毒汤(《外台秘要》)组成：黄连、黄柏、黄芩、山栀。

(5)定痫丸(《医学心悟》)组成：天麻、川贝母、胆南星、半夏。

(6)二陈汤(《太平惠民和剂局方》)组成：半夏、陈皮、茯苓、炙甘草。

(7)补阳还五汤(《医林改错》)组成：黄芪、当归、川芎、红花、地龙、赤芍、桃仁。

(二)急性海绵窦血栓形成的中医学治疗

本病的临床表现常有发热、头痛以及眼部症状，如球结膜充血水肿、眼球突出、局部压痛，有的可出现复视、视物不清、眼珠偏斜、眼睑下垂等症。其眼部症候表现与中医学的"风牵偏视"近似，本节仅就此证进行辨证论治。

1.辨证要点

风牵偏视可因风热外袭、痰湿阻络、筋络失养等而成。发病突然，以眼球偏斜、复视为主症。

(1)辨红肿：本病常有白睛红赤肿胀，甚者眼球外突；有的可见上眼睑下垂，瞳孔散大。为风热外袭，直中经络，筋络拘挛所致。

(2)辨疼痛：本病因脉络瘀滞，眼周气血运行不畅，所以常有患侧眼胀且痛，按之加剧。为痰湿阻络，复受外邪所致。

(3)辨视觉：大多有视物不清，灼热流泪者，为风热之候；目光暗淡，视物渐昏为病久肝肾不足，气血两虚所致；暴盲者为气逆血闭，眼络瘀阻不通所致；复视、视物变形为眼部血运不畅，脉络瘀阻所致；眼球运动障碍，为风邪内袭，邪急正缓所致。

2.中医中药治疗

(1)风热外袭。①临床表现：发热、头痛、白睛红赤，或眼球外突、偏视，伴有胀痛、拒按，舌红、苔薄黄、脉浮数。②治法方药：清热解毒，祛风通络。用小续命汤加减，热甚者去附子、人参、桂心，加蒲公英、野菊花、夏枯草；脉络瘀阻见眼胀眼痛较剧者，加决明子、红花、石菖蒲。

(2)痰湿阻络。①临床表现：眼怕风流泪、眼突胀痛，上睑下垂，偏视或复视，舌淡、苔白腻、脉弦滑。②治法方药：祛风除痰，通利脉络。用二陈汤合正容汤，偏热见舌红，苔黄腻者，加黄芩、山栀、蒲公英；偏寒者见舌苔白滑，则加白芥子。

(3)脉络失养。①临床表现：病久而视物不清、久视渐暗，眼球运动迟钝，或伴发半身不遂，舌淡、苔薄白、脉细弱。②治法方药：益气养血，通利络脉。用补阳还五汤主治。若阴虚阳亢，眩晕肢麻，口眼喎斜，倾头偏视，黑睛呆定，为风阳动痰，宜平肝息风，化痰通络，改用天麻钩藤饮或镇肝息风汤。

3.中成药治疗

牛黄清心丸，1丸/次，2次/天。龙胆泻肝颗粒，10粒/次，2次/天。石斛夜光丸，1丸/次，2次/天。六味地黄丸，1丸/次，2次/天。

4.针灸治疗

针灸具体取穴及针刺手法视病情选定,常用穴位有以下几组。

(1)上肢瘫痪:大枢、肩井、曲池、手三里、外关、合谷、三间、尺泽、曲泽、内关、大陵等。

(2)下肢瘫痪:环跳、风门、伏兔、阳陵泉、足三里、悬钟、昆仑、丘墟、三阴交、委中、曲泉、商丘等。

(3)语言謇涩:廉泉、哑门、通里、三阴交、太溪,舌强加金津、玉液。

5.验方精选

(1)小续命汤(《千金方》)组成:麻黄、防己、人参、黄芩、桂心、甘草、芍药、川芎、杏仁、附子、防风、生姜。

(2)二陈汤(《太平惠民和剂局方》)组成:半夏、陈皮、茯苓、炙甘草。

(3)正容汤(《审视瑶函》)组成:羌活、白附子、防风、秦艽、胆南星、僵蚕、法半夏、木瓜、松节、甘草、生姜。

(4)补阳还五汤(《医林改错》)组成:黄芪、当归、川芎、红花、地龙、赤芍、桃仁。

(5)天麻钩藤饮(《中医内科杂病证治新义》)组成:天麻、钩藤、生石决明、川牛膝、桑寄生、杜仲、山栀、黄芩、益母草、朱茯苓、夜交藤。

(6)镇肝息风汤(《医学衷中参西录》)组成:怀牛膝、白芍、生龟甲、玄参、天冬、生赭石、生龙骨、川楝子、生麦芽、茵陈、甘草。

(乔胜广)

第九节　血管性头痛

一、概述

血管性头痛是指头部血管舒缩功能障碍及大脑皮层功能失调,或某些体液物质暂时性改变所引起的临床综合征。以发作性的头部剧痛、胀痛或搏动性痛为特点。典型病例发作前可有眼前闪光,一过性暗点或偏盲,每次发作多为一侧开始,可始终限于一侧,也可扩散到对侧而累及整个头部,常伴有恶心、呕吐或其他自主神经功能紊乱的各种症状。包括偏头痛、丛集性头痛、高血压性头痛、脑血管性疾病(如蛛网膜下腔出血、脑出血、动静脉畸形、颞动脉炎等)、非偏头痛型血管性头痛。在此主要论述临床比较常见的偏头痛。偏头痛是一种常见病、多发病,多起于青春期。全球有10%～15%的人患有偏头痛。我国成年人偏头痛的患病率达7.7%～18.7%,其中女性患者比男性患者多3～4倍。

中医学对偏头痛未设专篇论述,散见于头痛的相关内容。本病相当于中医学的"头风""脑风""偏头痛""偏头风""厥头痛"。《素问·风论》:"风气循风府而上,则为脑风""新沐中风,则为首风",首先提出脑风、首风之名。《素问·五脏生成》还有"头痛巅疾,下虚上实,过在足少阴巨阳,甚则入肾"。张仲景在《伤寒论》六经条文里列有太阳病、阳明病、少阳病、厥阴病头痛,并在厥阴病中指出:"干呕吐涎沫,头痛者,吴茱萸汤主之。"的治法。《济生方·头痛论治》认为头痛是因为血气俱虚,风寒暑湿之邪伤于阳经,伏留不去,乃为厥头痛。《东垣十书》则将头痛分为内伤头痛和外感头痛,根据症状和病因的不同还有伤寒头痛、湿热头痛、偏头痛、真头痛、气虚头痛、血虚头痛、气血俱虚头痛、厥逆头痛等;还在《黄帝内经》《伤寒论》的基础上加以发挥,补充了太阴头痛和少阴头痛,这样便成为头痛分经用药的开始。朱丹溪认为头痛多因痰与火,《丹溪心法·头痛》:"头痛多主于痰,痛甚者火多,有可吐者,可下者。""头痛须用川芎,如不愈各加引经药。太阳川芎,阳明白芷,少阳柴胡,太阴苍术,少阴细辛,厥阴吴茱萸。如肥人头痛,是湿痰,宜半夏、苍术。如瘦人,是热,宜酒制黄芩、防风。"《曾济方·头痛附论》曰:"若人气血俱虚,风邪伤于阳经,入于脑中,则令人头痛也。又有手三阴之脉受风寒伏留而不去者名厥头痛。"张景岳则云:"辨证头痛应先审久暂,次辨表里,据脉证虚实而治"。可见中医对于偏头痛早有认识,不仅在病因病机、临床表现有系统的论述,在治疗方面也积累了丰富的经验。

二、病因病机

盖头为"诸阳之会""清阳之府",又为髓海所在,三阳经脉均上循于头面,足厥阴肝经与督脉会于巅顶,五脏六腑之精气,皆上注于头,故凡脏腑经络之病变均可直接或间接影响头邪而发生头痛。本病以内伤为主,内伤诸疾,导致气血逆乱,瘀阻经络,脑失所养,或感受外邪、外伤等因素,导致脑神受扰,均可引起头痛。

(一)情志失调

郁怒忧思,伤及肝木,或肝气郁结,气郁化火,肝阳独亢,上扰清空而引起头痛。

(二)久病体虚

患病日久,体质虚弱,或失血之后,气血耗伤,不能上荣于脑髓脉络;或素体阴虚,肝失涵养,肝气有余,阳亢于上,扰及头目发为头痛。

(三)饮食不节

嗜食肥甘厚味,或饥饱失常,伤及脾胃,运化不健,痰湿内生,上蒙清阳,发生头痛。

(四)摄生不当

起居失常,烦劳太过,或房事不节,损伤精气,髓海不足,脑失所养而致头痛。

(五)感受外邪

感受风寒湿热等外邪,侵袭经络,上犯巅顶而为头痛。

(六)外伤跌仆

脑髓受伤,瘀阻络道,清窍不利,亦可导致头痛。

可见引起本病的病因病机复杂,但主要是肝脾肾的功能失调和风、火、痰、瘀阻络所致。而外感、饮食、情志、劳倦等因素常能诱发本病。其病位主要在脑,涉及肝、脾、肾。以虚症多见但也有虚中夹实者,如痰浊、瘀血等,当权衡主次。

三、临床表现

(一)症状与体征

1.症状

(1)先兆症状。常发生于头痛发作前半小时左右,多数先兆是由颈内动脉系统缺血或椎-基底动脉系统缺血引起。最常见的是视觉症状,如眼前出现闪光点或光谱环,光点或色彩可成线条状移动或不断扩大,继而不规则地缩小。此外,尚可见视野缺损、畏光、双侧瞳孔不等大、瞳孔散大,光反应消失及自主神经功能紊乱症。亦可发生程度不等的感觉和运动异常及高级皮质功能障碍。如感觉麻木、刺痛,感觉减退或缺失,偏瘫、运动感觉障碍及出现烦躁、恐惧、易激惹等情绪改变或多种意识障碍。

(2)头痛。反复发作性搏动性头痛是偏头痛的特征表现。头痛为一侧者占多数,约为 2/3,另外 1/3 可为双侧性。疼痛亦可在一侧反复发作后转为另一侧。额颞部、眼庭部较枕部多见,亦可发展为全头痛。这种与脉搏搏动一致的跳痛,可因声光刺激、咳嗽、腹肌用力而加重,也可因压迫患侧颈动脉、颞动脉使之减轻。头痛可持续数小时至 2～3 d 不等,其发生频度差别更大,有人一生中仅发生 1～2 次,亦有少数患者可天天发作,呈偏头痛持续状态。约有 60% 患者每周发作不超过 1 次。有些患者发作很规律,常在月经来潮前后或每年的特定季节发病。

2.体征

一般无明显神经系统阳性体征。

(二)临床类型

偏头痛可分为以下几种临床类型。

1.不伴先兆的偏头痛(普通型偏头痛)

普通型偏头痛最为常见。发作性一侧中度到重度搏动性头痛,伴恶心、呕吐或畏光和畏声。体力活动后往往使头痛加剧。通常在发作开始时仅为轻到中度的钝痛或不适感,几分钟至几小时后达到严重的搏动性痛或跳痛。若 90% 的发作与月经周期密切相关称月经期偏头痛。出现上述发作至少 5 次,除外颅内外各种器质性疾病后方可做出诊断。

2.伴有先兆的偏头痛(典型偏头痛)

发病年龄可从 6～40 岁,但以青春期至 20 岁居多。50～60 岁后能自行缓解。发作呈复发性,每月 1～4 次,有的患者1 年才发作 1 次,有的则每月发作 15～16 次。可分为先兆和头痛2 期。

(1)先兆期:可见一些视觉症状和感觉症状,如畏光,眼前闪光或火花、感觉异常、偏身麻木等。大多持续 5～20 min。

(2)头痛期:常在先兆开始消退时出现。疼痛多始于一侧眶上、眶后部或额颞区,逐渐加重而扩展至半侧头部,甚至整个头部及颈部。头痛为搏动性,呈跳痛或钻凿样痛,程度逐渐发展成持续性剧痛。不少患者伴有自主神经功能紊乱症状。每次发作大多持续 1～3 d,大部分病例每次发作均在同一侧,也有左右侧交替发作者。

3.眼肌麻痹型偏头痛和偏瘫型偏头痛

偏瘫型偏头痛极少见。有固定于一侧的头痛发作史在 1 次较剧烈头痛发作后或头痛已开始减轻时,出现头痛同侧的眼肌麻痹,以动眼神经麻痹的上睑下垂最多见。神经影像学检查排除颅内(包括鞍旁)器质性病损。

4.儿童期良性发作型眩晕(偏头痛等位发作)

发作过程及周期性都极像偏头痛,有偏头痛家族史但儿童本人无头痛。表现为多次、短暂的晕厥发作,也可出现发作性平衡失调、焦虑,伴有眼球震颤或呕吐。间隙期一切正常。部分儿童后可转为偏头痛。

5.视网膜型偏头痛

本型特点为反复发作的单眼暗点或视觉缺失并伴有头痛。这种视觉障碍持续时间＜1 h,可完全恢复,发作后眼科检查正常。

6.基底动脉型偏头痛

女孩或年轻妇女多见,发作与月经期有关,为突然发作的短暂视觉障碍、眩晕、步态共济失调、发音困难、肢体感觉异常和伴有呕吐的枕部搏动性头痛。有偏头痛家族史。

7.腹型偏头痛

腹型偏头痛是一种少见情况,临床表现为周期性上腹部疼痛,伴有呕吐,但很少或甚至没有头痛,发作持续数小时或长达48 h。可被误诊为阑尾炎、胰腺炎或肠胃炎。

四、实验室检查

偏头痛主要依靠病史和临床症状进行诊断,现尚没有特异性的辅助检查。因95%的病例不能提供有助于诊断头痛的资料。但对头痛疑为颅内病变者需进行辅助检查。

（一）脑血流图

偏头痛患者的发作期和间歇期脑血流图的主要变化是两侧波幅不对称,一侧偏高或一侧偏低。

（二）经颅多普勒超声扫描（TCD）

发作间歇期,TCD不能鉴别典型和普通型偏头痛。仅能提供一些血流动力学改变的基础依据,如血流速度增快、双侧流速不对称、出现血管杂音和血流速度不稳定等;偏头痛发作期,普通偏头痛患者平均血流速(V_m)下降,血管杂音减弱消失。

（三）脑电图检查

一般认为,偏头痛患者无论是在发作期或间歇期,脑电图的异常发生率皆比正常对照组高。但是偏头痛患者的脑电图改变不具有特异性,因为它可有正常波形、普通性慢波、棘波放电、局灶性棘波、尖波以及对过度通气、闪光刺激有异常反应等各种波形。小儿偏头痛脑电图可出现棘波、阵发性慢波、快波波动及弥漫性慢波。

（四）头颅CT检查

临床发现偏头痛患者头颅CT扫描多为正常,偶有显示局灶性梗死或水肿的现象。偏头痛患者CT检查不作为常规,当有神经系统检查异常或疑有颅内占位病变时才做该项检查。

（五）脑血管造影检查

当偏头痛患者有以下情况存在时,建议行脑血管造影检查。①发作时合并神经缺失体征:偏瘫、眼肌麻痹等;②颅内有血管杂音;③头痛发作剧烈且长期位于一侧;④颅骨平片有异常;⑤抗偏头痛治疗无效;⑥无阳性偏头痛家族史。

五、诊断及鉴别诊断

（一）诊断要点

偏头痛的诊断主要依靠详细询问病史及尽可能地排除其他疾病。

（1）以发作性搏动性头痛为主,也可呈胀痛。

（2）以一侧头痛为主,也可为全头痛。

（3）为间歇性反复发作,起止较突然。间歇期如常人,病程较长。

（4）常于青春期起病,女性居多。

（5）有或无视觉性、感觉性、运动性、精神性等先兆或伴随症状,但多数伴有恶心、呕吐等明显的自主神经症状。

（6）有或无偏头痛家族史。

(7)某些饮食、月经、情绪波动、过劳等因素可诱发;压迫颈总动脉、颞浅动脉、眶上动脉或短时休息、睡眠可减轻发作。

(二)鉴别诊断

偏头痛常与下列疾病做鉴别。

1.紧张性头痛

其致病原因为精神因素造成自主神经功能紊乱,而使血管收缩,组织缺血,致痛物质释放及持续性肌肉收缩。其特点为持续性钝痛,患者常述为头部"紧箍感",多位于颞顶部或枕部。除头痛外常伴有睡眠障碍、情绪焦虑等症状。抗偏头痛治疗效果差,应用抗抑郁剂及地西泮类药物效果良好。

2.头痛性癫痫

偏头痛有周期发作性,多有家族史,应与头痛性癫痫鉴别。两者发作时均以头痛为主,可伴有恶心、呕吐等胃肠道症状,但癫痫发作先兆短暂仅数秒钟,头痛多为双侧且持续半小时至1 h,而偏头痛视觉先兆时间长可数分至数十分钟,头痛常为一侧搏动性头痛,可持续 4~72 h。头痛性癫痫发作时脑电图主要为阵发性高波幅的 4~7 波/秒的 θ 波节律,或棘波、尖波、棘慢综合波等,常双侧对称出现、间歇期正常;偏头痛发作期可有局限慢波,偶有发作波。

3.颅内压增高性头痛

头痛是颅内压增高症的主要症状。早期头痛较轻,呈持续性钝痛,以额部为主,清晨起床时明显,活动后减轻,这可能与平卧时颈静脉回流差有关。随着颅内压不断增高,头痛呈进行性加重,咳嗽、喷嚏、大便等使颅内压增高活动可加重头痛,可伴有恶心、呕吐,后期可出现视盘水肿等,这些有助于与偏头痛鉴别。

4.高血压性头痛

严重高血压可伴头痛,多为全头痛,以胀痛为主,常位于额及枕部,低头或屏气用力可使头痛加重,血压控制后头痛多随之缓解。

5.颞动脉炎

颞动脉炎头痛为主要症状,常位于颞皮肤表浅部位及眼眶周围,亦可能扩散至额、枕部,是一种烧灼样的强烈持续性搏动性痛,这种特点为其他血管性头痛中所没有的;患者颞动脉触痛明显、可有条索样改变,除此患者可有发热、红细胞沉降率增快、全身无力、游走性多发肌内痛等。动脉活检可做最后确诊。

6.短暂性脑缺血发作(TIA)

TIA 应与偏瘫性或基底性偏头痛鉴别。TIA 是由于颈内动脉系统或椎-基底动脉系统一过性缺血造成的短暂性脑功能障碍,可反复发作,头痛发生率约 29.9%,TIA 多发生于中年以上者,常有高血压、动脉粥样硬化、糖尿病、高脂血症、高黏血症、颈椎病等病史,1 次发作不超过24 h,发作后不留任何神经症状和体征,压迫颈总动脉或转颈有时可诱发症状。

7.Tolosa-Hunt 综合征

Tolosa-Hunt 综合征与眼肌麻痹性偏头痛相鉴别。前者多在中年发病,发病前多有感染诱因,如上呼吸道感染、面部等感染灶,头痛以眼球后钻痛为主,眼肌麻痹以全部眼内、外肌麻痹常见。视神经亦常受累,持续时间长,影像学或脑血管造影有异常发现,对激素治疗反应较好。后者多在儿童或青少年起病,通常以普通偏头痛发病,多在 1 次剧烈头痛时或头痛消失后发生眼肌麻痹,以动眼神经受累最多,持续时间短,多为可逆性,颈动脉造影等常无异常发现。

六、治疗

（一）辨证要点

1.辨虚实

本病大多由脏腑功能失调所致，一般起病缓慢，病程较长，多表现为隐痛、空痛、昏痛，痛势悠悠，时作时止，遇劳则剧，多为虚证，或本虚标实证。或因外感而发病，一般痛势较剧，多表现为掣痛、跳痛、灼痛、胀痛、重痛、痛无休止，多属实证。

2.辨部位

太阳经头痛，多在头后部，下连于颈项；阳明经头痛，多在前额部及眉棱等处；少阳经头痛，多在头之两侧，并连及耳部；厥阴经头痛，多在巅顶部位，或连于目系。

3.辨性质

痛势剧烈，或遇热或激动时头痛加重者为肝火头痛；跳痛或痛而头颤，伴眩晕者为肝阳头痛；头脑空痛伴耳鸣、腰膝酸软者为肾虚头痛；痛势绵绵，心悸面白，遇劳加重者为血虚头痛。瘀血头痛，则多见刺痛、钝痛、固定痛，或头部外伤史及久痛不愈史；痰浊头痛，则常兼见恶心呕吐痰涎。

（二）治疗原则

急性发作期多由风邪、肝阳、痰浊、血瘀诱发，以疏风、降火或潜阳、化痰、祛瘀为主。缓解期应着重健脾、养肝、补肾以防复发。根据疼痛的部位不同，可在辨证的基础上选用引经药治疗。

（三）分型论治

本病临床分为6型辨证。

1.肝阳上亢

主症：头胀痛或跳痛，以额颞部疼痛多见，或眩晕，情绪不畅，或正值月经期头痛加重，或心烦易怒，夜寐不安，口干口苦。舌质红，苔黄，脉弦或弦细数。

治法：平肝潜阳。

方药：天麻钩藤饮（《杂病诊治新义》）加减：天麻12 g，石决明30 g（先煎），钩藤9 g（后下），栀子12 g，刺蒺藜12 g，川牛膝12 g，川芎6 g，黄芩9 g，当归12 g。每天1剂，水煎服。

加减：兼有面红目赤者加龙胆草；心烦不眠，加炒酸枣仁、柏子仁、磁石；便秘者加生何首乌、决明子。

2.风火上扰

主症：头痛而胀，甚则头痛如裂，或跳痛，面红目赤，口苦口干，急躁易怒，失眠多梦。舌红苔黄，脉弦数。

治法：平肝息风泻火。

方药：龙胆泻肝汤（《兰室秘藏》）加减：龙胆草6 g，生地黄12 g，黄芩9 g，栀子12 g，泽泻12 g，车前子15 g，柴胡6 g，羚羊角2 g（分冲），钩藤9 g（后下）。每天1剂，水煎服。

加减：头晕目眩者，加菊花、天麻、磁石；阴虚口干明显者加麦冬、玄参；大便干者加生大黄。

3.瘀血阻络

主症：痛有定处，头痛如刺，经久不愈，面色晦暗。舌质暗红或紫暗，或舌上有瘀斑、瘀点，苔薄白，脉涩或弦。

治法：活血祛瘀。

方药：血府逐瘀汤（《医林改错》）加减：当归12 g，生地黄12 g，桃仁12 g，红花8 g，赤芍9 g，川芎 6 g,丹参 12 g。每天 1 剂,水煎服。

加减:头痛严重者可加蜈蚣、全蝎;健忘失眠者加石菖蒲、远志;血虚者加阿胶、制何首乌、熟地黄;气虚者加黄芪。

4.痰浊阻窍

主症:头痛头胀,头沉重,头晕胸闷伴恶心呕吐,痰涎,肢重体倦,纳呆。舌苔白腻,脉弦滑。

治法:化痰开窍,降逆止痛

方药:半夏白术天麻汤(《医学新悟》)加减:法半夏 12 g,天麻12 g,白术 8 g,胆南星 9 g,石菖蒲12 g,远志 12 g,地龙 12 g。每天 1 剂,水煎服。

加减:胸脘痞闷,纳呆呕恶者,加藿香、厚朴、佩兰;兼有瘀血者加川芎、当归;有风痰者加制白附子。

5.气血亏虚

主症:头痛,痛势绵绵,时发时止,遇劳痛甚,神疲体倦,面白无华。舌淡苔白,脉沉细而弱。

治法:益气补血。

方药:四物汤(《仙授理伤续断秘方》)加减。当归 9 g,熟地黄 12 g,白芍 9 g,天麻 12 g,川芎 6 g,党参 8 g,白术 8 g,黄芪 12 g,刺蒺藜9 g,白芷 6 g,升麻 6 g,甘草 4.5 g。每天 1 剂,水煎服。

加减:血虚重者,加何首乌、阿胶;心悸失眠者加炒枣仁、柏子仁;畏风怕冷加党参、细辛、防风。

6.肾精亏虚

主症:头痛头晕且空,腰膝酸软,神疲乏力,遗精带下,耳鸣,失眠。舌红少苔,脉细无力。

治法:养阴补肾。

方药:大补元煎(《景岳全书》)加减。熟地黄 15 g,山茱萸12 g,山药 12 g,天麻 12 g,枸杞子 9 g,甘草 9 g,人参 10 g,当归 12 g,黄芪 12 g,杜仲 10 g。每天 1 剂,水煎服。

加减:如病情好转,亦可常服杞菊地黄丸补肾阴潜肝阳。若头痛而畏寒,面白,四肢不温,舌淡,脉沉细而缓,属肾阳不足,可用右归丸温补肾阳,填补精血。若兼有外感寒邪,侵犯少阴经脉,可用麻黄附子细辛汤。

(乔胜广)

第十节　高血压脑病

高血压脑病是指血压骤然急剧升高引起的暂时性急性全面脑功能障碍综合征。相当于中医所论"风头旋""眩晕",病发之始则见后头部头痛,活动后可消失。久则头痛、头晕和头胀,项部轻强,继而呈现耳鸣、目眩、心烦少寐、胸闷、心悸、口苦、指麻、尿赤和颜面红赤,舌红多有瘀斑,脉多沉弦有力之象。

一、病因病机

风头眩的形成,多由先天与后天生理功能失调所致。先天之因始于父母,后天之因来自外邪、内伤而发。

（一）先天禀赋不足

一者男之天壬内胎此病之根，二者女之天癸内孕此病之基，两者居一即为先天成病之源。所以然者，男女之合，二情交畅，天壬天癸交融，为育形成体之本，内蕴生化之机，若此时生成之形体，遗有父母先天之病毒，则此病毒将植于肾、肝、心和脑之内，而肾、肝、心、脑为性命生化之枢轴，故此病之病源即由先天之胎气而生。

（二）肝气亢逆

一是先天肾水有亏，水精少不能生髓养肝，木少滋营，导致肝气逆变，阳郁为风，风动血涌，上冲而犯心侵腑则病成；或因情志失调而发，但以喜怒为多。喜足心志，喜则气缓，血脉软缓则引发君火不宁于心，相火不安于肝，相火之毒为火毒，火毒入血，由于上炎之力，其血必上冲脑为病。亦有暴怒不严，或盛怒不息，致使肝气内逆，逆则气不顺为郁、为热及为风。风有上升之性，热具蒸腾之能，血因风升热腾而上冲于脑髓。

（三）饮食不节

久食肥甘之味，或久饮酒类浆液之品，此等品味，入胃则易燥，入脾则助湿，胃燥不降，脾湿不升，中轴升降之枢机呆滞，致使肥甘之物，化脂液而成瘀浊之毒，经由脾胃之络，内淫脏腑，外侵经络，其脂液瘀浊之毒沉积于脉络膜内，造成气血隧道瘀窄，气不宣通，血逆于上，不得下行，滞瘀脑髓，清气受阻，脑乏清阳而病生。

（四）命火受损

先天命火不足，或后天受内外二因伤损命火，命火有亏，脾胃乏此火之温煦，升降有碍致使清气不升，浊气不降；肝乏此火之温煦，肝阳不足，疏泄无力，调血功能阻滞；心乏此火之温煦，心火不足，心阳小振，血行阻滞；脑乏此火温化之能，脑之血脉血络循行受阻，清气必亏，浊气蓄而不降，脑髓不安，动而少静为病。另外颈椎病引起此病者，亦不少见。

总之，肾命之真阴真阳有亏，水火有偏，生化功能不全，是生病的根本。肝、脾、心三维功能失调，气血循行不畅，是生病之源。脑髓元神、神机和神经，三维失统，气滞血瘀逆冲于脑，饮蓄积于髓海是病成之基础。

二、诊断

（一）诊断要点

血压骤然升高，血压急剧升至 26.7/16.0 kPa（200/120 mmHg）以上，尤以舒张压为著。伴有严重头痛、惊厥和意识障碍。在应用降血压药物治疗后常在 1 h 内症状迅速好转，可不留任何后遗症。若神经损害体征于数天内仍存在，表明脑内已发生梗死或出血。

（二）辅助检查

眼底可见高血压视网膜病变，头颅 CT 或 MRI 显示特征性顶、枕叶水肿。

（三）鉴别诊断

1.高血压性脑出血

远较高血压性脑病多见，也严重得多。本病的意识障碍及神经系统局灶体征一般较严重、固定，脑脊液多呈血性，脑超声波及动脉造影常提示有血肿存在，CT 检查可明确诊断。

2.蛛网膜下腔出血

急性起病，有剧烈头痛、呕吐及不同程度的意识障碍，脑膜刺激征明显，血性脑脊液，一般血压不很高。

3.颅内肿瘤

脑瘤多有一个进行性加重的过程。通过脑电图、脑血管造影,CT 检查等可以确诊。

三、辨证论治

(一)辨证纲目

首先辨虚实:高血压脑病有虚有实。实者多见四肢阵阵抽搐,或持续抽搐,常伴有壮热,谵语,神昏;甚至呈角弓反张,苔黄燥,脉弦数;虚者,其抽搐呈手足蠕动,神疲或朦胧,舌红少津,脉虚细。其次审病机:大怒或邪热内炽,引动肝风,导致肝阳暴涨,而见抽搐、神昏;若久病劳伤、大汗和亡血,致使气阴亏损,而致筋脉失养,则可发生虚风内动。辨明不同的病机,对正确的指导辨证十分重要。

1.阴虚阳亢

头晕目眩,心烦善怒,口干,咽干,胸中烦热,胸闷,失眠多梦,腰酸软,心中不快,汗出,恶心,舌红少津,苔薄黄,脉多虚弦而数。

2.风阳上冒

头晕头胀,目胀,头围如带束紧感,肢麻,手震颤,睡卧口角流涎,颜面苍红,步履踏地如在地毯上行,时有烘热状。舌赤,苔白,脉多见虚弦或沉弦无力。

3.痰瘀阻络

头痛头晕,两目肉轮青黯,胸闷恶心,颈部强,肩背不适,肢体沉重,言语前清后涩,善忘,性情易激动,心区时刺痛,尿有频意。舌赤有瘀斑,苔白,脉多弦涩之象。

4.命门衰弱

头晕,耳鸣,乏力,畏寒背冷,喜呵欠伸腰,易卧喜睡,四肢欠温,尿频,夜尿多,纳呆,恶心,痰多,颜面白黄不光泽,喜暖。舌体肥胖有齿痕,苔薄白,脉多沉弦无力。

(二)审因论治

治疗此病不能以血压高就用降压药单一治法,必须整体治疗,以防并发症(如卒中、厥心痛、真心痛和肾病之类)早期出现。

1.阴虚阳亢

治法:育阴潜阳,镇逆平冲。

方剂:育阴平逆汤。

组成:生地 15 g,麦冬 15 g,黄精 20 g,沉香 10 g,羚羊角 5 g,玳瑁 10 g,决明子 20 g,莱菔子 20 g,车前子 20 g,玄参 20 g,白芍 20 g。

方中生地、麦冬、黄精和白芍滋阴潜阳;羚羊角、玳瑁和决明子平肝潜阳;沉香、莱菔子理气降逆;车前子、玄参清肝明目。若气血两虚,头痛绵绵不休,心悸怔忡,失眠者,治宜气血双补,可在上方基础上加熟地黄、何首乌和阿胶等,或用人参营养汤加减;若兼气虚,症见神疲乏力,气短懒言者,加人参、黄芪和白术,或用人参营养汤以益气养血;若肝血不足,症见心烦不寐,多梦者,宜加酸枣仁、珍珠母。

2.风阳上冒

治法:滋阴敛阳,熄风降逆。

方剂:熄风敛阳汤。

组成:熟地 20 g,砂仁 15 g,白蒺藜 10 g,羚羊角 5 g,天麻 15 g,钩藤 20 g,怀牛膝 20 g,龟甲

20 g,麦冬 20 g,白芍 20 g,女贞子 20 g。

方中熟地、砂仁养血滋阴;白蒺藜、羚羊角、天麻和钩藤平肝潜阳;麦冬、白芍滋阴潜阳;女贞子、龟板清肝明目;怀牛膝引血下行。若肝火亢盛,症见头痛剧烈,口苦目赤,小便短黄,大便秘结,脉弦数者,治当清肝泻火,可酌加龙胆草、大黄之类;若阳化风动,症见头痛而目眩甚,肢体麻痹震颤者,治宜镇肝潜阳熄风,可酌加牡蛎、珍珠母、龟板、鳖甲和地龙等。

3.痰瘀阻络

治法:活血化瘀,化痰通络。

方剂:化痰通络汤加减。

组成:半夏 15 g,茯苓 15 g,白术 10 g,胆南星 5 g,天竺黄 15 g,天麻 10 g,香附 15 g,丹参 15 g,大黄 5 g。

方中半夏、茯苓、白术健脾燥湿;胆南星、天竺黄清热化痰;天麻平肝熄风;香附疏肝理气;丹参活血化瘀;大黄通腑泄热。若眩晕甚者,可酌加全蝎、钩藤和菊花以平肝熄风;若瘀血明显者,可加桃仁、红花和赤芍以活血化瘀;若烦躁不安,舌苔黄腻,脉滑数者,可加黄芩、栀子以清热泻火。

4.命门火衰

治法:益火之源,温阳消阴。

方剂:右归丸。

组成:熟地 20 g,山药 20 g,山萸肉 15 g,杜仲 10 g,枸杞子 20 g,菟丝子 15 g,肉桂 20 g,附子 10 g,鹿角胶 20 g,当归 15 g,可用丸剂,亦可做煎剂。

方中附子、肉桂、鹿角胶培补肾中之元阳;熟地、山药、枸杞子和山萸肉补肾填精;当归益气养血;菟丝子、杜仲益肾壮腰。若胸脘痞闷,纳呆者,加红枣健脾益气。若兼见神疲乏力,少气,脉细弱无力,为气虚血瘀,治宜益气活血化瘀,可酌加黄芪、党参等补气以助血行;若头痛剧烈,可酌加虫类搜风通络之品,如僵蚕、蜈蚣、全蝎和地龙等。

四、古方今用

(一)大补元煎(《景岳全书》)

组成:熟地 20 g,山药 15 g,枸杞子 20 g,人参 50 g,山萸肉 15 g,当归 20 g,杜仲 10 g,炙甘草 20 g。

制法:日 1 剂,水煎 2 次,取汁约 200 mL。

服法:每次 100 mL,每天 2 次服。

方解:方中熟地、山药、枸杞子和山萸肉补肾填精;人参、当归和炙甘草益气养血;杜仲益肾壮腰。

(二)血府逐瘀汤(《医林改错》)

组成:桃仁 10 g,当归 15 g,赤芍 15 g,红花 10 g,牛膝 15 g,川芎 6 g,生地 10 g,桔梗 20 g,柴胡 15 g,枳壳 5 g,甘草 20 g。

制法:日 1 剂,水煎 2 次,取汁约 200 mL。

服法:每次 100 mL,每天 2 次服。

方解:方中当归、赤芍、桃仁、川芎和红花活血化瘀;牛膝祛瘀血,通血脉,引血下行;枳壳开胸行气;柴胡疏肝解郁,升达清阳;桔梗开宣肺气,载药上行;生地凉血清热;甘草调和诸药。

(三)半夏白术天麻汤(《医学心悟》)

组成:半夏10 g,茯苓20 g,橘红15 g,白术15 g,天麻10 g,甘草20 g。

制法:日1剂,水煎2次,取汁约200 mL。

服法:每次100 mL,每天2次服。

方解:方中半夏燥湿化痰;茯苓、白术健脾渗湿;天麻平肝熄风,为治头痛、眩晕之要药;橘红理气化痰;甘草调和诸药。

五、中成药

(一)清开灵注射液

适应证:具有清热解毒、化痰通络和醒神开窍之功能。用于治疗热病神昏、中风偏瘫和神志不清,亦用于急慢性肝炎、乙型肝炎、上呼吸道感染、肺炎、高烧以及脑血栓形成、脑出血。

用法:静脉滴注,一般每天20~40 mL,稀释于10%葡萄糖注射液200 mL或生理盐水100 mL中。中风病治疗时,每天40~60 mL,稀释于5%葡萄糖注射液或生理盐水500 mL。如产生沉淀或混浊时,不得使用。

(二)醒脑静注射液

适应证:清热泻火,凉血解毒,开窍醒脑。用于流行性乙型脑炎、肝昏迷,热入营血,内陷心包,高热烦躁,神昏谵语,舌绛脉数。

用法:肌内注射,1次2~4 mL,每天1~2次。静脉滴注,1次10~20 mL(1~2支),用5%~10%葡萄糖注射液或氯化钠注射液250~500 mL稀释后使用,或遵医嘱。

(三)银杏叶片

适应证:活血化瘀通络,用于瘀血阻络引起的胸痹、心痛、中风、半身不遂和舌强语謇、冠心病稳定型心绞痛、脑梗死见上述证候者。

用法:口服,1次2片,每天3次;或遵医嘱。

(四)银杏达莫注射液

适应证:预防和治疗冠心病、血栓栓塞性疾病。

用法:静脉滴注,成人1次10~25 mL,加入0.9%氯化钠注射液或5%葡萄糖注射液500 mL,每天2次。

(五)络达嗪注射液

适应证:用于治疗缺血性脑血管病,如脑供血不足,脑血栓形成,脑栓塞及其他缺血性血管疾病如冠状动脉粥样硬化性心脏病、脉管炎等。

用法:静脉滴注,1次100 mL,缓慢滴注,每天1次,或遵医嘱。

六、其他疗法

(一)药枕法

野菊花、木贼、怀牛膝、杜仲、茵陈蒿、川芎、赤芍、天麻、莱菔子、落花生藤、藁本、青木香、桑寄生、罗布麻、草决明和桑叶,共为粗末,装枕芯内。

(二)洗头法

灯芯草、怀牛膝、白芷、车前子、草决明、丹参、寒水石、茺蔚子、云母石、桑枝和罗布麻,水煎成3 000 mL,洗发、头、面,隔20 min 1次,1剂药用2 d。

（三）敷脐法

冰片、白芷、川芎和吴茱萸，共为细面，香油调和敷脐部，纱布固定，20 h取下。

（四）敷涌泉穴法

磁石、吴茱萸、肉桂和珍珠共为细面，蜜水调和，敷两足涌泉穴，24 h取下。

（五）饮茶法

玉米须、葵花头内白芯，煮沸做茶喝。

（六）四藤浴法

黄瓜藤、甜香瓜藤、西瓜藤和丝瓜藤，水煎成1 500 mL，放入浴池水内，洗浴。

（七）三棱针疗法

取穴：大椎、曲泽、委中和太阳。

操作：每次取1穴，用三棱针点刺出血。曲泽、委中可缓刺静脉放血，每次出血5～10 mL，每隔5～7 d 1次，5次为1个疗程。

（八）电针疗法

取穴：曲池、头维、风池、内关、肾俞、足三里、三阴交和太冲。

操作：每次选取2～3穴，针刺得气后接电针仪，采用疏密波，每次20 min，隔天1次为1个疗程。

（九）耳针疗法

取穴：降压沟、神门、交感、心、枕、肝和降压点。

操作：用毫针中等刺激，每次选3～5穴，留针20～30 min，每天1次，10次为1个疗程。或用撳针埋耳穴2～3 d，隔天更换1次，10次为1个疗程。或用王不留行籽压穴位，胶布固定，保留2～3 d，每天按压1～2次，10次为1个疗程。

（十）穴位埋线疗法

取穴：①曲池、足三里；②大椎、膈俞；③心俞、降压点。

操作：每次选1组穴位，3组交替使用，采用三角缝针埋线法埋入羊肠线，每隔15～20 d埋线1次。

（十一）浸泡足法

炮附子、吴茱萸、透骨草、怀牛膝、急性子、青葙子和罗布麻，水煎成2 500 mL，晨泡20 min，晚30 min，1剂用3 d。

（毛真真）

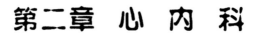

第二章 心内科

第一节 原发性高血压

原发性高血压是以体循环动脉血压升高为主要临床表现,引起心、脑、肾、血管等器官结构、功能异常并导致心脑血管事件或死亡的心血管综合征,占高血压的绝大多数,通常简称为"高血压"。

一、流行病学

高血压是最常见的慢性病,就全球范围来看,高血压患病率和发病率在不同国家、地区或种族之间有差别;发达国家较发展中国家高;无论男女,随着年龄增长,高血压患病率日益上升;男女之间患病率差别不大,青年期男性稍高于女性,中年后女性稍高于男性。

根据 2002 年调查数据,我国 18 岁以上成人高血压患病率为 18.8%,估计目前我国约有 2 亿多高血压患者,每年新增高血压患者约 1 000 万人。高血压患病率北方高于南方,华北及东北属于高发地区;沿海高于内地;城市高于农村;高原少数民族地区患病率较高。近年来,经过全社会的共同努力,高血压知晓率、治疗率及控制率有所提高,但仍很低。

二、病因

(一)遗传因素

60%的高血压患者有阳性家族史,患病率在具有亲缘关系的个体中较非亲缘关系的个体高,同卵双生子较异卵双生子高,而在同一家庭环境下具有血缘关系的兄妹较无血缘关系的兄妹高;大部分研究提示,遗传因素占高血压发病机制 35%～50%;已有研究报告过多种罕见的单基因型高血压。可能存在主要基因显性遗传和多基因关联遗传两种方式;高血压多数是多基因功能异常,其中每个基因对血压都有一小部分作用(微效基因),这些微效基因的综合作用最终导致了血压的升高。动物实验研究已成功地建立了遗传性高血压大鼠模型,繁殖几代后几乎 100%发生高血压。不同个体的血压在高盐膳食和低盐膳食中也表现出一定的差异性,这也提示可能有遗传因素的影响。

(二)非遗传因素

近年来,非遗传因素的作用越来越受到重视,在大多数原发性高血压患者中,很容易发现环境(行为)对血压的影响。重要的非遗传因素如下。

1.膳食因素

日常饮食习惯明显影响高血压患病风险。高钠、低钾膳食是大多数高血压患者发病最主要的危险因素。人群中,钠盐摄入量与血压水平和高血压患病率呈正相关,而钾盐摄入量与血压水平呈负相关。我国人群研究表明,膳食钠盐摄入量平均每天增加 2 g,收缩压和舒张压分别增高 0.3 kPa(2 mmHg)和 0.1 kPa(1.2 mmHg)。进食较少新鲜蔬菜水果会增加高血压患病风险,可能与钾盐及柠檬酸的低摄入量有关。重度饮酒人群中高血压风险升高;咖啡因可引起瞬时血压升高。

2.超重和肥胖

体质量指数(BMI)及腰围是反映超重及肥胖的常用临床指标。人群中体质量指数与血压水平呈正相关:体质量指数每增加 3 kg/m²,高血压风险在男性增加 50%,女性增加 57%。身体脂肪的分布与高血压发生也相关:腰围男性≥90 cm 或女性≥85 cm,发生高血压的风险是腰围正常者的 4 倍以上。目前认为超过 50% 的高血压患者可能是肥胖所致。

3.其他

长期精神过度紧张、缺乏体育运动、睡眠呼吸暂停及服用避孕药物等也是高血压发病的重要危险因素。

三、发病机制

遗传因素与非遗传因素通过什么途径和环节升高血压,尚不完全清楚。已知影响动脉血压形成的因素包括心脏射血功能、循环系统内的血液充盈及外周动脉血管阻力。目前主要从以下几个方面阐述高血压的机制。

(一)交感神经系统活性亢进

各种因素使大脑皮质下神经中枢功能发生变化,各种神经递质浓度异常,最终导致交感神经系统活性亢进,血浆儿茶酚胺浓度升高。交感神经系统活性亢进可能通过多种途径升高血压,如儿茶酚胺单独的作用与儿茶酚胺对肾素释放刺激的协同作用,最终导致心排血量增加或改变正常的肾脏压力-容积关系。另外,交感神经系统分布异常在高血压发病机制方面也有重要作用,这些现象在年轻患者中更明显,越来越多的证据表明,交感神经系统亢进与心脑血管病发病率和病死率呈正相关。它可能导致了高血压患者在晨间的血压增高,引起了晨间心血管病事件的升高。

(二)肾素-血管紧张素-醛固酮系统

肾素-血管紧张素-醛固酮系统(RAAS)在调节血管张力、水电解质平衡和心血管重塑等方面都起着重要的作用。经典的 RAAS 肾小球入球动脉的球旁细胞分泌肾素,激活从肝脏产生的血管紧张素原,生成血管紧张素Ⅰ(AngⅠ),然后经过血管紧张素转换酶(ACE)生成血管紧张素Ⅱ(AngⅡ)。AngⅡ是 RAAS 的主要效应物质,可以作用于血管紧张素Ⅱ受体,使小动脉收缩;并可刺激醛固酮的分泌,而醛固酮分泌增加可导致水钠潴留。另外,还可以通过交感神经末梢突触前膜的正反馈使去甲肾上腺素分泌增加。这些作用均可导致血压升高,从而参与了高血压的发病及维持。目前,针对该系统研制的降压药在高血压的治疗中发挥着重要作用。此外,该系统除上述作用外,还可能与动脉粥样硬化、心肌肥厚、血管中层硬化、细胞凋亡及心力衰竭等密切相关。

（三）肾脏钠潴留

相当多的详细证据支持钠盐在高血压发生中的作用。目前研究表明,血压随年龄升高直接与钠盐摄入水平的增加有关。给某些人短期内大量钠负荷,血管阻力和血压会上升,而限钠至100 mmol/d,多数人血压会下降,而利尿剂的降压作用需要一个初始的排钠过程。在大多数高血压患者中,血管组织和血细胞内钠浓度升高;对有遗传倾向的动物给予钠负荷,会出现高血压。

过多的钠盐必须在肾脏被重吸收后才能引起高血压,因此肾脏在调节钠盐方面起着重要作用,研究表明老年高血压患者中盐敏感性增加,推测可能与肾小球滤钠作用下降及肾小管重吸收钠异常增高有关。另外,其他一些原因也可干扰肾单位对过多钠盐的代偿能力,进而可导致血压升高,如获得性钠泵抑制剂或其他影响钠盐转运物质的失调;一部分人群由于各种原因导致入球小动脉收缩或腔内固有狭窄而导致肾单位缺血,这些肾单位分泌的肾素明显增多,增多的肾素干扰了正常肾单位对过多钠盐的代偿能力,从而扰乱了整个血压的自身稳定性。

（四）高胰岛素血症和（或）胰岛素抵抗

高血压与高胰岛素血症之间的关系已被认识了很多年,高血压患者中约有一半存在不同程度的胰岛素抵抗(IR),尤其是伴有肥胖者。近年来的一些观点认为胰岛素抵抗是2型糖尿病和高血压发生的共同病理生理基础。大多观点认为血压的升高继发于高胰岛素血症。高胰岛素血症导致的升压效应机制:一方面导致交感神经活性的增加、血管壁增厚和肾脏钠盐重吸收增加等;另一方面高胰岛素血症也可导致一氧化氮扩血管作用的缺陷,从而升高血压。

（五）其他可能的机制

(1)内皮细胞功能失调:血管内皮细胞可以产生多种调节血管收缩舒张的递质,如一氧化氮、前列环素、内皮素-1及内皮依赖性收缩因子等。当这些介质分泌失调时,可能导致血管的收缩舒张功能异常,如高血压患者对不同刺激引起的一氧化氮释放减少而导致的舒血管反应减弱;内皮素-1,可引起强烈而持久的血管收缩,阻滞其受体后则引起血管舒张,但内皮素在高血压中的作用仍然需要更多研究。

(2)细胞间离子转运失调及多种血管降压激素缺陷等也可能影响血压。

四、病理

高血压的主要病理改变是小动脉的病变和靶器官损害。长期高血压引起全身小动脉病变,主要表现为小动脉中层平滑肌细胞增生和纤维化,管壁增厚和管腔狭窄,导致心、脑、肾等重要靶器官缺血以及相关的结构和功能改变。长期高血压可促进大、中动脉粥样硬化的发生和发展。

（一）心脏

左心室肥厚是高血压所致心脏特征性的改变。长期压力超负荷和神经内分泌异常,可导致心肌细胞肥大、心肌结构异常、间质增生、左心室体积和重量增加。早期左心室以向心性肥厚为主,长期病变时心肌出现退行性改变,心肌细胞萎缩伴间质纤维化,心室壁可由厚变薄,左心室腔扩大。左心室肥厚将引起一系列功能失调,包括冠状动脉血管舒张储备功能降低、左心室壁机械力减弱及左心室舒张充盈方式异常等;随着血流动力学变化,早期可出现舒张功能变化,晚期可演变为舒张或收缩功能障碍,发展为不同类型的充血性心力衰竭。高血压在导致心脏肥厚或扩大的同时,常可合并冠状动脉粥样硬化和微血管病变,最终可导致心力衰竭或严重心律失常,甚至猝死。

（二）肾

长期持续性高血压可导致肾动脉硬化以及肾小球囊内压升高，造成肾实质缺血、肾小球纤维化及肾小管萎缩，并有间质纤维化；相对正常的肾单位可代偿性肥大。早期患者肾脏外观无改变，病变进展到一定程度时肾表面呈颗粒状，肾体积可随病情的发展逐渐萎缩变小，最终导致肾衰竭。

（三）脑

高血压可造成脑血管从痉挛到硬化的一系列改变，但脑血管结构较薄弱，发生硬化后更为脆弱，加之长期高血压时脑小动脉易形成微动脉瘤，易在血管痉挛、血管腔内压力波动时破裂出血；高血压易促使脑动脉粥样硬化、粥样斑块破裂可并发脑血栓形成。高血压的脑血管病变特别容易发生在大脑中动脉的豆纹动脉、基底动脉的旁正中动脉和小脑齿状核动脉，这些血管直接来自压力较高的大动脉，血管细长而且垂直穿透，容易形成微动脉瘤或闭塞性病变。此外，颅内外动脉粥样硬化的粥样斑块脱落可造成脑栓塞。

（四）视网膜

视网膜小动脉在本病初期发生痉挛，以后逐渐出现硬化，严重时发生视网膜出血和渗出以及视神经盘水肿。高血压视网膜病变分为4期（图2-1）：Ⅰ期和Ⅱ期是视网膜病变早期，Ⅲ和Ⅳ期是严重高血压视网膜病变，对心血管病死率有很高的预测价值。

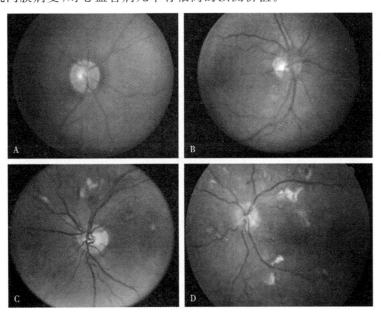

图 2-1　高血压视网膜病变分期

A.Ⅰ期（小动脉局灶性或普遍性狭窄）；B.Ⅱ期（动静脉缩窄）；C.Ⅲ期（出血、严重渗出）；D.Ⅳ期（视盘水肿）

五、临床表现

（一）症状

高血压被称作沉默杀手，大多数高血压患者起病隐匿、缓慢，缺乏特殊的临床表现。有的仅在健康体检或因其他疾病就医或在发生明显的心、脑、肾等靶器官损害时才被发现。临床常见症状有头痛、头昏、头胀、失眠、健忘、注意力不集中、易怒及颈项僵直等,症状与血压升高程度可不一致,上述症状在血压控制后可减轻或消失。疾病后期,患者出现高血压相关靶器官损害或并发症时,可出现相应的症状,如胸闷、气短、口渴、多尿、视野缺损、短暂性脑缺血发作等。

（二）体征

高血压体征较少,除血压升高外,体格检查听诊可有主动脉瓣区第二心音亢进、收缩期杂音或收缩早期喀喇音等。有些体征常提示继发性高血压可能:若触诊肾脏增大,同时有家族史,提示多囊肾可能;腹部听诊收缩性杂音,向腹两侧传导,提示肾动脉狭窄;心律失常、严重低钾及肌无力的患者,常考虑原发性醛固酮增多症。

（三）并发症

1.心力衰竭

长期持续性高血压使左心室超负荷,发生左心室肥厚。早期心功能改变是舒张功能降低,压力负荷增大,可演变为收缩和（或）舒张功能障碍,出现不同类型的心力衰竭。同时高血压可加速动脉粥样硬化的发展,增大了心肌缺血的可能性,使高血压患者心肌梗死、猝死及心律失常发生率较高。

2.脑血管疾病

脑血管并发症是我国高血压患者最常见的并发症,也是最主要死因;主要包括短暂性脑缺血发作（TIA）、脑血栓形成、高血压脑病、脑出血及脑梗死等。高血压占脑卒中病因的50%以上,是导致脑卒中和痴呆的主要危险因素。在中老年高血压患者中,磁共振成像（MRI）上无症状脑白质病变（白质高密度）提示脑萎缩和血管性痴呆。

3.大血管疾病

高血压患者可合并主动脉夹层（远端多于近端）、腹主动脉瘤和外周血管疾病等;其中,大多数腹主动脉瘤起源肾动脉分支以下。

4.慢性肾脏疾病

高血压可引起肾功能下降和（或）尿白蛋白排泄增加。血清肌酐浓度升高或估算的肾小球滤过率（eGFR）降低表明肾脏功能减退;尿白蛋白和尿白蛋白排泄率增加则意味着肾小球滤过屏障的紊乱。高血压合并肾脏损害大大增加了心血管事件的风险。大多数高血压相关性慢性肾脏病患者在肾脏功能全面恶化需要透析前,常死于心脏病发作或者脑卒中。

六、诊断与鉴别诊断

高血压患者的诊断:①确定高血压的诊断;②排除继发性高血压的原因;③根据患者心血管危险因素、靶器官损害和伴随的临床情况评估患者的心血管风险。需要正确测量血压、仔细询问病史（包括家族史）及体格检查,安排必要的实验室检查。

（1）目前高血压的定义:在未使用降压药物的情况下,非同日3次测量血压,收缩压（SBP）≥18.7 kPa（140 mmHg）和（或）舒张压（DBP）≥12.0 kPa（90 mmHg）[SBP≥18.7 kPa（140 mmHg）和DBP<12.0 kPa（90 mmHg）为单纯性收缩期高血压];患者既往有高血压,目前正在使用降压药物,血压虽然低于18.7/12.0 kPa（140/90 mmHg）,也应诊断为高血压。根据血压升高水平,又进一步将高血压分为1级、2级和3级（表2-1）。

（2）心血管疾病风险分层的指标:血压水平、心血管疾病危险因素、靶器官损害、临床并发症和糖尿病,根据这些指标,可以将患者进一步分为低危、中危、高危和很高危4个层次,它有助于确定启动降压治疗的时机,确立合适的血压控制目标,采用适宜的降压治疗方案,实施危险因素的综合管理等。表 2-2 为高血压患者心血管疾病风险分层标准。

表 2-1 血压水平分类和分级

分类	收缩压(mmHg)	舒张压(mmHg)
正常血压	<120	<80
正常高值血压	120~139	80~89
高血压	≥140	≥90
1级高血压	140~159	90~99
2级高血压	160~179	100~109
3级高血压	≥180	≥110
单纯收缩期高血压	≥140	<90

注:当收缩压和舒张压分属于不同级别时,以较高的分级为准

表 2-2 高血压患者心血管疾病风险分层

其他危险因素和病史	高血压		
	1级	2级	3级
无	低危	中危	高危
1~2 个其他危险因素	中危	中危	很高危
≥3 个其他危险因素,或靶器官损伤	高危	高危	很高危
临床并发症或合并糖尿病	很高危	很高危	很高危

七、实验室检查

(一)血压测量

1.诊室血压测量

诊室血压是指由医护人员在标准状态下测量得到的血压,是目前诊断、治疗、评估高血压常用的标准方法,准确性好。正确的诊室血压测量规范如下:测定前患者应坐位休息 3~5 min;至少测定 2 次,间隔 1~2 min,如果 2 次测量数值相差很大,应增加测量次数;合并心律失常,尤其是心房颤动的患者,应重复测量以改善精确度;使用标准气囊(宽 12~13 cm,长 35 cm),上臂围>32 cm 应使用大号袖带,上臂较瘦的应使用小号的袖带;无论患者体位如何,袖带应与心脏同水平;采用听诊法时,使用柯氏第 I 音和第 V 音(消失音)分别作为收缩压和舒张压。第 1 次应测量双侧上臂血压以发现不同,以后测量血压较高一侧;在老年人、合并糖尿病或其他可能易发生直立性低血压者第 1 次测量血压时,应测定站立后 1 min 和 3 min 的血压。

2.诊室外血压测量

诊室外血压通常指动态血压监测或家庭自测血压。诊室外血压是传统诊室血压的重要补充,最大的优势在于提供大量医疗环境以外的血压值,较诊室血压代表更真实的血压。

(1)家庭自测血压:可监测常态下白天血压,获得短期和长期血压信息,用于评估血压变化和降压疗效。适用于老年人、妊娠妇女、糖尿病、可疑白大衣性高血压、隐蔽性高血压和难治性高血压等;有助于提高患者治疗的依从性。

测量方法:目前推荐国际标准认证的上臂式电子血压计,一般不推荐指式、手腕式电子血压计,肥胖患者或寒冷地区可用手腕式电子血压计。测量方法为每天早晨和晚上检测血压,测量后马上将结果记录在标准的日记上,连续 3~4 d,最好连续监测 7 d,在医师的指导下,剔除第 1 天监测的血压值后,取其他读数的平均值解读结果。

(2)24 h 动态血压:可监测日常生活状态下全天血压,获得多个血压参数,不仅可用于评估血压升高程度、血压晨峰、短时血压变异和昼夜节律,还有助于评估降压疗效,鉴别白大衣性高血压和隐蔽性高血压,识别真性或假性顽固性高血压等。患者可通过佩戴动态血压计进行动态血压监测,通常佩戴在非优势臂上,持续 24~25 h,以获得白天活动时和夜间睡眠时的血压值。医师指导患者动态血压测量方法及注意事项,设置定时测量,日间一般每 15~30 min 测1次,夜间睡眠时 30~60 min 测 1 次。袖带充气时,患者尽量保持安静,尤其佩带袖带的上肢。嘱咐患者提供日常活动的日记,除了服药时间,还包括饮食以及夜间睡眠的时间和质量。表 2-3 为不同血压测量方法对于高血压的参考定义。

表 2-3　不同血压测量方法对于高血压的定义

分类	收缩压(mmHg)	舒张压(mmHg)
诊室血压	≥140	≥90
动态血压		
白昼血压	≥135	≥85
夜间血压	≥120	≥70
全天血压	≥130	≥80
家测血压	≥135	≥85

(二)心电图(ECG)

可诊断高血压患者是否合并左心室肥厚、左心房负荷过重以及心律失常等。心电图诊断左心室肥厚的敏感性不如超声心动图,但对评估预后有帮助。心电图提示有左心室肥厚的患者病死率较对照组增高 2 倍以上;左心室肥厚并伴有复极异常图形者心血管病死率和病残率更高。心电图上出现左心房负荷过重亦提示左心受累,还可作为左心室舒张顺应性降低的间接证据。

(三)X 线胸片

心胸比率>0.5 提示心脏受累,多由于左心室肥厚和扩大,胸片上可显示为靴型心。主动脉夹层、胸主动脉以及腹主动脉缩窄亦可从 X 线胸片中找到线索。

(四)超声心动图

超声心动图(UCG)能评估左右房室结构及心脏收缩舒张功能。更为可靠地诊断左心室肥厚,其敏感性较心电图高。测定计算所得的左心室质量指数(LVMI),是一项反映左心室肥厚及其程度的较为准确的指标,与病理解剖的符合率和相关性好。如疑有颈动脉、股动脉、其他外周动脉和主动脉病变,应做血管超声检查;疑有肾脏疾病者,应做肾脏超声。

(五)脉搏波传导速度

大动脉变硬以及波反射现象已被确认为是单纯收缩性高血压和老龄化脉压增加的最重要病理生理影响因素。颈动脉-股动脉脉搏波传导速度(PWV)是检查主动脉僵硬度的“金标准”,主动脉僵硬对高血压患者中的致死性和非致死性心血管事件具有独立预测价值。

（六）踝肱指数

踝肱指数（ABI）可采用自动化设备或连续波多普勒超声和血压测量计测量。踝肱指数低（即≤0.9）可提示外周动脉疾病，是影响高血压患者心血管预后的重要因素。

八、治疗

（一）治疗目的

大量的临床研究证据表明，抗高血压治疗可降低高血压患者心脑血管事件，尤其在高危患者中获益更大。高血压患者发生心脑血管并发症往往与血压严重程度有密切关系，因此降压治疗应该确立控制的血压目标值，同时高血压患者合并的多种危险因素也需要给予综合干预措施降低心血管风险。高血压治疗的最终目的是降低高血压患者心、脑血管事件的发生率和病死率。

（二）治疗原则

（1）治疗前应全面评估患者的总体心血管风险，并在风险分层的基础上做出治疗决策。①低危患者：对患者进行数月的治疗性生活方式改变观察，测量血压不能达标者，决定是否开始药物治疗。②中危患者：进行数周治疗性生活方式的改变观察，然后决定是否开始药物治疗。③高危、很高危患者：立即开始对高血压及并存的危险因素和临床情况进行药物治疗。

（2）降压治疗应该确立控制的血压目标值，通常在<60岁的一般人群中，包括糖尿病或慢性肾脏病合并高血压患者，血压控制目标值<18.7/12.0 kPa（140/90 mmHg）；≥60岁人群中血压控制目标水平<20.0/12.0 kPa（150/90 mmHg），80岁以下老年人如果能够耐受血压可进一步降至18.7/12.0 kPa（140/90 mmHg）以下。

（3）大多数患者需长期、甚至终身坚持治疗。所有的高血压患者都需要非药物治疗，在非药物治疗基础上若血压未达标可进一步药物治疗，大多数患者需要药物治疗才能达标。

（三）高血压治疗方法

1.非药物治疗

非药物治疗主要指治疗性生活方式干预，即去除不利于身体和心理健康的行为和习惯。它不仅可以预防或延迟高血压的发生，而且还可以降低血压，提高降压药物的疗效及患者依从性，从而降低心血管风险。

（1）限盐：钠盐可显著升高血压以及高血压的发病风险，所有高血压患者应尽可能减少钠盐的摄入量，建议摄盐<6 g/d。主要措施：尽可能减少烹调用盐；减少味精、酱油等含钠盐的调味品用量；少食或不食含钠盐量较高的各类加工食品。

（2）增加钙和钾盐的摄入：多食用蔬菜、低脂乳制品和可溶性纤维、全谷类及植物源性蛋白（减少饱和脂肪酸和胆固醇），同时也推荐摄入水果，因为其中含有大量钙及钾盐。

（3）控制体质量：超重和肥胖是导致血压升高的重要原因之一。最有效的减重措施是控制能量摄入和增加体力活动：在饮食方面要遵循平衡膳食的原则，控制高热量食物的摄入，适当控制主食用量；在运动方面，规律的、中等强度的有氧运动是控制体质量的有效方法。

（4）戒烟：吸烟可引起血压和心率的骤升，血浆儿茶酚胺和血压同步改变，以及压力感受器受损都与吸烟有关。长期吸烟还可导致血管内皮损害，显著增加高血压患者发生动脉粥样硬化性疾病的风险。因此，除了对血压值的影响外，吸烟还是一个动脉粥样硬化性心血管疾病重要危险因素，戒烟是预防心脑血管疾病（包括卒中、心肌梗死和外周血管疾病）有效措施；戒烟的益处十分肯定，而且任何年龄戒烟均能获益。

(5)限制饮酒:饮酒、血压水平和高血压患病率之间呈线性相关。长期大量饮酒可导致血压升高,限制饮酒量则可显著降低高血压的发病风险。每天酒精摄入量男性不应超过 25 g;女性不应超过 15 g。不提倡高血压患者饮酒,饮酒则应少量:白酒、葡萄酒(或米酒)与啤酒的量分别少于 50 mL、100 mL、300 mL。

(6)体育锻炼:定期的体育锻炼可产生重要的治疗作用,可降低血压及改善糖代谢等。因此,建议进行规律的体育锻炼,即每周多于 4 d 且每天至少 30 min 的中等强度有氧锻炼,如步行、慢跑、骑车、游泳、做健美操、跳舞和非比赛性划船等。

2.药物治疗

(1)常用降压药物的种类和作用特点:常用降压药物包括钙通道阻滞剂(CCB)、血管紧张素转换酶抑制剂(ACEI)、血管紧张素Ⅱ受体阻滞剂(ARB)、β受体阻滞剂及利尿剂 5 类,以及由上述药物组成的固定配比复方制剂。5 类降压药物及其固定复方制剂均可作为降压治疗的初始用药或长期维持用药。

1)钙通道阻滞剂(CCB):主要包括二氢吡啶类及非二氢吡啶类,临床上常用于降压的 CCB 主要是二氢吡啶类。二氢吡啶类钙通道阻滞剂有明显的周围血管舒张作用,而对心脏自律性、传导或收缩性几乎没有影响。根据药物作用持续时间,该类药物又可分为短效和长效。长效包括长半衰期药物,如氨氯地平、左旋氨氯地平;脂溶性膜控型药物,例如拉西地平和乐卡地平;缓释或控释制剂,如非洛地平缓释片、硝苯地平控释片。已发现该类药物对老年高血压患者卒中的预防特别有效,在延缓颈动脉粥样硬化和降低左心室肥厚方面优于 β 受体阻滞剂,但心动过速与心力衰竭患者应慎用。常见不良反应包括血管扩张导致头疼、面部潮红及脚踝部水肿等。

非二氢吡啶类钙通道阻滞剂主要有维拉帕米和地尔硫䓬,主要影响心肌收缩和传导功能,不宜在心力衰竭、窦房结传导功能低下或心脏传导阻滞患者中使用,同样是有效的抗高血压药物,它们很少引起与血管扩张有关的不良反应,如潮红和踝部水肿。

2)血管紧张素转化酶抑制剂(ACEI):作用机制是抑制血管紧张素转化酶从而阻断肾素-血管紧张素系统发挥降压作用。尤其适用于伴慢性心力衰竭、冠状动脉缺血、糖尿病或非糖尿病肾病、蛋白尿或微量白蛋白尿患者。干咳是其中一个主要不良反应,可在中断 ACEI 数周后仍存在,可用 ARB 取代;皮疹、味觉异常和白细胞减少等罕见。肾功能不全或服用钾或保钾制剂的患者有可能发生高钾血症。禁忌证为双侧肾动脉狭窄、高钾血症及妊娠妇女等。

3)血管紧张素Ⅱ受体拮抗剂(ARB):作用机制是阻断血管紧张素Ⅱ(1 型)与血管紧张素受体(AT_1)结合,发挥降压作用。尤其适用于应该接受 ACEI,但通常因为干咳不能耐受的患者。禁忌证同 ACEI。

4)β受体阻滞剂:该类药物可抑制过度激活的交感活性,尤其适用于伴快速性心律失常、冠心病(尤其是心肌梗死后)、慢性心力衰竭、交感神经活性增高以及高动力状态的高血压患者。常见的不良反应是疲乏,可能增加糖尿病发病率并常伴有脂代谢紊乱。β受体阻滞剂预防卒中的效果略差,可能归因于其降低中心收缩压和脉压能力较小。老年、慢性阻塞型肺疾病、运动员、周围血管病或糖耐量异常者慎用;高度心脏传导阻滞、哮喘为禁忌证,长期应用者突然停药可发生反跳现象。$β_1$受体阻滞剂具有高心脏选择性,且脂类和糖类代谢紊乱较小及患者治疗依从性较好。

5)利尿剂:主要有噻嗪类利尿剂、襻利尿剂和保钾利尿剂等。起始降压均通过增加尿钠的排泄,并通过降低血浆容量、细胞外液容量和心排血量而发挥降压作用。低剂量的噻嗪类利尿剂对于大多数高血压患者应是药物治疗的初始选择之一。噻嗪类利尿剂常和保钾利尿剂联用,保钾利尿剂中醛固酮受体拮抗剂是比较理想的选择,后者主要用于原发性醛固酮增多症、难治性高血压。襻利尿剂用于肾功能不全或难治性高血压患者,其不良反应与剂量密切相关,故通常应采用小剂量。此外,噻嗪类利尿剂可引起尿酸升高,痛风及高尿酸血症患者慎用。

6)其他类型降压药物:包括交感神经抑制剂,如利血平、可乐定;直接血管扩张剂,如肼屈嗪;α_1受体阻滞剂,如哌唑嗪、特拉唑嗪;中药制剂等。这些药物一般情况下不作为降压治疗的首选,但在某些复方制剂或特殊情况下可以使用。

(2)降压药物选择:应根据药物作用机制及适应证,并结合患者具体情况选药。推荐参照以下原则对降压药物进行优先考虑。

1)一般人群(包括糖尿病患者):初始降压治疗可选择噻嗪类利尿剂、CCB、ACEI 或 ARB。

2)一般黑人(包括糖尿病患者):初始降压治疗包括噻嗪类利尿剂或 CCB。

3)≥18 岁的慢性肾脏疾病患者(无论其人种以及是否伴糖尿病):初始(或增加)降压治疗应包括 ACEI 或 ARB,以改善肾脏预后。

4)高血压合并稳定性心绞痛患者:首选 β 受体阻滞剂,也可选用长效 CCB;急性冠脉综合征的患者,应优先使用 β 受体阻滞剂和 ACEI;陈旧性心肌梗死患者,推荐使用 ACEI、β 受体阻滞剂和醛固酮拮抗剂。

5)无症状但有心功能不全的患者:建议使用 ACEI 和 β 受体阻滞剂。

(3)药物选择方法及联合用药推荐。药物滴定方法:以下 3 种药物治疗策略均可考虑。①在初始治疗高血压时,先选用一种降压药物,逐渐增加至最大剂量,如果血压仍不能达标则加用第二种药物。②在初始治疗高血压时,先选用一种降压药物,血压不达标时不增加该种降压药物的剂量,而是联合应用第 2 种降压药物。③若基线血压≥21.3/14.7 kPa(160/100 mmHg),或患者血压超过目标 2.7/1.3 kPa(20/10 mmHg),可直接启用两种药物联合治疗(自由处方联合或单片固定剂量复方制剂)。

若经上述治疗血压未能达标,应指导患者继续强化生活方式改善,同时视患者情况尝试增加药物剂量或种类(仅限于噻嗪类利尿剂、ACEI、ARB 和 CCB 4 种药物,但不建议 ACEI 与 ARB 联合应用)。经上述调整血压仍不达标时,可考虑增加其他药物(如 β 受体阻滞剂、醛固酮受体拮抗剂等)。

1)联合用药的意义:采用单一药物的明显优点是能够将疗效和不良反应都归因于那种药物。但任何两类高血压药物的联用可增加血压的降低幅度,并远大于增加一种药物剂量所降压的幅度。初始联合疗法的优点是,对血压值较高的患者实现目标血压的可能性更大,以及因多种治疗改变而影响患者依从性的可能性较低,其他优点包括不同种类的药物间具有生理学和药理学的协同作用,不仅有较大的血压降幅,还可能不良反应更少,并且可能提供大于单一药物所提供的益处。

2)利尿剂加 ACEI 或 ARB:长期使用利尿剂会可能导致交感神经系统及 RAAS 激活,联合使用 ACEI 或 ARB 后可抵消这种不良反应,增强降压效果。此外,ACEI 和 ARB 由于可使血钾水平稍上升,从而能防止利尿剂长期应用所致的电解质紊乱,尤其低血钾等不良反应。

3)CCB 加 ACEI 或 ARB:前者具有直接扩张动脉的作用,后者通过阻断 RAAS 和降低交感活性,既扩张动脉,又扩张静脉,故两药在扩张血管上有协调降压作用;二氢吡啶类 CCB 常见产生的踝部水肿可被 ACEI 或 ARB 消除;两药在心肾和血管保护,在抗增殖和减少蛋白尿上亦有协同作用。此外,ACEI 或 ARB 可阻断 CCB 所致反射性交感神经张力增加和心率加快的不良反应。

4)CCB 加 β 受体阻滞剂:前者具有扩张血管和轻度增加心排血量作用,正好抵消 β 受体阻滞剂的缩血管及降低心排血量作用;两药对心率的相反作用可使患者心率不受影响。不推荐两种 RAAS 拮抗剂的联合使用。

(马玲君)

第二节　继发性高血压

继发性高血压是病因明确的高血压,当查出病因并有效去除或控制病因后,作为继发症状的高血压可被治愈或明显缓解。其在高血压人群中占 5%～10%。临床常见病因为肾性、内分泌性、主动脉缩窄、阻塞性睡眠呼吸暂停低通气综合征及药物性等,由于精神心理问题而引发的高血压也时常可以见到。提高对继发性高血压的认识,及时明确病因并积极针对病因治疗将会大大降低因高血压及并发症造成的高致死及致残率。

一、肾性高血压

（一）肾实质性

肾实质性疾病是继发性高血压常见的病因,占 2%～5%。由于慢性肾小球肾炎已不太常见,高血压性肾硬化和糖尿病肾病已成为慢性肾病中最常见的原因。病因为原发或继发性肾脏实质病变,是最常见的继发性高血压之一。常见的肾脏实质性疾病包括急慢性肾小球肾炎、多囊肾、慢性肾小管间质病变、痛风性肾病、糖尿病肾病及狼疮性肾炎等;也少见于遗传性肾脏疾病（Liddle 综合征）、肾脏肿瘤等。

临床有时鉴别肾实质性高血压与高血压引起的肾脏损害较为困难。一般情况下,前者肾脏病变的发生常先于高血压或与其同时出现,血压水平较高且较难控制,易进展为恶性高血压,蛋白尿/血尿发生早、程度重、肾脏功能受损明显。常用的实验室检查:血尿常规、血电解质、肌酐、尿酸、血糖、血脂的测定,24 h 尿蛋白定量或尿白蛋白/肌酐比值、12 h 尿沉渣检查;肾脏 B 超了解肾脏大小、形态及有无肿瘤,如发现肾脏体积及形态异常,或发现肿物,则需进一步做肾脏计算机断层/磁共振以确诊并查病因;必要时应在有条件的医院行肾脏穿刺及病理学检查,这是诊断肾实质性疾病的"金标准"。

肾实质性高血压应低盐饮食（<6 g/d）;大量蛋白尿及肾功能不全者,宜选择摄入高生物效价蛋白;在针对原发病进行有效的治疗同时,积极控制血压在<18.7/12.0 kPa（140/90 mmHg）,有蛋白尿的患者应首选 ACEI 或 ARB 作为降压药物,必要时联合其他药物。透析及肾移植用于终末期肾病。

（二）肾血管性

肾血管性高血压是继发性高血压最常见的病因。引起肾动脉狭窄的主要原因包括动脉粥样硬化（90%）,主要是出现了其他系统性动脉硬化相关临床症状的老年患者;肌纤维发育不良（不到 10%）（图 2-2）,主要是健康状况较好的年轻女性,常有吸烟史;还有比较少见的多发性大动脉炎。单侧肾动脉狭窄时,患侧肾分泌肾素,激活 RAAS,导致水钠潴留。另外,健侧肾高灌注,产生压力性利尿,进一步导致 RAAS 激活,形成肾素依赖性高血压的恶性循环。双侧肾动脉狭窄时,同样存在 RAAS 激活,但无压力性利尿,因而血容量扩张使得肾素分泌抑制,因此产生容量依赖性高血压。当血容量减少时,容量依赖性高血压可再转变为肾素依赖性高血压,比如使用利尿剂治疗后容量减少,肾素再次分泌增多,可导致利尿剂抵抗性高血压。

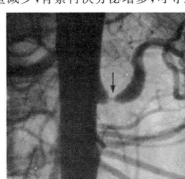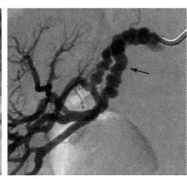

图 2-2　肾血管狭窄
左侧为动脉粥样硬化(箭头所示);右侧为肌纤维发育不良(箭头所示)

以下临床证据有助于肾血管性高血压的诊断:所有需要住院治疗的急性高血压;反复发作的"瞬时"肺水肿;腹部或肋脊角处闻及血管杂音;血压长期控制良好的高血压患者病情在近期加重;年轻患者或 50 岁以后出现的恶性高血压;不明原因低钾血症;使用 ACEI 或 ARB 类药物后产生的急进性肾衰竭;左右肾脏大小不等;全身性动脉粥样硬化疾病。

彩色多普勒超声检查是一种无创检查,为诊断肾动脉狭窄的首选方法。造影剂增强性计算机断层 X 线照相术(CTA)以及磁共振血管造影(MRA)亦常用于肾动脉狭窄的检查。肌纤维发育异常产生的肾动脉狭窄往往会在肾动脉中部形成一个"串珠样"改变;而动脉硬化导致的肾动脉狭窄其病变一般在动脉近端,且不连续。侵入性肾血管造影是肾动脉狭窄诊断的"金标准"。

治疗方法包括药物治疗、介入治疗和手术治疗,应根据病因来选择。肌纤维发育不良性肾动脉狭窄常选用球囊血管成形术(PTCA),总体来说预后较好。对于动脉硬化性肾动脉狭窄来说,控制血压及相关动脉硬化危险因素是首选治疗手段,推荐 AECI/ARB 作为首选,但双侧肾动脉狭窄,肾功能已受损或非狭窄侧肾功能较差者禁用,此外,CCB、β 受体阻滞剂以及噻嗪类利尿剂等也能用于治疗。目前,进行球囊血管成形术的指征仅包括真性药物抵抗性高血压以及进行性肾衰竭(缺血性肾病)。大多数动脉硬化造成的肾血管损伤并不会导致高血压或进行性肾衰竭,而肾脏血运重建(球囊血管成形术或支架术)对于多数患者来说并无益处,反而存在一些潜在的并发症风险。

二、内分泌性高血压

内分泌组织增生或肿瘤所致的多种内分泌疾病,由于其相应激素如醛固酮、儿茶酚胺及皮质醇等分泌过度增多,导致机体血流动力学改变而使血压升高。这种由内分泌激素分泌增多而致的高血压称为内分泌性高血压,也是较常见的继发性高血压,如能切除肿瘤,去除病因,高血压可被治愈或缓解。临床常见继发性高血压如下(表 2-4)。

表 2-4　常见内分泌性高血压鉴别

病因	病史	查体	实验室检查	筛查	确诊试验
库欣综合征	快速的体质量增加，多尿、多饮、心理障碍	典型的身体特征：向心性肥胖、满月脸、水牛背、多毛症、紫纹	高胆固醇血症、高血糖	24 h 尿游离皮质醇	小剂量地塞米松抑制试验
嗜铬细胞瘤	阵发性高血压或持续性高血压，头痛、出汗、心悸和面色苍白，嗜铬细胞瘤的阳性家族史	多发性纤维瘤，可出现皮肤红斑	偶然发现肾上腺肿块	尿分离测量肾上腺素类物质或血浆游离肾上腺类物质	腹、盆部 CT 和 MRI，^{123}I 标记的间碘苄胍，突变基因筛查
原发性醛固酮增多症	肌无力，有早发性高血压和早发脑血管事件（<40 岁）的家族史	心律失常（严重低钾血症时发生）	低钾血症（自发或利尿剂引起），偶然发现的肾上腺肿块	醛固酮/肾素比（纠正低钾血症、停用影响 RAA 系统的药物）	定性实验（盐负荷实验、地塞米松抑制试验），肾上腺CT，肾上腺静脉取血

（一）原发性醛固酮增多症

原发性醛固酮增多症（PHA），通常简称原醛症，是由于肾上腺自主分泌过多醛固酮，而导致水钠潴留、高血压、低血钾和血浆肾素活性受抑制的临床综合征，常见原因是肾上腺腺瘤、单侧或双侧肾上腺增生，少见原因为腺癌和糖皮质激素可调节性醛固酮增多症。近年的报告显示该病在高血压中占 5%～15%，在难治性高血压中接近 20%。

诊断原发性醛固酮增多症的步骤分 3 步：筛查、盐负荷试验及肾上腺静脉取血（图 2-3）。筛查包括测量血浆肾素和醛固酮水平。尽管用醛固酮/肾素比率测定法来筛选所有高血压患者的前景乐观，但这种方法的应用还是有很多局限性，比率升高完全可能仅由低肾素引起。阳性结果应该基于血浆醛固酮水平升高（>15 ng/dL）和被抑制的低肾素水平。因此，筛查仅被推荐用于以下高度可能患有原发性醛固酮增多症的高血压患者：①没有原因的难以解释的低血钾；②由利尿剂引发的严重的低钾血症，但对保钾药有抵抗；③有原发性醛固酮增多症的家族史；④对合适的治疗有抵抗，而这种抵抗又难以解释；⑤高血压患者中偶然发现的肾上腺腺瘤。

如果需检测血浆醛固酮和肾素水平的话，无论是口服还是静脉都应进行盐抑制试验以明确自主性醛固酮增多症。如果存在，则应行肾上腺静脉取样，区分单侧性的腺瘤和双侧增生，并确定需经腹腔镜手术切除的腺体。CT 或 MRI 影像学可以帮助鉴别肾上腺腺瘤和双侧肾上腺增生症（图 2-4）。

一旦诊断原发性醛固酮增多症并确立病理类型，治疗方法的选择就相当明确：单发腺瘤应通过腹腔镜行肿瘤切除术；双侧肾上腺增生的患者可予以醛固酮受体拮抗剂治疗，螺内酯或依普利酮，必要时还可给予噻嗪类利尿剂和其他降压药。腺瘤切除后，约有半数患者血压会恢复正常，而另一些尽管有所改善但仍是高血压状态，这可能与原来就存在的原发性高血压或长期继发性高血压损害引起的肾脏病变有关。

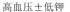

高血压±低钾

↓

血浆醛固酮及肾素水平

（避免检查前使用利尿剂、ACEI、ARB、螺内酯等药物）

提示：肾素＜0.5 ng/（mL·h） 　　　　排除：肾素＞0.5 ng/（mL·h）

醛固酮＞15 ng/dL 　　　　醛固酮＜15 ng/dL

确诊：4小时口服2 L生理盐水后血浆醛固酮＞10 ng/dL，或盐负荷连续4天，第4天的24 h尿醛固酮＞14 μg/d（口服10～12 g NaCl，伴24 h尿钠＞200 mmol/d）

定位：CT或MRI

如果以上检查仍不能明确诊断，可行肾上腺静脉取样

治疗：单侧可手术切除；双侧或无法手术者可予螺内酯、依普利酮或阿米洛利＋氢氯噻嗪

图 2-3　原发性醛固酮增多症患者的诊断及治疗流程

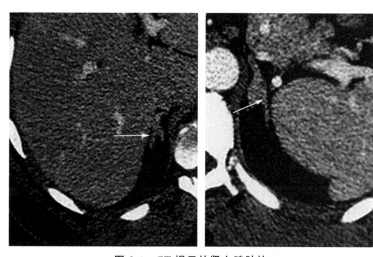

图 2-4　CT提示的肾上腺肿块

CT显示的左肾上腺肿块（右侧图片箭头处）与右侧肾上腺对比（左侧图片箭头处）

（二）库欣综合征

库欣综合征又称皮质醇增多症，是由于多种病因引起肾上腺皮质长期分泌过量皮质醇所产生的一组综合征（表2-5）。80%的库欣综合征患者均有高血压，如不治疗，可引起左心室肥厚和充血性心力衰竭等，其存在时间越长，即使病因去除后血压恢复正常的可能性也越小。

表 2-5　库欣综合征的病因分类及相对患病率

病因分类	患病率
一、内源性库欣综合征	
1.ACTH依赖性库欣综合征	
垂体性库欣综合征（库欣病）	60%～70%
异位ACTH综合征	15%～20%

病因分类	患病率
异位 CRH 综合征	罕见
2.ACTH 非依赖性库欣综合征	
肾上腺皮质腺瘤	10%～20%
肾上腺皮质腺癌	2%～3%
ACTH 非依赖性大结节增生	2%～3%
原发性色素结节性肾上腺病	罕见
二、外源性库欣综合征	
1.假库欣综合征	
大量饮酒	
抑郁症	
肥胖症	
2.药物源性库欣综合征	

注:ACTH,促肾上腺皮质激素;CRH:促皮质素释放激素。

推荐对以下人群进行库欣综合征的筛查:①年轻患者出现骨质疏松、高血压等与年龄不相称的临床表现;②具有库欣综合征的临床表现,且进行性加重,特别是有典型的症状如肌病、多血质、紫纹、瘀斑和皮肤变薄的患者;③体质量增加而身高百分位下降,生长停滞的肥胖儿童;④肾上腺意外瘤患者。如果临床特点符合,则通过测定 24 h 尿游离皮质醇或血清皮质醇昼夜节律检测进行筛查。当初步检测结果异常时,则应行小剂量地塞米松抑制试验进行确诊。当存在有异常筛查结果时,多数学者建议行另一项额外的大剂量地塞米松抑制试验,即每 6 h 口服 2 mg 地塞米松共服 2 d,然后测定尿液中游离皮质醇和血浆皮质醇水平。如果库欣综合征是由垂体 ACTH 过度分泌所致双侧肾上腺增生,那么尿游离皮质醇与对照组 2 mg 剂量相对比将被抑制到 50%以下,而异位 ACTH 综合征对此负反馈机制不敏感。血浆 ACTH 测定有助于区分 ACTH 依赖性和 ACTH 非依赖性库欣综合征。肾上腺影像学包括 B 超、CT、MRI 检查。推荐首选双侧肾上腺 CT 薄层(2～3 mm)增强扫描。对促皮质激素释放激素的反应以及岩下窦取血可用来确定库欣综合征的垂体病因。治疗主要采用手术、放疗及药物方法治疗基础疾病,降压治疗可采用利尿剂或与其他降压药物联用。

(三)嗜铬细胞瘤

嗜铬细胞瘤是一种少见的由肾上腺嗜铬细胞组成的分泌儿茶酚胺的肿瘤,副神经节瘤是更加罕见的发生于交感神经和迷走神经神经节细胞的一种肾上腺外肿瘤。在临床上,嗜铬细胞瘤泛指分泌儿茶酚胺的肿瘤,包括了肾上腺嗜铬细胞瘤和功能性的肾上腺外的副神经节瘤。嗜铬细胞瘤大部分是良性肿瘤。嗜铬细胞瘤可发生在所有年龄段,主要沿交感神经链分布,较少发生在迷走区域。约 15%的嗜铬细胞瘤是肾上腺外的,即副神经节瘤。

剧烈的血压波动以及发作性的临床症状,常提示嗜铬细胞瘤的可能。然而在 50%的患者中,高血压可能是持续性的。高血压可能合并头痛、出汗、心悸等症状。在以分泌肾上腺素为主的嗜铬细胞瘤患者中,由于血容量的下降和交感反射减弱易发生直立性低血压。如果在弯腰、运动、腹部触诊、吸烟或深吸气时引起血压反复骤升并在数分钟内骤降,应高度怀疑嗜铬细胞瘤。

在发作期间可测定血或尿儿茶酚胺或血、尿间羟肾上腺素类似物,主要包括血浆甲氧基肾上腺素、血浆甲氧基去甲肾上腺素和尿甲氧基肾上腺素、尿甲氧基去甲肾上腺素。应用 CT 或 MRI 进行肿瘤定位。

　　嗜铬细胞瘤多数为良性肿瘤,约 10% 的嗜铬细胞瘤为恶性。手术切除效果较好,手术前应使用 α 受体拮抗剂,手术后血压多能恢复正常。手术前或恶性病变已多处转移无法手术者,可选用 α 和 β 受体拮抗剂联合治疗。

三、主动脉缩窄

　　主动脉缩窄多数为先天性,少数由多发性大动脉炎所致。先天性主动脉缩窄可发生在胸主动脉或腹主动脉,常起源于左锁骨下动脉起始段远端或动脉导管韧带的远端。主动脉缩窄的典型特征有上臂高血压、股动脉搏动微弱或消失、背部有响亮杂音。二维超声可检测到病变,诊断需依靠主动脉造影(图 2-5)。治疗主要为介入扩张支架置入或血管手术。病变纠正后患者可能仍然有高血压,应该仔细监测并治疗。

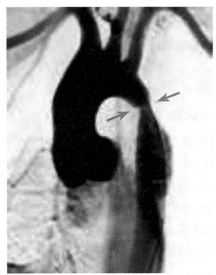

图 2-5　主动脉造影提示降主动脉缩窄
降主动脉缩窄(箭头示)

四、妊娠期高血压

　　妊娠合并高血压的患病率占孕妇的 5%～10%,妊娠合并高血压分为慢性高血压、妊娠期高血压和先兆子痫/子痫 3 类。慢性高血压指的是妊娠前即证实存在或在妊娠的前 20 周即出现的高血压;妊娠期高血压为妊娠 20 周以后发生的高血压,不伴有明显蛋白尿,妊娠结束后血压可以恢复正常;先兆子痫定义为发生在妊娠 20 周后首次出现高血压和蛋白尿,常伴有水肿与高尿酸血症,可分为轻、重度,如出现抽搐可诊断为子痫。对于妊娠期高血压,非药物措施(限盐、富钾饮食、适当活动、情绪放松)是安全有效的,应作为药物治疗的基础。由于所有降压药物对胎儿的安全性均缺乏严格的临床验证,而且动物试验中发现一些药物具有致畸作用,因此,药物选择和应用受到限制。妊娠期间的降压用药不宜过于积极,治疗的主要目的是保证母子安全和妊娠的顺利进行。必要时谨慎使用降压药,常用的静脉降压药物有甲基多巴、拉贝洛尔和硫酸镁等;口服药物包括β受体阻滞剂或钙通道阻滞剂。妊娠期间禁用 ACEI 或 ARB。

五、神经源性高血压

神经系统与血压调控密切相关。多种中枢和周围神经系统病变可以导致高血压。其机制主要与颅内压增高使血管舒缩中心的交感神经系统冲动增加及自主神经功能障碍有关。当今世界,社会压力大,精神心理疾病患病率大大提高,而精神心理异常可通过多种渠道导致血压升高,成为双心医学探讨的主要内容。

(一)颅内压增高与高血压

正常成人颅腔是由颅底骨和颅盖骨组成的腔体,有容纳和保护其内容物的作用。除了出入颅腔的血管系统(特别是颈静脉)及颅底孔(特别是枕骨大孔)与颅外相通外,可以把颅腔看作一个完全密闭的容器,而且由于组成颅腔的颅骨坚硬而不能扩张,所以每个人的颅腔容积是恒定的。

1.病因

(1)脑血管疾病:包括脑出血、蛛网膜下腔出血、大面积脑血栓形成、脑栓塞和颅内静脉窦血栓形成等。

(2)颅内感染性疾病:如病毒、细菌、结核、真菌等引起的脑膜炎、脑炎、脑脓肿等。

(3)颅脑损伤:如脑挫裂伤、颅内血肿、手术创伤、广泛性颅骨骨折、颅脑火器伤、外伤性蛛网膜下腔出血等。

(4)颅内占位性病变:包括各种癌瘤、脓肿、血肿、肉芽肿、囊肿、脑寄生虫等。

(5)各种原因引起的交通性和非交通性脑积水。

(6)各种原因引起的缺血缺氧代谢性脑病:如呼吸道梗阻、窒息、心搏骤停、肝性脑病、酸中毒、一氧化碳中毒、铅中毒、急性水中毒和低血糖等。

(7)未得到有效控制的癫痫持续状态。

(8)良性颅内压增高。

(9)先天性异常:如导水管的发育畸形、颅底凹陷和先天性小脑扁桃体下疝畸形等,可以造成脑脊液回流受阻,从而继发脑积水和颅内压增高狭颅症,由于颅腔狭小,限制了脑的正常发育,也常发生颅内压增高。

2.临床表现

(1)头痛:是因为颅内有痛觉的组织(如脑膜、血管和神经)受到压力的牵张所引起。颅内压增高引起的头痛的特点:头痛常是持续性的,伴有阵发性的加剧,常因咳嗽或打喷嚏等用力动作而加重。头痛的部位以额、颞、枕部明显;头痛的性质呈胀痛或搏动性疼痛;急性颅内压增高的患者,头痛常非常剧烈,伴烦躁不安,并常进入昏迷状态。儿童及老年人的头痛相对较成年人为少。

(2)呕吐:呕吐是头痛的伴发症状,典型表现为喷射性呕吐,一般与饮食无关,但较易发生于进食后,因此患者常常拒食,可导致失水和体质量锐减。也可见非喷射性呕吐。恶心、呕吐可因肿瘤直接压迫迷走神经核或第四脑室底部而引起。有人认为是因为迷走神经核团或其神经根受到刺激所引起。脑干肿瘤起源于迷走神经核团附近者,呕吐有时是其早期唯一的症状,可造成诊断上的困难,有时可误诊为"功能性呕吐"。

(3)视盘水肿:视盘水肿是颅内压增高的特征性体征之一。它是因颅内压增高使眼底静脉回流受阻所致。与颅内压增高发生发展的时间、速度和程度有关。颅内压增高早期或急性颅内压增高时,视盘水肿可不明显,对视力影响不大。而慢性颅内压增高的患者,70%以上均有视盘水肿,如视盘边界模糊,生理凹陷不清,静脉充盈、迂曲,视盘周围火焰状出血等。此时,视力减退。随着视盘水肿的加重,可继发视神经萎缩,常伴不可逆视力减退甚至失明。

(4)意识障碍:意识障碍的病理解剖学基础是颅内压增高导致的全脑严重缺血缺氧和脑干网状结构功能受累。患者可呈谵妄、呆木、昏沉甚至昏迷。

(5)库欣反应:是指在严重颅内压增高时出现的血压上升、心率缓慢和呼吸减慢等现象。其结果是确保一定的脑灌注压,使肺泡 O_2 和 CO_2 充分交换,增加脑供氧,是机体总动员和积极代偿的表现。

(6)复视:因展神经在颅底走行较长,极易受到颅内压增高的损伤,出现单侧或双侧展神经麻痹,早期表现为复视。颅内压增高持续较久的病例,眼球外展受限,甚至使眼球完全内斜。

(7)抽搐及去大脑强直:抽搐及去大脑强直多系脑干受压所致,表现为突然意识丧失、四肢强直、颈和背部后屈,呈角弓反张状。

(8)视野缺损:系后颅窝病变引起的脑室积水,第三脑室扩大压迫视交叉后部并引起蝶鞍的扩大所致。常可误诊为垂体瘤。

(9)脑疝的表现:颅内压升高到一定程度,部分脑组织发生移位,挤入硬脑膜的裂隙或枕骨大孔,压迫附近的神经、血管和脑干,产生一系列症状和体征。幕上的脑组织(颞叶的海马回、钩回)通过小脑幕切迹被挤向幕下,称为小脑幕切迹疝或颞叶钩回疝或海马沟回疝。幕下的小脑扁桃体及延髓经枕骨大孔被挤向椎管内,称为枕骨大孔疝或小脑扁桃体疝。一侧大脑半球的扣带回经镰下孔被挤入对侧分腔,称为大脑镰下疝或扣带回疝。

1)小脑幕切迹疝(颞叶钩回疝)。同侧动眼神经麻痹,表现为眼睑下垂,瞳孔扩大,对光反射迟钝或消失,不同程度的意识障碍,生命体征变化,对侧肢体瘫痪和出现病理反射。小脑幕切迹疝的临床表现:①颅内压增高,表现为头痛加重,呕吐频繁,躁动不安,提示病情加重。②意识障碍,患者逐渐出现意识障碍,由嗜睡、朦胧到浅昏迷、昏迷,对外界的刺激反应迟钝或消失,系脑干网状结构上行激活系统受累的结果。③瞳孔变化,最初可有时间短暂的患侧瞳孔缩小,但多不易被发现;以后该侧瞳孔逐渐散大,对光反射迟钝、消失,说明动眼神经背侧部的副交感神经纤维已受损;晚期则双侧瞳孔散大,对光反射消失,眼球固定不动。④锥体束征,由于患侧大脑脚受压,出现对侧肢体力弱或瘫痪,肌张力增高,腱反射亢进,病理反射阳性;有时由于脑干被推向对侧,使对侧大脑脚与小脑幕游离缘相挤,造成脑疝同侧的锥体束征,需注意分析,以免导致病变定侧的错误。⑤生命体征改变,表现为血压升高,脉缓有力,呼吸深慢,体温上升;到晚期,生命中枢逐渐衰竭,出现潮式或叹息样呼吸,脉频弱,血压和体温下降;最后呼吸停止,继而心跳亦停止。

2)枕骨大孔疝(小脑扁桃体疝)。①枕下疼痛、项强或强迫头位:疝出组织压迫颈上部神经根,或因枕骨大孔区脑膜或血管壁的敏感神经末梢受牵拉,可引起枕下疼痛,为避免延髓受压加重,机体发生保护性或反射性颈肌痉挛,患者头部维持在适当位置。②颅内压增高:表现为头痛剧烈,呕吐频繁,慢性脑疝患者多有视神经盘水肿。③后组脑神经受累:由于脑干下移,后组脑神经受牵拉,或因脑干受压,出现眩晕、听力减退等症状。④生命体征改变:慢性疝出者生命体征变化不明显;急性疝出者生命体征改变显著,迅速发生呼吸和循环障碍,先呼吸减慢,脉搏细速,血压下降,很快出现潮式呼吸和呼吸停止,如不采取措施,不久心跳也停止。与小脑幕切迹疝相比枕骨大孔疝的特点:生命体征变化出现较早,瞳孔改变和意识障碍出现较晚。

3)大脑镰下疝:引起病侧大脑半球内侧面受压部的脑组织软化坏死,出现对侧下肢轻瘫、排尿障碍等症状。一般活体不易诊断。

（10）与颅内原发病变相关的症状体征：主要是与病变部位相关的神经功能刺激症状或局灶体征，如癫痫、失语、智能障碍、运动障碍、感觉障碍和自主神经功能障碍等。

（11）心血管舒缩中枢障碍症状体征：可表现为血压忽高忽低，最高可在 29.3/18.7 kPa（220/140 mmHg）以上，最低在 12.0/8.0 kPa（90/60 mmHg）以下；伴心动过速、心动过缓或心律不齐。心率或心律、血压具有波动幅度大、不稳定及对药物干预敏感等特点。

（12）与血压增高相关的症状体征：头痛、头晕、心悸、气短、耳鸣、乏力等，甚至出现高血压所致的心、脑、肾、眼等靶器官损害的表现。

3.治疗

颅内原发疾病的治疗是解除颅内压增高所致高血压的根本，而降低颅压治疗是降低血压的直接手段，如手术清除颅内血肿、脓肿、肉芽肿、肿瘤等颅内占位病变；脑室穿刺引流或脑脊液分流，改善脑脊液循环；脑静脉血栓局部溶栓，促进脑静脉回流等。多数情况下，随着颅内压的下降，血压恢复或接近正常。所以对血压的调控应持谨慎的态度，不能盲目地予以降压药物干预。降颅内压治疗应当是一个平衡的、逐步的过程。从简单的措施开始，降颅内压治疗需同步监测颅内压和血压，以维持脑灌注压＞9.3 kPa（70 mmHg）。具体措施如下。

（1）抬高头位：床头抬高 30°，可减少脑血流量，增加颈静脉回流，降低脑静脉压和颅内压，且安全有效。理想的头位角度应依据患者 ICP 监测的个体反应而定，枕部过高或颈部过紧可导致 ICP 增加，应予以避免。

（2）止痛和镇静：当颅内压顺应性降低时，躁动、对抗束缚、行气管插管或其他侵入性操作等均可使胸腔内压和颈静脉压增高，颅内压增高；另焦虑或恐惧使交感神经系统功能亢进，导致心动过速，血压增高，脑代谢率增高，脑血流增加，颅内压增高。因此，积极进行镇静治疗尤为重要。胃肠外镇静剂有抑制呼吸和降低血压的危险，所以必须先行气管插管和动脉血压监测，然后再用药。异丙酚是一种理想的静脉注射镇静药，其半衰期很短，且不影响患者的神经系统临床评估，还有抗癫痫及清除自由基作用，通常剂量为 0.3～4 mg/(kg·h)。应避免使用麻痹性神经肌肉阻滞剂，因其影响神经系统功能的正确评估。

（3）补液：颅内压增高患者只能输注等渗液如 0.9% 生理盐水，禁用低渗液如 5% 右旋糖酐或 0.45% 盐水。应积极纠正机体低渗状态（＜280 mOsm/L），轻度高渗状态（＞300 mOsm/L）对病情是有利的。脑灌注压（CPP）降低可使颅内压（ICP）反射性增加，可输注等渗液纠正低血容量。不应使用 5% 或 10% 葡萄糖溶液，禁忌使用 50% 高渗葡萄糖溶液。因为会增加脑组织内乳酸堆积，加重脑水肿和神经元损害。当然，临床医师应根据患者血糖和血浆电解质含量动态监测及时调整补液种类和补液量。

（4）降颅内压。①渗透性利尿剂：如甘露醇、甘油、高渗盐水等；②人血白蛋白：应用人血白蛋白可明显地增加血浆胶体渗透压，使组织间水分向血管中转移，从而减轻脑水肿，降低颅内压，尤其适用于血容量不足、低蛋白血症的颅内高压、脑水肿患者；③髓襻利尿剂：主要为呋塞米，作用于髓襻升支髓质部腔面的细胞膜，抑制 Na^+ 和 Cl^- 重吸收；④糖皮质激素：主要是利用糖皮质激素具有稳定膜结构的作用减少了因自由基引发的脂质过氧化反应，从而降低脑血管通透性、恢复血管屏障功能、增加损伤区血流量及改善 Na^+-K^+-ATP 酶的功能，使脑水肿得到改善。

（5）巴比妥类药物：巴比妥类药物具有收缩脑血管、降低脑代谢率、抑制脑脊液分泌、降低脑耗氧量和脑血流量及抑制自由基介导的脂质过氧化作用。大剂量巴比妥可使颅内压降低。临床试验证实,输入戊巴比妥负荷剂量 5～20 mg/kg,维持量 1～4 mg/(kg·h),可改善难治性颅内压增高。美国和欧洲脑卒中治疗指南推荐可用大剂量巴比妥类药物治疗顽固性高颅内压,但心血管疾病患者不宜使用。

(6)过度通气:过度换气可使肺泡和血中的二氧化碳分压降低,导致低碳酸血症,低碳酸血症使脑阻力血管收缩和脑血流减少,从而缩小脑容积和降低颅内压。也有认为是增加呼吸的负压使中心静脉压下降,脑静脉血易于回流至心脏。因而使脑血容量减少。但当 $PaCO_2$ 低于 4.0 kPa (30 mmHg)时,会引起脑血管痉挛,导致脑缺血缺氧,加重颅内高压。以往认为采用短时程(<24 h)轻度过度通气[$PaCO_2$ 4.0～4.7 kPa(30～35 mmHg)],这样不但可以降低颅内压,而且不会导致和加重脑缺血。近年来随着脑组织氧含量直接测定技术的问世,研究发现短时程轻度过度通气亦不能提高脑组织氧含量,相反会降低脑组织氧含量。所以,国内外学者已不主张采用任何形式过度通气治疗颅内高压,而采用正常辅助呼吸,维持动脉血 $PaCO_2$ 在正常范围为宜。

(7)亚低温治疗:动物实验证实,温度升高使脑的氧代谢率增加,脑血流量增加,颅内压增高,尤其是缺血缺氧性损伤恶化。通常每降低 1 ℃,脑耗氧量与血流量即下降 6.7%,有资料表明当体温降至 30 ℃时,脑耗氧量为正常时的 50%～55%,脑脊液压力较降温前低 56%。因此,首先应对体温增高的患者进行降温治疗(应用对乙酰氨基酚、降温毯、吲哚美辛等)。近年来,随着现代重症监护技术的发展,亚低温降颅内压治疗的研究发展很快。无论是一般性颅内压增高还是难治性颅内压增高,亚低温治疗都是有效的,且全身降温比孤立的头部降温更有效。降温深度依病情而定,以 32 ℃～34 ℃为宜,过高达不到降温目的,过低有发生心室纤颤的危险。降温过程中切忌发生寒战、冻伤及水电解质失调,一般持续 3～5 d 即可停止物理降温,使患者自然复温,逐渐减少用药乃至停药。在欧洲、美国、日本等国家已推广使用。但由于亚低温治疗需要使用肌松剂和持续使用呼吸机,目前国内中小医院尚难以开展此项技术。

(8)减少脑脊液:以迅速降低颅内压,缓解病情。也是常用的颅脑手术前的辅助性抢救措施之一。①脑脊液外引流:是抢救脑疝危象患者的重要措施。控制性持续性闭式脑室引流,既可使脑脊液缓慢流出以将颅内压控制在正常范围,从而避免突然压力下降而导致脑室塌陷、小脑上疝、脑充血、脑水肿加重或颅内压动力学平衡的失调,而且有利于保持引流的通畅。关闭式引流有利于预防感染。②脑脊液分流术:不论何种原因引起的阻塞性或交通性脑积水,凡不能除去病因者均可行脑脊液分流术。根据阻塞的不同部位,可使脑脊液绕过阻塞处到达大脑表面,再经过蛛网膜颗粒吸收,以达到降低颅内压的目的。或将脑脊液引流到右心房或腹腔等部位而被吸收。若分流术成功,效果是比较肯定的。常用的脑脊液分流方法有侧脑室-枕大池分流术、侧脑室-右心房分流术、侧脑室-腹腔引流术、腰椎蛛网膜下腔-腹腔分流术。目前临床最常用的是侧脑室-腹腔引流术。③乙酰唑胺:一种碳酸酐酶抑制剂,它能使脑脊液产生减少 50%,从而降低颅内压。常用剂量是每次 0.25 g,每天 3 次。

(9)颅内占位病变:如肿瘤、脑脓肿等颅内占位性病变应手术切除,若不能切除可考虑脑室引流或行颅骨切开去骨瓣减压,可迅速降低颅内压。有学者认为,通过各种降颅内压措施,如脱水、过度换气、巴比妥昏迷、亚低温等治疗不能控制的颅内高压,应考虑标准大骨瓣开颅术。

(10)去大骨瓣减压术:能使脑组织向减压窗方向膨出,以减轻颅内高压对重要脑结构的压迫,尤其是脑干和下丘脑,以挽救患者生命。但越来越多的临床实践证明去大骨瓣减压术不但没有降低而且可能会增加重型颅脑伤患者死残率。原因:①去大骨瓣减压术会导致膨出的脑组织在减压窗处嵌顿、嵌出的脑组织静脉回流受阻、脑组织缺血水肿坏死,久之形成脑穿通畸形;②去大骨瓣减压术不缝合硬脑膜会增加术后癫痫发作;③去大骨瓣减压术会导致脑室脑脊液向减压窗方向流动,形成间质性脑水肿;④去大骨瓣减压术不缝合硬脑膜,使手术创面渗血进入脑池和脑室系统,容易引起脑积水;⑤去大骨瓣减压术不缝合硬脑膜会导致脑在颅腔内不稳定,会引起再损伤;⑥去大骨瓣减压术不缝合硬脑膜会增加颅内感染、切口裂开机会等。

(11)预防性抗癫痫治疗:越来越多的临床研究表明使用预防性抗癫痫药不但不会降低颅脑损伤后癫痫发生率,而且会加重脑损害和引起严重毒副作用。严重脑挫裂伤脑内血肿清除术后是否常规服用预防性抗癫痫治疗仍有争议,也无任何大规模临床研究证据。国外学者不提倡预防性抗癫痫治疗。但若颅脑损伤患者一旦发生癫痫,则应该正规使用抗癫痫药。

(12)高压氧治疗:当动脉血二氧化碳分压正常而氧分压增高时,也可使脑血管收缩,脑体积缩小,从而达到降颅内压的目的。在两个大气压下吸氧,可使动脉氧分压增加到 133.3 kPa(1 000 mmHg)以上,使增高的颅内压下降 30%,然而这种治疗作用只是在氧分压维持时才存在。如血管已处于麻痹状态,高压氧则不能起作用。有文献报道高压氧吸入后因肺泡与肺静脉氧分压差的增大,血氧弥散量可增加近 20 倍,从而大大提高组织氧含量,可中断因为脑缺血缺氧导致的脑水肿,可促进昏迷患者的觉醒,减少住院天数,能显著改善脑损伤患者的认知功能障碍,有利于机体功能的恢复,对抢救生命和提高生存质量有较好的疗效。绝对禁忌证:未经处理的气胸、纵隔气肿,肺大疱,活动性内出血及出血性疾病,结核性空洞形成并咯血,心脏二度以上房室传导阻滞。相对禁忌证:重症上呼吸道感染,重症肺气肿,支气管扩张症,重度鼻窦炎,血压高于21.3/13.3 kPa(160/100 mmHg),心动过缓<50 次/分钟,未做处理的恶性肿瘤,视网膜脱离,早期妊娠(3 个月内)。

(13)调控血压:调控血压时应考虑系统动脉血压与颅内压和脑灌注压的关系。尤其是脑卒中急性期的血压管理,脑卒中急性期降压治疗目前仍无定论。由于病灶周边脑组织的充分血液供应对挽救缺血半暗带区濒危脑细胞至关重要,而这时 CBF 自我调节机制受损,CPP 严重依赖MAP,但血压过高也会引起血-脑屏障破坏及其他相关脏器功能损伤。大量研究结果表明,75%以上的脑卒中患者急性期血压升高,尤其是那些既往有高血压病史的患者。在脑卒中发生后的1 周内血压有自行下降的趋势,有些患者数小时内即可看到血压明显降低。因此,对脑卒中急性期的血压,要持慎重的态度,而非简单的降低血压。

(二)自主神经功能障碍与高血压

自主神经主要分布于内脏、心血管和腺体。由于内脏反射通常是不能随意控制,故名自主神经。自主神经系统的功能在于调节心肌、平滑肌和腺体的活动,交感和副交感神经对内脏的调节具有对立统一作用。血管运动中枢位于脑干,它通过胸腰段交感神经元及第Ⅸ、Ⅹ对脑神经(副交感神经)对主动脉弓、窦房结、颈动脉压力感受器的控制,调节和维持交感神经和副交感神经的相对平衡,保持心血管系统的稳定性。因此,凡累及自主神经系统的病变大多可引起血压的变化。

1.脊髓损伤后自主神经反射不良

自主神经反射不良(AD)或称自主神经反射亢进,是指脊髓 T_6 或以上平面的脊髓损伤(SCI)而引发的以血压阵发性骤然升高为特征的一组临床综合征。常见的 SCI 的病因有外伤、肿痛、感染等。

2.致死性家族性失眠症

致死性家族性失眠症(FFI)是罕见的家族性人类朊蛋白(PrP)病,是常染色体显性遗传性疾病,也是近年来备受关注的人类可传播性海绵样脑病(TSH)之一。1986 年,意大利 Bologna 大学医学院 Lugaresi 等首先报道并详细描述了本病的第一个病例,以进行性睡眠障碍和自主神经失调为主要表现,尸检证实丘脑神经细胞大量脱失,命名为致死性家族性失眠症。随着基因监测技术的发展和对朊蛋白疾病认识的深入,全世界 FFI 散发病例及家系报道逐渐增多。因 FFI 是罕见病,目前为止尚无流行病学资料。FFI 由于自主神经失调可表现出高血压征象;同时可因严重睡眠障碍导致血压昼夜节律异常。

3.吉兰-巴雷综合征与高血压

吉兰-巴雷综合征(GBS)是一类免疫介导的急性炎性周围神经病。临床特征为急性起病,症状多在 2 周左右达到高峰,主要表现为多发神经根及周围神经损害,常有脑脊液蛋白-细胞分离现象,多呈单时相自限性病程,静脉注射免疫球蛋白和血浆置换治疗有效。该病还包括急性炎性脱髓鞘性多发神经根神经病(AIDP)、急性运动轴索性神经病(AMAN)、急性运动感觉轴索性神经病(AMSAN)、Miller Fisher 综合征(MFS)、急性泛自主神经病(ASN)等亚型。其中 AIDP 和 ASN 常损害自主神经,引起包括血压波动在内的诸多自主神经功能障碍的症状体征。国外报道 GBS 自主神经损害发生率为 65%,国内杨清成报道为 54%,鹿寒冰等报道为 39.4%,略低于国外。因自主神经的损害与 GBS 预后直接相关,临床上应引起足够的重视。

4.自主神经性癫痫

自主神经性癫痫又称间脑癫痫、内脏性癫痫等。间脑位于中脑之上,尾状核和内囊的内侧,可分为五个部分,即丘脑、丘脑上部、丘脑底部、丘脑后部、丘脑下部,后者是自主神经中枢。间脑癫痫是指这个部位病变引起的发作性症状,实际上病变并非累及整个间脑。但由于这一名称应用已久,所以至今仍被临床上沿用。1925 年 Heko 报道首例间脑癫痫,至 1929 年 Penfield 提出间脑性癫痫的概念。这是一种不同病因引起的下丘脑病变导致的周期性发作性自主神经功能紊乱综合征。同其他自主神经病变一样,此类癫痫可致血压阵发性升高,临床表现复杂多样,且缺乏特异性,易误诊。

(马玲君)

第三节　严重心律失常

心律失常是指由于心脏的自律性和传导性异常而使心脏收缩的节律、频率及收缩顺序发生失常。

各种心律失常按其发生的电生理机制和心电图表现可分为激动形成异常和激动传导异常两大类,有时两者可合并存在。但在临床上,常按心律失常发作时心率的快慢分为快速性和缓慢性两大类,这种分类方法简便、实用,不仅有助于初步诊断,还与治疗原则有关,故具有一定的临床意义,本节按这种分类进行讨论。

本病属中医心悸、怔忡及眩晕、厥证、脱证范围。

一、病因及发病机制

(一)发病因素

(1)各种病因的器质性心脏病,如冠状动脉性与风湿性心脏病、心肌病、心包炎等。

（2）房室旁道传导引起的预激综合征。

（3）内分泌代谢疾病与电解质紊乱，如甲状腺功能亢进、嗜铬细胞瘤、低钾或高钾血症等。

（4）药物的毒性作用，如洋地黄、奎尼丁、丙吡胺、胺碘酮等抗心律失常药，灭虫灵、咪康唑、锑剂等。

（5）外科手术和诊断性操作，如胸部手术，尤其是心脏手术，包括麻醉过程，还有心脏插管术及冠状动脉造影。

（6）急性感染。

（7）急性颅内病变，如蛛网膜下腔出血。

（二）发病机制

1.快速型心律失常

（1）折返激动：从某处传出的激动循一条途径传出，又从另一条途径返回原处，使该处再一次激动，这便是激动的折返现象。形成折返激动的必要条件：心脏的 2 个或多个部位的电生理特性不均一（即传导性或不应期的差异）。这些部位互相连接，形成一个潜在的闭合环，其中一条通道的单向阻滞，可传导通道的传导减慢，使最初阻滞的通道有时间恢复其兴奋性。最初阻滞的通道的再兴奋，从而可完成一次折返激动。

折返激动是引起快速心律失常最常见的机制，如多数的各部位的期前收缩及绝大多数的各种阵发性心动过速、心房或心室的扑动或颤动等，其发生机制都与发生了折返激动有关。

（2）自律性增高：正常时，心肌细胞无起搏点活动。由于种种病理生理状态，这些潜在起搏点的自律性可增高，或由于静息膜的部分除极化而引起异常自律性的发生，导致快速性心律失常。这些病理生理状态包括内源性或外源性儿茶酚胺增多；电解质紊乱（如高血钙、低血钾）；缺血、缺氧；机械性效应（如心脏扩大）；药物毒性（如洋地黄）等。

自律性增高引起的心律失常包括少数室性期前收缩，以及房性、交界性、室性自主性心动过速（或称非阵发性心动过速）。

（3）触发活动：在某些情况下，如局部儿茶酚胺增高、低血钾、高血钙、洋地黄中毒等，在心房、心室和希氏-浦肯野组织能看到触发活动。这些因素导致细胞内钙的积累，引起动作电位后的除极化，称为后除极化。当后除极化的振幅继续增高时，能达到阈水平和引起重复的激动。触发活动对超速起搏的反应是加速作用，这有别于自律性增高和折返引起的快速心律失常。

触发活动引起的心律失常多见于洋地黄中毒所致的心律失常，以及某些房性异位激动导致房性心动过速。

2.缓慢型心律失常

（1）传导障碍：最常见的是传导速度减慢（传导延迟）或是传导被阻断（传导阻滞）。其发生的基本原理有 3 种：组织处于不应期、递减性传导和不均匀传导。

上述原因所形成的传导障碍又可分为双向阻滞与单向阻滞。传导阻滞可以发生在传导系统的 6 个不同水平，即窦房传导阻滞、房内阻滞、房室结区阻滞、房室束内阻滞、房室束分叉处阻滞、束支阻滞。

（2）自律性降低：心脏起搏细胞的自律性受某些因素的影响，如迷走神经张力增高、高血钾、低血钙及药物作用（如 β 受体阻滞剂）等，可以使之降低。自律性降低的电生理变化有 3 种：4 位相自发除极的速度降低；4 位相最大舒张电位升高；阈电位水平增高。

当窦房结的自律性降低时，可引起窦性心动过缓。当窦房结的自律性过低或窦房结的激动因故不能下传时,房室交界区、浦肯野纤维这些二级、三级自律细胞便有机会发出激动控制心脏,形成一次逸搏或连续地形成逸搏性心律。

（三）中医学

中医认为神志安宁,脉搏和缓,有赖于心之气血旺盛,阴阳平衡。凡各种致病因素累及心脏,致心之气血受损,阴阳失衡,皆发为本病。各种致病因素包括七情内伤、外邪侵袭、他病及心等。因于七情者,或恼怒气逆,或惊恐伤神,或忧思气结,致心神不宁,气机逆乱,心脉无主,瘀阻心脉,或温邪上受,逆传心包,耗伤心之气阴,两者皆可致心脉运行不畅、神志被扰而脉律失常;因于他脏之病累及心脏者,或肺脏之病使之失于宣肃,气机不利,宗气受损,心血运行受阻,且肺主一身之气,肺气受损日久,延及心脏时必致心脉之节律失常。或脾之病,运化失职,一方面气血生化乏源,致心之气血不足,心神失养,鼓动无力;一方面水湿不运,聚生痰浊,壅阻心脉,或化热伤阴,扰动心神,或寒化伤阳,脉行凝涩,而使脉搏迟滞难出,或紊乱无常。或肾脏之病,肾阴不足,肾水不济,心火独亢,内扰心神,而脉律紊乱;肾阳不足,一方面心阳失于温煦而鼓脉无力,脉律迟滞,一方面气化不利,水饮内停,上泛凌心,阻遏心阳,而见心悸、怔忡。

总之,本病病位在心,病机为本虚标实,以虚为主。在上述病因中,因于情志者,机体尚实,病势较轻,且多能自行缓解;由他病累及者,脏腑已虚,病势多重。若心之本脏气血阴阳亏损已极,或痰浊、血瘀、寒凝、火热之邪极盛,骤闭心脉,劫伤心神,而致心脉不出,血不上供,清窍失养,或灵台无主,心神涣散,而变生厥脱之危候。

二、诊断

（一）临床表现

1.严重心律失常的常见症状

心悸、胸闷、心跳暂停感,头晕,严重者可见面色苍白,肢冷汗出,甚至发生晕厥、抽搐等。原有器质性心脏病者可诱发心绞痛和心力衰竭而见相应的临床表现。症状有时突然发作和突然终止。常以吸烟、饮酒、喝浓茶或咖啡、运动、疲劳、情绪激动等为诱发因素。

2.严重心律失常的体征

（1）心脏体征:第一心音强弱不等见于心房颤动、室性心动过速及完全房室传导阻滞,其中尤以后者改变最显著,当心室收缩紧接心房收缩时,可引起第一心音极度增强,称为"炮音"。心律快而整齐最常见于窦性心动过速,有时可见于心房扑动伴2:1房室传导阻滞;缓慢而整齐的心律主要为窦性心动过缓,其次为2:1或3:1或完全性房室传导阻滞,少数为房室交界处心律;不规则的心律可见于频发期前收缩、窦性心律不齐、心房颤动、房性心动过速伴不规则房室传导阻滞、不完全性房室传导阻滞引起的心室漏搏等。

（2）颈静脉搏动:出现房室分离时颈静脉搏动频率与心率不一致,如心房扑动时颈静脉搏动急速浅促,频率超过心率;阵发性室性心动过速时,如有完全性逆向传导阻滞,颈静脉搏动的频率明显低于心率,并可间歇见巨大 α 波(炮波)。

（3）脉搏短绌:常见于心房颤动以及频发期前收缩尤其是舒张期期前收缩。

（4）原有的器质性心脏病的体征。

（二）辅助检查

心律失常的临床诊断主要依靠心电图检查。其他各项检查有助于了解心律失常的病因。

1.快速型严重心律失常的心电图表现

(1)室性期前收缩:QRS波群提早出现且增宽畸形,时限多在0.12 s以上,其前无P波,其后常有完全的代偿间歇。

(2)室上性心动过速:心率在每分钟160~220次,节律规则,各个周期之差不超过0.01 s,可有继发的ST-T改变。仔细辨认P波有助于了解其分型。多数P波呈逆行性,可出现在QRS波群之前、之后或埋藏于QRS波群之中而致P波无法辨认,食道导联记录的心电图可帮助P波的确认。

(3)心房扑动和心房颤动:两者P波皆消失,前者代之以每分钟240~400次间隔均匀、大小形状相同的F波,后者代之以一系列大小不同、形状不同、间隔不匀的f波,其频率每分钟350~600次。QRS波群呈室上性,前者多规则,为2∶1或4∶1房室传导,后者RR间距绝对不等。

(4)室性心动过速:快速的连续3个或以上的室性期前收缩,心室率超过每分钟100次,节律整齐或轻度不整齐,QRS波群增宽超过0.12 s,有继发的ST-T改变,QRS波群形态在同一次发作中可能一致,也可以不同,可见房室分离、心室夺获或室性融合波。

2.缓慢型严重心律失常的心电图

(1)病态窦房结综合征:窦性心动过缓,心率≤40次/分钟,持续1 min或以上;二度Ⅱ型窦房传导阻滞;窦性停搏超过3 s;窦缓伴短阵房颤、房扑、室上速,发作停止时窦性搏动恢复时间超过2 s。凡符合上述条件之一者即可确诊,下列表现之一为可疑:窦缓低于每分钟50次但未达上述标准者;窦缓低于每分钟60次,在发热、运动、剧痛时心率明显少于正常反应;间歇或持续出现二度Ⅰ型窦房传导阻滞、结性逸搏心律;显著窦性心律不齐,R-R间期多次超过2 s。对可疑病例作阿托品试验或进行食道心房调搏测定窦房结功能,其阳性结果有助于本病的诊断。

(2)窦房传导阻滞与窦性停搏:一度窦房传导阻滞心电图无法显示,三度窦性P波长期消失,与窦性停搏难以区别,只有二度窦房传导阻滞才能在心电图上做出诊断,表现为窦性P波的周期性脱漏,长P-P为基本P-P间期的倍数,或P-P间期表现为文氏现象。窦性停搏心电图表现为一般较正常的P-P间期之后出现一个长间歇,且长P-P与基本P-P之间无倍数关系。

(3)房室传导阻滞:一度房室传导阻滞表现为P-R间期>0.2 s;二度Ⅰ型表现为P-R逐渐延长后有一个P波不能下传;二度Ⅱ型表现为P-R间期固定不变而突有P波不下传;高度房室阻滞表现为绝大多数P波不能下传,因而往往出现次级节奏点的被动性逸搏或逸搏性心律;三度(完全性)房室阻滞表现为全部P波不下传,P波由窦房结或异位心房律控制,频率高较快,而QRS波群由次级节奏点控制,频率较慢,形成完全性房室脱节。

三、鉴别诊断

室性心动过速与室上性心动过速伴束支传导障碍或室内差异传导时,两者的心电图表现均为宽QRS的心动过速,但由于两者的临床意义与治疗完全不同,因此对它们加以鉴别非常重要。两者的鉴别步骤如下。

第一步:若胸导联(V₁~V₆)无RS(包括rS、Rs或RS)图形,则诊断为室速,不需进一步分析。

第二步:胸导联有RS波,若任何一胸导联的最大R-S间期(从R波始点至S波波谷)>100 ms,则诊断为室速,不需进一步分析。

第三步:若发现房室分离,则诊断为室速,不需进一步分析。

第四步：若 V_1 或 V_2 导联及 V_6 导联的 QRS 波群同时符合以下标准,则诊断为室速。①RBBB 型时：V_1 导联呈 R 或 QR 或 rsR' 型;且 V_6 导联 S 波终末增宽。②LBBB 型时：V_5 或 V_6 导联的 R 间期(即 R 波的宽度)>30 ms 或 R-S 间期>60 ms 且 V_1 导联为 rs 或 QS 型。

若上述 4 步均为阴性,则考虑为室上速伴束支传导障碍或室内差异性传导。

另外按摩颈动脉窦,对室速的患者不影响其心室率,但可使心房率减慢从而易于显示房室分离。对室上速的患者则可使心动过速减慢或突然中止。

四、危重指标

(1)发生于严重器质性心脏病或其他严重衰竭的患者。

(2)由于心律失常的发作反复出现晕厥或诱发心绞痛、心力衰竭。

(3)心律失常发作时心室率低于 40 次/分钟或超过 180 次/分钟。

(4)心电图表现为复杂性室性期前收缩或多形性室速。

五、治疗

(一)西医治疗

1.治疗原则

对严重心律失常首先要控制心律失常,在此之后再针对病因进行治疗。

2.治疗措施

(1)快速型心律失常。

1)室性期前收缩：当室性期前收缩出现在急性心肌缺血时,并表现为频发(每分钟 5 次以上)、多源、成对或连续或室性期前收缩落在前一心搏的 T 波上(R-on-T)等形式,应予积极治疗。首选利多卡因 50~100 mg 加入 50%葡萄糖注射液 40 mL 静脉注射,以后每 5~10 min 加用 50 mg,总量不超过 250 mg。有效后以每分钟 1~4 mg 静脉滴注维持,如无效,可用普鲁卡因胺、普罗帕酮等静脉注射。长期口服可选用美西律 0.1~0.2 g,每天 3 次;普罗帕酮 0.1~0.2 g,每天 3 次;胺碘酮 0.2 g,每天 3 次,一周后改为每天 1 次。也可选用奎尼丁、安他唑啉。

洋地黄中毒引起的室性期前收缩除立即停用洋地黄外,并以苯妥英钠 250 mg 加注射用水 20 mL 稀释后在 10 min 左右静脉注射完,同时根据血钾水平予以补钾。

2)阵发性室上性心动过速：可先试用刺激迷走神经的方法,如刺激咽喉部诱发恶心呕吐;或做 Valsalva 动作,即令患者深吸气后屏气,然后用力做呼气动作;或压迫一侧眼球,每次 10 s,注意用力要适中;或按摩颈动脉窦,先按摩右侧 5~10 s,如无效再按摩左侧,切不可同时按摩两侧,以免引起脑缺血。药物首选维拉帕米 5 mg 加入 10%葡萄糖注射液 20 mL 缓慢静脉注射,或毛花苷 C 0.4 mg 加入 50%葡萄糖注射液 40 mL 静脉注射,或普罗帕酮 70 mg 加入 50%葡萄糖注射液 20 mL 静脉注射。血压偏低者,可用去氧肾上腺素 0.5~1.0 mg 加入 50%葡萄糖注射液 40 mL 静脉注射,或甲氧明 10~20 mg 加入 5%葡萄糖注射液 20 mL 缓慢静脉注射,要监测血压心率,一旦终止发作应即停用。还可选用三磷腺苷 20 mg 加入 5%葡萄糖注射液 5 mL 稀释后快速(5~20 s)静脉注射,或新斯的明 0.5~1.0 mg 皮下或肌内注射。各种药物不能控制可考虑直流电击复律,但洋地黄中毒所致者禁用。此外,尚可采用食道心房调搏超速抑制。

3)心房扑动和心房颤动：控制心室率首选洋地黄,如毛花苷 C 0.4~0.8 mg 静脉注射,使心室率控制在每分钟 100 次以下。其他减慢心室率的药物可选用普萘洛尔、维拉帕米或胺碘酮。

适应下列情况可予以转复窦律:心房颤动持续在 1 年以内,而心脏器质性病变较轻,或已做二尖瓣分离术者;二尖瓣术后发生的房颤,经 1 个月仍未消失者;近期有栓塞史者。转复方法可选用奎尼丁第 1 次以 0.1 g 试敏,观察 2 h,如无变态反应,则第 1 天以每小时 0.2 g 共 5 次,如无效第 2 天以 0.2 g 共 5～6 次,仍无效可增至 0.3～0.4 g,每天 4～5 次,有效后维持量为 0.2 g,每天 1～2 次,还可采用同步直流电击复律。

4)阵发性室性心动过速:药物治疗首选利多卡因 50～100 mg 静脉注射,5 min 后可重复 50 mg,1 h 总量不超过 300 mg,有效后以每分钟 1～4 mg 静脉滴注维持 24～72 h,如无效可改为胺碘酮、普罗帕酮、溴苄胺静脉注射。若上述药物无效时则迅速用同步直流电复律。若为尖端扭转型室速治疗应针对病因,如低钾者给予氯化钾静脉滴注,为药物中毒者停用相应的药物,除此之外,目前认为首选 25％硫酸镁 1～2 g 静脉注射,奏效后继续以每分钟 1 mg 静脉滴注维持 24～48 h。异丙肾上腺素开始剂量宜小,一般以 0.5 mg 加于 5％葡萄糖注射液内,开始滴速为每分钟 5～6 滴。还可应用经食道心房调搏或临时心内膜起搏,频率为每分钟 100 次。电击复律一般宜慎用。避免使用延长心肌复极的药物。

(2)缓慢型心律失常。各类缓慢型心律失常的治疗措施基本相同,以提高心室率,维持心排血量为主,可选用下列药物。

1)异丙肾上腺素:能兴奋心脏高位起搏点及改善心脏传导,增强心室自律性。可舌下含服 10～20 mg,每 3～4 h 1 次,或以每分钟 1～2 μg 静脉滴注。

2)阿托品:能解除迷走神经对心脏的抑制,使心跳加快。口服 0.3 mg,每天 3～4 次。必要时可用 1～2 mg 皮下注射或静脉滴注。

3)麻黄碱:能兴奋 α 和 β 受体,类似肾上腺素。可口服 12.5～25 mg,每天 3～4 次。

4)氨茶碱:被认为有拮抗腺苷受体作用,能提高病窦患者的心率及改善传导。可口服 100 mg,每天 3 次,必要时可用 250 mg 静脉滴注。

(二)中医治疗

1.证候特征

本病之所成,或因内伤,或由外感。虽然病机有虚实两端,但以虚证居其八九,每多因虚致实,亦有由实致虚者,临床多为虚实夹杂之证。其虚者系指脏腑气、血、阴、阳之亏损;其实者系指痰浊、瘀血及六淫之邪。

2.治疗要点

治疗本证,首当分清虚与实孰多孰少,然后行补、泻之法。本虚为主者,可予以养阴复脉、补血安神、温阳通脉、补气定志等法;邪实为主者,可予以清热解毒、祛瘀通脉、祛痰定悸等法。但由于本证多为虚实夹杂,所分证型,每多互见,故临证之时常需标本兼顾,补泻同用。本病在病情稳定后,常需依其素体及病因做进一步调治。

3.分型治疗

(1)气阴两虚。

主证:心悸气短,乏力,失眠,口干,舌红,脉结代。

治法:益气养阴。

例方:生脉散。

常用药:人参、麦冬、五味子、生地、枣仁、炙甘草、瓜蒌、丹参。

应急措施:生脉注射液 20 mL 加入 5％葡萄糖注射液中静脉滴注。

(2)痰浊闭阻。

主证:心悸胸闷,眩晕恶心,少寐多梦。苔腻稍黄,脉滑或有结代。

治法:化痰定悸。

例方:温胆汤。

常用药:法半夏、陈皮、枳实、竹茹、枣仁、远志、龙齿、甘草。

应急措施:清开灵注射液 20 mL 加入 5％葡萄糖注射液中静脉滴注。

(3)心血瘀阻。

主证:心悸不安,胸闷不舒,心痛时作,或见唇甲青紫,舌质暗或瘀斑,脉涩结代。

治法:活血化瘀。

例方:桃仁红花煎。

常用药:桃仁、红花、赤芍、川芎、生地、丹参、当归、香附、玄胡。

应急措施:复方丹参注射液 20 mL 加入 5％葡萄糖注射液中静脉滴注。

(4)心肾阳虚。

主证:心悸怔忡,动则加剧,面色㿠白,形寒肢冷,腰膝酸软,眩晕,小便清长。舌质淡苔白,脉迟结代。

治法:温补心肾。

例方:麻黄附子细辛汤。

常用药:麻黄、附子、细辛、桂枝、巴戟天、淫羊藿、熟地、补骨脂。

应急措施:参附注射液20 mL 加入 5％葡萄糖注射液中静脉滴注。

六、临症提要

(1)对宽 QRS 波群心动过速一时难以明确是属于室速还是室上速者,应首先按室速处理。伴有晕厥或血流动力学不稳定者,应采用同步直流电复律。如血流动力学障碍不明显者,可首先试用利多卡因,也可静脉使用普罗帕酮、胺碘酮、普鲁卡因胺。

(2)使用抗心律失常药物应严格掌握使用指征,治疗剂量应个体化,对顽固性心律失常联合用药时应注意配伍禁忌,同时要注意抗心律失常药物的促心律失常作用。

(3)中医学对本病的辨治包括了本虚和标实两个方面,心之本脏的气血阴阳极虚与六淫、痰浊、瘀血之邪极盛,每易造成心之阴阳离失,心神涣散,心脉不出,清窍失养而出现眩昏、昏厥乃至厥脱之证,抢救之时,多需与西药配合,在病情稳定后,可以中医中药辨证治疗,尤其对于缓慢型心律失常,中医中药有其独到之处。

(王海成)

第四节 心 脏 骤 停

心脏骤停是指由各种原因如心脏病(特别是冠心病)、电击、溺水、药物中毒、各种变态反应、电解质紊乱、麻醉意外、手术、心血管造影检查和心导管检查进行过程中所导致的心脏有效循环突然停止。一般认为心脏骤停后 8~10 min,神经损伤即不能逆转,故必须在 7 min 内进行复苏术,否则即使抢救成功,多数亦会留下永久性的神经损伤。

在我国,冠心病患者调查结果表明,心脏性猝死的发生率为平均 7.1/(10 万·年)。猝死的发生率随着年龄的增长而增加。在年轻人中,年发生率<1‰,而在 45 岁以后年龄每增长 10 岁发生率增加 1 倍。男性比女性的猝死发生率高,就平均年龄而言,男性高于女性 3 倍。虽然随着年龄的增长,女性的发生率也会增加,但仍比男性晚 20 年。

心脏骤停及复苏后初建,这 2 个不同阶段各有不同的临床表现,根据传统中医理论归纳,大致属于中医学的猝死、厥证之阴阳离决、脱证以及昏迷、热证、喘证、悸证等范畴。

一、病因及发病机制

(一)发病因素

(1)各种器质性心脏病(常见冠心病尤其急性心肌梗死)所导致的严重室性心律失常、心脏传导系统障碍,如莫氏Ⅱ型或三度房室传导阻滞、病态窦房结综合征等。

(2)药物中毒:常见的有洋地黄、奎尼丁、普鲁卡因胺等药物。

(3)电解质紊乱、酸中毒、缺氧。

(4)各种变态反应。

(5)麻醉意外。

(6)电击伤、溺水等。

(7)心血管造影、心导管检查、支气管镜检查、胃镜检查、颈动脉窦按摩等。

(二)发病机制

心脏骤停或心跳呼吸停止是临床死亡的标志,但从生物学的观点,此时机体尚未真正死亡,如及时抢救尚可存活,尤其是意外发生的猝死患者。心跳呼吸停止后,体内立即发生酸碱度和电解质的急剧变化,特别是细胞内酸中毒和细胞外钾浓度增高,发生线粒体和溶酶体破裂,细胞死亡和自溶。此时可逆性的变化成为不可逆,进入生物死亡。

人体各脏器对缺氧的耐受不同,中枢神经系统最为敏感,其次是心肌,再次是肝、肾、骨骼肌等。脑组织的重量仅占体质量的 2%,但其代谢率高,氧和能量消耗大,其所需的血液供应约为心排血量的 15%,其耗氧量约占全身的 20%。然而脑组织中氧和能量的储备都很少,对缺氧和酸中毒的易损性很大。当脑组织缺氧时,由于脑血管内皮细胞水肿,脑血流机械性受阻,导致脑血管阻力增加和颅内压增高,使脑灌注进一步减少。在缺氧和酸中毒情况下,心肌的收缩力严重受抑制,心肌处于弛缓状态,周围血管张力也降低,两者对儿茶酚胺的反应大为减弱。此外,由于室颤阈值降低,常可导致顽固室颤,最终心肌细胞停止收缩。肝脏与肾脏对缺氧也较敏感,前者首先小叶中心坏死,后者则产生肾小管坏死,而致急性肾衰竭。当动脉血含氧量<9%容积时,肝细胞不能存活。上述重要脏器在缺氧和酸中毒时发生的病理生理过程,尤其心脑的病变又可进一步加重缺氧和酸中毒,从而形成恶性循环。如循环停止后抢救不及时,脑组织的缺氧损伤往往变为不可逆,为心脏骤停的主要致死原因;即使心跳呼吸暂时复苏成功,终可因脑死亡而致命;偶尔生命得以挽回,仍可后遗永久性的损伤。

(三)中医学

中医学中无"心脏骤停"的记载,大致与猝死、厥证之一厥不返相似,离决时病位在心,阴阳初建后,虽五脏六腑均受阴阳离决时之害,但其病位仍以心、肺、肾为主。《素问·生气通天论》说"阴平阳秘,精神乃治""阴阳离决,精气乃绝",由于外因、内因或不内外因的作用而破坏"阴平阳秘"这一生理平衡而出现"亡阴""亡阳"危象,最终导致"阴阳离决,精气乃绝"。上工之起死回生,不外调整阴阳,在精气未绝之际,阳脱者回阳,阴脱者回阴,使"阴阳自和",疾病痊愈。阴阳离决之际,必然导致五脏六腑,尤其心、肺、肾之精气欲绝。在初建阴阳平衡后,元气大伤,外邪必乘虚而入,而诱发一系列变证。

(1)热痰闭窍:正虚邪扰,首先犯肺,热传心包可出现神志不清,甚则昏迷、痰涎壅盛、呼吸气促、苔黄燥、脉滑数或结代。

(2)气阴两虚:心主血脉,其华在面,阴阳离决时,心之气阴尽耗,虽则阴阳初复,仍以面色潮红、自汗盗汗、舌红无苔、呼吸气短、脉细数或结代等见证为主。

(3)阴阳两虚或心阳虚欲脱:阴阳初复,元气大伤,肾气不足,少尿、无尿并可见阳虚欲脱、四肢厥冷、大汗淋漓、息微欲绝等一系列变证。

(4)气滞血瘀:复建阴阳后,心气不足,心阳不振,鼓动无力,血行不畅而出现面色晦暗、唇甲青紫、脉结代而涩之证。

二、诊断

(一)临床表现

1.典型表现

(1)惊厥:抽搐常为全身性,或有眼球偏斜,持续时间较短,多呈一过性,多发生在心脏停搏 10 s 左右,常为最早被发现的体征之一。

(2)听不到心音。

(3)大动脉搏动消失:一般摸颈总动脉或股动脉。

(4)呼吸停止:一般先多在心脏停搏 20～30 s 内出现。

(5)瞳孔散大:多在心脏停搏 30～60 s 才出现。

(6)昏迷:多在心脏停搏 30 s 左右后进入昏迷状态。

2.先兆征象

心脏骤停的先兆征象一般容易被忽视。在排除神经精神原发病外,如发现患者有精神异常、如痴呆凝视、眼球上翻、瞳孔散大、神志不清等;或出现多源性室性期前收缩、R-on-T、室性二联律或三联律、室速、莫氏Ⅱ型或三度房室传导阻滞、心率＜50 次/分钟、Q-T 间期延长等;也有一些病情危重,有可能产生心排血量不足的患者,如急性心肌梗死、大出血、急性肺梗死等,必须提高警惕。

(二)辅助检查

1.心电图

(1)心室颤动或扑动:占心脏骤停患者 2/3,多见于急性心肌梗死、缺钾与触电患者。

(2)心室静止:约占心脏骤停患者 1/3,多见于高血钾、房室传导阻滞、病态窦房结综合征。

(3)心电机械分离:表现为慢而无效的室性自主节律,多见心脏穿破、急性心脏压塞等。

2.脑电波低平

临床上以典型表现中(1)、(3)、(4)项最重要,不必依靠心电图,以免延误抢救时机。

三、鉴别诊断

（一）中风

有突然昏仆，不省人事，四肢厥冷，口眼㖞斜，半身不遂，心音与脉搏存在。

（二）单纯性晕厥

（1）发作前多有诱因。

（2）有头晕、恶心、上腹不适等前驱症状。

（3）发作时血压下降，心率减慢或心音微弱。

（4）常发生于立位或坐位，很少发生在卧位。

（三）癫痫

（1）有癫痫发作史。

（2）发作时心音、脉搏存在，血压可测到。

（3）易在夜间入睡后发作。

四、危重指标

一般认为心脏停搏在 8～10 min 内，即可导致脑细胞的不可逆性损伤，即使心跳呼吸暂时复苏成功，终可因脑死亡而致命，或偶尔生命得以挽回，仍可因后遗永久性脑损伤而造成残疾。认为此临界时限，亦应根据具体情况而定：是年轻患者还是年老患者；是意外伤害造成，还是某些慢性病的正常转归；是心脏本身病变还是非心脏本身的病变引起；是用中医或西医还是中西医结合抢救等。

五、治疗

（一）西医治疗

1.治疗原则

无数临床与实验研究证实心脏停止跳动 10 min 以上开始进行复苏其存活率极低，即使偶尔复苏成功，后遗的不可逆性神经损害亦多较严重。故一发现心脏停搏，应立刻分秒必争地就地进行抢救以恢复呼吸、恢复循环、防治并发症和治疗原发病。

2.治疗措施

（1）一期复苏：一期复苏的目的是建立有效循环，以支持基础的生命活动，为进一步的复苏创造条件。本期的关键是分秒必争、就地进行规范的开通气道、人工呼吸和人工循环。

1）胸外心脏按压：使患者仰卧在硬板床或地面，头低，抬高双下肢 30°～40°，以利静脉回流心脏。在胸骨中下 1/3 交界处，如下述步骤可快速测定按压部位：首先触及患者上腹部，以示指及中指沿患者肋弓处向中间滑移，在两侧肋弓交点处寻找胸骨下切迹，心切迹作为定位标志（不要以剑突下定位）；然后将示指及中指两指放在胸骨下切迹上方，示指上方的胸骨正中部即为按压区；以另一手的掌根部紧贴示指上方，放在按压区；再将定位之手取下，将掌根重叠放于另一手背上，使手指脱离胸壁，可采用两手手指交叉抬起法。抢救者双臂应绷直。双肩在患者胸骨上方正中。垂直向下用力按压，应借助部分体质量力量。向脊柱方向将胸骨下压 4～5 cm。所施力量因人而异，但不应超过胸骨移位的限度。下压胸骨约半秒钟，然后迅速放松约半秒钟，以使胸部血液再充盈。二人操作时目前主张按压 100 次/分钟以上的频率，每按压 15 次，行 2 次吹气；单人操作时的频率为 100 次/分钟以上(每按压 30 次,行 2 次快速吹气)。当患者心脏复跳,但动脉收缩压<6.7 kPa(50 mmHg)时,仍要继续按压。

2)胸内心脏按压:亦称开胸心脏按压,有报道经 20 多年临床试验研究观察,胸外按压的完全康复率为 10%～14%,而胸内按压则为 28%。实际表明,胸外按压的心排血量是胸内按压的1/2。一般认为,常规胸外按压最多不超过 20 min,便要改胸内心脏按压。遇下列情况应及早进行胸内按压,如胸廓畸形、纵隔心脏移位;室壁瘤、左心房黏液瘤、重度二尖瓣狭窄,心脏撕裂或穿破及心脏压塞;胸部病变如严重肺气肿、气胸、血胸及胸部挤压伤;手术过程中或妊娠后期。

心脏按压与口对口人工呼吸两者要同时进行,人工呼吸与心脏按压的比例为 2∶30,即只有一人操作,则心脏按压 30 次后,口对口人工呼吸 2 次。经以上处理有效,可见患者瞳孔由大变小,出现睫毛反射,肌张力增高,正常呼吸或大呼吸,大动脉搏动,唇指甲由紫变红。同时应积极准备进入二期复苏。

(2)二期复苏:进一步生命支持活动,恢复自主心跳。在基础生命支持的基础上,进一步实行决定性的诊疗措施。

(3)三期复苏:主要是持续的生命支持,赢得时间使机体得以修复。心脏骤停虽已复苏,但由于心脏停搏时缺血缺氧时间长短不同,复苏后机体因缺血、缺氧所致重要脏器如心、脑、肾的损伤也不同。如处理不当,心脏再次停搏或出现严重后遗症,甚则变成植物人的概率仍相当高,故必须重视三期复苏。

1)防治脑水肿:①一般处理,心搏骤停时间短,复苏后清醒的,可酌情供氧;如停跳时间长、心肺复苏后仍昏迷不醒的要持续供氧,并采取头部放置冰帽、人工冬眠等疗法。②脱水疗法:可用20%甘露醇 250 mL,每 8 h 一次快速滴入;地塞米松 10 mg 每 8 h 一次静脉注射;严重者可加呋塞米40～80 mg,稀释后静脉注射,每天 3 次,连用 3～5 d,病情稳定后,酌情改用高渗糖,亦可与甘露醇交替用,一般脱水疗法在 1 周左右。③促进脑组织代谢:可选用乙酰谷酰胺(醋谷胺)100～400 mg/d,加入 5%～10%葡萄糖注射液 250 mL 稀释后静脉滴注,亦可用细胞色素 C、ATP、辅酶 A、辅酶 Q_{10} 等。

2)维持有效循环:心脏复苏后,因心排血量不足,心肌收缩无力,心律失常、酸中毒、血容量不足、呼吸功能不全、微循环障碍或呼吸机使用不当,可致血压偏低甚或休克。维持有效血容量最好在血流动力学监测下进行,在补足血容量的基础上,适当应用血管活性药物。常用多巴胺或间羟胺 10～30 mg 加入 5%葡萄糖注射液 250 mL 静脉滴注。当血压恢复接近正常时,可用多巴酚丁胺。多巴酚丁胺具有强大的 β_1 受体兴奋作用而无 α 受体兴奋作用,能显著提高心排血量,可与多巴胺合用,合用时两药的剂量减半。多巴酚丁胺升压作用不明显,血压低时不要单一使用。如效果不显,可施行主动脉内球囊反搏术。如有心功能不全可选用毛花苷 C、毒毛花苷 K、多巴酚丁胺等,并按心力衰竭处理。

3)心电监护:心脏复跳后心律失常十分常见,要严密监测,否则因一些危险性心律失常未被发现,可使心脏再次停跳。主要监测危险性室性心律失常、二度或三度房室传导阻滞、病态窦房结综合征,均应针对病因处理的同时按不同心律失常类型处置。可常规使用利多卡因 75～100 mg,稀释后静脉注射,10～15 min 后可重复,维持量是(1～3)mg/min 静脉滴注,持续 3 d。亦可选用胺碘酮 150～300 mg 稀释后缓慢静脉注射,连续滴 2～3 d,每天 600 mg。病态窦房结综合征或完全性房室传导阻滞者可选用阿托品或异丙肾上腺素,必要时安装心脏起搏器。

4)维持呼吸功能:心肺复苏后如何维持呼吸功能十分重要,首先应千方百计针对不同原因恢复自主呼吸。如因脑水肿所致者要脱水、降低颅内压,因呼吸道阻塞所致者要清理通畅气道。一旦自主呼吸恢复,不宜长期高浓度正压供氧,以免出现呼吸性碱中毒,可改鼻导管法供氧。如已上了呼吸机,一般成人频率18～20次/分钟;呼、吸时间比为2∶1。保持呼吸道通畅,要注意吸痰和清理咽喉异物。如气管插管,需留48 h以上者,宜及早施行气管切开。呼吸功能不全一般都加用呼吸兴奋剂,如尼可刹米、山梗菜碱、二甲弗林。

5)防治急性肾衰竭:若心脏停搏时间长或心复跳后血压偏低或在复苏时使用血管收缩剂,复苏后均有可能出现急性肾衰竭。故要密切注意患者的尿量、尿比重和渗透压的变化。对于少尿或无尿患者,要尽早使用脱水剂如甘露醇、呋塞米、依他尼酸等。限制水钠的摄入,缓解肾血管的痉挛,可用利尿合剂(酚妥拉明10 mg、多巴胺40～80 mg、呋塞米40～120 mg)加入10%葡萄糖注射液500 mL内静脉滴注。如无效,要及早进行腹膜透析或血液透析。

此外,复苏后还要积极寻找导致心脏停搏的原因,进行病因学治疗;合并感染者要加强抗感染治疗;监测血气并及时纠正酸碱及电解质平衡。

复苏后如心搏停止时间长,复苏成功率不大,即使成功,多后遗不可逆的神经损伤。有报道用中西医结合处理,在脑复苏方面有望取得突破。

(二)中医治疗

1.证候特征

本病在心脏停搏当时属中医的猝死与阴阳离决范畴,可表现突然昏仆、不省人事、息止或息微、抽搐、面色苍白或晦暗、瞳孔散大、六脉俱绝;心脏复跳后多神志不清或欠清、息止或息微、四肢厥冷、少尿或无尿、痰涎壅盛、舌暗紫、脉虚数或脉微欲绝。

2.治疗要点

现代复苏术优于古代复苏术,故心肺复苏宜争分夺秒,采用先西后中;若复苏后心脏停搏时间长,单一西医处理,成功率不高,尤其心脏停搏在7 min以上能救活的十分罕见,即使救活,遗留神经不可逆性损伤都较严重,甚至成为植物人。如复苏后在西医治疗的基础上加用中医药,可望在成活率方面有所提高,致残率方面有所降低。复苏后多根据不同证型,治以清化痰热、开窍醒神、回阳固脱、益气养阴、益阴回阳、化气行水与活血祛瘀等。因神志不清者居多,要用中医的综合疗法,如鼻饲、肛管滴入、针灸、按摩、外敷诸法。

3.分型治疗

(1)痰热闭窍。

主证:神昏谵语,痰涎壅盛,呼吸气粗,尿黄量少。舌质红苔黄腻,脉滑数结代。与复苏后出现脑水肿近似。

治法:清化痰浊,开窍醒神。

例方:温胆汤合安宫牛黄丸。

常用药:黄芩、浙贝、牛黄、半夏、竹茹、胆星、枳壳、茯苓、菖蒲、远志、安宫牛黄丸、至宝丹、紫雪丹等。

应急措施:醒脑静注射液20 mL加入5%～10%葡萄糖注射液500 mL,静脉滴注。清开灵注射液40 mL加入5%～10%葡萄糖注射液500 mL,静脉滴注。安宫牛黄丸或至宝丹、紫雪丹鼻饲。

(2)心阳虚欲脱。

主证:大汗淋漓,四肢厥冷,面色苍白,神志欠清,呼吸息微。舌质淡白,脉微细欲绝或结代。

与复苏后出现脑水肿、心力衰竭、休克近似。

治法：回阳固脱。

例方：参附汤、四逆汤。

常用药：高丽参、熟附子、干姜、白术、茯苓、黄芪、西洋参等。

应急措施：参附注射液 80 mL 加入 5％～10％葡萄糖注射液 500 mL 静脉滴注。针灸：艾灸百会、涌泉；针内关、合谷、人中。

（3）气阴两虚。

主证：心悸气促，倦怠乏力，精神萎靡，盗汗自汗，午后身热，心烦不寐，口渴唇焦。舌质淡，脉细数或结代。与复苏后心力衰竭、休克近似。

治法：益气养阴。

例方：生脉散加味。

常用药：高丽参或西洋参、麦冬、五味子、天冬、黄芪、玉竹、生地等。

应急措施：生脉注射液 60 mL 加入 5％～10％葡萄糖注射液 500 mL 静脉滴注。参麦注射液 60 mL 加入 5％～10％葡萄糖注射液 500 mL 静脉滴注。

（4）阴阳两虚。

主证：汗出肢冷，呼吸息微，面色苍白，无尿或少尿，舌红无苔，脉微细欲绝。与复苏后休克或急性肾衰竭相似。

治法：益阴回阳，化气行水。

例方：济生肾气丸。

常用药：熟地、山萸肉、茯苓、泽泻、丹皮、怀山药、熟附子、肉桂、车前子、牛膝、五加皮、川萆薢等。

应急措施：参附注射液 80 mL 加入 5％～10％葡萄糖注射液 500 mL 静脉滴注。生脉注射液 60 mL 加入 5％～10％葡萄糖注射液 500 mL 静脉滴注。针灸：无尿可针灸关元、气海。

以上四型均有不同程度气滞血瘀见证，如面色晦暗、舌边紫或有瘀点、脉涩等，可适当选用：复方丹参注射液或丹参注射液 20 mL 加入 5％～10％葡萄糖注射液 500 mL 静脉滴注；盐酸川芎嗪注射液 40～80 mL 加入 5％～10％葡萄糖注射液 500 mL 静脉滴注；田七粉、云南白药鼻饲。

六、临症提要

（1）在诊断上有关心脏骤停的"时间"概念要准确，绝不能把骤停后有效的抢救时间也纳入心搏骤停的时间。骤停时间应从有效循环突然停止开始，至不管用何种方式使有效循环得以恢复前这一段时间为准。

（2）在冠心病监护病房（CCU）监护中的患者，心脏骤停的体征"惊厥"与心电表现同样重要，后者要排除导联线脱落或机件故障所致；不在 CCU 监护中的患者，尤其有严重心血管病史者，"惊厥"可以说是心脏骤停最早信号，如同时该患者大动脉搏动消失或听不到心音，诊断心脏骤停已无疑，不必再检查，以免延误抢救时机。只要诊断成立，必须就地当机立断、分秒必争进行心肺复苏。

（3）停搏时间长，复苏与复苏后的处理，西医尚存较大困难，但其复苏手段是先进的，应首先采用。近年有报道，停搏时间长复苏后加用中医中药的综合治疗措施，如鼻饲中药、肛管滴入中药、静脉滴入中药、针灸等抢救,可能会收到单独西医处理不能达到的效果。

(4)中医"痰热闭窍"一型与复苏后出现脑水肿近似;"心阳虚欲脱"型与复苏后出现心力衰竭、脑水肿及休克相似;"气阴两虚型"与复苏后心力衰竭、休克相似;"阴阳两虚"与复苏后急性肾衰竭或休克相似。

(5)对非心脏因素所致的意外性心脏骤停如触电、溺水等,复苏术必须坚持较长时间方能奏效。不要被停搏8~10 min、神经损伤不可逆的所谓"临界时限"影响而不尽力抢救。

(6)心脏停搏如发生在院外或基层无除颤条件的医疗机构,在就地进行常规心肺复苏术无效后,可考虑针灸针电起搏。其法是以1寸毫针(2.5 cm长)扎患者合谷或内关单侧,以4寸毫针(10 cm长)从左胸神封穴进针,直刺心肌,接上电针机导线,通电。一有心跳即把神封穴的针拔出并移至膻中穴。

(王海成)

第五节　肺源性心脏病

慢性肺源性心脏病(简称肺心病)是指由肺组织、胸廓或肺动脉的慢性病变引起肺循环阻力增高,导致肺动脉高压和右心室肥大,伴或不伴有右心衰竭的一类心脏病。

肺心病在我国是一种发病率很高的疾病,全国大面积的肺心病普查,综合全国1 900万人口普查的结果,其平均患病率为0.48%。

肺心病属中医的喘证、肺胀范畴。

一、病因及发病机制

(一)发病因素

(1)支气管、肺疾病:以慢性支气管炎并发阻塞性肺气肿最为多见,占80%~90%。

(2)胸廓运动受限疾病:使肺血管阻力增大,肺动脉高压,进而发展为肺心病。

(3)肺血管疾病:使肺小动脉狭窄、阻塞而引起肺动脉高压和右心负荷加重,发展为肺心病。

(二)发病机制

本病的发病原理是由于肺、胸的基本病变引起肺循环阻力增高从而使肺动脉压增高,右心室负担加重导致右心室肥大与衰竭。其病理生理变化是呼吸功能、循环功能从代偿到衰竭,进而引起其他一些主要器官和全身性变化。

(1)呼吸功能变化:包括阻塞性通气功能障碍、限制性通气功能障碍、换气功能障碍等。

(2)血流动力学改变。

(3)右心室肥大与右心衰竭。

(4)左心受累。

(三)中医学

中医学认为肺心病的产生多因久病肺虚、痰浊潴留,每因再感外邪诱使病情发作加剧。病变首先在肺,继则影响在脾、肾,后期病及于心。病理因素为痰、水、瘀、虚互为影响。病理性质多属标实本虚,急性期则偏于邪实,缓解期则偏于本虚。因肺主气,开窍于鼻,外合皮毛,主表,主卫,故外邪从口鼻、皮毛入侵,每多首先犯肺,导致肺气宣降不利,上逆为咳,升降失常则为喘。久则肺气亏虚,痰瘀内伏,卫外不固,每易致复感外邪,辄发加重。随感邪寒热性质不同,禀赋体质之异,内伏之痰瘀可以寒化、也可以热化,并表现为表寒里饮,外寒内热,正虚邪实等复杂病理演变。若痰浊壅盛,痰瘀阻遏清阳,可蒙蔽心神;若肺病及脾,子盗母气,脾运失健,则可导致肺脾两虚。肺虚及肾,肺不主气,肾不纳气,可致气喘日益加重,吸入困难,呼吸短促难续,动则更甚。肺与心脉相通,肺气辅佐心脏运行血脉,肺虚治节失职,久则病及于心。心阳根于命门真火,如肾阳不振,进一步导致心肾阳衰,可能出现喘脱等危候。

二、诊断

(一)临床表现

本病发展缓慢,临床上除原有肺、胸疾病各种症状和体征外,主要是逐渐出现肺、心功能不全及其他器官损害的征象,表现为急性发作期与缓解期交替出现,肺心功能不全也随之进一步恶化。急性发病次数越频繁,肺心功能损害越重。

1.功能代偿期

除有肺原发疾病的表现外,如咳嗽、咳痰或哮喘史,逐步出现乏力、呼吸困难。体检可见肺气肿征和肺动脉高压及右心室肥大的体征:桶状胸、肺部叩诊呈过清音、肝浊音上界下降、心浊音界缩小,甚至消失。听诊呼吸音低,心音低,有时只能在剑突下处听到。肺动脉区第二音亢进、分裂,上腹部剑突下有明显心脏搏动,三尖瓣区出现收缩期杂音。颈静脉可有轻度充盈,但静脉压并不升高。

2.功能失代偿期

(1)呼吸衰竭:急性呼吸道感染为最常见的诱因,由于通气和换气功能进一步减退,先表现为缺氧症状,以后有二氧化碳潴留,出现各种精神神经障碍症状,称为肺性脑病,表现为头痛、烦躁不安、恶心呕吐、语言障碍,并有幻觉、精神错乱、抽搐、震颤等。当动脉血氧分压<3.3 kPa(25 mmHg),动脉血二氧化碳分压>9.3 kPa(70 mmHg),中枢神经系统症状更明显,出现神志淡漠、嗜睡,进而昏迷以至死亡。检查时可见眼球结膜充血水肿、瞳孔缩小、眼底视网膜血管扩张和视神经盘水肿等颅内压增高表现,腱反射减弱或消失,锥体束征可阳性。此外,因高碳酸血症导致周围血管扩张,皮肤潮红,儿茶酚胺分泌亢进而大量出汗。早期心排血量增加,血压上升,晚期血压下降,甚至休克。

(2)心力衰竭:主要为右心衰竭症状。表现为咳嗽、气短、发绀、心悸、下肢轻度水肿、尿少、上腹胀痛、食欲缺乏、恶心呕吐。此时静脉压明显增高,颈静脉怒张,肝大且有压痛,肝颈静脉回流征阳性,并出现腹水及下肢水肿。心率增快,心律失常,特别是房性心律失常。因右心扩大,三尖瓣相对性关闭不全,三尖瓣听诊区或剑突下常可听到收缩期吹风样杂音,严重者可出现舒张期奔马律。少数患者可出现急性肺水肿及全心衰竭,当心力衰竭控制后,心界可回缩,杂音可减轻或消失。

(二)辅助检查

(1)血常规:长期缺氧可使周围血红细胞计数和血红蛋白含量增高,红细胞比积可高达50%以上,全血黏度和血浆黏度常增高,红细胞电泳时间常延长。也可因长期反复感染抑制骨髓造血功能或慢性病消耗而致贫血。合并感染时白细胞计数及中性粒细胞增多。

(2)肝肾功能损害:血清谷丙转氨酶一般在肝淤血时升高,心力衰竭好转后1~2周可恢复正常。一般认为肺心病患者尿素氮在 25 mmol/L(70 mg/dL)以上并有少尿或无尿,提示肾衰竭。

(3)电解质酸碱失衡:随着病情发展阶段的不同,可出现酸碱失衡及血电解质改变,如高钾、低钠、低氯、低镁等。

(4)痰液细菌培养:近年来革兰氏阴性杆菌及葡萄球菌较前明显增加,这可能与患者基础病、年老体弱、免疫功能低下、长期应用抗生素有关。

(5)血气分析:动脉血气分析是肺心病呼吸衰竭诊断的重要依据。肺心病并发呼吸衰竭可分为两种类型。①Ⅰ型呼吸衰竭:单纯低氧血症,在海平面标准大气压下,静息状态下呼吸室内空气时,$PaO_2 < 8.0$ kPa(60 mmHg),但 $PaCO_2$ 不高或轻度下降;②Ⅱ型呼吸衰竭:低氧血症合并高碳酸血症,$PaO_2 < 8.0$ kPa(60 mmHg),$PaO_2 > 6.7$ kPa(50 mmHg)。综合多数资料,住院肺心病患者平均的 PaO_2 为 6.7 kPa(50 mmHg),平均 $PaCO_2$ 为 7.3 kPa(55 mmHg)左右。酸碱平衡失调中占首位的是呼吸性酸中毒,其次为呼吸性酸中毒加代谢性碱中毒、呼吸性酸中毒合并代谢性酸中毒、单纯性代谢性酸中毒、呼吸性酸中毒。

(6)X线检查:可参考以下几点。①右下肺动脉扩张,横径≥15 mm,其横径与气管内径比值≥1.07;②肺动脉段突出≥3 mm;③中央肺动脉扩张,外周肺血管纤细,呈"残根状";④右前斜位肺动脉圆锥突出≥7 mm;⑤心脏呈垂位,右心室增大者见心尖上翘或圆突,右侧位见心缘向前隆凸,心前间隙变小。

(7)心电图检查。①主要条件:额面平均电轴≥90°;V_1 导联 R/S≥1;重度顺钟向转位 V_5 导联 R/S≤1;$R_{V1} + S_{V5} \geq 1.05$ mV;$V_1 \sim V_3$ 导联呈 QS、Qr 需除外心肌梗死;肺型 P 波:P 波电压≥0.2 mV,呈尖峰型,结合 P 波电轴>+80°,当低电压时,P 波电压>1/2R,呈尖峰型,结合电轴>+80°。②次要条件:肢导联低电压;右束支传导阻滞(不完全性或完全性)。凡有病史者只要具备以上 1 条主要条件即可诊断,2 条次要条件为可疑肺心病的心电图表现。

(8)心向量图检查:一般依据右心室增大心电向量图的改变可分为轻、中、重 3 个阶段。首先表现为右心室流出道增大,横面上 QRS 环形态较正常狭长,仍呈逆钟向旋转,终末后伸向量增大或转向右后方;当右心室肥大时,横面上 QRS 环呈 8 字形扭曲,终末后右面积逐渐加大,或全部位于右后方位;当右心室壁肥厚严重时,右心室向前、向下的向量增加,引起 QRS 环的中间部分与终末部分向右,并明显向前移位,环的运行方向转为顺钟向。

(9)超声心动图检查:①右心室流出道内径增宽(>30 mm);②右心室内径增大(>20 mm);③右心室前壁搏动幅度增强(>6 mm),厚度增加(>5.0 mm);④左、右心室内径比值减小(<2.0);⑤肺总动脉和右肺动脉内径增宽(>18 mm),肺动脉瓣呈关闭不全的图像;⑥右心室流出道/左心房内径比值增大(≥1.4);⑦肺动脉瓣 A 波变浅(<2 mm)或消失。

(10)肺功能检查:在心肺功能衰竭时不宜进行本检查,症状缓解期可考虑测定。患者均有通气和换气功能障碍。表现为时间肺活量及最大通气量减少,残气量增加。

三、鉴别诊断

(一)风湿性心瓣膜病

该病也可引起肺动脉高压、右心受累,且又常合并支气管肺感染,易与肺心病混淆,但有典型的风湿性二尖瓣狭窄的杂音,一般诊断不难。唯有在心力衰竭时,心肌收缩无力,杂音强度减弱,常常不易听到典型杂音,这时与肺心病的鉴别诊断就有困难。一般肺心病患者年龄多在中年以上,有长期呼吸系统疾病症状。呼吸功能障碍发生心力衰竭时常同时有呼吸衰竭表现,动脉血氧分压降低。而风湿性心瓣膜病多发生在青少年,X线表现以左心房扩大为主,发生心力衰竭时发绀属周围型,故动脉氧分压可能正常。

（二）冠状动脉硬化性心脏病（冠心病）

冠心病患者多有典型心绞痛或心肌梗死史、左心衰竭史,常与高血压、高脂血症并存。超声心动图、X线及心电图检查呈左心肥厚为主的征象,可资鉴别。

（三）慢性缩窄性心包炎

由于心脏舒张受限,使静脉回流受阻,发生颈静脉怒张、肝大等右心衰竭现象,有时与肺心病鉴别有困难,但详细了解病史,肺心病有慢性肺部疾病史,胸部 X 线有肺气肿、肺动脉高压及右心肥大等表现,一般不难鉴别。

四、危重指标

（1）动脉血气 PaO_2＜5.3 kPa（40 mmHg）、$PaCO_2$＞6.7 kPa（50 mmHg）。

（2）肺心病患者出现意识障碍:表情淡漠、嗜睡、烦躁,甚至昏迷等。

（3）肺心病治疗过程中有出血情况如吐血、便血、肌内注射部位出血,甚至出现 DIC 等。

五、治疗

（一）西医治疗

1.治疗原则

由于肺心病的反复加重往往是由急性呼吸道感染所诱发,因此,治疗肺心病急性发作的主要环节应包括控制呼吸系统感染,维持呼吸道通畅,减少二氧化碳潴留,纠正电解质失衡,强心利尿。

2.治疗措施

（1）控制呼吸道感染:随着抗生素被广泛应用与不断更新,呼吸道感染的病原菌和它们对抗生素的敏感性均发生了明显的变化。致病菌已由原来的革兰氏阳性球菌转为以革兰氏阴性杆菌为主,其中尤以克雷伯菌（25％）、铜绿假单胞菌（22％）和大肠埃希菌（13％）为主,其次为葡萄球菌。此外,真菌、巨细胞病毒、卡氏肺囊虫以及嗜肺军团菌感染日益增多,且多为复合感染（27.8％）,这些现已成为当前肺心病患者呼吸道感染的突出问题。治疗选用有效抗生素,主张适量联合用药及静脉给药,参考痰细菌培养及药敏试验。

1）革兰氏阴性杆菌感染:如克雷伯菌、大肠埃希菌等。目前多主张联合第二或第三代头孢菌素如头孢哌酮钠、头孢曲松、头孢他啶加氨基糖苷类抗生素（丁胺卡那、妥布霉素）。氨曲南类抗菌药物抗菌活性强,对许多耐药菌具有良好作用,亦可予以选用。对病情危重的可用亚胺培南西司他丁。

2）革兰氏阳性球菌感染:如肺炎链球菌,目前对青霉素类药物大多仍敏感,根据病情选用青霉素静脉滴注治疗。如青霉素阳性可用林可霉素 1.8 g/d 静脉滴注。目前一些具有与 β 内酰胺酶竞争结合,从而使 β 内酰胺环不被病原菌产生的 β 内酰胺酶破坏的抗生素,如舒他西林青霉烷砜和阿莫西林克拉维酸盐等,它的临床使用使一些原来对 β 内酰胺类抗生素耐药的病菌又重新获得疗效。

3）其他病原体治疗:如是支原体感染则用大环内酯类抗生素,如红霉素、罗红霉素、阿奇霉素等;卡氏肺囊虫感染则用复方磺胺甲基异噁唑;军团菌感染以红霉素类和利福平治疗效果较好。

（2）保持呼吸道通畅:肺心病急性发作期患者因气道内炎症使黏膜充血水肿、腺体分泌增加、痰液引流不畅以及内源性变态反应所致的支气管平滑肌痉挛等,使呼吸道阻塞进一步加重。为了改善通气功能,保持呼吸道通畅极为重要。①可采用支气管扩张剂,选择 β_2 受体激动剂、茶碱类药物、抗胆碱类药物等。②减少气道分泌物,使用黏液溶解剂和祛痰剂:包括溴己新、α-糜蛋白酶等;目前新药有盐酸氨溴索 30 mg 每天 3 次,舍雷肽酶 5 mg 每天 3 次,强力稀化黏素 300 mg 每天 3 次。③纠正失水、湿化气道:对神志清楚的肺心病患者以超声雾化湿化气道效果尤佳,可选用鱼腥草注射液、庆大霉素、α-糜蛋白酶等药;对建立人工气道的患者应定期吸痰,气管内小量、间断滴入生理盐水,成人量每天可达 250 mL 以上,每次 2～5 mL;对体力差、用力咳痰患者可采取翻身拍背、体位引流等措施,以帮助患者咳痰。④纠正缺氧和二氧化碳潴留:合理氧疗,目的在于提高 PaO_2,降低呼吸肌做功和肺动脉高压,减轻右心负荷,做到既能纠正缺氧,又能防止因吸氧不当导致 CO_2 滞留,争取在最短时间内使 PaO_2 上升至 8.0 kPa(60 mmHg)以上,SaO_2 升达 85％左右。因肺心病呼吸衰竭多数属于 Ⅱ 型呼吸衰竭,故应采用低浓度给氧,一般予 1～3 L/min 的氧流量经鼻导管给予,对 Ⅰ 型呼吸衰竭患者,应给予高浓度吸氧,吸氧浓度一般在 50％左右,但如吸氧时间持续 24 h 以上则浓度以不超过 50％为宜,以免发生氧中毒。⑤呼吸兴奋剂:用以兴奋呼吸中枢,增加肺通气量,改善缺氧和促进二氧化碳排出。一般呼吸兴奋剂为尼可刹米、二甲弗林、山梗菜碱等。由于其作用时间短,可增加呼吸肌做功和氧耗,而剂量偏大时常引起皮层兴奋,对体内碱已代偿性增高者如 CO_2 排出过快还可发生代谢性碱中毒。一般在下列情况下应用:呼吸浅表、意识障碍不重而气道尚通畅的肺心病呼吸衰竭患者。严重呼吸衰竭者人工气道尚未建立时不宜使用。一般用尼可刹米 8～10 支,稀释于 5％葡萄糖注射液静脉滴注。

(3)纠正酸碱失衡与电解质紊乱:视患者脱水、酸碱失衡情况酌情补充钾、氯、钠离子,pH<7.2 时可适当滴注 5％碳酸氢钠,以达到暂时调整 pH。

(4)心功能不全的治疗。

1)利尿剂:以间歇、小量、交替、作用缓慢的制剂为原则,但个别情况应用强力、快速作用的制剂,以达到消肿、减少血容量和减轻右心负荷的目的,但不宜长期应用。应根据尿量及水肿程度及时调整给药次数和剂量。中度水肿可用氢氯噻嗪 25 mg 每天 3 次口服,或氨苯蝶啶 50 mg 每天3次口服,个别重度水肿应用呋塞米 20～40 mg 肌内注射或静脉注射。利尿时应注意补充氯化钾,以防止低氯性碱中毒的产生。

2)强心剂:肺心病右心衰竭应用强心剂疗效较其他心脏病为差,因缺氧而易出现毒副反应,因此对经过控制感染改善肺心功能及应用利尿剂有效的右心衰竭患者一般不用强心剂。如经上述处理右心衰竭难于控制,则应选用作用时间短、排泄快的制剂,剂量宜小,一般为洋地黄常规剂量的1/2～2/3。常用药有毛花苷 C 0.2～0.4 mg 加入 5％葡萄糖注射液 20 mL 中静脉缓慢推注。使用强心剂应注意纠正缺氧,补钾。

3)其他:根据病情酌情应用血管扩张剂,如酚妥拉明 10～20 mg 加入 5％葡萄糖注射液 250～500 mL,或用肝素 50 mg 加入 5％葡萄糖注射液 250～500 mL 静脉滴注,二硝酸异山梨酯 5～10 mg 舌下含用。此外,β 受体激动剂多巴胺、多巴酚丁胺等亦有疗效。有明显心律失常可考虑选用抗心律失常药物治疗。

(5)脑水肿治疗:颅内高压应当使用脱水剂,如 20％甘露醇 125～250 mL 每天 1～2 次静脉滴注。也可选用皮质激素如地塞米松、甲泼尼龙、氢化可的松等放于补液中静脉滴注。

(6)营养支持疗法:肺心病患者因右心衰竭和高碳酸血症常导致胃肠道淤血、低氧血症,因抗生素、茶碱等对胃黏膜刺激常导致胃肠功能紊乱和损伤,加之缺氧和气短所致的厌食以及呼吸肌做功增加使能量需要增多等,患者大多处于营养不良状态。一般给予各种维生素、复方氨基酸和白蛋

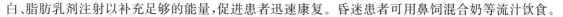

白、脂肪乳剂注射以补充足够的能量,促进患者迅速康复。昏迷患者可用鼻饲混合奶等流汁饮食。

(二)中医治疗

1.证候特征

本病是在慢性支气管炎、阻塞性肺气肿所致肺脾肾心虚衰的基础上,感受外邪,引动肺中伏饮发而为病,呈现"本虚标实"之候。急性期以痰热壅盛(急性感染)、阳虚水泛(心肺功能不全)、气滞血瘀(瘀血或出血倾向)、痰浊蒙窍(肺性脑病)、元阳欲脱(休克)为主要表现,其主要症状有咳逆上气、痰多、胸闷、喘息,动则加剧,心慌动悸,面唇发绀,肢体水肿,甚则吐血、便血、谵妄、嗜睡昏迷、抽搐、厥脱等证候。

2.治疗要点

肺心病的治疗多按其急性发作期与缓解期进行分治。急性期根据病邪的性质,分别采取祛邪宣肺(辛温或辛凉),降气化痰(温化、清化),温阳利水(通阳、淡渗),甚或开窍、息风、止血等法。其中由于"痰热壅盛"证为其病情转归的重要环节,因此能否有效地控制感染,是治疗肺心病急性发作期成败的关键。缓解期主要的治疗应针对"虚"和"瘀"的主要病理特点,用扶正固本和益气活血二法治疗,目的在于减少本病的急性发作,防止其发展。

3.分型治疗

(1)寒饮射肺。

主证:恶寒发热,身痛,咳逆喘促,痰稀白量多。苔白滑或薄黄,脉沉。

治法:疏风散邪,温散痰饮。

例方:小青龙汤加减。

常用药:炙麻黄、法半夏、细辛、干姜、桂枝、桑白皮、茯苓、甘草、陈皮等。

应急措施:喘重时,可选用刺络疗法。取大椎、肺俞、孔最、丰隆穴,用三棱针点刺深1~2分,立即拔出,再拔罐10 min,6 d后改为隔天1次,2周为1个疗程。

(2)痰浊壅肺。

主证:咳嗽痰多,色白黏腻或呈泡沫状,短气喘息,稍劳即著,怕风汗多,脘痞纳少,倦怠乏力。舌质偏淡,苔薄腻或厚腻,脉滑。

治法:化痰降气,健脾益肺。

例方:苏子降气汤合三子养亲汤加减。

常用药:苏子、白芥子、莱菔子、葶苈子、橘红、半夏、前胡、茯苓等。

应急措施:鱼腥草注射液100 mL静脉滴注,每天2次。

(3)痰热郁肺。

主证:咳逆喘息气粗,痰黄或白,黏稠难咳,伴胸闷烦躁,小便黄赤,大便干结,口干渴。舌红苔黄或黄腻,脉数或滑数。

治法:清肺化痰,降逆平喘。

例方:桑白皮汤、千金苇茎汤加减。

常用药:苇茎、桃仁、薏苡仁、冬瓜仁、桑白皮、黄芩、杏仁、贝母、鱼腥草、瓜蒌皮、海蛤粉等。

应急措施:鱼腥草注射液40 mL加入5%葡萄糖注射液500 mL中静脉滴注;双黄连粉剂4 g加入5%葡萄糖注射液500 mL中静脉滴注。

(4)阳虚水泛。

主证:喘咳加重,面浮、下肢肿,甚则一身悉肿,腹部胀满有水,心悸、咳痰清稀,脘痞,食欲缺乏,尿少,怕冷,面唇青紫。苔白滑,舌胖质黯,脉沉细。

治法:温肾健脾,化饮利水。

例方:真武汤合五苓散加减。

常用药:附子、桂枝、茯苓、白术、猪苓、泽泻、生姜、赤芍、泽兰等。

应急措施:丽参注射液 20 mL 加入 5％葡萄糖注射液 250 mL 中静脉滴注;参附注射液 20 mL 加入 5％葡萄糖注射液 250 mL 中静脉滴注。

(5)气滞血瘀。

主证:面唇青紫,皮肤色青,指端尤甚,心悸喘促,或见呕血、便血,皮下瘀斑。舌质紫暗,脉涩或细数或结代。

治法:活血化瘀,益气通阳。

例方:桃红四物汤加减。

常用药:桃仁、红花、当归、川芎、丹参、三七、鸡血藤、生地、桂枝等。

应急措施:丹参注射液 16 mL 加入 5％葡萄糖注射液 250 mL 中静脉滴注;川芎嗪注射液 160 mg 加入 5％葡萄糖注射液 250 mL 中静脉滴注。

(6)痰浊蒙窍。

主证:咳喘、喉中痰鸣,神志恍惚,谵妄,烦躁不安,撮空理线,表情淡漠,嗜睡,昏迷,或肢体抽搐。苔白腻或淡黄腻,舌质暗红,脉细滑数。

治法:涤痰、开窍、熄风。

例方:涤痰汤加减。

常用药:制南星、陈皮、制半夏、茯苓、竹茹、枳实、葶苈子、菖蒲、天竺黄、竹沥、钩藤等。

应急措施:清开灵注射液 30 mL 加入 5％葡萄糖注射液 500 mL 中静脉滴注;醒脑静注射液 30 mL 加入 5％葡萄糖注射液 500 mL 中静脉滴注。安宫牛黄丸或至宝丹,1/2～1 丸,每天 2～3 次,口服或鼻饲。

(7)元阳欲脱。

主证:喘促心悸,气息微弱,神志昏迷,汗出肢冷,唇甲青紫,舌淡紫暗,脉微欲绝。

治法:回阳救逆,益气固脱。

常用方:参附龙牡汤加减。

常用药:附子、干姜、炙甘草、红参、黄芪、桂枝、龙骨、牡蛎。

应急措施:丽参注射液 30 mL 加入 5％葡萄糖注射液 500 mL 中静脉滴注,每天 1～2 次;参附注射液 30 mL 加入 5％葡萄糖注射液 500 mL 中静脉滴注。

六、临症提要

(1)对所有肺心病急性期感染者必须及时进行痰培养,分离病原菌,明确病原菌的类别,才有助于抗生素的选择。尽管痰的细菌分离、培养及药物敏感性检查有一定的局限性(只有 40％～50％的准确性),但在有条件的医院仍应进行。当发现特殊细菌感染时(如绿脓杆菌、军团肺炎杆菌、支原体、结核菌),对指导用药更有参考价值。

(2)抗生素疗效往往需经 48 h 方能肯定,因而不能过早更换,且本病多发于老年人,由于肺部血液循环较差,气道多有阻塞,分泌物不易排出,病情较重,所以抗生素剂量相对要大,在急性期多用静脉给药,治疗时间应长至 10～14 d,恢复期或是轻症者可考虑口服或肌内注射给药。但

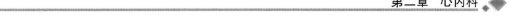

长期应用抗生素要防止真菌感染,一旦真菌已成为肺部感染的主要原因,应调整或停用抗生素,给予抗真菌治疗。

(3)肺心病的治疗过程中应密切注意血气变化,一旦出现明显的酸碱失衡,出现呼吸衰竭时,应立即采取有效的治疗措施,如增大或减少吸氧浓度、应用呼吸兴奋剂,保持呼吸道通畅,加强抗感染,必要时应用人工通气治疗。

(4)肺心病依据不同的临床表现多属于中医的肺胀、喘证的范畴,其产生多因内伤久咳、支饮、喘哮、肺痨等慢性肺系疾病迁延失治、痰浊潴留,每因再感风寒、风热等邪诱使病情加重。病变首先在肺,继而影响在脾、肾,后期病及于心。主要病机为痰、水、虚、瘀互为影响。治疗肺心病应发挥中医特色。当肺心病急性发作时,由于长期应用抗生素,机体的抵抗能力下降和病原菌耐药性的增长,后期常效果不佳;且长时间应用抗生素易致二重感染,血白细胞总数下降,因此配用中药清热解毒、利肺化痰、活血,虽不能直接抑菌,但可升高白细胞总数,使免疫紊乱得以纠正。当出现顽固性心力衰竭时,经强心、利尿、扩血管疗效不明显时,同时加用中药针剂,可获较好疗效。如气虚为主可予参芪注射液;气阴两虚时可予参麦注射液;阳虚为主予参附注射液;瘀血为主可予川芎嗪注射液。

(王海成)

第六节　急性病毒性心肌炎

病毒性心肌炎是指因感染嗜心肌性病毒所致的心肌细胞及其组织间隙局限性或弥漫性的急性、亚急性或慢性炎性病变。本病的主要病理变化为心肌纤维间炎性细胞浸润,心肌纤维变性、细胞溶解或坏死,病变常涉及心肌起搏传导系统并可累及心包。近年来随着风湿性心肌炎的逐渐减少,病毒性有增多趋势,确切发病率国内外均未有详细报道。普遍认为约5%的病毒感染后可累及心脏。在诸多病毒性心肌炎中,以柯萨奇B组病毒所致心肌炎为最多。发病季节一般认为秋冬季多见,可发生于任何年龄组,40岁以下占75%～80%,男性较女性多见,其比例为(1.30～1.62):1。轻者可无明显症状,重者可发生猝死。

本病属中医的心痹、心悸、怔忡范畴,严重者可出现厥脱。

一、病因及发病机制

(一)发病因素

目前已证实能引起心肌炎的病毒:①小核糖核酸病毒;②虫媒病毒;③肝炎病毒;④狂犬病毒;⑤流感病毒;⑥副黏病毒;⑦风疹病毒;⑧天花病毒;⑨疱疹病毒;⑩腺病毒;⑪呼吸道肠道病毒;⑫脑心肌炎病毒;⑬淋巴细胞脉络丛脑膜炎病毒等。在上述诸多病毒中,以柯萨奇病毒B组1～5型和柯萨奇A组病毒中的1、4、9、16和23型病毒,埃柯病毒中的6、11、12、16、19、22和25型病毒、流行性感冒病毒,流行性腮腺炎和脊髓灰质炎病毒最常见。

(二)发病机制

引起本病的发病机制,至今尚未阐明,可能途径:①第一阶段,病毒直接侵犯心肌病毒感染后可引起病毒血症;②第二阶段,目前认为主要是通过免疫变态反应而致病。此外,患者免疫功能低下在发病中也起重要作用。

（三）中医学

认为本病因正虚,加以七情、劳倦、饮食不节、环境气候等为诱因,尤其是心肺气虚,导致心气虚和腠理不固,邪毒乘虚侵心而产生一系列病变。病变早期为温热邪毒侵袭肺卫;肺气宣降失司,随即邪毒由肺及心,染及心脉。诚如叶天士所谓"温邪上受,首先犯肺,逆传心包"。邪毒侵心后,损伤心之气血,使心之气阴(血)两虚,心失所养,心用失常。病变后期余邪留伏,心之气阴亏虚一时难复,正虚邪恋;少数由气阴及于心阳,引起心阳耗损,阳气内亏。导致心之气血阴阳不足,并可累及脾、肾、肝等脏腑。肾虚真阴内亏,心火独亢,引起心肾不交,心阳不振,不能温振血脉,导致心脏痹阻,瘀血内滞;心阳虚衰,肾水过寒,可致阳虚饮聚;心肾阳虚,水湿泛滥而射肺凌心、泛滥肌肤;阳虚水湿内停,变生痰浊,痰浊久滞,可蕴生痰热,凌心蒙窍等,最终形成本虚标实、虚实夹杂诸证,每使变证丛生,迁延难愈,甚至出现正气不支、阴竭阳脱之险象,危及生命。

二、诊断

由于病毒病源学方面的检查目前尚未能普遍开展,故对急性病毒性心肌炎的诊断主要依靠流行病史、临床资料以及排除其他心脏疾病而做出诊断。

（一）临床表现

(1)病史:患者起病前 1～3 周常有上呼吸道感染或消化道感染史。

(2)年龄:老幼均可发病,以青少年为多。

(3)症状:以心悸、气促、心前区痛为主要表现,部分可有活动后呼吸困难、充血性心力衰竭、心律失常甚至阿-斯综合征。

(4)体征:轻者心界不扩大,重者心浊音界扩大,心率增快且与体温升高不相称,可出现舒张期奔马律,心律失常以频发期前收缩多见,亦可表现为房室传导阻滞,以致出现心动过缓,心尖第一心音低钝。可闻及收缩期吹风样杂音。重症者可短期内出现心力衰竭或心源性休克,少数可致猝死。

（二）辅助检查

(1)心电图:可出现各种类型心律失常的心电改变。常见有室性期前收缩、房室传导阻滞、ST-T 的缺血性改变,异常 Q 波、Q-T 间期延长。严重者可有短阵室速、室性期前收缩呈二联律、三联律或多源性室性期前收缩,心电图的改变对心肌炎诊断并无特异性。

(2)血清酶学检查:可有 CPK 及其同工酶(CPK-MB)、AST 或 LDH 及其同工酶(LDH1)增高。早期红细胞沉降率可加速,血白细胞计数轻度增高。

(3)X 线:部分有心脏轻至中度扩大,心尖搏动减弱,肺野可有不同程度的淤血现象。

(4)超声心动图:可示部分呈左心室舒缩功能异常,SF 减少,EF 降低,A/E 峰值比增大。多数患者出现局部室壁运动减弱或消失,心肌回声反射增强或不均匀,少数可见右心室腔扩大和室壁运动减弱。

(5)病毒学检查:若从早期患者咽拭子、尿、粪、血液及心包穿刺液中分离出病毒颗粒即可确诊,但本检查实际的临床意义并不大。或采用柯萨奇病毒抗体滴定试验,滴定度高于正常 4 倍或首次滴度>640 为阳性,>320 为可疑。

(6)免疫学检查:可有细胞免疫功能之低下。如 1∶20 000 T 试验,多呈阴性;淋巴细胞转化率<50%;E 花环形成试验<50%;补体 C_3<66 mg/dL;抗核抗体阳性。

诊断病毒性心肌炎必须排除可能引起心肌损害的其他疾病,如风湿性心肌炎、中毒性心肌

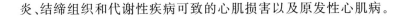

炎、结缔组织和代谢性疾病可致的心肌损害以及原发性心肌病。

三、鉴别诊断

（一）风湿性心肌炎

本病常有扁桃体炎或咽喉炎等链球菌感染史，抗"O"增高，红细胞沉降率加速，C反应蛋白（CRP）阳性，游走性关节痛，部分可闻及心脏特异性收缩期与舒张期杂音，若心脏扩大不明显而杂音较响亮，则因风湿所致可能性更大。病毒性心肌炎一般抗"O"不高，红细胞沉降率个别仅轻度加速，心电图以 ST-T 改变及室性期前收缩多见，血清酶多有改变，血中可能分离出病毒，或恢复期血清病毒中和抗体效价比病初增高 4 倍以上，必要时亦可用阿司匹林作为诊断性鉴别治疗，如是病毒性心肌炎则无效。

（二）β受体功能亢进综合征

青年男女均可见，以女性为多，其特征是主诉多变，无明显体征，亦无心脏扩大与心功能不全等证据，常伴焦虑、失眠、四肢不适等神经精神症状。其心电图有 ST-T 及窦性心动过速的改变，但经口服普萘洛尔 20～30 mg 后 30 min，ST-T 及窦性心动过速可恢复正常。

（三）心包积液

心包积液可因风湿、感染、化脓、结核或肿瘤所致，他们都各有相关的特异性诊断标准，鉴别排除不难。

（四）原发性心肌病

可有家族史，病程长，进展缓慢，扩张性心肌病心脏明显扩大，可有动脉栓塞现象，病毒分离阴性，血清病毒中和抗体效价无短期内增高，心电图常有各种心律失常，较病毒性心肌炎严重，可出现病理性 Q 波等。但有更多资料表明，部分病毒性心肌炎可演变为临床扩张型心肌病，某些所谓原发性心肌病可能是慢性病毒性心肌炎或心肌炎的晚期表现，以致两者难以鉴别。

（五）冠心病

年龄偏高，一般在 40 岁以上，多有心绞痛、糖尿病、高血压、高脂血症和动脉粥样硬化改变。可有家族史、吸烟嗜好，以左心室慢性进行性增大为主要表现。

四、危重指标

本病如无并发严重心律失常、心力衰竭和心源性休克，预后一般较好。如遇下列情况应予重视。

（1）严重心律失常如频发室性期前收缩、多源性室性期前收缩、二联律或三联律或室性期前收缩 R-on-T、二度或三度房室传导阻滞、病态窦房结综合征，心率＜50 次/分钟，短暂室性心动过速。

（2）心脏扩大明显，有心功能不全症状者。

（3）重症患者由于心泵功能衰竭，心排血量降低，血压下降，出现心源性休克。

五、治疗

（一）西医治疗

1.治疗原则

现代医学目前尚无特效治疗方法，主要在于休息，提高机体自身免疫力，及时防治并发症。

2.治疗措施

一经疑及本病,即应卧床休息,早期无并发症者,休息比用药更为重要,必须重视。一般休息最少 1 个月,以 3 个月为佳;若有心脏明显扩大,心律失常,房室传导阻滞者适当延长;心功能不全者,应待心功能恢复正常后,才考虑酌情做适当活动。多数经严格休息后,症状与体征均可恢复正常。

(1)药物治疗:主要使用改善心肌细胞营养与代谢的药物,如维生素 C、复合 B 族维生素、维生素 B_{12}、辅酶 A、肌苷、细胞色素 C、三磷腺苷(ATP)、辅酶 Q_{10} 等;重症者也可用 1,6-二磷酸果糖(FDP)、极化液(GIK)疗法或在极化液的基础上再加入 25% 硫酸镁 5~10 mL,对快速性心律失常疗效更佳,7~14 d 为 1 个疗程。大剂量维生素 C,每天静脉滴注 5~15 g 连用 2 周也有一定疗效。

(2)激素的使用:激素的使用尚有争议,一般认为无并发症、早期轻症者,不用激素;如短期内高热不退,心脏急剧增大,心力衰竭、休克、高度房室传导阻滞者,可用地塞米松 10~30 mg/d,分次静脉注射,连用 3~7 d,待病情改善后,改口服减量至停。疗程不宜超过 2 周,若用药 1 周无效,即要停用。其对重症病毒性心肌炎有效,可能与其具有抑制抗原抗体、消除过度强烈的免疫反应、抗炎、抗毒素等作用,从而有利于心肌炎症、水肿的消退有关。激素虽有可能使病程迁延,却能使患者度过危险。对慢性迁延不愈的心肌炎患者,自身免疫反应可能是发病的主要环节,待病情改善后维持,可考虑用泼尼松 5~10 mg,每天 3~4 次,维持治疗需 6 个月至 1 年。

(3)调节细胞免疫功能药物。常用药物:①人白细胞干扰素 1.5 万~2.5 万单位,每天肌内注射 1 次,7~10 d 为 1 个疗程,间隔 2~3 d,视病情可再用 1~2 个疗程;②应用基因工程制成的干扰素 100 万单位,每天肌内注射 1 次,2 周为 1 个疗程;③聚肌胞,每次 1~2 mg,每 2~3 d 肌内注射 1 次,1~2 个月为 1 个疗程;④聚腺尿苷酸,每次 1~2 mg,每 2~3 d 肌内注射 1 次,2~3 个月为 1 疗程;⑤简化胸腺素 10 mg,每天肌内注射 1 次,共 3 个月,以后改为 10 mg,隔天肌内注射 1 次,共 6 个月;⑥免疫核糖核酸 3 mg,每 2 周皮下或肌内注射 1 次,共 3 个月,以后每月肌内注射 3 mg,连续 6~12 个月;⑦转移因子(TF)1 mg 加注射用水 2 mL,于上臂内侧或两侧腋下皮下,或臀部肌内注射,每周 1~2 次。

黄芪有抗病毒及调节免疫功能,对干扰素系统有激活作用,在淋巴细胞中可诱生 γ 干扰素,还能改善内皮细胞生长及正性肌力作用。可口服、肌内注射或静脉内给药。口服用量为黄芪口服液(每支含生黄芪 15 g)1 支,每天 2 次;黄芪注射液(每支含生黄芪 4 g/2 mL)2 支,每天肌内注射 1~2 次;静脉滴注为 5% 葡萄糖注射液 500 mL 内加黄芪注射液 40 mL,每天 1 次,3 周为 1 个疗程。

(4)心律失常:急性病毒性心肌炎患者的心电图表现以期前收缩最多见。如系偶发期前收缩,每分钟期前收缩<5 次,先可观察而不一定给予治疗。如症状明显,每分钟期前收缩>5 次,且合并有快速异位心动过速如室上性、室性、房扑、房颤,以及罕见的室颤时,应及时处理。

心肌炎时使用抗心律失常药物应小心谨慎,特别是对心肌收缩力有抑制的药物。选择抗心律失常药物须注意:①某些药物治疗无效时,可联合应用药理作用和毒性反应不同的药物,以提高疗效而不增加不良反应;如系口服治疗,一般至少服用 1 周,无效时才能改换另一种药物;急性期用药以连用 3 个月为好,可在服用期间逐渐减量,而不宜在服用抗心律失常药物后一待心律失常消失时,在短期(1~2 周)内马上停药,这样容易使心律失常再度出现,并为了再行控制心律失常而需加大所用药物剂量,所用抗心律失常药物与一般常用药相同。②如能进行电生理检查,则最好针对所试药物疗效进行选择性用药。

1)室上性心律失常:如室上性期前收缩较频时可选用维拉帕米、普萘洛尔、阿替洛尔、胺碘酮及丙吡胺等;阵发性室上性心动过速时可选用毛花苷 C 静脉推注、维拉帕米等静脉滴注,必要时可用体外同步直流电转复;快速型心房扑动、心房纤颤可用胺碘酮 0.2 g,每天 3 次,有效后改为 0.1~0.2 g,每天 1 次维持量;病情较危急时,亦可谨慎地应用毛花苷 C 静脉推注控制心室率。

2)室性心律失常:如室性期前收缩较频时,首选美西律,此外还可用莫雷西嗪、胺碘酮、小檗碱、普鲁卡因胺等口服。阵发性室性心动过速时,首选利多卡因、普鲁卡因胺,亦可选用胺碘酮静脉推注或静脉滴注,用药无效可即刻用直流电电击转复;有心室颤动出现时,应及时用非同步电击除颤,所用药物同一般复苏的抢救。

3)房室传导阻滞:一度及二度房室传导阻滞,心室率在每分钟 50 次以上,不必特殊治疗。症状明显,心率在每分钟 45 次以下,可用阿托品 0.3~0.6 mg,口服,每天 3 次;或异丙肾上腺素 10 mg,含服,每 2~6 h 1 次;必要时亦可用阿托品 0.5~1 mg,皮下或静脉注射,每 4~6 h 1 次;或异丙肾上腺素 0.5~1 mg 加入 5% 葡萄糖注射液 200~500 mL 中静脉滴注。心室率慢的三度房室传导阻滞或二度Ⅱ型房室传导阻滞,可能反复出现阿-斯综合征,需安装临时人工心脏起搏器,待以后病情好转,恢复正常窦性心律时可先关闭后撤去。

(5)心力衰竭:基本同一般心力衰竭治疗,较为特殊的是,治疗中应尽可能使用利尿剂、血管扩张剂及非洋地黄类正性肌力性药物,如呋塞米、硝酸甘油、硝普钠和多巴酚丁胺等。本病在必须应用洋地黄类药物纠正心力衰竭时,一定要慎重。因为此时的心肌细胞本身有炎症水肿甚至坏死,对洋地黄类药物的敏感性增高,虽剂量不大,亦容易导致洋地黄中毒而发生心律失常。临证时宜用快速型洋地黄制剂,如毛花苷 C、毒毛花苷 K 等,其用量应为常规负荷量的 1/2~2/3。为提高疗效,还可以加用 ACEI 类如卡托普利,每次 25 mg,每天 2~3 次口服。同时应注意水电解质、酸碱平衡等,当心肌炎伴有持久性心力衰竭时,易发生栓塞性并发症,应考虑适当给以抗凝治疗。

(二)中医治疗

1.证候特征

(1)发病前多有发热、恶寒、头痛、咽痛、脉浮,或以发热、恶寒、腹泻、腹痛等症为主的表现。

(2)1~2 周表证解,余热未清,低热不退,心悸,自汗盗汗,胸闷、气短、舌红、脉细数。

(3)心悸加重,自汗,盗汗,脉结代。

(4)心悸气促,面色晦滞,唇甲紫暗,脉虚数或结代,严重者四肢厥冷,大汗出,脉微细欲绝,阴尽阳脱致阴阳离决。

2.治疗要点

(1)早期轻症以养心阴为主;中期由阴及阳至阴阳两虚为主兼余邪未清,宜益气养阴兼去余邪;重症多见阳气虚衰为主兼气滞血瘀,宜温通心阳为主兼活血祛瘀;若出现心悸喘促、面色㿠白、晦暗、四肢厥冷、下肢肿胀、汗自出、舌质淡胖、脉微欲绝等危急情况,宜温阳利水、祛瘀通络。

(2)本病以虚为本,心气大亏,心液耗伤。人参味甘微苦,大补元气,益阴生液,本病常以之为主药。气阴两虚可选生晒参或西洋参;证属气虚或阳虚,宜用甘温、益气温阳,选用吉林红参、石柱参、边条参,最好用高丽参。后者甘温力大,振阳力强,抗休克、抗虚脱更适宜。

(3)在辨证施治基础上加用某些经现代药理证实具有降低心肌异位节律点的自律性、调整房室间传导和不应期,以对抗心律失常作用的中药,实属必要。如对快速窦性或室上性心律失常,适当选用苦参、功劳叶、重楼、琥珀;对缓慢性心律失常,适当选用红参、甘松、熟附子、桂枝、北五加皮、细辛、远志、麻黄等。

(4)有人根据"风胜则动"的道理指导使用镇肝熄风药,如全蝎、僵蚕、蜈蚣、白蒺藜、石决明、青龙齿等治疗心律失常,取得疗效。

(5)本病治愈后,因正气尚虚,宜益气养阴或补中益气法进行调治一段时间,免因正虚之体外邪乘虚而入,诱发本病之反复。可酌情选用玉屏风散合生脉散或补中益气丸加减治疗。

3.分型治疗

(1)心阴虚,余邪未尽。

主证:低热心悸,手足心热,面颊潮红,心烦失眠,舌红无苔,脉细数。

治法:养心阴清余热。

例方:养阴清热方(经验方)。

常用药:元参、生地、麦冬、玉竹、地骨皮、白薇、青蒿、板蓝根、石斛、丹参或滋心阴口服液;若气阴两虚,可加用补心气口服液。

应急措施:气阴两虚可以参麦注射液 60 mL 加入葡萄糖注射液 500 mL 静脉滴注;生脉注射液 60 mL 加入 5％葡萄糖注射液 500 mL 静脉滴注;滋心阴口服液 1 次 1 支,每天 3 次。选针内关、三阴交、厥阴俞、足三里、心俞等,平补平泻。

(2)心气虚,余邪未尽。

主证:自汗低热,心悸气短,乏力,面色㿠白,舌淡、苔白,脉弱或结代。

治法:养心气祛余邪。

例方:益气退热方(经验方)。

常用药:白薇、地骨皮、黄芪、高丽参、银胡、甘草、丹参或补心气口服液;兼阴虚者加滋心阴口服液。

应急措施:丽参注射液 20 mL 加入 5％葡萄糖注射液 250～500 mL 静脉滴注。清开灵注射液 20 mL 加入 5％葡萄糖注射液 500 mL 静脉滴注。气阴虚者用生脉注射液 40 mL 加入 5％葡萄糖注射液中静脉滴注,或参麦注射液 20 mL 加入 5％～10％葡萄糖注射液 500 mL 中静脉滴注。有血瘀症可用复方丹参注射液 20 mL 加入 5％葡萄糖注射液 500 mL 静脉滴注。

(3)心阳不振,饮邪上扰。

主证:心悸气短,低热神疲,自汗肢冷,胸闷纳呆肢乏,面色㿠白。舌淡暗有齿印,苔白腻,脉沉迟或沉迟结代。

治法:温阳逐饮,活血行瘀。

例方:苓桂术甘汤加陈皮、丹参、川朴、黄芪。

常用药:茯苓、白术、炙甘草、桂枝、丹参、田七、陈皮、半夏、黄芪、川朴、血竭、熟附子。

应急措施:参附注射液 20～40 mL 加入 5％葡萄糖注射液静脉滴注。艾灸内关(双)、足三里(双)、针膻中。有血瘀证者,复方丹参注射液 20 mL 加入 5％葡萄糖注射液 500 mL 静脉滴注。

(4)阳虚欲脱兼气滞血瘀。

主证:心悸气喘,面色苍白,汗自出,四肢厥冷,甚则神志不清,二便自遗。舌苔紫暗或边有瘀点,苔白腻,脉微细欲绝或散涩结代。

治法:温阳利水或回阳固脱。

例方:参附汤、四逆汤。

常用药:高丽参、制附子、生姜、白术、茯苓、白芍、丹参、干姜、肉桂等。

应急措施:参附注射液20～40 mL加入5%葡萄糖注射液500 mL中静脉滴注;复方丹参注射液20 mL加入5%～10%葡萄糖注射液500 mL中静脉滴注;丽参注射液20～40 mL加入5%葡萄糖注射液500 mL中静脉滴注。艾灸百会;针涌泉、足三里、人中。

六、临症提要

(1)治疗急性病毒性心肌炎,中西医各有优势,中医优势在于有效的抗病毒作用;通过辨证提高机体的整体免疫力,有利于心肌细胞的修复,防止复发;对于严重心律失常、心力衰竭、心源性休克,能起有效的辅助西药的治疗作用;对顽固性心律失常,应因体质因素为主要诱因者,能从根本上起到良好的治疗作用,对心律失常引起的自觉症状的改善,较为理想。西医优势在于具有部分提高机体免疫功能的作用;对心力衰竭、心源性休克与严重心律失常等疗效肯定,较中医为优,因中西医各具一定优势,在具体处理上可考虑适当优化组合。

(2)一般认为本病的发病原因是在机体免疫功能低下的基础上,复感病毒,与中医学的"邪之所凑,其气必虚""正气存内,邪不可干"的发病机制大致相同,目前调节免疫功能的西药尚存在不足的一面,疗效不确切,部分药物存在血源感染等不安全因素。在提高免疫力和抗病毒方面,中医药蕴藏着较大的优势。

(3)对早期轻中型的患者,应以中医药治疗为主,配合卧床休息治疗,多数可获痊愈;对慢性迁延日久的患者,每难治愈,亦应以中医辨证论治,以提高机体自身抗病能力为根本。对于合并严重心律失常的患者,可配合西医的抗心律失常药,但由于抗心律失常药有一定的毒副作用,不宜长期应用,在中西药同时使用的情况下,力争把西药减量至最少甚至停用最好。

(4)对重症如合并心功能不全、严重心律失常、心源性休克者,必须以西医治疗为主,配合中药。中西医结合处理,其效果比单一西药的疗效为佳。

(王海成)

第七节　急性感染性心内膜炎

急性感染性心内膜炎是指病原微生物,如细菌、真菌、立克次体等,经血流直接侵犯心内膜、心瓣膜或大动脉内膜所引起的感染性炎症。

根据急性感染性心内膜炎临床表现及病程发展规律,与温病学说的卫气营血体系极为相似,故本病应属于中医学温热病范畴。

一、病因及发病机制

(一)发病因素

(1)基础心脏病:感染性心内膜炎可在原无心脏病基础上发生,但多数发生在原有心脏病的患者,具体如下:风湿性心瓣膜病、先天性心脏血管病、退行性瓣膜病、二尖瓣脱垂。

(2)心脏手术:心脏手术是感染性心内膜炎患病的高危险因素。从1950年进行二尖瓣分离术出现感染性心内膜炎后,心脏手术后心内膜炎的重要性已被人们所重视。Stein等指出心脏手术的种类、方式和方法决定了感染性心内膜炎的发生率。他们分析的结果:约 0.6% 的闭式心脏手术、0.9% 的开放手术和 3.3% 的人工瓣置换术并发感染性心内膜炎。心脏手术缝线的感染为重要的因素;体外循环减弱了吞噬细胞从血循环中清除细菌的能力,为瓣膜易感染的另一重要因素。心导管术用于血流动力学监测、起搏器的安装、某些心脏病的诊断包括心内膜心肌活检以及静脉高营养的插管均可直接损伤内膜,成为细菌侵入的病灶。

(3)其他手术操作:有风湿性或先天性心脏病的患者,拔牙或摘除扁桃体后易发生感染性心内膜炎。有时仅刷牙出血也能使草绿色链球菌进入血流。手术操作中,泌尿道的手术如肾盂造影术、膀胱切除术,甚至膀胱镜检查、导尿等也会引起菌血症,诱发感染性心内膜炎。

(4)静脉注射麻醉药品。

(5)病原菌的种类:几乎所有种类的细菌均可引起本病。抗生素应用前 80%～90% 的感染性心内膜炎是由非溶血性链球菌所引起,以草绿色链球菌占绝大多数。

近年来由酵母菌和真菌引起的心内膜炎例数明显增加,其原因:①人工瓣置换的病例增加;②吸毒者静脉注射药品的人数增加;③长期抗生素的应用引起体内菌群失调;④抗癌药物或皮质激素的应用抑制机体的免疫功能。常见致病真菌有念珠菌、曲霉菌和组织胞浆菌,血培养常阴性。

(二)发病机制

感染性心内膜炎的发病机制是一个复杂的过程,必须具备可黏附细菌的瓣膜、血流中存在可黏附瓣膜的细菌和黏附于瓣膜间的细菌能生长繁殖这 3 个条件。另外,免疫机制常在其中起着一定的作用。

1.可黏附细菌的瓣膜

非细菌性血栓性心内膜炎是发生细菌性心内膜炎的必要条件。风湿性心瓣膜病瓣膜内皮的损伤,是血流动力学改变如瓣口狭窄、反流或增高的压差等原因引起。主动脉瓣狭窄、室间隔缺损均可产生湍流而致内皮损伤,这些病变具有较高的细菌性心内膜炎的发生率。

2.血流中存在可黏附于瓣膜的细菌

必须是那些具有在瓣膜表面集落化特征的细菌,同时必须耐受血清补体、免疫抗体杀菌力的细菌才能黏附于瓣膜上。另一影响细菌在瓣膜上集落化的因素是细菌与血小板的相互作用,血小板能阻止细菌在瓣膜面上集落化。

3.血流中的细菌对瓣膜具有黏附力

血流中的细菌必须黏附瓣膜才能引起瓣膜的感染。黏附性的程度随细菌类别而变化,最高的为金黄色葡萄球菌。

4.赘生物的形成

瓣膜表面细菌集落化后,感染性赘生物即开始形成。一些感染性心内膜炎发生在正常瓣膜上,多呈急性过程,其主要是由于致病菌毒性强,能直接侵袭和破坏瓣膜。

5.免疫机制的作用

感染性心内膜炎的赘生物内的细菌可刺激体内免疫系统产生非特异性抗体引起多克隆 IgA、IgG、IgM 球蛋白的增加。免疫球蛋白对肾小球基底膜、血管壁内膜、心肌内膜有着特殊亲和力。一半以上的感染性心内膜炎患者可查出循环免疫复合物,高浓度的循环免疫复合物与心血管以外的临床表现如关节炎、Janeway 结节、肾小球肾炎等有着密切的联系。

（三）中医学

中医认为本病的发生有内因与外因两方面。内因主要是先天心脏禀赋不全，或后天获得心痹、胸痹等，导致心气不足、气血瘀滞、痰浊内阻，从而构成外邪入侵的条件；外因主要是感受温热毒邪。温热毒邪乘正气不足、气血瘀滞、痰浊内阻入侵脏腑血脉，内舍于心脉之中，从而发生本病。归纳起来，其病因病机有如下几方面。

（1）先天禀赋不全，导致心气不足，气血运行不畅，温热毒邪乘虚而入，内舍心脉而形成本病。

（2）心痹内虚：感受风寒湿热之邪，内舍于心，形成心痹。心痹日久，耗伤心气，气血瘀滞，温热毒邪乘虚伤人，内舍心脉而形成本病。

（3）胸痹内虚：过食膏粱厚味，或劳倦伤脾，或七情所伤致使痰浊内生，气血瘀滞，形成胸痹。胸痹日久，心气不足，气血不畅，温热毒邪乘虚而入，内舍心脉而形成本病。

（4）心损内虚：由于心脏手术，或心血管创伤性检查等致使心脏受损，正气内虚，温热毒邪乘虚而入，内舍心脉而形成本病。

总之，本病的发生多在先天心脏禀赋不全或后天获得心痹、胸痹，心脏受损的基础上，感受温热毒邪，温热毒邪从表入里，内舍心脉，形成温热毒邪从卫入气，从气入营，从营入血，或从卫直接入心包、营血等一系列病理变化。

二、诊断

（一）临床表现

1.急性感染性心内膜炎的常见症状和体征

起病症状多种多样，大部分患者先感觉乏力、疲倦、食欲缺乏及低热；有一些患者因体质量减轻或贫血就医，才发现有心内膜炎；部分可能在拔牙、产后或手术后而发生本病。本病虽然大部分发生在已有心瓣膜病变的基础上，但少数患者在发病前根本不知道自己有心脏病，直到出现此种并发症时才被发现。有时起病较急，高热、寒战，或伴有脑部、内脏、四肢等处动脉的栓塞，疾病一开始可能有偏瘫、四肢局部缺血性疼痛、视网膜动脉栓塞所致失明、腹部绞痛、心肌梗死、血尿或脾梗死等表现，这些错综复杂的临床表现常导致误诊。临床表现归纳以下 3 个方面。

（1）全身感染：①发热，为本病常见的症状，热型中以不规则者为最多，各类热型均可出现，但约 20％可为不发热者，仅偶有低热者；②其他全身症状，主要是进行性贫血、乏力、食欲缺乏、体质量减轻、盗汗、全身疼痛等；③杵状指，一般杵状指多出现在晚期，见于 20％～40％的病例，无发绀，在疾病过程中如观察到无发绀的杵状指，对诊断有很大意义；④脾大，脾大而软，占 52％～69％，对本病有相当大的诊断价值。

（2）栓塞及血管病损：栓塞现象广泛而常见，成为诊断或鉴别诊断要点之一，占 36％～66％，近年来下降至 15％，栓塞为单一部位或多部位。早期发生的栓塞大多起病急，病情凶险。①脑栓塞：栓塞部位以脑部多见，常发生于大脑中动脉，呈偏瘫失语；弥漫性栓塞性脑膜脑炎因小动脉或毛细血管的散在性细菌性栓塞所致，可酷似化脓性脑膜炎、脑炎或结核性脑膜炎，应该谨慎鉴别；脑出血由脑部细菌性动脉瘤破裂出血，弥漫性脑出血，特别是蛛网膜下腔出血，可引起颈部强直及血性脑脊液，预后恶劣。②反复肺栓塞为很重要的临床表现，典型肺梗死症状为突发性胸痛、气急、发绀、咯血或虚脱等，多发性小栓子引起的肺栓塞可无典型肺梗死症状；X 线胸片除呈大块楔形阴影外，也可为不规则小块阴影，如发生在两肺上叶，可误诊为肺结核；风湿性心瓣膜病的赘生物多位于左心，而室间隔缺损等先天性心脏病的赘生物多在右心或肺动脉，因此，临床上大循环栓塞多见于风湿性心脏病,而肺栓塞多见于先天性心脏病和吸毒者的三尖瓣心内膜炎。③冠状动脉栓塞出现心肌梗死的突发胸痛、休克、心力衰竭、严重心律失常等表现,并可迅速死亡。④肾脏栓塞时有腰痛、血尿,但小栓塞常无症状而易漏诊。⑤脾梗死时可发生左上腹或左胁部突然的疼痛和脾增大压痛及发热;许多小型脾梗死,可不发生明显的症状;常因为伴发脾破裂出血、休克,感染的脾破裂引起腹膜炎或膈下脓肿,而误认为其他急腹症。⑥四肢动脉如股动脉、腘动脉、髂动脉、桡动脉和肱动脉的栓塞,会引起肢体动脉的软弱或缺血性疼痛;栓塞可波及任何血管,故临床症状可多样化。⑦眼部变化除结合膜可见瘀点外,眼底检查可见扇形或圆形出血,有白色中心,有时眼底可见圆形白色点(Roth 点)。⑧中枢神经系统病灶有时引起偏盲、复视;视网膜中心动脉栓塞则引起突然失明。⑨皮肤及黏膜上的瘀点亦可由栓塞引起,或由于感染毒素作用于毛细血管使其脆性增加而破裂出血,瘀点中心可呈白色或灰色,近年报道瘀点出现占患者数约 40%;大的皮内或皮下栓塞性损害约青豆大小(直径为 5～15 mm),微微隆起,多呈紫红色,有明显压痛,发生在手指足趾末端的掌面,称为欧氏结节,大多持续数天后消失,这是感染性心内膜炎的重要体征之一(占 10%～22%)。

(3)心脏变化:大多数原有瓣膜的体征在疾病的过程中变化不多。心脏听诊以原有心脏病的杂音如二尖瓣关闭不全的收缩期杂音和主动脉瓣关闭不全的舒张期杂音为常见,也可闻及因各种先天性心血管畸形所致的杂音。有时在细心听诊下,可发现赘生物生长或破坏产生杂音性质的改变,亦可因瓣膜溃疡、瓣叶膨胀瘤穿孔、腱索断裂或室间隔破裂产生。原有杂音变得粗糙、响亮或呈音乐样。本病极少发生于结瘢很厉害或完全纤维化的瓣膜,因此在高度二尖瓣狭窄、慢性心房纤颤或充血性心力衰竭的病例很少并发感染性心内膜炎。感染性心内膜炎所引起的心律失常除心房颤动外,多数为期前收缩。

2.特殊类型的急性感染性心内膜炎症状和体征

(1)金黄色葡萄球菌性心内膜炎。近年来由于心脏手术的开展,心导管的插入、人工瓣膜的置换增加了金黄色葡萄球菌心内膜炎的患病率,本病大多呈急性过程。特点:①较易侵袭正常心瓣膜,占 18%～48%,常累及主动脉瓣和二尖瓣;②亚急性感染性心内膜炎的典型体征,如瘀点、欧氏结节、脾大在本病中不常见,心脏杂音可以听不到;③年迈者患此病有增加趋热,可以不发热;④较易出现心肌、心包、脑、脑膜、肾脏及肺等处的脓肿或化脓性栓塞;⑤弥散性血管内凝血偶可发生;⑥其病死率达 40%。

(2)产碱杆菌性心内膜炎。临床特点:①起病急,高热、寒战或畏寒为主要症状;②感染不仅限于原有病变的瓣膜,且可侵及正常的心瓣膜,并能严重损害心肌;③短期内出现明显的进行性贫血;④早期发生较大的动脉栓塞,病情进展迅速,病死率在 30%～70%。

(3)真菌性心内膜炎。临床特点:①患者免疫功能低下,体力极度衰弱,且长期使用抗生素或激素者;②全身性真菌感染伴显著的心脏杂音及栓塞现象者;③真菌性心内膜炎赘生物大而易碎,故大动脉,尤其是下肢动脉的栓塞常见;④多次血培养阴性,真菌培养阳性;⑤眼底检查除Roth 点、白色渗出物、出血外,眼色素炎或内眼炎是其特点。

(4)人工瓣心内膜炎。临床特点:①是瓣膜置换术的严重并发症,可发生在换瓣后的各个时期,大多数主张分早期及晚期。②早期是指感染发生在手术后 2 个月内,细菌可来自切口感染、手术器械等,病死率在 60%～80%;晚期是指感染发生在手术后 2 个月以后,细菌来自口腔、上呼吸道、胃肠道等的操作,病死率在 35%～50%。③并发症有瓣膜瘤破裂、主动脉窦破裂、瓣环周围脓肿、瓣环裂脱、心肌脓肿、心包纵隔感染、人工瓣口血栓形成等。

(5)三尖瓣感染性心内膜炎。临床特点:①发生于吸毒者、人流术后、广泛应用静脉导管等;②吸毒者和人流后的三尖瓣感染性心内膜炎多为年轻患者,致病菌以葡萄球菌为主,急性病程,常伴多发性肺梗死,预后较好,病死率在 10% 左右;③静脉导管术引起感染,常累及年迈者,致病菌以耐药葡萄球菌为主,病死率高达 60%;④诊断主要依靠具有细菌可侵入的途径,败血症,多发性肺梗死,血培养阳性,超声心动图见三尖瓣上的赘生物。

(二)辅助检查

(1)血培养:有 70%～80% 血培养阳性,阳性血培养是诊断感染性心内膜炎最直接的证据,同时为选用抗生素提供了依据。为了提高血培养的阳性率,在进行抗生素治疗前 24～48 h 内至少做血培养 3 次,每次宜取血 10～15 mL,观察是否有细菌生长 3 周。取血时间以寒战或体温骤升时为佳。必须强调 1 次血培养阳性是不可靠的,至少有 2 次培养出同样的细菌,才可确定诊断。真菌性心内膜炎,尤其是曲霉菌,血培养常阴性,但若有栓子脱落大血管,则可在栓子中分离出真菌。

(2)血液变化:继发性贫血为本病特点,血红蛋白大多在 60～80 g/L。白细胞计数多轻度增多或正常。在有较严重或广泛的栓塞并发症或急性病例中,白细胞计数可达 25×10^9/L 以上,甚至高达 66×10^9/L。有时血液中有大吞噬细胞出现,占白细胞 3%～5%,属于网状内皮系统过度刺激的表现。血小板常正常;在疾病的活动期,红细胞沉降率大多增快,血中丙种球蛋白增加;50% 以上类风湿因子阳性;90% 以上血中循环免疫复合物阳性。

(3)尿常规检查及肾功能:50% 以上病例出现蛋白尿和显微镜下血尿,晚期病例肾功能不全。

(4)心电图:无并发症时心电图无特异性或无改变,但当出现室间隔脓肿或心肌炎时,则可出现各种传导阻滞或室性期前收缩。

(5)超声心动图:为感染性心内膜炎提供了另一新的诊断方法,对心内并发症的发现有所帮助,但较多经验的积累说明有其局限性和特异性。其特征:①瓣膜上的细菌性赘生物检出率为 13%～78%,赘生物检出受其大小影响,直径在 5 mm 以上易被检出,而在 3 mm 以下常不能被检出;②特异性瓣膜破坏如连枷样改变、二尖瓣腱索断裂、瓣周脓肿、人工瓣环裂漏、感染性主动脉窦瘤或破裂均可由超声心动图显示出。

三、鉴别诊断

根据临床表现、血培养阳性、超声心动图等检查,多数感染性心内膜炎可做出及时诊断。但近 20 年来感染性心内膜炎的临床特点有了很大的变化,欧氏结节、Janeway 结节等已属偶见;且无杂音的病例数越来越多;杂音性质改变并不多见。老年人无发热,血培养常阴性者易漏诊延误治疗。一般认为凡遇下列情况,应高度怀疑心内膜炎可能:①器质性心脏病患者不明原因发热 1 周以上;②原无心杂音者突然出现心杂音,特别是主动脉瓣和(或)二尖瓣关闭不全的杂音;③心脏手术后持续发热 1 周以上;④不明原因动脉栓塞;⑤原有心杂音短期内变化或出现新杂音;⑥不明原因心力衰竭或进行性心功能减退等。凡遇上述情况,均应及时进行血培养和超声心动图以确立诊断。

(1)以发热为主要表现,心脏体征轻微者常易与伤寒、疟疾、结核、上呼吸道感染、胶原病、某些恶性肿瘤相混淆。有时由于栓塞现象,使身体某一局部症状特别明显,则可能误诊为该器官的独立疾病,如脑血管意外、脑膜炎、肾结石、肾炎和血液系统疾病等。

(2)风心病并感染性心内膜炎与风湿活动的鉴别诊断很重要。但若鉴别很困难时,治疗上可以双管齐下,在大量抗生素治疗同时予以抗风湿治疗。

四、危重指标

(1)出现严重心力衰竭。

(2)发生重要脏器如脑、肾、脾、肺等栓塞。

(3)出现严重并发症,如瓣膜瘤破裂、主动脉窦破裂、瓣环周围脓肿、瓣环裂脱、心肌或心包脓肿、人工瓣口血栓形成等。

五、治疗

(一)西医治疗

感染性心内膜炎本身是可以治疗的疾病。治疗越早治愈率越高,因此早期积极治疗极为重要。

1.治疗原则

(1)一般认为首选青霉素、链霉素或庆大霉素、头孢菌素等杀菌剂,很少用抑菌剂。

(2)必须维持较高的抗生素血清浓度,至少为体外试验最低杀菌浓度的8倍以上。抗生素用法一般主张静脉或肌内间歇注射法。

(3)抗生素应能穿透纤维蛋白到达藏于赘生物中的细菌,青霉素治疗之所以能取得良好疗效,部分原因系由于青霉素的这种穿透能力。

(4)治疗时间必须足够,一般疗程应在4周以上,以达到治愈目的,提高治愈率,减少复发率。

2.抗生素治疗

(1)青霉素为首选药物。对临床上拟诊为感染性心内膜炎病例,连续3次血培养(包括厌氧菌培养)后,即应开始青霉素治疗。开始剂量每天1 000万～2 000万单位,分每4 h 1次静脉滴注或静脉持续滴注,可在晚间临睡前1次改用肌内注射。开始治疗前2周合用链霉素,每天1 g,分2次肌内注射。如疗效欠佳,5～7 d后可加大青霉素剂量至每天3 000万～5 000万单位。给药途径大多数学者认为分次静脉注射或静脉滴注更符合临床需要,其分次给药药物高峰浓度较高,可更完善地杀灭赘生物中的致病菌,血循环中的少量致病菌也可同时被清除,而对患者生活或活动无多大影响。

(2)青霉素过敏者,可选用头孢菌素类,成人剂量每天6～12 g,每4 h静脉注射1次,也可用万古霉素,成人剂量每天2 g,分2～4次静脉滴注。

(3)若血培养获得阳性结果,可再根据细菌的药敏试验,调整抗生素的种类和剂量。

(4)特殊类型感染性心内膜炎的抗生素治疗。

金黄色葡萄球菌心内膜炎者,除少数属对青霉素敏感的葡萄球菌心内膜炎者,可用青霉素G,但剂量宜偏大,成人每天2 000万单位,疗程4～6周。多数应用耐酶青霉素如苯甲异噁唑青霉素、萘夫西林,每天6～10 g分次静脉给药,疗程4～6周,治疗前3～5 d可加用庆大霉素。

表皮葡萄球菌心内膜炎,近来成为突出的医源性致病菌,是人工瓣心内膜炎的常见致病菌,治疗可采用杀菌剂联合治疗,如万古霉素联合利福平联合庆大霉素或头孢菌素等。

革兰氏阳性心内膜炎,治疗上多选用新一代头孢菌素加氨基糖苷类,疗程一般为4～6周。

真菌性心内膜炎,药物治疗常无效,可考虑手术切除感染灶。常手术前先用两性霉素B 1周,术后继续抗真菌治疗至少8周。用法:静脉输注两性霉素B第一天1 mg,后每天增加3～

5 mg,直至每天 25～30 mg,疗程 6～8 周或更长,因其毒性大,故需在密切观察下使用。可与口服氟胞嘧啶联用,剂量每天 100～150 mg/kg,每 6 h 1 次,常在两性霉素 B 疗程结束后需继续口服数月或更长时间。

3.手术治疗

感染性心内膜炎在内科治疗无效时,应进行外科手术,将大大降低病死率。且活动性感染并非手术的禁忌证。手术指征:①主动脉瓣叶、二尖瓣叶或附近结构的破坏所致瓣膜反流,常造成进行性顽固性心力衰竭,内科治疗无效,外科手术切除和置换人工瓣是唯一的治疗方法;②真菌性心内膜炎、金黄色葡萄球菌心内膜炎内科治疗无效时考虑手术;③反复发生的栓塞,尤其累及主要脏器如脑、眼、肾、冠状动脉者;④感染在心内扩散导致腱索、乳头肌断裂,主动脉窦或室间隔破裂,心肌脓肿伴或不伴心脏传导阻滞;⑤超声心动图检出较大赘生物或赘生物堵塞瓣膜口。

(二)中医治疗

1.证候特征

本病以卫气营血为辨证纲领,病在卫分者以恶寒发热、汗出、苔薄白、舌尖红、脉浮数为特征;病在气分者以高热、大汗出、口渴甚、脉洪大或滑数为特征;病在营分者以午后发热,或夜热早凉、皮肤黏膜斑点隐隐、舌红绛、脉细数为特征;病在血分者以皮肤黏膜斑点为特点,出现吐血,或咯血、衄血、尿血、便血、神昏谵语、舌绛、脉细数无力为特征。起病数天后即发生栓塞现象,或经治疗仍反复发生栓塞现象者病情多重,预后不良;疾病过程中出现心力衰竭,特别是难治性心力衰竭者,病情严重,预后极差。

2.治疗要点

本病的产生是在先天心脏禀赋不全或后天获得心痹、胸痹的基础上感受温热毒邪形成,温热毒邪从表入里,内舍心脉,形成温热毒邪从卫入气,从气入营,从营入血,或从卫直入营血等一系列病理变化。由于温热邪毒为阳邪,易伤阴血,导致阳伤血涩,气血瘀滞,血行不畅,从而产生一系列瘀血证候,故心痹、胸痹为本病之本,毒邪外侵为标。治疗以清热解毒、益气养阴通络为法,并采用有机的中西医结合疗法。

3.分型治疗

(1)卫分证。

主证:恶寒发热,汗出头痛,胸闷心悸,咳嗽气短。苔薄白,舌尖边红,脉浮数。

治法:辛凉解表,清热解毒。

例方:用银翘散合五味消毒饮。

常用药:银花、连翘、薄荷(后下)、荆芥、淡豆豉、桔梗、甘草、牛蒡子、淡竹叶、芦根、蒲公英、紫花地丁、青天葵。

应急措施:鱼腥草注射液用 30～60 mL 加入 5% 葡萄糖注射液 250 mL 静脉滴注,每天 2 次。

(2)气分证。

主证:见高热,大汗出,口渴甚,不恶寒反恶热,心悸气急,烦躁不安,大便秘结,小便短赤。苔黄燥,舌质红,脉洪大或滑数。

治法:清热解毒,益气扶正。

例方:用白虎加人参汤合五味消毒饮。

常用药:生石膏(先煎)、知母、甘草、西洋参(另炖)、银花、连翘、蒲公英、紫花地丁、青天葵、淡豆豉。若腹部胀满,大便秘结者,治宜泻火通便,急下存阴。可用增液承气汤或大承气汤。

应急措施:用穿琥宁加入10％葡萄糖注射液250 mL静脉滴注,每天2次。

(3)营分证。

主证:见午后发热,或发热夜甚,烦躁不安,口不甚渴,皮肤黏膜瘀斑、瘀点隐隐,肝大、脾大,少气懒言,神疲乏力。苔少或剥苔,舌红绛,脉细数。

治法:清营清热,扶正祛邪。

例方:用清营汤合五味消毒饮。

常用药:水牛角(先煎)、生地、玄参、麦冬、黄连、丹参、淡竹叶、银花、连翘、蒲公英、紫花地丁、青天葵、淡豆豉、西洋参(另炖)。

应急措施:清开灵注射液20～50 mL加入10％葡萄糖注射液500 mL静脉滴注,每天2次。

(4)血分证。

主证:见身热烦躁,皮肤黏膜斑点透露,或见吐血、咯血、尿血、便血、肝大、脾大,或见中风偏瘫,神昏谵语。少苔或剥苔,舌红绛,脉沉细数。

治法:清热解毒、凉血散血。

例方:用清热地黄汤合五味消毒饮。

常用药:水牛角(先煎)、生地、赤芍、丹皮、丹参、紫花地丁、银花、连翘、蒲公英、青天葵、西洋参(另炖)。若神昏谵语则加服安宫牛黄丸。

应急措施:香参注射液20～30 mL加入10％葡萄糖注射液250 mL静脉滴注,每天2次,适用于伴栓塞现象者;醒脑静注射液20～30 mL加入10％葡萄糖注射液250 mL静脉滴注,每天2次。

(5)阴虚内热。

主证:长期低热,手足心热,盗汗颧红,心悸气短,口干咽燥,形体消瘦。少苔或剥苔,舌质红,脉细数。

治法:滋阴清热,凉血活血。

例方:用青蒿鳖甲汤合五味消毒饮。

常用药:青蒿、鳖甲、生地、知母、丹皮、秦皮、地骨皮、胡黄连、麦冬、玄参、丹参、银花、连翘、紫花地丁、蒲公英、青天葵。

应急措施:参麦或丽参注射液30 mL加5％葡萄糖注射液500 mL静脉滴注,每天2次。

六、临症提要

(1)传染性心内膜炎属于心血管疾病中重症,因此,治疗常常需要采取中西医结合的方法,特别强调合理正确地使用抗生素。

(2)本病的辨证论治以卫气营血为纲领,辨证论治首先要分清病位所在;其次治疗中要重点使用清热解毒的方法。

(3)本病热毒灼盛,容易损伤阴血,导致血脉瘀阻,治疗可以加用凉血散血方法。

(4)本病后期,往往出现气阴两伤的临床表现,故须注意予以益气养阴。

(5)在治疗感染性心内膜炎过程中要注意其基础心脏病存在情况,有针对性地予以治疗处理。

(王海成)

第八节 心 包 炎

一、急性心包炎

急性心包炎是一种以心包膜急性炎症病变为特点的临床综合征。

(一)病因

(1)急性非特异性。

(2)感染:细菌(包括结核杆菌)、病毒、真菌、寄生虫、立克次体。

(3)肿瘤:原发性、继发性。

(4)自身免疫和结缔组织病:风湿热及其他结缔组织病如系统性红斑狼疮、结节性动脉炎、类风湿关节炎等;心脏损伤后(心肌梗死后综合征、心包切开后综合征)、血清病。

(5)内分泌、代谢异常:尿毒症、黏液性水肿、胆固醇性、痛风。

(6)邻近器官疾病:急性心肌梗死、胸膜炎。

(7)先天性异常:心包缺损、心包囊肿。

(8)其他:外伤、放射治疗、药物等。

(二)病理

急性心包炎根据病理变化可分为纤维蛋白性和渗液性心包炎。心包渗出液体无明显增加时为急性纤维蛋白性心包炎,渗出液增多时称渗液性心包炎。渗液可分为浆液纤维蛋白性、浆液血性、化脓性和出血性几种,多为浆液纤维蛋白性。液体量为 $100\sim500$ mL,也可多达 $2\sim3$ L。心包渗液一般在数周至数月内吸收,但也可发生脏层和壁层的粘连、增厚而逐渐形成慢性心包炎。

(三)诊断

1.症状

(1)胸痛:心前区呈锐痛或钝痛,随体位改变、深呼吸、吞咽而加剧,常放射到左肩、背部或上腹部。病毒性者多伴胸膜炎,心前区疼痛剧烈。

(2)呼吸困难:是心包渗液时最突出的症状。在心脏压塞时,可有端坐呼吸、呼吸浅而快、身躯前倾、发绀等。

(3)全身症状:随病变而异。结核性者起病缓慢,低热、乏力、食欲缺乏等。化脓性者起病急,高热及中毒症状严重。病毒性者常有上呼吸道感染及其他病毒感染的表现。

2.体征

(1)心包摩擦音:是纤维蛋白性心包炎的重要体征,呈抓刮样音调,粗糙,以胸骨左缘3、4肋间及剑突下最显著,前倾坐位较易听到。心包摩擦音是一种由心房、心室收缩和心室舒张早期3个成分所组成的三相摩擦音,也可仅有心室收缩早期所组成的双相摩擦音。心包渗液增多时消失,但如心包两层之间仍有摩擦,则仍可听到摩擦音。

(2)心包积液引起的相应体征:心包积液在 300 mL 以上者心浊音界向两侧扩大,且随体位而改变。平卧时心底浊音区增宽,坐位时下界增宽,心尖冲动减弱或消失,或位于心浊音界左缘之内侧,心音遥远,心率快。大量心包积液可压迫左肺引起左下肺不张,于左肩胛下叩诊浊音,并可听到支气管呼吸音,即左肺受压征(Ewart征)。如积液迅速积聚,可发生急性心脏压塞。患者气促加剧、面色苍白、发绀、心排血量显著下降,产生休克。若不及时解除心脏压塞,可迅速致死;如积液较慢,可形成慢性心脏压塞,表现为发绀、颈静脉怒张、肝大、腹腔积水、皮下水肿、脉压小,常有奇脉。

(四)辅助检查

1.化验检查

感染性者常有血白细胞计数增加及红细胞沉降率增快等炎性反应。

2.X线检查

一般渗液>200 mL时可出现心影向两侧扩大;积液多时心影呈烧瓶状,心脏搏动减弱或消失,肺野清晰。

3.心电图检查

主要由心外膜下心肌受累而引起。

(1)常规12导联(除aVR及V_1外)皆出现ST抬高,呈弓背向下。

(2)一至数天后ST段回到基线,出现T波低平以至倒置。

(3)T波改变持续数周至数月,逐渐恢复正常,有时保留轻度异常。

(4)心包积液时可有QRS波群低电压。

(5)心脏压塞或大量渗液时可见电交替。

(6)无病理性Q波。

4.超声心动图检查

M型超声心动图中,右室前壁与胸壁之间或左室后壁之后与肺组织之间均可见液性暗区。二维超声心动图中很容易见有液性暗区,且还有助于观察心包积液量的演变。

5.放射性核素心腔扫描

用^{99m}Tc肌内注射后进行心脏血池扫描,正常人心血池扫描图示心影大小与X线心影基本相符,心包积液时心血池扫描心影正常而X线心影明显增大。两者心影横径的比值小于0.75。

6.心包穿刺

(1)证实心包积液的存在,检查其外观和进行有关的实验室检查,如细菌培养,寻找肿瘤细胞,渗液的细胞分类,解除心脏压塞症状等。

(2)心包腔内注入抗生素,化疗药物。心包穿刺主要指征是心脏压塞和未能明确病因的渗液性心包炎。

7.心包活检

心包活检主要指征为病因不明确而持续时间较长的心包积液,可以通过心包组织学、细菌学等检查以明确病因。

(五)鉴别诊断

1.心脏扩大

心包积液与心脏扩大的鉴别见表2-6。

2.急性心肌梗死

心包炎者年龄较轻,胸痛之同时体温、血白细胞计数即升高、红细胞沉降率加快;而急性心肌梗死常在发病后期48～72 h出现体温、白细胞计数升高、红细胞沉降率加快。此外,心炎时多数导联 ST 段抬高,且弓背向下,无对应导联 ST 段压低,ST 段恢复等电位线后 T 波才开始倒置,亦无 Q 波。心肌酶谱仅轻度升高且持续时间较长。

表 2-6　心包积液与心脏扩大的鉴别

项目	心包积液	心脏扩大
心尖冲动	不明显或于心浊音界内侧	与心浊音界一致
奇脉	常有	无
心音及杂音	第一心音远,一般无杂音(风湿性例外)	心音较清晰,常有杂音或奔马律
X 线检查	心影呈三角形,肺野清晰	心影呈球形,肺野淤血
心电图	Q-T 间期多正常或缩短或有电交替	Q-T 间期延长,心肌病变者常伴有室内阻滞,左室肥大,心律失常多见
超声心动图	有心包积液征象,心腔大小正常	无心包积液征象,心腔多扩大
放射性核素扫描	心腔扫描大小正常,而 X 线片心影大	心腔大小与 X 线片心影大体一致
心包穿刺	见心包积液	不宜心包穿刺

3.早期复极综合征

本综合征心电图中抬高的 ST 段与急性心包炎早期的心电图改变易混淆,前者属正常变异。以下有助于鉴别,早期复极时 ST 段抬高很少超过 2 mm,在 aVR 及 V$_1$ 导联中 ST 段常无压低,运动后抬高的ST 段可转为正常,在观察过程中不伴有 T 波演变。

(六)治疗

1.一般对症治疗

患者卧床休息,直至疼痛及发热等症状消退;解除心脏压迫和对症处理,疼痛剧烈时可给予镇痛剂如阿司匹林 325 mg,每 4 h 1 次;或吲哚美辛 25 mg,每 4 h 1 次等。心包积液量多时,行心包穿刺抽液以解除压迫症状。

2.心包穿刺

心包穿刺以解除心脏压塞症状和减轻大量渗液引起的压迫症状,并向心脏内注入治疗药物。

3.心包切开引流

心包切开引流用于心包穿刺引流不畅的化脓性心包炎。

4.心包切除术

心包切除术主要指征为急性非特异性心包炎有反复发作,以致长期致残。

(七)常见几种不同病因的急性心包炎

1.急性非特异性心包炎

急性非特异性心包炎是一种浆液纤维蛋白性心包炎,病因尚未完全肯定。病毒感染和感染后发生变态反应可能是主要病因,起病前 1～8 周常有呼吸道感染史。

(1)临床表现:起病多急骤,表现为心前区或胸骨后疼痛,为剧烈的刀割样痛,也可有压榨痛或闷痛。有发热,体温于 4 h 内达 39 ℃或更高,为稽留热或弛张热。其他症状有呼吸困难、咳嗽、无力、食欲缺乏等。心包摩擦音是最重要的体征。心包渗液少量至中等量,很少发生心脏压塞。部分患者合并肺炎或胸膜炎。

(2)实验室检查:血白细胞计数正常或中度升高,心包积液呈草黄色或血性,以淋巴细胞居多,心包液细菌培养阴性。X 线检查示有心影增大或伴有肺浸润或胸膜炎改变。心电图有急性心包炎表现。病毒所致者,血清或心包积液的补体结合实验效价常增高。

(3)治疗:本病能自愈,但可多次反复发作。无特异性治疗方法,以对症治疗为主,如休息,止痛剂给予水杨酸钠制剂或吲哚美辛,肾上腺皮质激素可抑制本病急性期,如有反复发作,应考虑心包切除。

2.结核性心包炎

有5%～10%的结核患者发生结核性心包炎,占所有急性心包炎的7%～10%,在缩窄性心包炎的比例更大。结核性心包炎常由纵隔淋巴结结核、肺或胸膜结核直接蔓延而来,或经淋巴、血行播散而侵入心包。

(1)临床表现:①起病缓慢,不规则发热;②胸痛不明显,心包摩擦音较少见,心包积液量较多,易致心脏压塞;③病程长,易演变为慢性缩窄性心包炎。

(2)实验室检查:①心包积液多呈血性,积液内淋巴细胞占多数;②涂片、培养及动物接种有时可发现结核杆菌;③结核菌素试验阳性对本病诊断有一定帮助。

(3)治疗:①急性期卧床,增加营养;②抗结核治疗一般用链霉素、异烟肼及对氨基水杨酸钠联合治疗,疗程为1.5～2年,亦可用异烟肼5 mg/(kg·d)、乙胺丁醇25 mg/(kg·d)及利福平10 mg/(kg·d)联合治疗;③常用肾上腺皮质激素4～6周,逐渐停药,减少渗出或粘连;④有心脏压塞征象者,应进行心包穿刺,抽液后可向心包腔内注入链霉素及激素;⑤若出现亚急性渗液缩窄性心包炎表现或有心包缩窄趋势者,应尽早做心包切除。

3.化脓性心包炎

化脓性心包炎主要致病菌为葡萄球菌、革兰氏阳性杆菌、肺炎球菌等。多为邻近的胸内感染直接蔓延,如肺炎、脓胸、纵隔炎等,也可由血行细菌播散,如败血症等,或心包穿刺性损伤带入细菌。偶可因膈下脓肿或肝脓肿蔓延而来。

(1)临床表现:为高热伴严重毒血症,胸痛,心包摩擦音,部分患者可出现心脏压塞。发病后2～12周易发展为缩窄性心包炎。

(2)实验室检查:血白细胞总数明显升高,血和心包液细菌培养阳性,心包液呈脓性,中性粒细胞占多数。

(3)治疗:①针对病原菌选择抗生素,抗生素用量要足,并在感染被控制后维持2周;②应及早做心包切开引流。

4.肿瘤性心包炎

心包的原发性肿瘤主要为间皮瘤,且较少见。转移性肿瘤较多见,主要来自支气管和乳房的肿瘤,淋巴瘤和白血病也可侵犯心包。

(1)临床表现:为心包摩擦音、心包渗液的体征,渗液为血性,渗液抽出后又迅速产生,可引起心脏压塞。预后极差。

(2)实验室检查:心包渗液中寻找肿瘤细胞可以确诊。

(3)治疗:包括用心包穿刺术、心包切开术,甚至心包切除术以解除心脏压塞及心包内滴注抗癌药。

5.急性心肌梗死并发心包炎

透壁性心肌梗死累及心包时可引起心包炎,多呈纤维蛋白性,偶有少量渗液。临床发生率为7%～16%,常在梗死后2～4 h发生,出现胸痛及短暂而局限的心包摩擦音,心电图示ST段再度升高,但无与心肌梗死部位方向相反的导联ST段压低。治疗以对症处理为主,予以吲哚美辛、

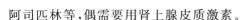

阿司匹林等,偶需要用肾上腺皮质激素。

6.心脏损伤后综合征

心脏损伤后综合征包括心包切开术后综合征、心脏创伤后综合征及心肌梗死后综合征,一般症状于心脏损伤后2～3周或数月出现,反复发作,每次发作1～4周,可能为自身免疫性疾病,也可能与病毒感染有关。

(1)临床表现:有发热、胸痛、心包炎、胸膜炎渗液和肺炎等。血白细胞计数总数增高,红细胞沉降率加快,半数患者有心包摩擦音,也可有心包渗液。症状有自限性,预后良好,但易复发,每次1周至数周。心脏压塞常见。

(2)治疗:并有心包积液或胸腔积液者,需穿刺抽液。发热胸痛者可用吲哚美辛,重症患者可予以肾上腺皮质激素,有较好效果。

7.风湿性心包炎

风湿性心包炎为风湿性全心炎的一部分,常伴有其他风湿病的临床表现,胸痛及心包摩擦音多见,心脏可有杂音,心包积液量少,多呈草绿色。抗链"O"滴定度及血清黏蛋白增高,红细胞沉降率增快,抗风湿治疗有效。愈后可有心包粘连,一般不发展为缩窄性心包炎。

8.尿毒症性心包炎

尿毒症性心包炎是急、慢性肾功能不全的晚期并发症,发生率为40%～50%,通常为纤维蛋白性,少数为浆液纤维蛋白性或血性,机制不明。

(1)临床表现:一般无症状,或有发热、胸痛。心包摩擦音多见,如心包积液量多也可导致心脏压塞。

(2)治疗:除按肾衰竭处理外,对无症状且未充分透析者应加强血液透析,对疑出血性心包炎者应采用局部肝素化或改行腹膜透析,以防心脏压塞。如经充分透析,心包积液反见增多者应暂停透析。对心包炎可给予吲哚美辛25 mg,一日3次,部分患者可奏效。对大量心包积液者应予心包穿刺引流,或留置导管做持续引流24～72 h,并向心包注入不易吸收的肾上腺皮质激素——羟氟烯索50 mg也有效。若上述治疗仍不能解除心脏压塞,应考虑做心包胸膜开窗术。已发展成为亚急性或慢窄性心包炎者,在尿毒症基本控制以后,应考虑心包切除术。

9.放射性心包炎

约有5%接受4 000 rad照射的胸部或纵隔肿瘤患者,数月或数年后可患放射性心包炎,尤以霍奇金病中发病率为高。通常表现为急性纤维蛋白性心包炎、心包积液、亚急性渗出缩窄性心包炎或慢性缩窄性心包炎。心肌、心内膜也可受损,发展为纤维化,也可伴发肺炎及胸膜炎。放疗所致心包积液可予激素治疗,有心脏压塞者应做心包穿刺。若出现反复心脏压塞或缩窄性心包炎,应施行心包切除。

10.胆固醇性心包炎

胆固醇性心包炎常见于甲状腺功能减退、类风湿关节炎、结核病或其他原因所致高胆固醇血症,也可发生于特发性(非特异性)心包炎。发生机制未明,可能是心包表面细胞坏死,释放出细胞内胆固醇;或心包积血,红细胞溶解,释放出胆固醇;也可能因心包炎影响,减少了心包淋巴引流,使胆固醇的回吸收减少所致。心包渗液中胆固醇含量高,可有胆固醇结晶析出,胆固醇可刺激心包,使渗液增加,心包增厚。临床上表现为缓慢发展的非缩窄性大量积液(除非是血性积液),心包积液混浊而闪光,但也可澄清。胆固醇结晶使渗液呈金黄色。治疗应针对病因,多数患者需做心包切除。由黏液水肿所致者给予甲状腺片,从小剂量始,每天15 mg,以后每1～2周增加 15～30 mg,平均每天量为 120～180 mg,待症状改善,基础代谢正常后减量维持之。

二、慢性心包炎

急性心包炎以后,可在心包上留下瘢痕粘连和钙质沉着。多数患者只有轻微的疤痕形成和疏松的或局部的粘连,心包无明显的增厚,不影响心脏的功能,称为慢性粘连性心包炎。部分患者心包渗液长期存在,形成慢性渗出性心包炎,主要表现为心包积液,预后良好。少数患者由于形成坚厚的瘢痕组织,心包失去伸缩性,明显地影响心脏的收缩和舒张功能,称为缩窄性心包炎,它包括典型的慢性缩窄性心包炎和在心包渗液的同时已发生心包缩窄的亚急性渗液性缩窄性心包炎,后者在临床上既有心包堵塞又有心包缩窄的表现,并最终演变为典型的慢性缩窄性心包炎。

(一)病因

部分由结核性、化脓性和非特异性心包炎引起,也见于心包外伤后或类风湿关节炎的患者。有许多缩窄性心包炎患者虽经心包病理组织检查也不能确定其病因。心包肿瘤和放射治疗也偶可引起本病。

(二)发病机制及病理改变

在慢性缩窄性心包炎中,心包脏层和壁层广泛粘连增厚和钙化,心包腔闭塞成为一个纤维瘢痕组织外壳,紧紧包住和压迫整个心脏和大血管根部,也可以局限在心脏表面的某些部位,如在房室沟或主动脉根部形成环状缩窄。在心室尤其在右心室表面,疤痕往往更坚厚,常为 0.2～2 cm 或更厚。在多数患者中,瘢痕组织主要由致密的胶原纤维构成,呈斑点状或片状玻璃样变性,因此不能找到提示原发病变的特征性变化。有些患者则心包内尚可找到结核性或化脓性的肉芽组织。

由于时常发现外有纤维层包裹、内为浓缩血液成分和体液存在,提示心包内出血是形成心包缩窄的重要因素。心脏外形正常或较小,心包病变常累及贴近其下的心肌。缩窄的心包影响心脏的活动和代谢,有时导致心肌萎缩、纤维变性、脂肪浸润和钙化。

(三)临床表现

缩窄性心包炎的起病常隐袭。心包缩窄的表现出现于急性心包炎后数月至数十年,一般为 2～4 年。在缩窄发展的早期,体征常比症状显著,即使在后期,已有明显的循环功能不全的患者也可能仅有轻微的症状。

1.症状

劳累后呼吸困难常为缩窄性心包炎的最早期症状,是由于心排血量相对固定,在活动时不能相应增加所致。后期可因大量的胸腔积液、腹水将膈抬高和肺部充血,以致休息时也发生呼吸困难,甚至出现端坐呼吸。大量腹水和肿大的肝脏压迫腹内脏器,产生腹部膨胀感。此外,可有乏力、食欲缺乏、眩晕、衰弱、心悸、咳嗽、上腹疼痛、水肿等。

2.体征

(1)心脏本身的表现:心浊音界正常或稍增大。心尖冲动减弱或消失,心音轻而远,这些表现与心脏活动受限制和心排血量减少有关。第二心音的肺动脉瓣成分可增强。部分患者在胸骨左缘第三四肋间可听到一个在第二心音后 0.1 s 左右的舒张早期额外音(心包叩击音),性质与急性心包炎有心脏压塞时相似。心率常较快。心律一般是窦性,可出现过早搏动、心房颤动、心房扑动等异位心律。

（2）心脏受压的表现：颈静脉怒张、肝大、腹水、胸腔积液、下肢水肿等与心脏舒张受阻,使心排血量减少,导致水、钠潴留,从而使血容量增加,及静脉回流受阻使静脉压升高有关。缩窄性心包炎常有大量腹水,而且较皮下水肿出现得早,与一般心力衰竭有所不同。一些患者可发生胸腔积液,有时出现奇脉,心排血量减少使动脉收缩压降低,静脉淤血,反射性引起周围小动脉痉挛使舒张压升高,因此脉压变小。

（四）影像、心电图及导管检查

1.X 线检查

心脏阴影大小正常或稍大,心影增大可能由于心包增厚或伴有心包积液,左右心缘正常弧弓消失,呈平直僵硬,心脏搏动减弱,上腔静脉明显增宽,部分患者心包有钙化呈蛋壳状,此外,可见心房增大。

2.心电图检查

多数有低电压,窦性心动过速,少数可有房颤,多个导联 T 波平坦或倒置。有时 P 波增宽或增高呈"二尖瓣型 P 波"或"肺型 P 波"表现,左、右心房扩大,也可有右心室肥厚。

3.超声心动图检查

可见右心室前壁或左心室后壁振幅变小,如同时有心包积液,则可发现心包壁层增厚程度。

4.心导管检查

右心房平均压升高,压力曲线呈"M"形或"W"形,右心室压力升高,压力曲线呈舒张早期低垂及舒张晚期高原的图形,肺毛细楔嵌压也升高。

（五）诊断

有急性心包炎病史,伴有体、肺循环淤血的症状和体征,而无明显心脏增大,脉压小,有奇脉,X 线显示心包钙化,诊断并不困难。

（六）鉴别诊断

本病应与肝硬化门静脉高压症及充血性心力衰竭相鉴别。肝硬化有腹水及下肢水肿,但无静脉压增高及颈静脉怒张等。充血性心力衰竭者多有心瓣膜病的特征性杂音及明显心脏扩大而无奇脉,超声心动图及 X 线检查有助鉴别。

限制型心肌病的血流动力学改变与缩窄性心包炎相似,故其临床表现与钙化的缩窄性心包炎极为相似,很难鉴别,其鉴别要点可参见表 2-7。

表 2-7　缩窄性心包炎和限制性心肌病的鉴别

鉴别项目	缩窄性心包炎	限制型心肌病
疲劳和呼吸困难	逐渐发生,后来明显	一开始就明显
吸气时颈静脉扩张	有	无
心尖冲动	常不明显	常扪及
奇脉	常有	无
二尖瓣与三尖瓣关闭不全杂音	无	常有
舒张期杂音	在第二心音之后较早出现,较响,为舒张早期额外音(心包叩击音)	在第二心音之后较迟出现,较轻,为第三心音,常可听到第四、六心音

鉴别项目	缩窄性心包炎	限制型心肌病
X 线	心脏轻度增大,常见心包钙化	心脏常明显增大,无心包钙化,可有心内膜钙化
心电图	QRS 波群低电压和广泛性 T 波改变,可有心房颤动或提示左房肥大的 P 波改变	可有波群低电压和广泛性 T 波改变,有时出现异常 Q 波,常有房室和心室内传导阻滞(特别是左束支传到阻滞)和心室肥大劳损,也有心房颤动
收缩时间间期测定	正常	异常(PEP 延长,LVET 缩短,PEP/LVET* 比值增大)
超声心电图		
心房显著扩大	不常见	常见
舒张早期二尖瓣血流速率	有明显的呼吸变化	随呼吸变化极小
彼此相反的心室充盈	有	无
血流动力学检查		
左、右心室舒张末期压	相等,相差≤0.7 kPa(5 mmHg)	>0.7 kPa(5 mmHg)
右室收缩压	≤0.7 kPa(5 mmHg)	>6.7 kPa(50 mmHg)
右室舒张末期压	大于 1/3 右室收缩压	<1/3 右室收缩压
计算机断层显像	心包增厚	心包正常
心内膜心肌活组织检查	正常	异常
洋地黄治疗反应	静脉压不变	静脉压下降

＊:PEP,射血前期;LVET,左心室射血期

(七)治疗

应及早施行心包剥离术。如病程过久,心肌常有萎缩和纤维变性,影响手术的效果。因此,只要临床表现为心脏进行性受压,用单纯心包渗液不能解释,或在心包渗液吸收过程中心脏受压重征象越来越明显,或在进行心包腔注气术时发现壁层心包显著增厚,或磁共振显像显示心包增厚和缩窄,如心包感染已基本控制,就应及早争取手术。结核性心包炎患者应在结核活动已静止后考虑手术,以免过早手术造成结核的播散。如结核尚未稳定,但心脏受压症状明显加剧时,可在积极抗结核治疗下进行手术。手术中心包应尽量剥离,尤其两心室的心包必须彻底剥离。因心脏长期受到束缚,心肌常有萎缩和纤维变性,所以,手术后心脏负担不应立即过重,应逐渐增加活动量。静脉补液必须谨慎,否则会导致急性肺水肿。由于萎缩的心肌恢复较慢,因此,手术成功的患者常在术后 4～6 月才逐渐出现疗效。

手术前应改善患者一般情况,严格休息,低盐饮食,使用利尿剂或抽除胸腔积液和腹水,必要时给以少量多次输血。有心力衰竭或心房颤动的患者可适当应用洋地黄类药物。

(八)预后

如能及早进行心包的彻底剥离手术,大部分患者可获满意的效果。少数患者因病程较久,有明显心肌萎缩和心源性肝硬化等严重病变,则预后较差。

(李　晶)

第九节 心 包 积 液

一、不伴心脏压塞的心包积液

(一)病因

正常心包腔有 $20\sim50$ mL 液体,为血浆的超滤液,大于 50 mL 称为心包积液,分为漏出液和渗出液。渗出液包括浆液纤维蛋白性(蛋白浓度 $2\sim5$ g/dL)、化脓性、浆液血性(血细胞比容约 10%)、血性(血细胞比容>10%)。另外还有胆固醇及乳糜性积液。渗出性心包积液常见于急性非特异性心包炎、结核、肿瘤、放射治疗及创伤等。药物和结缔组织病、心包切开术后综合征和Dressler 综合征等也占一定比例。艾滋病是新出现的心包积液的原因。

(二)诊断

1.临床表现

心包积液的症状和体征与积液增长速度、积液量和心包伸展特性有关。少量心包积液,增长速度慢,心包腔内压力升高不显著,可无任何症状。大量心包积液压迫周围组织和器官可产生各种症状,如呼吸困难、咳嗽、吞咽困难、声音嘶哑、呃逆等。心包积液少于 150 mL 可无阳性体征。积液量多时,心浊音界向两侧扩大;心底部浊音界卧位时增宽,坐位时缩小,呈三角形;心尖冲动消失;听诊心音低而遥远或有心包摩擦音;左肩胛角下触觉语颤增强、叩诊呈浊音、可闻及支气管呼吸音,称为 Ewart 征,为心包积液压迫左下肺叶所致。

2.超声心动图检查

超声心动图检查对心包积液诊断极有价值,积液超过 50 mL 即可发现,小量心包积液以 M 型超声心动图像较清晰。由于心脏形状很不规则,心包积液分布也不均匀很难精确计算,为临床需要分为小、中和大量心包积液。二维超声心动图检查,少量积液的液性暗区在左室后外侧壁及心尖;中量积液扩展到后壁,暗区大于 1 cm,特别在收缩期;大量心包积液右心室前壁见暗区,右房受压,在心动周期中暗区围绕心脏。超声心动图检查可提示心包有无粘连,有无分隔性积液,还能观察到心包厚度及心内结构,心脏大小,确定心包穿刺位置。

3.胸部 X 线检查

心包积液在 $250\sim300$ mL 时,心影可在正常范围,中至大量心包积液时心影普遍向两侧扩大,心脏正常弧度消失,上腔静脉影增宽,主动脉影变短,呈烧瓶状,心脏搏动明显减弱,肺野清晰。

4.实验室检查

心包液实验室检查包括生物化学、细菌学、细胞学和免疫学等。

5.CT 和 MR 检查

CT 扫描很容易发现心包积液,少于 50 mL 液体均可检出。正常心包厚度在 CT 上测量上限为 4 mm,大于 4 mm 为异常。仰卧位 CT 扫描时,少量的心包积液位于左室与右房之后外侧。心上隐窝扩张是心包积液的一个重要征象,较大量积液形成带状水样密度影围绕心脏,积液在 200 mL 以上。渗出液与血性积液密度较高,似软组织密度。CT 不能区分良性还是恶性病变积液。

MR 和 CT 一样对少量心包积液和局限性心包积液的检出很有价值。右室前壁液体厚度大于 5 mm 示中等量积液。非出血性的心包积液在 T_1 加权像大多为均匀低信号,而慢性肾功能不全、外伤、结核性心包炎,在心包腔某些区域呈中信号或不均匀高信号,提示含高蛋白及细胞成分液体。信号强度增加区域表示炎性渗出物伴大量纤维物质。血性积液或心包积血,视含血液成分的多少,呈中或高信号。恶性肿瘤所致心包积液为不均匀中或高混杂信号。

二、心脏压塞

心脏压塞系指心包腔内心包积液量增加到压迫心脏使心脏舒张期充盈障碍,心室舒张压升高和舒张顺应性降低,心排血量和全身有效循环血量减少。临床表现取决于心包积液增长的速度、心包顺应性和心肌功能。增长速度快,心包来不及适应性伸展,即使积液量为 100 mL,足使心包腔内压力突然上升至 26.7 kPa(200 mmHg)以上,引起急性心脏压塞。急性心脏压塞可在几分钟或 1～2 h 内发生,此时静脉压不能代偿性升高来维持有效血循环,而是通过增加射血分数至 70%～80%(正常 50%),增加心率及周围小动脉收缩 3 种代偿机制,保证心、脑、肾脏的灌注。如心包积液增长速度缓慢,心包逐渐扩张适应积液量的增加,超过 2 000 mL 时才出现心脏压塞,表现为亚急性或慢性心脏压塞。结核性或肿瘤性心包炎伴严重脱水血容量不足的患者,当心包腔和右房压均衡上升至 0.7～2.0 kPa(5～15 mmHg)就可引起心室充盈受限,心搏量下降,而出现所谓的低压性心脏压塞。

(一)症状

呼吸困难,端坐呼吸或前倾坐位,口唇青紫,全身冷汗,严重者出现烦躁不安,精神恍惚。

(二)体征

(1)血压下降,心率增快及脉压变小:心包积液使心排血量降低,心率代偿性增快以维持心排血量和动脉压,保证心、脑、肾脏灌注,同时,外围小动脉阻力增加,结果脉压缩小。

(2)颈静脉怒张,呈现 Kussmaul 征象,即吸气时颈静脉充盈更明显,其产生机制为右房不能接纳吸气时静脉回心血量。急性心脏压塞、颈部过短、循环血容量不足时可无颈静脉怒张或 Kussmaul 征象。

(3)奇脉:吸气时桡动脉搏动减弱或消失。因吸气时心包腔内压力下降,回心血量增多,但心脏受束缚,不能相应扩张,导致室间隔左移使左室充盈减少,收缩期血压下降。用袖带测血压检查奇脉,吸气时收缩压下降大于 1.3 kPa(10 mmHg)[正常人吸气收缩压下降小于 1.3 kPa(10 mmHg)],同时肱动脉处听诊,吸气时动脉音比呼气时减弱或消失。检查奇脉不应令患者深呼吸,深呼吸如同 Valsalva 动作,可使脉搏减弱而做出错误的判断。奇脉也见于其他疾病,如阻塞性呼吸道疾病、心源性休克、限制型心肌病、肥胖、高度腹水或妊娠者。

(4)心尖冲动不明显,心音遥远,50% 可闻及心包摩擦音。

(5)肝大,腹水,体循环瘀血征象:见于亚急性或慢性心脏压塞。通过代偿机制使肾脏对水钠的重吸收增多,以增加有效循环血量,而血液大部分滞留在体循环的静脉系统,再加之不同程度的静脉收缩,导致静脉压进一步升高。

(三)辅助检查

(1)心电图:QRS 波振幅降低,P、QRS、T 波出现电交替时应考虑心脏压塞。若呼吸频率过快,而影响 QRS 电轴变化,常出现假性 QRS 电交替现象。

(2)心导管检查:心包腔内压力升高,使心脏在整个心动周期过程中持续受压,心房、心室及肺动脉压升高,舒张充盈不足,心搏量降低。血流动力学特征为肺毛细血管楔压、肺动脉舒张压、右室舒张末压与右房压相等;心搏量降低;同时记录心包内、右心、左心压力显示心包内、右房、右室和左心室舒张末压几乎相等,压力升高一般>2.0 kPa(15 mmHg)。但需注意下列情况:①当心脏压塞时伴有严重低血容量的患者中,心包内压和右房压力相等但只有轻升高;②若在心脏压塞前左心室舒张压已经升高,此时心包内压力和右心压力升高仍相等,但低于左心室舒张末压;③肺动脉和右心室收缩压一般低于6.7 kPa(50 mmHg),并伴有脉压变小,反映了每搏量的降低;④重度心脏压塞,右室收缩压只稍高于右室舒张压。

(3)超声心动图:右房舒张期塌陷,右室舒张早期塌陷,左房塌陷。吸气时通过三尖瓣血流速度增加,而二尖瓣血流速度降低>15%。吸气时右室内径增大而左室内径缩小。二尖瓣EF斜率下降。下腔静脉瘀血,内径随呼吸的正常变化消失。左室假性肥厚。心脏摆动。心包腔见大量液性暗区。

(四)治疗

心包穿刺或心外科手术排出心包积液,解除心脏压塞是最主要的治疗方法。在紧急情况下某些支持疗法也有一定的治疗作用。静脉输液有助于中心静脉压升高,促进心室充盈,维持心排血量。此外,静脉滴注异丙肾上腺素和多巴酚丁胺是维持心脏压塞时血循环的有效药物,它可增强心肌收缩力、扩张周围小动脉、缩小心脏体积以减轻心脏压塞,增加心排血量。心脏压塞时避免使用β受体阻滞剂,也不宜单独使用血管扩张剂。

心包穿刺:20世纪70年代前,心包穿刺是在没有超声心动图检查和血流动力学监测下进行的盲目的床边穿刺,危及生命的并发症和死亡的发生率高达20%。目前依据二维超声心动图检查选择穿刺部位,心电监护下心包穿刺,可降低并发症发生率。有人推荐联合进行右心导管检查、动脉压监测和心包穿刺引流和测压,可以评价压塞解除是否充分,可以彻底引流无分隔的心包液体;可以了解存在右房压高的其他原因,在血流动力学监测和透视下行心包穿刺,增加了操作的安全性。心包穿刺时最好使用三通接头,接于18号穿刺针上。三通接头侧管与压力传感器相连,后端连接含有1%利多卡因的注射器,之后可用于抽吸心包积液。穿刺针针座或近端可以经一金属夹与心电图胸导联相连,观察穿刺是否太深损伤心外膜。但必须保证心电图机或心电图监护仪接地以免漏电引起心室纤颤。

心包穿刺部位以剑突下最常用,患者取半卧位20°~30°,背部可垫枕使剑突隆起,穿刺点定在剑突下约5 cm和中线左旁1 cm处。穿刺针与皮肤成锐角,进针后针头向上略向后沿胸骨后推进。此处穿刺优点为肺脏、胸膜不遮盖心脏,穿刺针不穿过胸腔;不会损伤乳内动脉;心包后下方的积液易抽取,但穿刺针需穿过致密组织,如用力较大可能进针过深而撕裂右室、右房或冠状动脉。左第5肋间也是常用的穿刺部位。取坐位于心浊音界内1~2 cm,二维超声心动图定位。穿刺向内、后,按定位方向进针。因左侧心肌较厚,穿通心肌机会少,但针头需经胸腔可使心包积液流入胸腔。若同时伴有左胸腔积液,心包穿刺抽取液体不易辨别液体来源于何处。少量心包积液选此点行心包穿刺不易成功,且有刺伤心肌危险。

三、不同病因所致的急性心包积液

(一)感染性心包积液

1.特发性(非特异性或病毒性)心包炎

急性特发性心包炎在国外占心包炎的首位,国内近年有渐增趋向。病因尚不十分清楚,可能是病毒直接侵入感染或感染后自身免疫反应。在这类心包炎患者中,曾有学者分离出柯萨奇B、埃可8型病毒。目前即使在医疗技术先进的国家,对心包液、血液、咽部分泌物和粪便等进行病毒分离和培养,提供病原诊断的可能性仍不大。推测临床上许多特发性心包炎就是病毒性心包炎,因此急性特发性心包炎亦有称之为急性非特异性心包炎或病毒性心包炎。另因此病预后良好,又有学者将其称为急性心包炎。

(1)病理:早期表现呈急性炎症反应,中性粒细胞浸润,纤维蛋白沉积是急性纤维蛋白性或干性心包炎。心包脏层与壁层表面出现含有灰黄色的纤维蛋白、白细胞及内皮细胞组成的渗出物,呈条团块及微细颗粒状,毛茸茸的样子。炎症反应可累及心外膜下心肌,或心包与心外膜之间、心包与邻近的胸骨和胸膜之间发生炎症性反应致纤维粘连。心包炎症进一步发展,液体渗出增加呈渗出性心包炎。

(2)临床表现如下所述。

1)症状:本病多见于男性青壮年,儿童与老年人也有发生。半数以上病例在发病前1~8周曾有上呼吸道感染。前驱症状有发热和肌痛。典型"心包痛"的症状是突然剧烈心前区疼痛,部位和性质多变,常局限于胸骨后和左心前区,可放射至斜方肌、颈部及上肢。咳嗽、深呼吸、吞咽动作、躯体转动时疼痛加剧,前倾坐位疼痛缓解。偶有疼痛局限于上腹部,酷似"急腹症"。若疼痛性质呈压榨感并放射至左上肢又酷似"急性心肌梗死"。有时又与胸膜炎疼痛相似。一般症状持续数天至数周。呼吸与体位变化疼痛加重易与急性肺梗死胸痛相混淆,然而急性肺动脉栓塞后数天,4%患者会并发急性心包炎,应予注意。

心包的痛觉神经经膈神经入胸椎第4、5节的脊髓。心包只有壁层前壁,相当于左侧第5、6肋间处对痛敏感。疼痛除心包壁层反应外,心包周围组织和胸膜炎症反应及心包积液心包膜伸展等原因,均可引起胸痛。

呼吸困难表现为呼吸浅速,以减轻心包和胸膜疼痛。发热或大量心包积液压迫邻近支气管和肺实质或并发肺炎,呼吸困难加重。

2)体征:心包摩擦音是急性心包炎特有的体征。由于心包膜壁层与心外膜炎症性纤维蛋白渗出,表面粗糙在心脏跳动时两者相互摩擦而产生。听诊时有似搔抓、刮擦高频声音,似近在耳旁,心前区胸骨左缘和心尖部摩擦音最清楚,最好取呼吸暂停或前俯坐位,采用膜式听诊器加压听诊。大多数心包摩擦音与呼吸周期无关,但有时吸气状态下声音较响。心包摩擦音由3个时相成分组成,包括心房收缩(收缩期前)、心室舒张快速充盈期和心室收缩。心室收缩期成分,是心包摩擦音最响的成分。心包摩擦音由三相成分组成占58%~60%,双相24%,单相仅有心室收缩成分者占10%~15%,且多在心包炎早期和消退期听到。单相和双相心包摩擦音,需排除器质性心脏病、纵隔嘎吱音和听诊器接触皮肤的人工摩擦音。

(3)辅助检查如下。

1)心电图检查:典型心电图变化分4个阶段。第1阶段,在起病几小时或数天之内,除对应的 aVR、V_1 导联 ST 段常压低外,其他所有导联 ST 段抬高呈凹形,一般<0.5 mV,部分病例可见 P-R 段压低,约1周内消失;第2阶段,ST 和 P-R 段回到正常基线,T 波低平;第3阶段,在原有 ST 抬高导联中 T 波倒置,不伴有 R 波降低和病理性 Q 波;第4阶段,可能在发病后数周、数月,T 波恢复正常或因发展至慢性心包炎使 T 波持久倒置。当心包炎心外膜下心肌受损或心包膜不同部位的炎症恢复过程不一致,心电图呈不典型变化,如只有 ST 段抬高或 T 波变化;局限性 ST 和 T 波改变;一份心电图可同时出现心包炎演变过程中不同阶段的 ST 段和 T 波变化。

如心电图见有Ⅰ度房室传导阻滞或束支传导阻滞,则提示合并广泛性心肌炎症。第1阶段ST抬高需与以下疾病鉴别:①急性心肌梗死,心包炎不出现病理性Q波,ST段抬高时无T波倒置,演变过程中在T波倒置之前表现为正常心电图;②变异性心绞痛,ST段抬高多为暂时性;③早期复极综合征,ST段抬高常见于青年人,特别是黑种人、运动员和精神科患者,ST段没有动态演变,P-R段不偏移。

2)胸部X线检查:急性纤维蛋白性心包炎阶段或心包积液在250 mL以下,心影不增大,即使有血流动力学异常,胸部X线检查亦可正常。

3)血白细胞正常或增多:分类以淋巴细胞为主。红细胞沉降率增快,心肌酶谱正常,但当炎症扩展到心外膜下心肌时酶谱水平可升高。

(4)鉴别诊断如下。

急性心肌梗死:急性心包炎早期易与之混淆。发病后24~36 h,依临床经过,一系列特征性心电图改变和心肌酶升高可鉴别。

急性主动脉夹层:主动脉夹层发生心包积血,呈血性心包炎时可误诊为急性特发性心包炎,通过超声心动图、CT或MRI检查可获得正确诊断。

(5)治疗:本病自然病程一般为2~6周,多数患者可自愈,急性期卧床休息,密切观察心包积液的增长情况,出现心脏压塞即行心包穿刺。胸痛给予止痛药,阿司匹林0.9 g,每天4次,或其他非甾体抗炎药,如吲哚美辛75 mg/d、布洛芬600~1 200 mg/d。经上述治疗数天后仍有剧烈胸痛,心包积液量增多或出现血性心包积液倾向,在排除合并感染后采用激素治疗,泼尼松40~60 mg/d。症状一旦缓解即迅速逐渐减量和停用。急性特发性心包炎治疗后,头数周或数月内可复发,复发率达25%。少数慢性复发性心包炎需用小剂量泼尼松5~10 mg/d,维持治疗数周甚至半年。病情进展至心包缩窄时,可行心包切除术。

2.结核性心包炎

研究表明,结核病患者中约4%引起急性心包炎,其中7%发生心脏压塞,6%发展成心包缩窄,在我国结核病是心包炎的主要原因。患者多通过肺门、纵隔、支气管、胸骨等处直接蔓延,也可通过血行途径将病菌播散至心包,常是急性起病,亚急性发展。急性期心包纤维蛋白沉积伴有浆液血性渗出主要含有白细胞,1~2周后以淋巴细胞为主,蛋白浓度超过2.5 g/dL。结核性心包积液的产生可能由于对结核杆菌蛋白的高敏反应。亚急性期心包炎呈现肉芽肿性炎症并有内皮组织细胞,朗格罕斯细胞及干酪样坏死。心包渗液或心包组织中也可出现极低浓度的结核杆菌,与脏、壁层心包增厚伴成纤维细胞增生使两层粘连,若同时伴有渗出,即成慢性或粘连期,此种渗出缩窄性心包炎不常见。其后心包腔内无渗液而心包钙化,部分发展为缩窄性心包炎。

(1)临床表现:有全身性疾病的一般症状及心包炎表现,常有发热、胸痛、心悸、咳嗽、呼吸困难、食欲缺乏、消瘦乏力及盗汗等,心界扩大、心音遥远、心动过速,偶有心包摩擦音。40%~50%并胸腔积液,大量者可致心脏压塞,出现颈静脉怒张、奇脉、端坐呼吸、肝大、下肢水肿。

(2)诊断:绝对证据应是心包渗液或心包膜活检证实有结核杆菌,但阳性率极低(包括培养),活检系创伤性难以接受。其他如体内任何部位查结核杆菌或干酪性坏死肉芽肿组织学证据,即可高度提示为结核性心包炎。结核菌素皮试强阳性或抗结核治疗有效,仅是间接依据。聚合酶联反应(PCR)技术检测结核菌DNA的方法尚待进一步完善。

(3)治疗:确诊或怀疑结核性心包炎患者,能排除病因(如病毒、恶性肿瘤、结缔组织病等)可予抗结核治疗。三联抗结核化疗:异烟肼300 mg/d,利福平600 mg/d与链霉素1 g/d或乙胺丁醇15 mg/(kg·d),治疗 9 个月可以达满意疗效。

抗结核治疗中仍有心包渗出或心包炎复发,可加用肾上腺皮质激素如泼尼松 40～60 mg/d。可减少心包穿刺次数、降低病死率,但不能减少缩窄性心包炎的发生。

外科治疗:心包缩窄、心脏压塞或渗出缩窄心包炎均是手术切除心包的指征,争取及早进行。

3.细菌性(化脓性)心包炎

化脓性心包炎自抗感染药物使用后,较以往减少,主要致病菌由肺炎球菌、溶血性链球转为葡萄球菌及革兰氏阴性杆菌、沙门杆菌属、流感嗜血杆菌和其他少见病原体。通常感染由邻近胸、膈下疾病直接蔓延或血行传播。当前成年人化脓性心包炎与胸外科术后或创伤后感染、感染性心内膜炎有关。

(1)临床表现:化脓性心包炎发病开始为感染所致的高热、寒战、盗汗和呼吸困难。多数无"心包痛"。心包摩擦音占半数以下,心动过速几乎都有,易被漏诊,颈静脉怒张和奇脉是主要的心包受累依据,且预示将发生心脏压塞。

(2)诊断:根据病史、体检再结合辅助检查血白细胞升高、胸部 X 线示心影扩大,纵隔增宽。ECG 示 ST-T 呈心包炎特征改变,交替电压示有心脏压塞可能。P-R 间期延长、房室分离或束支传导阻滞。

心包液检查多核白细胞增多、可有脓球,葡萄糖定量水平降低,蛋白含量增加,乳酸脱氢酶(LDH)明显增高。

对高度怀疑患者应迅速作超声心动图检查确定是否心包积液或判断有无产气菌感染形成的粘连所致的小腔积液。

(3)治疗:使用足量抗生素外,应行心包切开引流,必须彻底引流,大剂量抗生素控制感染后维持 2 周。

4.真菌性心包炎

(1)病因:组织胞浆菌是真菌性心包炎最常见的病因,多见于美国。年青者和健康人由于吸入鸟或蝙蝠粪便中的孢子而患病。在城市则与挖掘或建筑物爆破有关。

球孢子菌性心包炎与吸入来自土壤与灰尘的衣原体孢子有关。

其他真菌感染引起心包炎包括曲菌、酵母菌、白色念珠菌等。引起真菌感染传播的危险因素,包括毒瘾者、免疫功能低下、接受广谱抗生素治疗或心脏手术恢复期。

(2)病理解剖:组织胞浆菌性心包炎,心包液增长迅速、量大,可为浆液性或血性,蛋白量增加,多形核白细胞增加。其他病原真菌性心包炎,渗液增长较慢。组织胞浆菌和其他真菌性心包炎,心包渗出液偶尔可机化,心包增厚,心包缩窄和钙化。

(3)临床表现:几乎所有组织胞浆菌心包炎患者都有呼吸道疾病、明显的"心包痛"及典型心电图改变。胸片异常,95%心影增大,胸腔积液和 2/3 患者胸腔内淋巴结肿大。组织胞浆菌心包炎典型表现为急性自限性播散感染,40%以上患者有血流动力学变化或心脏压塞症状,罕见发生严重长期播散感染,如发热、贫血、血白细胞计数下降、肺炎-胸腔综合征、肝大、脑膜炎、心肌炎或心内膜炎等症状不常见。严重播散感染多半在婴幼儿、老年男性和应用免疫抑制剂者。

(4)诊断:组织胞浆菌心包炎诊断依据:①永久居住或旅行至流行病区;②青年人或健康成年人,疑心包炎时,补体结合滴定度升高至少 1:32;③免疫扩散试验阳性。多数患者滴定度并不进行性升高,因为心包炎通常发生在轻或无症状肺炎后,则第 1 次测定时滴度已升高。组织胞浆菌素皮试对诊断没有帮助。组织胞浆菌心包炎多发生在严重播散性感染情况下,必须与结节病、结核、霍奇金病及布氏菌病鉴别。组织胞浆菌进行性播散时,组织学检查和培养是重要的,可从肝、骨髓、溃疡渗出液或痰接种于萨布罗骨髓、溃疡渗出液或痰接种于萨布罗(Sabouraud)琼脂培养基或荷兰猪,随后传代培养。

球孢子菌感染是一局限性或播散性疾病。一般为良性,有时少数发展为急性的播散性致死性的真菌病。此病常发生在美国圣华金山谷,后又在南美、非洲发现。本病不经人传染,多因吸入孢子后感染。本病不易由流行区带至其他非流行区,因非流行区不具备流行区的条件。

诊断球孢子菌性心包炎依据:①有接触流行病区尘土的病史;②有球孢子菌播散至肺和其他器官的特征性临床表现;③感染早期血清学检查沉淀反应、补体结合试验阳性;④活体组织病理检查见特征性的小体。球孢子菌素皮试往往阴性。明确诊断要根据萨布罗琼脂培养鉴定。

其他真菌性心包炎如怀疑由其他真菌引起的心包炎,应做相应的补体结合试验。念珠菌性心包炎对血清学检查和沉淀试验不敏感,也不具有特异性,心包膜活检见真菌感染的特征和心包渗液培养有真菌生长,对诊断念珠菌心包炎有重要意义。

(5)治疗:组织胞浆菌心包炎一般属良性,在2周内缓解,不需要两性霉素B治疗,可用非固醇类消炎药治疗胸痛、发热、心包摩擦音和渗出。大量心包积液致心脏压塞,则需紧急心包穿刺或心包切开引流。心包钙化缩窄不常见。若同时伴有全身严重感染播散可静脉注射两性霉素B。

非组织胞浆菌心包炎诊断较罕见,不会自然缓解,多死于原发病或真菌性心包炎及心肌受累。心包炎伴有球孢子菌播散,曲菌病、芽生菌病时的药物治疗可用两性霉素B静脉注射。南美型芽生菌病尚需用氨苯磺胺。伴有真菌败血症和播散感染的念珠菌性心包炎用两性霉素B治疗并心包切开引流。许多非组织胞浆菌的真菌性心包炎,慢性心包炎真菌感染能发展为严重性心包炎及心包缩窄,而心脏压塞并不常见,因此,心包切开引流是常用的治疗方法。心包内注射抗真菌药不一定有帮助。

长时间应用两性霉素B常伴随严重毒性反应,故强调组织学检查或培养后获得正确诊断的重要性。

5.寄生虫性心包炎

寄生虫性心包炎极为少见。肠溶组织阿米巴可通过血源性播散或肝脓肿破入心包而引起心包炎。文献已报告100例棘球蚴引起的心包炎,它常由入侵部位蔓延至心包或在心肌形成的囊肿破入心包腔而引起心包炎。

(二)非感染性心包积液

1.急性心肌梗死后综合征(Dressler综合征)

急性心肌梗死后综合征,多发生于急性心肌梗死后数周至数月,最常见是2～3周。急性起病伴发热、心包炎和胸膜炎。估计Dressler综合征发生率约为40%。近年发生率有显著下降。急性心肌梗死溶栓治疗成功再灌注者中,Dressler综合征极罕见。其发生机制尚不完全清楚,可能是机体对坏死心肌组织的一种自身免疫反应,因Dressler综合征患者血中可测到抗心肌抗体;抑或是心肌梗死处血液渗入心包腔引起心外膜迟发免疫反应;也可能由于心肌梗死创伤激活心脏内静止或潜在的病毒。临床表现需与急性心肌梗死、早期心包炎、梗死延展和梗死后心绞痛相鉴别。

(1)病理解剖:心包膜呈非特异性炎症改变、纤维蛋白沉着。与梗死早期心包炎不同,早期心包炎,心包膜炎症改变仅覆盖在梗死灶局部范围,Dressler综合征病理改变呈弥漫性。

(2)临床表现：急性心肌梗死后数周至数月内偶见于1年后发病，可反复发作。急性起病，常见症状为发热、全身不适、心前区疼痛和胸痛。疼痛性质与程度有时易误诊再梗或梗死后心绞痛。查体可闻及心包摩擦音，有时可听到胸膜摩擦音，持续2周。心包积液少至中等量，大量心包积液心脏压塞少见。心包积液为浆液性或浆液血性，偶为血性积液。血化验检查白细胞增多，红细胞沉降率增快，X线胸片心影扩大，单侧(常为左侧)或双侧胸腔积液，有时可见肺内渗出阴影。超声心动图检查示心包积液。而心肌梗死后可有1/4患者出现少量心包积液，且临床无症状，但并非是Dressler综合征。心电图表现除原有的心肌梗死，ST-T改变外，部分患者有急性心包炎典型ST-T改变。

(3)鉴别诊断如下。

1)急性心肌梗死早期心包炎：多于梗死后1周内发生，常为前壁和广泛前壁心肌梗死，扩展到心外膜引起局限性心包炎。急性心肌梗死头48 h即可听到心包摩擦音，持续2～3 d，超过3 d提示预后不良。

2)心肌梗死延展或再梗死(Dressler综合征)：①具有特征性"心包痛"，与呼吸、体位有关，对硝酸甘油治疗无反应；②心电图无新Q波出现；③CK-MB无明显上升，有时心包炎症浸润心外膜下心肌，使CK-MB轻度升高。

3)心肌梗死后长期抗凝治疗继发血性心包积液：X线胸片发现心包积液，肺部浸润性阴影，少数有咯血症状者，还需与肺炎和肺梗死相鉴别。

(4)治疗：Dressler综合征是自限性疾病，易复发，预后良好。突发的严重心包炎应住院观察，以防发生心脏压塞。发热、胸痛应予卧床休息，常用阿司匹林或非甾体抗炎药治疗。Dressler综合征为中等或大量心包积液或复发者，可短期内用肾上腺皮质激素治疗，如泼尼松40 mg/d，3～5 d后快速减量至5～10 mg/d，维持治疗至症状消失，红细胞沉降率恢复正常为止。有报道秋水仙碱可治愈Dressler综合征复发性激素依赖性心包炎，其效果有待进一步证实。患Dressler综合征后停用抗凝剂，以免发生心包腔内出血。心脏压塞即行心包穿刺。Dressler综合征引起缩窄性心包炎则行心包切除术。

2.肿瘤性心包积液

(1)病理解剖：尸解资料肿瘤性心包炎占心包病的5%～10%。肺癌、乳腺癌、白血病、霍奇金病和非霍奇金淋巴瘤占恶性心包炎的80%，除此之外还包括胃肠道癌肿、卵巢癌、宫颈癌、肉瘤、平滑肌肉瘤、多发性骨髓瘤、纵隔畸胎瘤、胸腺瘤和黑色素瘤。

1)原发性心包肿瘤：原发性心包恶性肿瘤罕见，以间皮瘤占优势，其次为良性局限性纤维间皮瘤、恶性纤维肉瘤、血管肉瘤、脂肪瘤和脂肪肉瘤、良性和原发性恶性畸胎瘤。原发性心包肿瘤罕见，偶有与先天性疾病如结节性硬化症并存报告。分泌儿茶酚胺嗜铬细胞瘤，也是罕见的原发性心包肿瘤。在一些艾滋病患者中，由于卡波济肉瘤和心脏淋巴瘤，引起心包膜和心脏恶性肿瘤病例数增多。感染艾滋病病毒早期可出现心脏压塞，必须与化脓性心包炎及心包恶性肿瘤鉴别，以排除这些疾病。

2)心包转移肿瘤。癌肿转移途径有：①纵隔恶性肿瘤扩散和附着到心包；②肿瘤小结由血行或淋巴播散沉积于心包；③肿瘤弥漫性浸润心包；④原发性心包肿瘤，心包膜局部浸润。大多数病例，心外膜和心肌不受累。

3)肿瘤性心包积液：肿瘤性心包炎渗液呈现浆液血性，发展迅速，可致急性或亚急性心脏压塞。心包肿瘤如肉瘤、间皮瘤和黑色素瘤，能侵蚀心室腔和心包腔内血管，引起急性心包扩张和意外的致死性心脏压塞。心包增厚和心包腔内渗液(渗出-缩窄性心包炎)或肿瘤生长把整个心脏包裹,形成缩窄性心包炎。

4)纵隔肿瘤并发心包积液:并非均为恶性,纵隔淋巴瘤和霍奇金病常出现无症状心包渗液,这些暂时性心包渗液,推测可能是淋巴回流障碍的结果。纵隔胸腺瘤和原发性心脏肿瘤也可并发暂时性心包积液。

(2)临床表现:肿瘤性心包炎可无症状仅在尸解时发现。在不明原因的急性心包炎中,估计肿瘤病因占5%。心脏压塞有时是某些癌肿、白血病,或原发性心包肿瘤的首发症状。

呼吸困难是恶性心包炎常见症状,其次包括胸痛、咳嗽、胸廓畸形和咯血。心音遥远和偶闻心包摩擦音。大多数患者是在心脏压塞、颈静脉怒张、奇脉及低血压时而被确诊。

(3)辅助检查:胸部X线90%以上有胸腔积液、心脏扩大、纵隔增宽、肺门肿块或偶见心脏阴影轮廓呈不规则结节状。

(4)心电图检查:心电图呈非特异性改变。心动过速、ST-T改变、QRS低电压和偶见心房纤颤。有些患者的心电图呈持续性心动过速、心包炎早期心电图表现。心电图出现房室传导障碍,暗示肿瘤已浸润心肌和心脏传导系统。

(5)诊断和鉴别诊断:癌肿患者并发心包炎并非均是癌肿疾病本身所引起,如放射治疗后心包炎,免疫抑制剂治疗诱发结核性或真菌性心包炎。有少数报告,静脉注射化疗药物多柔比星(阿霉素)、柔红霉素时发生急性心包炎。

肿瘤性心包炎心脏压塞,必须与癌肿患者因其他原因出现的颈静脉怒张、肝大、周围水肿相鉴别。引起这些症状重要原因包括:①多柔比星的心肌毒性或原有心脏病者,左右心功能不全进行性加重;②上腔静脉阻塞;③肝肿瘤门静脉高压;④肿瘤播散至肺微血管继发性肺动脉高压。

超声心动图检查可帮助探测心包腔中不规则肿块。CT和MRI检查除可显示心包积液外,还能了解肿瘤位置与心包膜、纵隔和肺之间关系。

心包穿刺和心导管:超声心动图检查发现大量心包积液疑有心脏压塞的癌肿患者,采用心包穿刺留置导管同时联用,可以鉴别:①上腔静脉阻塞,可能同时并存肿瘤性心包炎,心脏压塞,致面部水肿,颈静脉扩张,心导管还能协助区分;②发绀、低氧血症和肺血管阻力升高,不一定是心脏压塞特征。当心包穿刺后,患者的低氧血症和持续性呼吸困难仍存在,强有力支持肺微血管肿瘤(肿瘤性淋巴炎肺播散)。在右心导管肺毛细血管嵌顿处取血样标本,进行细胞学检查能获得诊断的证据。

由于心包积液外观不能区别心包炎的原因是肿瘤性、放射性抑或是特异性,需要精细的心包积液细胞学检查鉴别。细胞学检查结果对85%的恶性肿瘤心包炎可提供诊断依据。癌肿性心包炎,假阴性细胞学是不常见,但不包含淋巴瘤和间皮瘤。对怀疑肿瘤性心包炎者,心包积液检查应包括癌胚抗原以提高诊断的阳性率。假如细胞学检查结果阴性,可能要求切开心包进行活检。心包活检的标本要够大,能对90%以上病例提供组织学诊断,如标本太小可有假阴性诊断。对危急患者切开心包活检有一定危险,值得注意。经皮光导心包腔镜活检是一种新的介入检查方法,可用于怀疑心包腔肿瘤者。

(6)预后:肺癌和乳腺癌是肿瘤性心包炎心脏压塞最常见原因。肿瘤性心包炎自然史根据原发恶性肿瘤疾病类型而决定。两组统计分析,恶性肿瘤心脏压塞经治疗患者的自然史,平均生存4月,25%生存1年。乳腺癌致肿瘤性心包炎预后明显好于肺癌或其他转移癌心包炎。有学者报告肺癌患者的心包炎心脏压塞外科治疗,平均生存期仅为3.5个月,相反乳腺癌平均生存9个月,有幸者最长生存5年以上。

(7)治疗:肿瘤性心包积液根据患者具体情况而定,如有无心脏压塞的临床表现,有无特异性有效的治疗和恶性肿瘤病程的阶段。终末期衰竭患者,通过治疗改变预后是无希望的,在这种情况下,诊断顺序要简化,治疗目的是减轻症状,改善最后数天或数周的生活质量。有90%～100%肿瘤性心包炎心脏压塞者,采用心包穿刺留置导管方法抽取心包积液,能有效地缓解相关症状,出现并发症风险低(<2%)。若心脏压塞复发,可在局麻下行剑突下心包切开术,缓解症状成功率高,并发症发生率低。左侧开胸部分心包切开术(开窗术)与剑突下心包切开术相比,无更多的优点,现已少用。

经皮球囊心包切开术,对恶性肿瘤心包积液处理是一种有前途的新技术。有用此种方法治疗50例大量心包积液和心脏压塞的经验。并发症包括2%冠状动脉撕裂,12%发热,胸腔积液需行胸腔穿刺或放置引流者占16%。虽然早期并发症发生率高,但对恶性心包积液的处理,尚无循证医学证据证实经皮球囊心包切开术的效果优于导管心包穿刺术或剑突下心包切开术。

已接受有效的化疗和激素治疗的恶性肿瘤患者,其无症状性心包积液可用超声心动图动态观察心包积液进展情况。大量心包积液和心脏压塞,除心包穿刺抽液外可并用药物治疗如四环素和其他化学制剂注入心包腔内,目的是使心包膜硬化和心包腔闭合。与导管心包腔穿刺和剑突下心包切开抽液比较,至今没有使人信服的证据证实心包腔内滴注药物能改善预后。心包腔内滴入药物的不良反应包括胸痛、恶心、高热,房性心律失常和迅速发展成心包缩窄。

对放射治疗敏感的肿瘤,放射治疗是一个重要的选择。大约一半恶性心包炎是对放射治疗敏感的肿瘤引发,对这种治疗有反应。一组16例乳腺癌患者并恶性心包积液,11例放射治疗后明显改善。7例白血病或淋巴瘤继发性恶性心包积液,放射治疗6例改善。

1/4恶性心包积液患者很可能生存时间少于1年。在癌肿者伴有复发性心包积液和心包缩窄,如有:①对系统性抗癌治疗有潜在反应;②期望生存时间延长1年以上,可考虑外科广泛心包切除术。

3.尿毒症性心包炎

可分为尿毒症心包炎和透析后心包炎,由于透析疗法的进展,发生率较前明显降低。其发病多为综合因素:尿素氮等毒性物质所致包膜化学性炎症;营养不良免疫功能低下,频发细菌、病毒感染极易波及心包;患者血小板功能和凝血功能障碍、纤溶活性降低,导致出血性心包炎或出血纤维性心包炎,增加心脏压塞的危险;免疫功能异常;容量超负荷;患者甲状旁腺功能亢进,钙盐增加,沉积心包;伴有高尿酸血症、低蛋白血症,也增加其发生。

(1)临床表现:持续心前区疼痛,随体位变化而加剧、发热等。心包摩擦音、血压下降。心界扩大、肝大、奇脉等心脏压塞症状。如临床无典型心前区疼痛及心包摩擦音,仅靠超声心动图检查难以诊断尿毒症性心包炎。

(2)治疗:血液透析是有效的治疗措施,应尽早进行。尽量减少肝素用量、避免出血致心脏压塞,必要时行无肝素透析或作体外肝素化法。积液量大者可行心包穿刺或心导管心包腔内引流术,放液后心包腔内注入甲泼尼龙60～100 mg可助炎症吸收。若心脏压塞持续存在或反复出现心包积液,上述治疗无效或已发展至心包缩窄可行心包切除术。

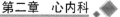

4.放射性心包炎

(1)病因:放射性心包炎是乳腺癌、霍奇金病和非霍奇金淋巴瘤放射治疗的严重并发症。放射治疗对心肌和心包的损伤取决于:①放射治疗的剂量;②治疗次数和治疗时间;③放疗照射区所包括心脏的容积;④^{60}Co与直线加速器比较,^{60}Co照射量分布不均匀。

霍奇金病放射治疗过程中60%心影在照射野内,经4周剂量小于4 000 rad治疗,放射性心包炎发生率为5%～7%,超过此剂量放射性心包炎发生率急速上升。当整个心包膜暴露在照射野内,心包炎发生率为20%。若隆突下用防护垫保护心脏,发生率可降至2.5%。

乳腺癌放射治疗,在照射野内心脏容积少于30%,可耐受6周以上,6 000 rad治疗,放射性心包炎发生率小于5%。

目前认为放射性心包炎多发生在放射治疗后数年,临床表现呈慢性心包积液或缩窄性心包炎。

(2)病理解剖:放射性心包炎表现为纤维蛋白沉积和心包膜纤维化。急性炎症阶段心包积液可以是浆液性、浆液血性或血性,蛋白和淋巴细胞成分增多。初期炎症反应性渗液可以自然消退,若浓稠的纤维蛋白渗液继续增多,使心包粘连、心包膜增厚和心包小血管增殖则形成慢性渗出性心包积液、缩窄性心包炎及放射治疗常引起的渗出-缩窄性心包炎。

放射治疗有时可损伤心肌,致心肌间质纤维化、瓣膜增厚、主动脉瓣关闭不全、主动脉炎、不同程度房室传导阻滞,心肌内小动脉纤维变性增厚,可伴有心内膜纤维化或弹力纤维增生、心肌纤维化,亦可发展成限制型心肌病,与放射治疗后缩窄性心包炎并存。

(3)临床表现:少数表现为急性心包炎症状,发热、心前区痛、食欲减退、全身不适,心包摩擦音和心电图异常。迟发性心包炎常在放射治疗后4个月至20年,最常见于12个月内,出现急性非特异性心包炎或无症状性心包积液和胸腔积液,在数月或数年内逐渐消退。约有50%患者呈慢性大量心包积液,伴有不同程度心脏压塞,病程长者可出现心包缩窄的临床表现。

(4)诊断及鉴别诊断:放射性心包炎常与原有的恶性肿瘤所引起的心包炎相混淆。肿瘤转移或浸润的心包炎常为大量心包积液、心脏压塞。心包积液细胞学检查,有85%的病例能确定原发灶。若霍奇金病临床治愈数年后心包炎、心包积液症状仍存在,则放射损害比恶性肿瘤转移的可能性更大。放射治疗可诱发甲状腺功能低下,而发生心包积液,发生率约为25%。病毒感染所致而发生心包炎均需与放射性心包炎相鉴别。

(5)治疗:放射治疗后无症状心包积液,定期随访,不需特殊治疗。大量心包积液、心脏压塞或为明确诊断进行组织学检查需做心包穿刺术。严重顽固疼痛和威胁生命的心包积液可用激素治疗。反复大量心包积液,严重渗出-缩窄性心包炎行心包切除术,手术死亡率为21%,而非特异性缩窄性心包炎手术死亡率则为8%,明显低于放射性心包炎。术后随访5年生存率5%,而其他病因心包切除术,5年随访生存率为83%。

5.风湿性心包炎

在19世纪心包炎最常见病因是急性风湿热,它与严重的风湿性心内膜炎多并存。目前,风湿性心包炎不常见,发生率为5%～10%。风湿性心包炎为自限性心包炎,可自然消退,发展为慢性钙化缩窄性心包炎极罕见。

(1)病理解剖:风湿性心包炎特点为浆液纤维蛋白或脓性渗液。急性活动期IgG、IgM和补体沉着在心包膜表面,但心包炎发病机制是免疫机制或是单纯的非特异性炎症反应尚不清楚。

(2)临床表现及诊断:风湿性心包炎常发生在急性风湿热初期,无临床症状或有典型心前区痛和急性风湿热的其他症状,如发热、全身不适和关节痛。出现心包炎常表示有弥漫性全心炎。风湿性心包炎诊断依据包括胸痛、心包摩擦音或超声心动图显示出心包积液,结合 Jones 修正的急性风湿热临床诊断标准和 A 族溶血性链球菌感染证据。儿童风湿性心包炎并不少见,所以对心包炎患儿应迅速查找急性风湿热的相关证据。

儿童或青年人出现心包炎、发热、关节痛和皮疹等,应与病毒疹、莱姆病、感染性心内膜炎、青年型类风湿性关节炎、系统性红斑狼疮、克罗恩病、Henoch-Schonlein 紫癜或镰状细胞危象相鉴别。

(3)治疗:按急性风湿热治疗,包括卧床休息,注射青霉素,若发生心力衰竭时加用地高辛。胸痛者可给予阿司匹林 600 mg,每天 3 次或 4 次,也可用激素治疗。少量或中等量心包积液常可自然消退,不需要进行心包穿刺抽液,除非为了明确急性风湿热的诊断。

6.系统性红斑狼疮性心包炎

系统性红斑狼疮性心包炎多发生在疾病活动期,是该病最常见的心血管系统表现。临床发生率为 20%～45%。超声心动图检查发现异常的百分率更高。尸解检出率为 43%～100%,平均为 62%,心包炎多为纤维蛋白性或渗出性。心包液可能是血浆性或肉眼血性。蛋白含量高,葡萄糖量正常或减少,白细胞计数小于 10×10^9/L,补体水平低、偶可发现红斑狼疮细胞。

心脏压塞发生率小于 10%,发展为缩窄性心包炎者罕见。有时心脏压塞是红斑狼疮首发症状。红斑狼疮心包炎可伴有心肌炎、心内膜炎,传导系统炎症和冠状动脉炎,偶可引起心肌梗死。

(1)临床表现:红斑狼疮患者出现胸痛,心包摩擦音或 X 线检查心影增大,心电图呈急性心包炎的特点。因心包炎常发生在疾病活动期,常与肾炎同时并存,其血清补体明显升高,抗核抗体阳性和红细胞沉降率增快,可查到红斑狼疮细胞。

红斑狼疮患者,用免疫抑制药物、激素和细胞毒性制剂治疗过程中,若超声心动图发现新近心包积液,胸部 X 线检查心影增大,胸腔积液和肺实质性浸润,需仔细的体格检查、血培养、结核菌素皮试以排除并发化脓性、真菌性或结核性心包炎。

(2)治疗:针对原发病治疗,如激素和免疫抑制剂。可采用中到大剂量糖皮质激素类药物。如泼尼松 1.0～1.5 mg/(kg·d),1～5 d 内不见症状好转,可考虑在原剂量上增加 10% 剂量,待病情缓解,减少用量,泼尼松 15 mg/d 或隔天 30 mg 维持治疗,一般为 6～12 个月不等。大量心包积液心脏压塞时行心包穿刺术,反复出现心包积液和发展成缩窄性心包炎,可选择心包切除术。

7.类风湿心包炎

尸检发现,有 50% 类风湿关节炎患者合并陈旧性纤维蛋白粘连性心包炎。生前诊断有 10%～25% 表现为一过性或大量心包积液心包炎征象。有 50% 慢性类风湿关节炎患者,超声心动图检查可显示有心包积液。心包炎多见于严重类风湿关节炎,包括关节强直、畸形、皮下类风湿结节、肺炎和类风湿因子阳性。偶尔,血清类风湿因子阴性患者亦可发生类风湿性全心炎。

成人类风湿性心包炎能引致心脏压塞和渗出缩窄性心包炎或缩窄性心包炎。成人 Still 病、约有 6% 青年型类风湿关节炎,可出现心包炎心脏压塞。心包炎同时伴有心肌炎的发生率以男性为主。

(1)病理解剖:心包膜典型病理改变为心包血管炎,非特异性纤维素性增厚粘连,偶见类风湿结节。心包渗液呈浆液性或血性,蛋白超过 5 g/dL,葡萄糖小于 2.5 mmol/L(45 mg/dL),胆固醇水平升高,白细胞计数在(20～90)$\times 10^9$/L,类风湿因子阳性,补体活性降低、心包膜见 CD8[+]

T细胞浸润。当类风湿结节侵犯心肌、心瓣膜时,能引致主动脉瓣、二尖瓣关闭不全。

(2)临床表现:关节肿胀僵痛、发热、心前区痛和心包摩擦音、胸膜炎。胸部X线检查心影扩大,65%患者出现单侧或双侧胸腔积液。心电图表现为非特异性ST-T改变、房室传导阻滞。超声心动图检查几乎一半患者有心包增厚和积液。虽然类风湿性心包炎是自限性和良性的,但有3%~25%患者突然出现心脏压塞或因免疫复合物沉着在心包膜上而发展为渗出-缩窄性或缩窄性心包炎,且男性多于女性。

(3)治疗:有症状的心包炎者可用阿司匹林0.6~1.0 mg,每天3~4次,或其他非甾体抗炎药如吲哚美辛25 mg,每天2~3次。大量心包积液、心脏压塞行心包穿刺术,有4%~20%患者需心包切除术,使血流动力学得到最大改善。

8.心包切开术后综合征

心包切开术后综合征是指心脏手术一周后出现发热、心包炎、胸膜炎。此综合征首先发生在风湿性心脏病二尖瓣手术患者,认为是风湿热的复发,随后,在非风湿性心脏病的患者进行心脏手术后也会出现这一综合征。在埋藏式心脏起搏器起搏导管引起心脏穿孔、胸部钝挫伤、心外膜植入心脏起搏器及冠状动脉成形术导致冠状动脉穿孔时,可同样出现心包切开术后综合征的临床特征。

心包切开术后综合征发病率在10%~40%,儿童发病率高于成人。有报道预激综合征心脏外科手术治疗导致本综合征的发生率为31%。

同Dressler综合征类似,心包切开术后综合征被假设为心肌自身的免疫反应,可能与一种新的或再活化的病毒感染有关。Engle及其同事曾用实验证明,进行过心包切开术的某些患者其血浆中出现抗心肌抗体,效价水平同综合征发病率呈正比关系。约70%心包切开术后综合征患者血浆抗心肌病毒抗体效价升高,而无此综合征患者仅8%升高,抗心肌抗体阴性,这暗示,病毒感染可能是个触发或随意因素。在2岁以下进行心脏手术的幼儿中,患心包切开术后综合征甚为罕见。这一发现,说明同各种病毒暴露的时间有关,或是与胎盘的保护性抗体有关。

(1)病理解剖:心包切开术后综合征,心包组织无特异性改变,心包操作和积血可能引起心包粘连,心包膜增厚,偶有纤维化心包腔闭合,导致缩窄性心包炎。心包膜产生的组织型纤维蛋白溶酶原激活素,在心脏手术拖长时间,伴随心包间皮损伤和炎症时,分泌激活素减少影响心包纤维蛋白的溶解,导致术后心包炎和心包粘连。心包积液呈稻草黄色、粉红色或血性,其蛋白含量大于4.5 g/dL,白细胞计数为$(0.3\sim8.0)\times10^9$/L。

(2)临床表现:通常在心脏手术后2~3周急性起病,其特征为发热、乏力和胸痛。有些病例手术后一周内即持续发热。胸痛是急性心包炎的特征,胸痛性质类似胸膜炎。其他非特异性的炎症表现包括红细胞沉降率加快,多形核白细胞升高。

几乎所有患者在心脏手术后头几天可闻及心包摩擦音,大多数于1周内消失而不发生此综合征。X线检查约1/3的患者左侧或双侧胸腔积液,1/10患者有肺浸润,半数患者有短暂性的心影扩大。心电图表现为非特异性ST-T改变和阵发性房性心动过速。超声心动图可提示心包积液存在和心脏压塞的证据。心脏手术后心包渗血极为普遍,术后10 d内有56%~84%患者有心包积液。诊断心包切开术后综合征需与术后其他原因,包括感染引起发热相鉴别。

(3)治疗:心包切开术后综合征有自限性,但长期迁延可致残。发热和胸痛可用阿司匹林或非甾体抗炎药加以缓解。用药后48 h内无效可使用激素治疗。手术后头6个月此综合征多有复发。约有1%成年人心脏手术后平均49 d发生心脏压塞,同时伴有发热、心包摩擦音及典型

"心包痛"。抗凝治疗与心包切开术后综合征伴发心脏压塞无关。心脏压塞行心包穿刺处理,反复的心脏压塞需要进行心包切除术。发生缩窄性心包炎罕见,多出现在心包切除术后综合征后的数月至数年。

9.创伤性心包炎

创伤性心包炎除贯通伤和非贯通伤,其他外伤性心包炎的重要原因,包括食管癌、食管腐蚀或 Boerhaave 综合征即自发性食管破裂,食管内容物流入心包腔或为食管胃切除术后的并发症。意外事件,吞咽牙签或鱼骨致食管穿孔而发生心脏压塞和迟发缩窄性心包炎。食管破裂外伤性心包炎,常伴随严重糜烂性心包炎症和感染。食管破裂或穿孔可发展成食管心包瘘。上述病情,虽有内科治疗瘘管可以自然闭合报道,也常需外科立即手术,但死亡率高。心包炎也可继发于胰腺炎,此时心包积液淀粉酶含量高,而心脏压塞或胰腺心包瘘罕见。急性酒精性胰腺炎,心包积液发生率明显高于对照组(47%比 11%)。恶性疾病或胃、胆管、大肠和气管外科手术并发溃疡形成,可致心包瘘管。

心包外伤也可出现不常见的外伤性症状,包括心脏通过心包裂口形成心脏疝或心脏半脱位所引发心血管虚脱和心包内膈疝。心脏疝能被 CT 和 MRI 所诊断。左肺根部切除术和部分心包切除术可发生在胸心脏疝。脐疝手法复位引起肠襻心包内疝罕见,超声心动图可提供诊断。

10.心脏手术及心导管术后心包积血

心脏外科术后或心导管检查、安装起搏器过程中或术后并发心包积血,可导致急性心脏压塞和慢性缩窄性心包炎。一组报道 510 例进行心脏外科手术后连续发病者,其中 2%在术后 1~30 d内(平均 8 d)发生心脏压塞。心脏外科手术后至少有一半患者,可用超声心动图探测出小量心包积液,大量心包积液心脏压塞常见于服抗凝药患者,且比服用阿司匹林患者多 10 倍。术后心脏压塞占心脏外科术后不明原因低血压病例的 10%,会与血容量不足或心力衰竭相混淆,右心室压缩继发肝淤血可能误诊术后肝炎等。

床旁做食管超声检查是鉴别术后完全性或局限性心脏压塞的必不可少的诊断工具。两者在临床和超声心动图上的心脏压塞表现是有区别的。对心脏周围或大面积局限性心包积液的处理可用二维超声心动图引导下做经皮导管心包穿刺术。对心脏后壁局部心包积液或局部血栓的患者,应在手术室内做外科心包切开清除处理。Friedrich 等在 6 年中连续观察 11 845 例,心导管操作时心脏穿孔和急性心脏压塞发生率,二尖瓣球囊成形术时心脏穿孔占 4.2%,主动脉瓣球囊成形术占 0.01%,对这类患者实施心包穿刺术半数有效,而其余患者则要外科手术修补穿孔。经静脉的右心室内膜心肌活检,心脏穿孔和(或)心脏压塞发生占 1.5%,冠状动脉成形术占 0.02%,冠状动脉内支架植入较少见。引起心包积血和心脏压塞其他原因,包括胸骨骨穿,食管镜和纵隔镜检查。近年报道,食管静脉曲张用内镜硬化治疗亦是引起急性心包积血和随后发展为心包炎和心脏压塞的原因。植入螺旋固定心房电极的起搏器约 5%发生急性心包炎并伴有心包积液,需要抗感染治疗。

11.黏液水肿性心包炎

黏液水肿患者常并发心肌病,1/3 并发心包积液、胸腔积液和腹水。心包积液机制可能是水钠潴留,淋巴液引流缓慢和毛细血管外渗蛋白增加。心包积液常呈清或淡黄色,偶尔像黏液胶状物。积液所含蛋白和胆固醇浓度升高,少量白细胞或红细胞。黏液水肿患者心包积液增长速度很缓慢,容量可达 5~6 L,虽已压迫心脏,但仍无代偿性心动过速和其他心脏压塞症状,胸部透视时意外发现心脏明显扩大。曾有报道巨舌可作为甲状腺功能低下和心包积液静脉压升高的特征。大量心包积液患者,常是甲状腺功能低下特征,尤其是婴儿和老年患者,往往心包积液是唯一的体征。纵隔放射治疗后,患者出现心包积液应考虑为甲状腺功能低下的表现,有报道25%妇女在放射治疗中可诱发甲状腺功能紊乱。甲状腺替代治疗,已恢复具有正常甲状腺功能数月后,黏液水肿性心包积液会缓慢减少最终消失。

12.胆固醇性心包炎

胆固醇性心包炎是由于心包损伤伴胆固醇结晶沉积和对炎症反应的单核细胞,包括泡沫细胞、巨噬细胞浸润而形成。心包腔内出现胆固醇结晶是慢性炎症表现。心包积液典型特征,包括微小胆固醇结晶,像闪闪发光的"金子"。心包积液中胆固醇增多机制不清,可能原因:①心包表面细胞坏死释放出细胞的胆固醇;②红细胞溶解释放出胆固醇;③心包炎减少了淋巴引流,减少胆固醇的吸收,产生胆固醇结晶;④一些胆固醇性心包炎患者,心包积液的胆固醇量与血浆胆固醇含量相似,心包腔内高胆固醇可能是单纯渗出物。

大多数胆固醇性心包炎常缺乏明确的基础疾病。治疗包括确定伴有的任何因素如结核病、风湿病或黏液性水肿高胆固醇血症。胆固醇性心包炎心包积液容量大,发展缓慢,心脏压塞并发症少见。当大量心包积液引起呼吸困难和胸痛,或发展成缩窄性心包炎的可进行心包切除术。

13.乳糜性心包积液

特发性乳糜性心包积液罕见,常是由于胸导管阻塞,其原因可以为外科手术或外伤致胸导管破裂或因肿瘤阻塞淋巴管。胸导管阻塞,使正常的淋巴回流系统受阻,结果乳糜通过淋巴引流反流心包。多数患者无症状,心包积液缓慢增加,多在胸部X线和超声心动图检查时发现。损伤的胸导管和心包腔之间的淋巴引流,可凭借^{99m}Tc-硫化锑胶体放射核素淋巴管造影发现。心包积液常似乳白色牛奶,含有高胆固醇及甘油三酯,蛋白含量高于35 g/L,用苏丹Ⅲ号脂肪染剂染色,显微镜下见到细微脂肪滴。

乳糜心包积液发生心脏压塞和缩窄性心包炎罕见。有报道心脏手术后并发乳糜性心包积液可致心脏压塞。对有症状的乳糜性心包积液患者的处理,尽可能减少复发,包括限制摄入含丰富甘油三酯的食物,如不成功可考虑胸导管手术,切开心包壁排出乳糜液和防止再蓄积。

14.妊娠与心包积液

没有证据表明妊娠会影响心包疾病的易感性,但是,许多孕妇在妊娠后3月出现小至中量心包积液,罕见心脏压塞,由于妊娠期血容量增加,可使原来隐伏的心包缩窄表现出来。妊娠期的急性心包炎心电图须与正常妊娠状态下心电图上轻微的ST-T改变相鉴别。妊娠期大多数心包疾病的处理与非妊娠者类似,值得注意的是,大剂量阿司匹林可使胎儿动脉导管提早闭合,秋水仙碱也应禁用。心包切开术或心包切除术并不增加随后妊娠的风险,必要时可以进行。妊娠20周后,可通过超声心动图检出胎儿心包液,深度在2 mm以内为正常,如心包液过多,应考虑到胎儿水肿、溶血、低蛋白血症、免疫系统疾病、母婴传播的支原体或其他感染和肿瘤形成的可能。

(李　晶)

第十节　心 力 衰 竭

一、慢性心力衰竭

心力衰竭是一种复杂的临床症状群,是由于任何原因的初始心肌损伤(如心肌梗死、心肌病等)引起心肌结构和功能的变化,最后导致心室泵血和(或)充盈功能低下,是各种心脏病严重阶段常见的病理生理改变。心力衰竭发病率高,正逐渐成为 21 世纪最重要的心血管病症,有临床症状患者的 5 年生存率与恶性肿瘤相仿。

（一）病理生理

心力衰竭的病理生理改变有以下三方面。①初始心肌损伤:由心肌梗死、心肌病、血流动力学负荷过重、炎症等各种因素所致,是心力衰竭的启动因素。②心肌重构:指心室结构的改变,临床上可见心肌质量和心室容量的增加以及心室形状的改变,横径增加呈球状。心室重构是心力衰竭发生发展的基本机制。③神经内分泌过度激活:在初始的心肌损伤后,交感神经系统和肾素-血管紧张素-醛固酮系统(RAAS)兴奋性增高,多种内源性的神经内分泌和细胞因子激活促进心肌重构,加重心肌损伤和心功能恶化,又进一步激活神经内分泌和细胞因子等,形成恶性循环。因此,治疗心力衰竭的关键就是阻断神经内分泌的过度激活,阻断心室重构。

（二）分型

心力衰竭按发生部位可分为左心衰竭、右心衰竭和全心衰竭。左心衰竭的循环障碍是以肺淤血为主,临床表现为劳累性气促、端坐呼吸及阵发性夜间呼吸困难、肺底部啰音、心脏扩大及舒张期奔马律等。右心衰竭则因体循环淤血及静脉压增高表现为颈静脉充盈、肝大、下肢水肿等。左、右心衰竭最终都将发展为全心衰竭。其中左心衰竭又可进一步分为收缩性(射血分数低)、舒张性(射血功能正常或保留)及混合性心力衰竭。收缩性心力衰竭是指因心脏收缩功能障碍致收缩期排空能力减弱而引起的心力衰竭。临床特点为心腔扩大、心室收缩末期容积增大、射血分数降低。多数心力衰竭患者有收缩功能障碍。舒张性心力衰竭是指心室舒张期主动松弛能力受损和心肌僵硬度增加致左室在舒张期的充盈受损而出现的心搏出量减少,临床特点为有心力衰竭表现、心肌显著肥厚、心腔大小正常、射血分数正常、左室舒张末期容积指数<97 mL/m² 。舒张性心力衰竭与收缩性心力衰竭同时出现时为混合性心力衰竭。

（三）分级

传统的心力衰竭分级是按美国纽约心脏病学会(NYHA)心功能分级标准,根据患者自觉症状分为Ⅰ级:体力活动不受限,一般体力活动不引起过度或不相应的乏力、心悸、气促和心绞痛;Ⅱ级:体力活动轻度受限,静息时无不适,日常体力活动可致乏力、心悸、气促或心绞痛;Ⅲ级:体力活动明显受限,静息时无不适,但低于日常活动量可出现乏力、心悸、气促或心绞痛;Ⅳ级:不能无症状地进行任何体力活动,休息时可有心力衰竭或心绞痛症状,任何体力活动都加重不适。

2001 年美国心脏病协会/美国心脏学会(ACC/AHA)提出新的心力衰竭划分阶段方法。该方法强调心力衰竭的预防,将心力衰竭分为 4 个阶段:阶段 A 包括有进展为心力衰竭的危险,但心脏无结构性病变,也没有心力衰竭的症状,这一阶段的人群主要指高血压病、冠心病、糖尿病等的患者;阶段 B 为已有心脏结构性病变,但无心力衰竭症状,可能有左室肥厚、左室收缩异常或无症状心脏瓣膜疾病;阶段 C 为过去或目前有心力衰竭症状并有心脏结构的改变(大多数心力衰竭患者属于此类);阶段 D 为顽固性心力衰竭需要特殊干预治疗的患者,如应用机械循环支持、持续静脉正性肌力药物、心脏移植等。

(四)治疗

慢性心力衰竭的治疗已从短期血流动力学/药理学措施转为长期的、修复性的策略,目的是缓解症状、提高生活质量,防止和延缓心肌重构的发展,从而降低心力衰竭的死亡率和住院率。对于仅有各种危险因素(如高血压、高血脂、糖尿病)的阶段 A 患者,应积极控制危险因素,可给予血管紧张素转换酶抑制剂或血管紧张素 II 受体拮抗剂治疗,以防止疾病发展至阶段 B。阶段 B 患者需应用上述药物联合 β 受体阻滞剂治疗,以防止进展至阶段 C。阶段 C 或 D 患者应使用下述治疗策略。

1.病因治疗

有明确病因的心脏病,针对病因经内科或外科治疗后,心力衰竭即可得到缓解或根除。如高血压、风湿性心瓣膜疾病、先天性心脏病(如动脉导管未闭、房间隔缺损、室间隔缺损等)、感染性心内膜炎、甲状腺功能亢进性心脏病、甲状腺功能降低性心脏病、贫血性心脏病、合并心肌缺血或心肌梗死需行冠脉造影和介入治疗。

此外,尚需处理和纠正诱发心力衰竭的因素。常见的诱因为感染(特别是呼吸道感染),过度体力劳动,情绪激动,妊娠与分娩,严重的心律失常(如阵发性心动过速及房颤),输血或输液过量过快,摄盐过多,强心药物如洋地黄的剂量不足或中毒,严重贫血或大量失血,进入高原地区等。

2.减轻心脏负荷

休息是减轻心脏负荷和治疗心力衰竭的重要而基本的措施。休息时肌肉活动减少,静脉回流亦减少,从而降低心脏的前负荷;此外,休息时血压降低,心脏的后负荷亦降低;且静息时心率减慢,心脏工作相应减少。因此,仅仅通过休息,一些轻度心力衰竭的患者症状可得到好转或控制。休息程度的掌握应随病情而定:I 级无症状的心力衰竭患者,应鼓励患者做适当运动,运动锻炼可提高运动耐量和生活质量;II 级轻度心力衰竭患者,应避免日常的重体力劳动,限于室内或轻的体力活动,适当增加午间及夜间睡眠时间;III 及 IV 级患者应卧床休息,并取半坐卧位,下肢下垂,减少静脉回心血量,减轻前负荷,有利于减轻呼吸困难。多做被动运动以防深部静脉血栓形成。临床情况改善后,应鼓励在不引起症状的情况下进行体力活动。

脑力休息也很重要。对病情较重且情绪不安或烦躁的患者,可选用适当的镇静剂如地西泮等,使得患者身心得到充分休息。

3.纠正体内水钠潴留

(1)调节饮食:心力衰竭患者宜低脂饮食、戒烟。肥胖患者应减轻体质量。对严重心力衰竭伴明显消瘦(心脏恶病质)者,除调节饮食外还应给予营养支持,包括给予血清蛋白。

(2)限盐:心力衰竭患者的潴钠能力明显增强,应限制钠盐摄入。轻度心力衰竭患者钠盐摄入应限制在 2～3 g/d,中至重度心力衰竭患者应<2 g/d。盐代用品因富含钾盐应慎用,与血管紧张素转换酶抑制剂(ACEI)合用时可致高钾血症。心力衰竭患者输液原则上首选葡萄糖溶液,若不得予以盐溶液时可考虑加用扩张静脉血管药物,如硝酸酯类,且速度要慢。严格限盐不宜过久,以免发生低钠血症。

(3)限水:当血钠<130 mmol/L 时,液体摄入量应<2 L/d。

（4）利尿剂的应用：利尿剂是唯一能充分控制心力衰竭患者液体潴留的药物，是标准治疗中必不可少的组成部分。利尿剂通过抑制肾小管特定部位钠或氯的重吸收，遏制心力衰竭时的钠潴留，减少静脉回流和降低前负荷，从而减轻肺淤血；同时减轻其他脏器的淤血及水肿，器官的功能亦相应改善和恢复，故利尿剂缓解心力衰竭症状迅速而明显。合理使用利尿剂是其他治疗心力衰竭药物取得成功的关键因素之一。

利尿剂的慎用情况：①肺心病心力衰竭；②右室心肌梗死的单纯右心衰竭；③大量心包积液；④合并低血压、休克者；⑤阶段 A、B 的心力衰竭患者。

利尿剂使用原则：①所有心力衰竭患者有液体潴留的证据，均应给予利尿剂，且应在出现水钠潴留的早期应用；②一般应与 ACEI 和 β 受体阻滞剂联合应用，应用利尿剂后即使心力衰竭症状得到控制，亦不能将利尿剂作为单一治疗；③利尿剂缓解症状最为有效，数小时或数天内即见效，而 ACEI 和 β 受体阻滞剂则需数周或数月，故应该尽早应用；④剂量由小到大，逐渐加量，一旦病情控制，以最小有效量长期维持；⑤长期维持期间，应根据液体潴留情况随时调整剂量；⑥长期、大剂量及合用多种利尿剂时，应严密观察不良反应（如电解质紊乱、症状性低血压及肾功能不全）；⑦出现利尿剂抵抗（常伴有心力衰竭症状恶化）时，使用呋塞米静脉注射 40 mg，继以持续静脉滴注（10～40 mg/h），可联合使用 2 种或 2 种以上利尿剂，或短期应用小剂量增加肾血流的药物（如多巴胺 100～250 μg/min）。

利尿剂选择：①襻利尿剂如呋塞米或托拉塞米作为首选，特别适用于有明显液体潴留或伴有肾功能受损的患者；呋塞米的剂量与效应呈线性关系，故可给予较大剂量。②噻嗪类仅适用于轻度液体潴留、伴高血压和肾功能正常的心力衰竭患者；氢氯噻嗪 100 mg/d 已达最大效应，再增量也无效。

利尿剂的不良反应。①电解质丢失：利尿剂可引起低钾血症、低镁血症，合用 ACEI 或给予保钾利尿剂常能预防钾、镁的丢失。出现低钠血症时应注意区别缺钠性低钠血症和稀释性低钠血症，二者治疗原则不同：前者发生于大量利尿后，属容量减少性低钠血症，患者可有直立性低血压，尿少而比重高，治疗应予以补充钠盐；后者又称难治性水肿，见于心力衰竭进行性恶化者，此时钠、水有潴留，而水潴留多于钠潴留，故称高容量性低钠血症，患者尿少而比重低，治疗应严格限水，并按利尿剂抵抗处理。②神经内分泌激活：利尿剂的使用可激活内源性神经内分泌系统，特别是 RAAS，因而利尿剂应与 ACEI 和 β 受体阻滞剂合用。③低血压和氮质血症：心力衰竭患者如无液体潴留，出现低血压和氮质血症可能与容量减少有关，应减少利尿剂用量；若患者持续液体潴留，则低血压和氮质血症可能是心力衰竭恶化和外周有效灌注量降低的反映，应针对病情进行处理，同时加用增加肾灌注的药物（如多巴胺）。

（5）监测体质量：每天测定体质量以早期发现液体潴留非常重要。在 3 d 内体质量突然增加 2 kg 以上，应考虑患者已有水钠潴留，需加大利尿剂剂量。

4.阻断神经内分泌激活

（1）血管紧张素转换酶抑制剂（ACEI）。ACEI 治疗心力衰竭有两个机制：①抑制 RAAS，组织 RAAS 在心肌重构中起关键作用，ACEI 能竞争性地阻断血管紧张素Ⅰ转化为血管紧张素Ⅱ，从而降低循环和组织的血管紧张素Ⅱ水平，起到扩张血管及抗增生作用。②作用于激肽酶Ⅱ，抑制缓激肽的降解，提高缓激肽水平，通过缓激肽-前列腺素-NO 通路而发挥有益作用。

ACEI 使用禁忌证和慎用情况：①对 ACEI 有致命性变态反应（如血管性水肿导致喉头水肿）者、无尿性肾衰竭患者和妊娠期妇女绝对禁用；②双侧肾动脉狭窄者禁用；③高钾血症

（＞5.5 mmol/L）者禁用；④有症状性低血压者禁用；⑤左室流出道梗阻患者禁用；⑥血肌酐显著升高（＞265.2 μmol/L，即 3 mg/dL）者慎用。禁用是指这些患者应先接受其他抗心力衰竭药物治疗，待上述指标改善后再决定是否应用 ACEI。

ACEI 使用原则：①所有慢性心力衰竭患者必须应用 ACEI，包括阶段 A、B 无症状性心力衰竭患者和左室射血分数（LVEF）＜40％者，除非有禁忌证或不能耐受，ACEI 须终身服用；②ACEI 一般与利尿剂合用，如无液体潴留亦可单独应用。③ACEI 与 β 受体阻滞剂合用有协同作用；④尽量选择循证医学中证实有效的制剂。⑤据患者具体情况选择药物剂量，尽可能达到目标剂量，如不能耐受，可应用中等剂量或患者能够耐受的最大剂量（见表 2-8）；⑥从极小剂量开始，如能耐受则每 1～2 周剂量加倍，一旦达到最大耐受剂量可长期使用；⑦起始治疗后 1～2 周应监测血压、血钾和肾功能，以后定期复查。

表 2-8 患者能够耐受的 ACEI 最大剂量

药物	起始剂量与用法		目标剂量与用法	
	起始剂量	用法	目标剂量	用法
卡托普利	6.25 mg	3 次/天	50 mg	3 次/天
依那普利	2.5 mg	2 次/天	10～20 mg	2 次/天
福辛普利	5～10 mg	1 次/天	40 mg	1 次/天
赖诺普利	2.5～5 mg	1 次/天	20～40 mg	1 次/天
培哚普利	2 mg	1 次/天	4～8 mg	1 次/天
喹那普利	5 mg	2 次/天	20 mg	2 次/天
雷米普利	1.5～2.5 mg	1 次/天	10 mg	1 次/天
西拉普利	0.5 mg	1 次/天	1～2.5 mg	1 次/天
贝那普利	2.5 mg	1 次/天	5～10 mg	1 次/天

ACEI 的不良反应。①低血压：常见，在治疗开始或增加剂量时易发生，可调整或停用其他有降压作用的药物、利尿剂减量、停用或 ACEI 减量。②肾功能恶化：ACEI 治疗初期肌酐或血钾可有一定程度增高，若肌酐增高＞50％为异常反应，ACEI 应减量或停用；使用 ACEI 同时停用某些肾毒性药物（如非甾体抗炎药）；肾功能异常患者可选择经肝肾双通道排泄的 ACEI。③高血钾：ACEI 阻断 RAAS 而减少钾的丢失，可能导致高钾血症，服用 ACEI 一般不应同时加用钾盐；合用醛固酮受体拮抗药时，ACEI 应减量，并注意监测血钾水平。④咳嗽：于治疗开始的几个月内出现干咳，停用后咳嗽消失符合 ACEI 所致的咳嗽，可耐受者鼓励继续服用，不能耐受者改用血管紧张素Ⅱ受体拮抗药（ARB）。⑤血管性水肿：较罕见，可出现喉头水肿等严重情况，多见于首次用药或治疗最初 24 h 内，一旦发生，终身禁止服用 ACEI。

（2）血管紧张素Ⅱ受体拮抗药（ARB）：可阻断所有经 ACE 途径或非 ACE 途径生成的血管紧张素Ⅱ与其受体结合，从而阻断心力衰竭发生发展的病变过程。ARB 对缓激肽的代谢无影响，一般不引起咳嗽。

ARB 的使用原则：①可用于 A 阶段患者，以预防心力衰竭发生；亦可用于不能耐受 ACEI 的 B、C、D 阶段患者，作为一线治疗；对于常规治疗（包括 ACEI）后心力衰竭症状持续存在且 LVEF 低下者，可考虑加用 ARB。②各种 ARB 剂型无显著差别，但坎地沙坦、缬沙坦证据较明确。③需在开始应用及改变剂量的 1～2 周内监测血压、肾功能及血钾。④从小剂量开始，在患者耐受基础上逐步加量至目标剂量或可耐受的最大剂量(表2-9)。

表2-9 血管紧张素Ⅱ受体拮抗药(ARB)的使用

药物	起始剂量与用法		目标剂量与用法	
	起始剂量	用法	目标剂量	用法
坎地沙坦	4～8 mg	1次/天	32 mg	1次/天
缬沙坦	20～40 mg	2次/天	160 mg	2次/天
氯沙坦	25～50 mg	1次/天	50～100 mg	1次/天
厄贝沙坦	150 mg	1次/天	300 mg	1次/天
替米沙坦	40 mg	1次/天	80 mg	1次/天
奥美沙坦	10～20 mg	1次/天	20～40 mg	1次/天

(3)β受体阻滞剂:慢性心力衰竭时,肾上腺素能受体通路的持续、过度激活对心脏有害。β受体阻滞剂具有改善内源性心肌功能的"生物学效应",其虽为负性肌力药物,初期对心功能有明显抑制作用,但长期治疗(>3个月)则改善心功能,LVEF增加;治疗4～12个月,能降低心室肌质量和容量、改善心室形状,使得心肌重构延缓或逆转。因而β受体阻滞剂已成为心力衰竭常规治疗的一部分。

β受体阻滞剂使用禁忌证:①支气管痉挛性疾病、心动过缓(心率<60次/分钟)、二度及以上房室传导阻滞(除外已安装起搏器者);②心力衰竭患者有明显液体潴留、需大量利尿者暂时不能应用,应先利尿,达到干体质量后再开始应用。

β受体阻滞剂的使用原则:①所有慢性收缩性心力衰竭、NYHA Ⅱ～Ⅲ级病情稳定以及阶段B、无症状性心力衰竭或NYHA Ⅰ级(LVEF<40%)的患者均必须应用β受体阻滞剂,而且终身使用,除非有禁忌证或不能耐受;NYHA Ⅳ级者需待病情稳定(4 d内未静脉用药、已无液体潴留并体质量恒定)后,在严密监护下由专科医师指导应用。②β受体阻滞剂应尽早开始应用,不要等到其他治疗方法无效时才用,因患者可能在延迟用药期间死亡。③症状改善常在治疗2～3个月后才出现,即使症状不改善,亦能防止疾病的进展。④不良反应常发生在治疗早期,一般不妨碍长期用药。⑤一般应在利尿剂和ACEI的基础上加用β受体阻滞剂。在β受体阻滞剂起始治疗前和治疗期间,患者须达干体质量,且利尿剂已维持在最合适剂量。如果患者液体不足,易发生低血压;如有液体潴留则心力衰竭易恶化。

β受体阻滞剂剂型、剂量的选择:①选用大型临床试验证实有效的选择性β$_1$受体阻滞剂如比索洛尔、琥珀酸美托洛尔和兼具α$_1$受体阻滞作用的β受体阻滞剂如卡维地洛;国内亦建议使用酒石酸美托洛尔。②清晨静息心率为55～60次/分钟、不低于55次/分钟即认为β受体阻滞剂的使用剂量已达到目标剂量或最大耐受量。③β受体阻滞剂的使用必须从极低剂量开始,如琥珀酸美托洛尔12.5～25 mg,1次/天;酒石酸美托洛尔6.25 mg,3次/天;比索洛尔1.25 mg,1次/天;卡维地洛3.125 mg,2次/天。如患者能耐受前一剂量,每隔2～4周将剂量加倍;如前一较低剂量出现不良反应,可延迟加量直至不良反应消失。起始治疗时,β受体阻滞剂可引起液体潴留,需每天测体质量,一旦出现体质量增加即应加大利尿剂用量,直至恢复治疗前体质量,再继续加量。④β受体阻滞剂的最大剂量为琥珀酸美托洛尔200 mg,1次/天;酒石酸美托洛尔50 mg,3次/天;比索洛尔10 mg,1次/天;卡维地洛25 mg,2次/天。

β受体阻滞剂的不良反应。①低血压:应用含α受体阻滞作用的β受体阻滞剂尤易发生,一般出现在首剂或加量的 24～48 h 内,一旦发生首先停用硝酸酯类制剂、钙通道阻滞剂(CCB)或其他不必要的扩血管药物;如低血压伴随低灌注的症状,则 β 受体阻滞剂应减量或停用,并重新评定患者的临床情况。②液体潴留和心力衰竭恶化:起始治疗前应确认患者已达到干体质量状态;如有液体潴留,常在 β 受体阻滞剂起始治疗 3～5 d 出现体质量增加,如不处理,1～2 周后常致心力衰竭恶化,故应告知患者每天称体质量,如在 3 d 内体质量增加＞2 kg,立即加大利尿剂用量;如果用药期间心力衰竭轻度或中度加重,首先加大利尿剂和 ACEI 用量,以达到临床稳定;如病情恶化,可将 β 受体阻滞剂暂时减量或停用,但应避免突然撤药,引起病情显著恶化。减量过程应缓慢,每 2～4 d 减 1 次量,2 周内减完;病情稳定后,需再加用 β 受体阻滞剂;心力衰竭加重时短期使用静脉正性肌力药。③心动过缓和房室传导阻滞:与 β 受体阻滞剂剂量相关,低剂量不易发生,但在增量过程中危险性亦逐渐增加,如心率低于 55 次/分钟或伴有眩晕等症状或出现二至三度房室传导阻滞应减量,此外,还应注意药物相互作用的可能性,停用其他可引起心动过缓的药物。④无力:应用 β 受体阻滞剂时可伴有无力,多数可在数周内自行缓解,某些患者症状严重需减量;如无力伴外周低灌注,则需停药,稍后再重新应用或换用其他类型 β 受体阻滞剂。

(4)醛固酮受体拮抗:醛固酮有独立于血管紧张素 Ⅱ 和相加于血管紧张素 Ⅱ 对心肌重构的不良作用,特别是对心肌细胞外基质。人体衰竭心脏中,心室醛固酮生成及活化增加且与心力衰竭严重程度成正比,虽然短期使用 ACEI 或 ARB 均可降低循环中醛固酮水平,但长期使用时,循环醛固酮水平不能持续降低,即出现"醛固酮逃逸"现象。因此,在 ACEI 基础上加用醛固酮受体拮抗药可进一步抑制醛固酮的有害作用。

醛固酮受体拮抗药的禁忌证和慎用情况:高钾血症和肾功能异常禁用,如有发生这两种情况的潜在危险者应慎用。为减少心力衰竭患者发生致命性高钾血症的危险,患者血肌酐女性＜176.8 μmol/L、男性＜221.0 μmol/L,且近期无恶化,同时血钾＜5.0 mmol/L 且近期无严重高钾血症时方能使用醛固酮受体拮抗药。

醛固酮受体拮抗药的使用原则:①适用于 NYHA Ⅲ～Ⅳ 级的中、重度心力衰竭患者及急性心肌梗死后合并心力衰竭且 LVEF＜40% 的患者。②螺内酯起始剂量为 10 mg/d,最大剂量为 20 mg/d,有时也可隔天给予;依普利酮 25～50 mg/d。③开始使用醛固酮受体拮抗药后即停止使用补钾制剂,除非有明确低钾血症,否则也应让患者避免食用高钾食物。④同时使用襻利尿剂。⑤同时使用大剂量 ACEI 可增加高钾血症发生的风险。⑥使用醛固酮受体拮抗药的同时避免使用非甾体抗炎药和 COX-2 抑制剂,尤其是老年人,因可引起肾功能恶化和高血钾。⑦使用醛固酮受体拮抗药治疗的前 3 d 和 1 周时监测电解质和肾功能,前 3 个月为每月监测 1 次,以后每 3 个月 1 次,如血钾＞5.5 mmol/L,即停用或减量。⑧及时处理可致脱水的因素,如腹泻等,以免血容量不足。

螺内酯可出现男性乳房增生症,为可逆性,停药后消失。

5.增强心肌收缩力,提高心排血量

目前认为,正性肌力药物不能延长心力衰竭患者寿命,故该类药物在心力衰竭的治疗中已从占主导地位降为综合治疗的一部分,但其能改善心力衰竭的临床症状,作用不可忽视。

(1)洋地黄:长期以来,洋地黄对心力衰竭的治疗均归因于正性肌力作用,即洋地黄通过抑制衰竭心肌细胞膜 Na^+/K^+-ATP 酶,使细胞内 Na^+ 水平升高,促进 Na^+-Ca^{2+} 交换,提高细胞内 Ca^{2+} 水平,从而发挥正性肌力作用。然而,洋地黄的有益作用可能部分是与非心肌组织 Na^+/K^+-ATP 酶的抑制有关。副交感传入神经的 Na^+/K^+-ATP 酶受抑制,提高了位于左心室、左心房与右心房入口处、主动脉弓和颈动脉窦压力感受器的敏感性,抑制性传入冲动的数量增加,进而使中枢神经系统下达的交感兴奋性减弱。此外,肾脏的 Na^+/K^+-ATP 酶受抑制,可减少肾小管对钠的重吸收,增加钠向远曲小管的转移,导致肾脏分泌肾素减少,因而提示洋地黄并非仅仅是正性肌力药物,还能通过降低神经内分泌系统的活性起到治疗心力衰竭的作用。

洋地黄的禁忌证和慎用情况:①伴窦房传导阻滞、Ⅱ度或高度房室传导阻滞患者禁用洋地黄,除非已置入心脏起搏器;②急性心肌梗死后患者特别是有进行性心肌缺血患者慎用;③与能抑制窦房结或房室结功能的药物(如胺碘酮、β受体阻滞剂)合用时必须谨慎;④与能影响洋地黄代谢的药物(如维拉帕米、克拉霉素、红霉素等)合用时应调节剂量。

洋地黄的使用原则:①适用于已应用 ACEI(或 ARB)、β受体阻滞剂和利尿剂治疗而仍持续有症状的慢性收缩性心力衰竭患者;重症患者将地高辛、ACEI(或 ARB)、β受体阻滞剂和利尿剂同时使用。②亦可在醛固酮受体拮抗药、ACEI、β受体阻滞剂和利尿剂联用的基础上仍有症状时加用地高辛。③如患者已经使用地高辛,不必停用,但需加用神经内分泌抑制剂 ACEI 和 β受体阻滞剂。④地高辛适用于心力衰竭伴有快速心室率的房颤患者,但加用 β受体阻滞剂对控制运动时的心率效果更佳。⑤由于地高辛不能降低心力衰竭患者病死率,故不主张早期应用,亦不推荐用于 NYHA Ⅰ级心功能的患者。⑥急性心力衰竭时房颤并快速心室率可应用地高辛,否则首选其他治疗措施。

洋地黄的应用方法:①地高辛是唯一经过临床试验评估的洋地黄制剂,也是唯一被确认能有效治疗慢性心力衰竭的正性肌力药物。地高辛为中速口服制剂,服用后经小肠吸收,2~3 h 血清浓度达高峰,4~8 h 获最大效应,85% 由肾脏排出,半衰期为 36 h,连续服用同剂量 5 个半衰期(约 7 d)后,血清浓度达高峰。②剂量:目前多采用维持量疗法(0.125~0.25 mg/d),即自开始便使用固定剂量,并继续维持;对于 70 岁以上或肾功能受损者,地高辛宜用小剂量 0.125 mg,1 次/天或隔天 1 次;如为控制房颤的心室率,可采用较大剂量 0.375~0.5 mg/d,但这一剂量不适用于心力衰竭伴窦性心律患者。③地高辛的血清浓度与疗效无关,建议血清地高辛的浓度范围为 0.5~1.0 μg/L。

洋地黄的不良反应。①心律失常:如期前收缩、房性心动过速伴房室传导阻滞、双向性室性心动过速和房室传导阻滞;②胃肠道症状:如厌食、恶心、呕吐等;③神经精神症状:视觉异常、定向力障碍、昏睡及精神错乱。不良反应常出现在血清地高辛浓度>2.0 μg/L 时,在低血钾、低血镁、甲状腺功能低下时更易发生。

(2)环磷酸腺苷(cAMP)依赖性正性肌力药物:包括 β受体激动药和磷酸二酯酶抑制剂。指南认为由于缺乏有效的临床试验证据并考虑到药物的毒性,对慢性心力衰竭患者即使在进行性加重阶段,也不主张长期间歇静脉滴注正性肌力药物。对阶段性难治性终末期心力衰竭患者可作为姑息疗法应用,对心脏移植前终末期心力衰竭、心脏手术后心肌抑制所致的急性心力衰竭,可短期使用 3~5 d。

使用方法:多巴酚丁胺剂量 100~250 μg/min,多巴胺剂量 250~500 μg/min,米力农负荷量为 2.5~3 mg、继以 20~40 μg/min,均为静脉给药。

6.血管扩张药

钙通道阻滞剂不宜用于治疗慢性收缩性心力衰竭,即使合并高血压或心绞痛的心力衰竭患者需要使用钙通道阻滞剂时,应选择氨氯地平或非洛地平。维拉帕米和地尔硫䓬具有负性肌力作用,对心肌梗死后伴 LVEF 下降及无症状的心力衰竭患者不宜使用。目前,联合应用肼苯达嗪和硝酸酯类得到推荐。适应证为应用利尿剂、ACEI 和 β 受体阻滞剂的优化治疗下仍有症状的中至重度心力衰竭患者,但仅适用于非洲裔患者。

7.抗凝和抗血小板药

心力衰竭时,由于心腔扩张且低动力,心腔内血液淤滞、局部室壁运动异常及促凝因子活性提高,理论上认为有较高血栓栓塞事件发生风险,但临床研究并未证实。因而心力衰竭患者抗凝、抗血小板治疗并未得到肯定。

应用原则:①心力衰竭伴有明确动脉粥样硬化疾病如冠心病、心肌梗死后、糖尿病和脑卒中而有二级预防适应证者必须应用阿司匹林 75～150 mg/d;②心力衰竭伴房颤的患者应长期应用华法林抗凝治疗,并调整华法林剂量以维持国际标准化比值(INR)在 2～3;③抗凝治疗风险高但又必须抗凝的心力衰竭患者,推荐抗血小板治疗;④窦性心律患者不推荐常规抗凝治疗,但可疑或明确有心室内血栓时可考虑抗凝治疗;⑤仅仅在急性冠脉综合征时才抗血小板、抗凝联合治疗;⑥单纯扩张型心肌病患者不需要阿司匹林治疗;⑦大剂量的阿司匹林可能使病情不稳定的心力衰竭患者加重。

8.心力衰竭的非药物治疗

(1)心脏再同步化治疗(CRT):NYHA Ⅲ～Ⅳ级伴低 LVEF 的心力衰竭患者,其中约 1/3 有 QRS 时间延长>120 ms,提示存在心室收缩不同步。心力衰竭患者左右心室及左心室内收缩不同步时,可致心室充盈减少、左室收缩力或压力的上升速度降低、时间延长,加重二尖瓣反流及室壁逆向运动,使心室排血效率下降,导致心力衰竭患者病死率增加。CRT 可恢复正常的左右心室及心室内的同步激动,减轻二尖瓣反流,从而增加心排血量,减轻患者症状,改善预后。

使用原则:①LVEF≤35%,窦性心律,左室舒张末期内径≥55 mm,心脏不同步(目前标准为 QRS≥120 ms),经过正规、合理抗心力衰竭药物治疗,仍为 NYHA Ⅲ～Ⅳ级者均应给予心脏再同步化治疗;②植入 CRT 后继续合理抗心力衰竭药物治疗。

(2)埋藏式自动转复除颤器(ICD)治疗:临床试验发现中度心力衰竭患者一半以上死于室性心律失常,因而 ICD 对预防心力衰竭患者猝死非常重要。

使用原则:①心力衰竭伴低 LVEF 者,曾有心脏停搏、心室颤动或伴有血流动力学不稳定的室速,植入 ICD 可延长生存期;②缺血性心脏病,心肌梗死后至少 40 d,LVEF≤30%,长期优化药物治疗后 NYHA Ⅱ～Ⅲ级,预期生存期超过 1 年且功能良好,应植入 ICD 作为一级预防减少心脏性猝死;③非缺血性心肌病,LVEF≤30%,长期最佳药物治疗后 NYHA Ⅱ～Ⅲ级,合理预期生存期超过 1 年且功能良好,推荐植入 ICD 作为一级预防减少心脏性猝死;④对于 NYHA Ⅲ～Ⅳ级、LVEF≤35%且 QRS>120 ms 的症状性心力衰竭,可植入 CRT-D,以改善发病率和死亡率;⑤重度心力衰竭患者的预期存活时间和生活质量不高,不推荐植入 ICD。

(3)心脏移植:心脏移植可作为终末期心力衰竭的一种治疗方式,主要适用于无其他治疗方法可选择的重度心力衰竭患者。但目前存在供体短缺及术后排斥问题。联合应用 ACEI 和 β 受体阻滞剂以及近年的 CRT 治疗,显著改善了重度心力衰竭患者的预后和生活质量,使许多患者免于心脏移植。

二、急性心力衰竭

急性心力衰竭是一种伴有心排血量减少、组织低灌注、肺毛细血管楔压增加和组织充血的临床综合征,分为慢性心力衰竭急性加重,急性左心衰竭、急性右心衰竭。急性右心衰竭的常见病因为急性心肌梗死或损伤、急性血流动力学障碍(如急性瓣膜大量反流)。

(一)急性左心衰竭的治疗

1.临床评估

对患者应根据以下方面进行动态评估,及时调整治疗方案:①基础心血管疾病;②急性心力衰竭发生的诱因;③病情严重程度并估计预后;④治疗的效果。

2.控制基础病因和矫治心力衰竭诱因

患者有高血压、冠心病、甲亢、贫血等基础疾病时应积极控制病因;因感染、影响血流动力学的心律失常、大量补液等原因诱发心力衰竭时,应尽快去除诱因。

3.一般处理

(1)体位:患者应半卧位或端坐位,双腿下垂以减少回心血量,降低心脏前负荷。

(2)饮食:进易消化食物,宜少量多餐(6～8次/天)。应用襻利尿剂情况下不要过分限制钠盐摄入,避免低钠血症。利尿剂应用时间较长者要补充维生素和微量元素。

(3)出入水量管理:严格限制饮水量和静脉输液速度,每天液体摄入量一般宜在1 500 mL以内,不超过2 000 mL。保持水出入量负平衡500 mL/d,严重肺水肿者的水负平衡为1 000～2 000 mL/d,甚至可达3 000～5 000 mL/d,以减少水钠潴留、缓解症状。3～5 d后,如淤血、水肿明显消退,应减少水负平衡量,逐渐过渡到出入水量大体平衡。在水负平衡下应注意防止发生低血容量、电解质紊乱等。

4.氧疗与通气支持

指端血氧饱和度<90%的患者应尽早吸氧,使患者$SaO_2 \geq 95\%$。可采用鼻导管吸氧,如仅为低氧血症,无CO_2潴留,采用高流量给氧6～8 L/min。在氧气通过的湿化瓶中加入50%～70%的酒精或有机硅消泡剂可使肺泡内的泡沫表面张力降低而破裂改善肺泡的通气,用于肺水肿患者。伴呼吸性碱中毒患者应给予面罩吸氧。

经常规吸氧和药物治疗患者仍存在Ⅰ型或Ⅱ型呼吸衰竭应及早采用无创呼吸机辅助通气,如患者不能合作、有严重认知障碍和焦虑或呼吸急促、呼吸微弱和呼吸道分泌物多者,尤其是出现明显的呼吸性酸中毒和代谢性酸中毒并影响意识状态的患者,可采用气道插管和人工机械通气。

5.药物治疗

(1)镇静剂:主要应用吗啡,2.5～5.0 mg静脉缓慢注射,亦可皮下或肌内注射。伴低血压、休克、意识障碍、慢性阻塞性肺疾病(COPD)等患者忌用。老年患者慎用或减量。也可应用哌替啶50～100 mg肌内注射。

(2)利尿剂:应采用静脉利尿制剂,首选呋塞米,先静脉注射20～40 mg,继以静脉滴注5～40 mg/h总量在最初6 h不超过80 mg,24 h不超过200 mg。亦可应用托拉塞米10～20 mg或依那尼酸25～50 mg静脉注射。襻利尿剂疗效不佳,应加用噻嗪类,氢氯噻嗪25～50 mg,每天2次,或螺内酯20～40 mg/d。

(3)血管扩张药物:主要有硝酸酯类、硝普钠、重组人脑利钠肽(rhBNP)、乌拉地尔、酚妥拉明。硝酸酯类在不减少心排血量和不增加心肌氧耗情况下能减轻肺淤血,特别适用于急性冠脉综合征伴心力衰竭患者。硝酸甘油静脉滴注起始剂量为5～10 $\mu g/min$,每5～10 min递增5～10 $\mu g/min$,最大剂量为100～200 $\mu g/min$。硝酸异山梨酯静脉滴注剂量为5～10 mg/h。

硝普钠适用于严重心力衰竭、原有后负荷增加以及伴心源性休克患者。宜从小剂量

10 μg/min开始,逐渐增加至50～250 μg/min,静脉滴注,疗程不超过72 h。

rhBNP属内源性激素物质。国内制剂商品名为新活素,国外同类药名为奈西立肽。该药并非单纯的血管扩张剂,还有一定的排钠利尿作用;还可抑制RAAS和交感神经系统,阻滞急性心力衰竭演变中的恶性循环。应用方法:先给予负荷剂量1.5 μg/kg,静脉缓慢推注,继以0.007 5～0.015 μg/(kg·min)静脉滴注,也可不用负荷剂量而直接静脉滴注。疗程一般3 d,不超过7 d。

乌拉地尔具有外周和中枢双重扩血管作用。适用于高血压、冠心病和扩张型心肌病引起的急性左心衰竭。通常静脉滴注100～400 μg/min,可逐渐增加剂量,根据血压和临床状况予以调整。伴严重高血压者可缓慢静脉注射12.5～25.0 mg。

(4)支气管解痉剂:一般应用氨茶碱0.125～0.25 g,以葡萄糖水稀释后静脉推注,4～6 h可重复一次;或以0.25～0.50 mg/(kg·h)静脉推注。此类药物不宜用于冠心病患者。

(5)正性肌力药物:此类药物适用于伴症状性低血压或心排血量降低伴有循环淤血的患者。对血管扩张药物及利尿剂不耐受或反应不佳的患者尤其有效。

洋地黄类,一般应用毛花苷C 0.2～0.4 mg缓慢静脉注射,2～4 h后可再用0.2 mg,伴快速心室率的房颤患者可酌情适当增加剂量。

多巴胺的使用个体差异较大,应从小剂量开始,逐渐增加剂量,短期使用。一般用250～500 μg/min静脉滴注。

多巴酚丁胺亦为短期使用药物,100～250 μg/min静脉滴注,使用时注意监测血压。常见不良反应有心律失常、心动过速。

磷酸二酯酶抑制剂,以米力农为代表,首剂25～50 μg/min静脉注射(长于10 min),继以0.25～0.50 μg/(min·kg)静脉滴注。常见不良反应有低血压和心律失常。

左西孟坦是一种钙增敏剂,其正性肌力作用独立于β肾上腺素能刺激,可用于正在接受β受体阻滞剂治疗的患者。用法是首剂12～24 μg/kg静脉注射(长于10 min),继以0.1 μg/(min·kg)静脉滴注,可酌情减半或加倍。对于收缩压<13.3 kPa(100 mmHg)的患者,不需要负荷剂量,可直接用维持量,以防发生低血压。

6.非药物治疗

(1)主动脉内球囊反搏(IABP)。适用于:①急性心肌梗死或严重心肌缺血并发心源性休克且药物治疗不能纠正;②伴血流动力学障碍的严重冠心病;③心肌缺血伴顽固性肺水肿。

禁忌证有:①存在严重的外周血管疾病;②主动脉瘤;③主动脉瓣关闭不全;④活动性出血或其他抗凝禁忌证;⑤严重血小板缺乏。

(2)血液净化治疗。适用于:①高容量负荷且对襻利尿剂和噻嗪类利尿剂抵抗;②低钠血症且有相应临床表现如神志障碍、肌张力减退等;③肾功能进行性恶化。

(3)心室机械辅助装置:用于急性心力衰竭常规药物治疗无改善时,包括体外模式人工肺氧合器、心室辅助泵等。心室辅助装置可短期辅助心脏功能,可作为心脏移植或心肺移植的过渡。

(二)急性右心衰竭的治疗

1.右心室梗死伴急性右心衰竭

监测中心静脉压的基础上大量补液,可应用羧甲淀粉、低分子右旋糖酐等,直至肺毛细血管锲压上升至2.0～2.4 kPa(15～18 mmHg),血压回升和低血压症状改善。24 h输液量在3 500～5 000 mL。充分扩容后血压仍低者,可给予多巴胺或多巴酚丁胺。禁用利尿剂、吗啡和硝酸甘油等血管扩张剂,以避免进一步降低右心室充盈压。

2.急性大块肺栓塞所致急性右心衰竭

(1)止痛:吗啡或哌替啶。

(2)吸氧:大流量给氧(6～8 L/min)。

(3)溶栓治疗:常用尿激酶或人重组组织型纤溶酶原激活剂。停药后继续肝素治疗。用药期间监测凝血酶原时间,使之延长至正常对照的1.5～2.0倍。

(4)内科治疗无效的危重患者,可介入或外科手术取栓。

急性心力衰竭患者渡过急性期后,其治疗参见慢性心力衰竭治疗。

三、射血分数正常性心力衰竭的治疗

射血分数正常性心力衰竭又称舒张性心力衰竭,是由于左心室舒张期主动松弛能力受损和心肌顺应性降低,亦即僵硬度增加,导致左心室在舒张期的充盈受损、心搏量(即每搏量)减少、左室舒张末期压增高而发生的心力衰竭。多见于老年女性,有高血压、糖尿病、左室肥厚者,并常有冠状动脉疾病或房颤。射血分数正常性心力衰竭可与收缩功能障碍同时出现,亦可单独存在,其预后优于收缩性心力衰竭。符合下列条件者可诊断舒张性心力衰竭:①有典型心力衰竭的症状和体征;②LVEF正常(>45%),左心腔大小正常;③有创性心腔内压力测定或超声心动图有左室舒张功能异常的证据;④超声心动图检查无心瓣膜疾病,可排除心包疾病、肥厚型心肌病或限制型心肌病。

(1)积极控制血压:舒张性心力衰竭患者的达标血压宜低于单纯高血压标准,即收缩压<17.3 kPa(130 mmHg),舒张压<10.7 kPa(80 mmHg)。

(2)控制房颤心室率和心律:心动过速时舒张期充盈时间缩短,心搏量降低。故房颤患者尽可能转复并维持窦律,永久性房颤时应控制心室率。

(3)应用利尿剂:可缓解肺淤血和外周水肿,但不宜过度,以免前负荷过度降低而致低血压。

(4)血运重建治疗:由于心肌缺血可以损害心室的舒张功能,冠心病患者如有症状性或可证实的心肌缺血,应考虑冠状动脉血运重建。

(5)逆转左室肥厚,改善舒张功能:可选用ACEI、ARB、β受体阻滞剂等。维拉帕米可用于肥厚型心肌病。

(6)舒张性心力衰竭不使用地高辛。

(7)若舒张性心力衰竭合并收缩性心力衰竭,以治疗后者为主。

四、瓣膜性心脏病合并心力衰竭的治疗

瓣膜性心脏病患者病理基础是瓣膜本身的器质性损害,因此内科治疗仅能一定程度上改善症状,而尽早修复瓣膜损害的手术是治疗的关键,目前认为所有有症状的瓣膜性心脏病心力衰竭(NYHAⅡ级及以上),以及重度主动脉瓣病变伴有晕厥或心绞痛者,必须进行手术置换或修补瓣膜,最新观点更将手术治疗扩展应用于部分无症状的瓣膜性心脏病患者。应用神经内分泌抑制剂(如ACEI、β受体阻滞剂、醛固酮受体拮抗药)治疗慢性收缩性心力衰竭的长期临床试验均未纳入瓣膜性心脏病心力衰竭患者,因此没有证据表明上述治疗可以改变瓣膜性心脏病心力衰竭患者的自然病程或提高存活率,更不能代替已有肯定疗效的手术治疗。

五、心力衰竭合并心律失常的治疗

心力衰竭患者可合并不同类型心律失常。室上性心律失常以房颤最常见,与预后密切相关;室性心律失常中可包括频发室性期前收缩、非持续性室速和持续性室速。

心力衰竭合并心律失常的处理首先要治疗基本疾病,改善心功能,纠正神经内分泌过度激活,如β受体阻滞剂、ACEI及醛固酮受体拮抗药等,同时积极纠正其诱发因素如感染、电解质紊乱(低血钾、低血镁、高血钾)、心肌缺血、高血压、甲状腺功能亢进症等。

（一）合并室性心律失常的治疗

心力衰竭伴快速室性心律失常死亡率高,急性发作的持续性室速、室颤可用电复律和药物治疗,发作终止后,按个体化原则给予预防性药物治疗。β受体阻滞剂可降低心力衰竭患者的猝死率,同时降低总死亡率,是预防持续性和非持续性心律失常发作的首选药物。抗心律失常药物仅适用于严重、有症状的室速,胺碘酮可作为首选,但它不能改善心力衰竭患者预后,故不宜常规或预防性应用于心力衰竭伴频发室早或无症状性、非持续性室速治疗。ICD可降低心脏性猝死发生,适用于所有曾有威胁生命的室性心律失常而总体预后相对较好的患者。

（二）合并房颤的治疗

慢性心力衰竭患者中有10%～30%可并发房颤,后者使心功能进一步恶化,与心力衰竭互为因果,同时脑栓塞年发生率达16%。目前认为心力衰竭合并房颤患者对其进行频率控制可减少住院率,而积极采用节律控制并不能改善病残率和病死率,故目前控制心室率和预防血栓栓塞并发症是心力衰竭伴房颤患者治疗主要目标。

地高辛和β受体阻滞剂均用于房颤心室率的控制,地高辛对休息状态的心室率控制更有效,在症状性心力衰竭患者中为首选;β受体阻滞剂对运动时的心室率控制更好,二者可联合应用。如β受体阻滞剂无效或有禁忌,可适用胺碘酮降低心室率,而非使用维拉帕米或地尔硫草,因后二者有负性肌力作用,心力衰竭患者不宜使用。药物治疗无效时可考虑房室结消融治疗。不论何种治疗方式,都应把心室率控制在休息状态为80～90次/分钟,中度运动时为100～130次/分钟。

房颤患者栓塞事件增加,长期抗凝是心力衰竭伴房颤患者基本且重要的治疗,可用华法林维持治疗,并调整剂量,使国际标准化比值在2～3。

（李　晶）

第十一节　经桡动脉途径冠状动脉的介入治疗

经股动脉途径是经皮冠状动脉腔内成形术(PCI)最常用的途径,与股动脉穿刺相关的并发症总的发生率为3%～5%,包括出血(皮下或腹膜后)、血肿、假性动脉瘤和动静脉瘘,偶尔可见永久性的致残甚至死亡,有时需要输血和外科手术修补,并无一例外地会延长住院时间、直接或间接地增加医疗花费。随着PCI适应证的逐渐拓展,对于需在围PCI期强化抗血小板和抗凝治疗的患者(如急性冠脉综合征、慢性房颤、人工瓣膜、外周血管疾病等),这一并发症的发生率更高。另外,肥胖、老年和女性也都是股动脉穿刺并发症升高的相关因素。因此,人们一直在探索减少穿刺相关并发症的方法,尤其对于有高危因素的患者。

1989 年,加拿大医师 Campeau 首先报道了经皮穿刺桡动脉进行冠状动脉造影。1993 年,荷兰医师 Kiemenij 报道了采用经桡动脉途径进行冠脉造影(TRA)及 PCI(TRI),从此这一新的介入途径引起了心血管介入医师的关注。1997 年公布的 ACCESS 研究结果显示,与经股动脉途径相比,经桡动脉途径除穿刺成功率较低外,两组在手术成功率、心脏并发症、手术耗材和 X 线曝光时间方面无显著差异,但经桡动脉组的出血和外周血管并发症较少,住院时间缩短、花费减少。之后,随着 TRI 的可行性和优越性逐渐被认识,这项技术得以迅速发展,在有的心脏中心甚至成为进行 PCI 的首选途径。2003 年的资料显示,在美国,TRI 在全部 PCI 病例中占 10%,而在欧洲和亚洲部分中心,这一比率已达 30%。阜外医院自 2000 年开展经桡动脉途径的冠脉介入诊疗,至 2006 年 9 月末,TRA 逾 20 000 例,TRI 逾 6 000 例。2005 年完成的 3 282 例 PCI 中,TRI 占 2 018 例(61.5%)。在日常医疗工作中,某些经验丰富、技术熟练的介入医师 95% 以上的冠状动脉造影和 PCI 是经桡动脉途径完成的。

一、经桡动脉介入治疗的解剖学基础

(一)上肢动脉的正常解剖

向右手方向发出的动脉,首先从升主动脉发出头臂干动脉,进而分为通向头部的右颈总动脉和通向右上臂的右锁骨下动脉;向左手方向发出的动脉,直接从升主动脉发出左锁骨下动脉。锁骨下动脉行至第一肋骨外缘延续为腋动脉,至上臂大圆肌下缘延续为肱动脉,在肘部平桡骨颈高度分为沿拇指侧走行的桡动脉和沿小指侧走行的尺动脉,从尺动脉还有较细的前骨间动脉发出,此三支动脉延续至手掌部通过掌部的掌深弓和掌浅弓相互吻合,形成侧支循环,其中掌深弓主要由桡动脉供血,掌浅弓主要由尺动脉供血。拇指的血供来自桡动脉的分支拇主要动脉,其余四指的血供来自从掌浅弓和掌深弓发出的指掌侧总动脉。正常人群中,由于手掌为双重供血,即桡动脉和尺动脉通过掌深弓和掌浅弓之间相互吻合交通形成丰富的侧支循环,即使桡动脉闭塞也不易发生手部缺血。因此,桡动脉插管一般不会引起手部供血不足。

桡动脉在桡骨颈,即肱肌抵止处,起始于肱动脉,起点约平肘横纹下 1 cm,至桡骨茎突内侧附近止,平均长度约 22 cm。桡动脉按照其与肱桡肌的位置关系其走行可分为两部分:其近侧段(近心段)被肱桡肌所掩盖的部分称掩盖部(深部),平均长度约 12 cm;其远侧段(远心段)称显露部(浅段),位于肱桡肌腱与桡侧腕屈肌腱之间,只被浅、深筋膜覆盖,直接位于皮下,位置表浅,其搏动容易触摸,平均长度约 10 cm。桡动脉的穿刺部位通常选择在桡动脉的浅段范围之内,因穿刺部位不在关节弯曲处,易于压迫止血,且止血时关节可屈伸,较为舒适。

(二)右上肢的神经分布

右上肢的神经在腋窝附近即分为正中神经、桡神经和尺神经。在肘部附近,正中神经沿前臂正中央走行,因肱动脉与正中神经距离很近,当肱动脉穿刺后压迫止血不当导致较大血肿发生时,可压迫正中神经造成神经损伤。桡神经在前臂沿拇指侧走行,尺神经在前臂沿小指侧走行。桡动脉位置表浅,穿刺点容易压迫止血,且其附近无神经分布,故很少发生较大血肿和神经损伤。

二、常见上肢动脉解剖变异与处理策略

(一)动脉血管襻

通常肱动脉在肘部桡骨颈水平直接延续为桡动脉,但有时在从肱动脉分出桡动脉部位附近的血管可能形成一个角度很大的血管弯曲,严重者可形成血管襻。若导引导丝进入肱动脉受阻,

应考虑到血管襻可能性,此时如强行快速推进导丝,容易造成血管穿孔和强烈的血管痉挛,血管穿孔是导致前臂、上臂严重张力性血肿的常见原因之一。行桡动脉逆行造影可以证实血管襻的存在。

导丝通过血管襻时最重要的是动作轻柔,在全程透视下调整导丝的前行方向,必要时经过导管或鞘管造影,切忌盲目推送。亲水涂层导丝通过迂曲动脉的能力强,在某些动脉严重弯曲的病例还可以考虑利用通过性能更好的 PTCA 导丝先行通过,导丝通过后血管襻往往被拉直,可以完成后续操作。

(二)主、副双肱动脉异常

在肩部附近,从肱动脉近心端发出主、副双肱动脉,两者并列下行,主肱动脉血管径较粗,副肱动脉血管径较细。经桡动脉途径冠状动脉造影时,如导管误入副肱动脉,可致操作导管的阻力增加或推进受阻,需与肱动脉痉挛相鉴别。透视下经导管尖端注入少量造影剂,即可证实主、副肱动脉的存在。

(三)桡尺动脉环

此种解剖变异在 TRI 中并不少见,其典型表现为桡动脉近端在肘关节部位附近形成一襻状结构后再汇入肱动脉,常常合并走行较直、近心走向的小动脉或残留小动脉。桡尺动脉环的位置相对较高,桡动脉鞘多能成功置入,但是由于桡动脉主支形成一环,导丝难以通过并且很容易误入走行相对较直的小动脉和残留小动脉,在送导引导丝尤其是泰尔茂(Terumo)亲水涂层导丝时也少感到阻力。如有阻力,单纯透视观察导丝走行也和桡动脉解剖一致,如果术者强行推送导丝,很容易造成该分支血管穿孔。即使送导丝过程中没有阻力,在送导管时往往出现阻力,前送困难。

利用造影导管行桡动脉逆行造影可以证实桡尺动脉环的存在,常用的处理办法是选择超滑导丝,在透视下耐心调整导丝的前行方向通过血管襻,一旦导丝能够通过此段血管,送导管后常可起到拉直血管的作用,能够保证进行后续操作;对于某些导丝难以通过的桡尺环,可借助造影导管进行操作,具体操作方法为前送造影导管至血管弯曲段通过旋转导管来调节导丝的指向,同时结合前送导丝动作常有助于导丝通过桡尺环;在某些桡动脉严重弯曲的病例还可考虑利用通过性能更好的 PTCA 导丝先行通过桡尺环,随后在该导丝支持下送入造影导管至肱动脉,随后再交换引导钢丝以完成后续操作。

三、经桡动脉途径穿刺的障碍与学习曲线

与经股动脉穿刺相比,经桡动脉穿刺有下列障碍:桡动脉内径较小(1.8～2.5 mm);解剖变异更常见(包括桡动脉本身和头臂干动脉的异常,以及动脉迂曲和动脉襻);桡动脉易于痉挛;将导管通过桡动脉途径送至冠状动脉更复杂。

因此,要保证桡动脉的穿刺成功,需要有专用的器械(包括穿刺针和导管)、预防动脉痉挛的"鸡尾酒"药物,除此之外,术者也将面临较之股动脉穿刺更长时间的学习曲线。桡动脉穿刺技术的学习,不仅指穿刺桡动脉本身,还包括通过上肢动脉将导丝和导管送至升主动脉,并操纵其进入冠状动脉。有学者认为,在最初的 50 例桡动脉穿刺中,失败率可达 10%;当穿刺例数达 500 例时,失败率降至 3%～4%。而在有 1 000 例的有经验术者中,失败率<1%。

对于桡动脉穿刺技术的培训,目前尚无相关的指南。最早开展 TRI 冠脉介入工作的 Onze Lieve Vrouwe Gasthuis(OLVG)心脏中心提出,学习桡动脉穿刺技术需谨慎稳妥地分三步进行:

第一步,从简单病变(单支)、桡动脉条件较好者(经筛选、男性)的病例开始;第二步,开始着手做有挑战性的病例(老年、女性、桡动脉搏动弱);第三步,着手做复杂病例(多支病变、慢性闭塞病变、急性心肌梗死)。

四、桡动脉穿刺技巧

(一)筛选患者

经桡动脉途径介入主要的禁忌证是桡-尺动脉之间的侧支循环不良。尽管 TRI 术后仅有3%～5%的患者发生桡动脉闭塞,但在侧支循环不良的患者中可导致严重的临床后果,将这部分患者识别出来的经典方法是 Allen 试验。近年临床还应用其他方法评价桡-尺动脉之间的侧支循环。

1.Allen 试验

由 Edgar V. Allen 在 1929 年发明,是用于无创评价血栓闭塞性脉管炎患者腕部远端动脉慢性闭塞病变的方法。当时的做法:检查者用双手同时用力压迫患者的桡动脉和尺动脉,嘱患者握拳 1 min,然后分别检查桡动脉和尺动脉的供血情况。Allen 试验有助于诊断动脉完全闭塞,但操作较烦琐。1952 年 Wright I.对 Allen 试验进行了改良,更便于评价手掌的动脉血供。改良 Allen 试验的具体做法:检查者用双手同时用力压迫患者的桡动脉和尺动脉,并将手置于心脏水平(防止上肢静脉瓣功能不全造成假阳性结果)。首先嘱患者反复用力握拳 5～7 次,至手掌发白,然后嘱患者展开手掌,并放松对尺动脉的压迫,继续压迫桡动脉,观察手掌颜色变化。

若手掌颜色在 10 s 内迅速由白变红或恢复正常,则改良 Allen 试验阳性,表明尺动脉和桡动脉之间存在良好的侧支循环,可进行桡动脉穿刺;若 10 s 内手掌颜色仍然发白,则改良 Allen 试验阴性,表明尺动脉闭塞或桡-尺动脉之间侧支循环不良,不宜进行桡动脉穿刺。改良 Allen 试验简化了操作过程,但还存在一些问题:手掌松开时手掌过伸可能引起掌弓循环的血供减少,造成假阴性结果;另外,受压迫的尺动脉在减压后可发生短暂的反射性扩张,造成假阴性结果。

针对动脉的反射性扩张,有学者建议采用另一种改良 Allen 试验的操作方法:检查者仅压迫患者的桡动脉,并举手过心脏水平,嘱患者连续握拳 5～7 次,然后将手下垂并自然伸开手掌,观察手掌颜色变化。若手掌颜色在 6 s 钟转红或恢复正常,则改良 Allen 试验阳性;若 7～15 s 转红或恢复正常,称为改良 Allen 试验可疑阴性,提示尺动脉血供延迟;若 15 s 钟以上手掌仍不转红,则改良 Allen 试验阴性。该方法临床不常采用。

2.血氧饱和度容积描记法

血氧饱和度检查是对 Allen 试验的重要补充,可以验证 Allen 试验可疑的病例,主要观察血氧饱和度值和血氧饱和度波形两个指标,具体操作方法:将血氧饱和仪指套连接于患者的拇指,记录基础血氧饱和度和波形,然后压迫桡动脉,观察此时的血氧饱和度和波形。血氧饱和度值下降<2%,或血氧饱和度波形保持不变,或波形轻微下降后短时间内恢复正常,提示桡-尺动脉侧支循环良好;血氧饱和度值、波形明显下降,甚至波形呈一"直线",提示桡-尺动脉侧支循环不良。另外,也可在进行改良 Allen 试验的同时观察血氧饱和度值及其波形的变化,协助评价桡-尺动脉侧支循环的状况。该检查方法排除了改良 Allen 试验中一些人为因素的影响,更为客观,可用于对改良 Allen 试验可疑或阴性患者的复查。

3.彩色多普勒超声波检查法

可测量桡、尺动脉的内径和血流速度,观察掌浅弓和掌深弓的血流方向,以及桡动脉受压后尺侧到桡侧的血流。若压迫桡动脉后,桡动脉远端未见任何多普勒信号,提示桡-尺侧支循环不良,相当于改良 Allen 试验阴性。该检查方法简单、方便,且较改良 Allen 试验更为直观、可靠,在有条件的心脏中心可作为评价手掌动脉血供的首选。

（二）术前准备

1.患者体位

取平卧位,手臂呈自然外伸、外展位,置于托板上,与身体保持 20°～30°夹角,可将腕部适当垫起,以便于穿刺桡动脉及随后的导管操作。

2.消毒铺巾

常规碘伏消毒,消毒范围包括整个左侧的手掌、前臂、肘关节及肘上 1/3 处,以备必要时改行肱动脉穿刺,同时消毒右侧或双侧腹股沟部备用,并铺手术单。

3.穿刺点的选择

穿刺前摸清桡动脉走行,宜选择桡动脉搏动强、走行直的部位穿刺。一般离手腕横纹处愈近,桡动脉搏动愈强,容易触及,但此处桡动脉有时走行迂曲且细小分支较多,穿刺时导丝容易进入分支,使穿刺难度增加,并且如穿刺点离手腕横纹处过近,插入的动脉鞘管尾部靠近大鱼际,亦不便于导管操作。故穿刺点多选在距腕横纹 2～3 cm 处（桡骨茎突内侧 1～2 cm 处）,该处桡动脉搏动清楚,且距腕关节有一定距离,便于术后压迫止血。若该部位桡动脉迂曲,可再向近心端上移 1～2 cm。

4.局部麻醉

先以 1‰～2‰利多卡因 0.5～1 mL 在皮肤穿刺部位注射一个直径 1 cm 左右的小丘疹,进针时针尖斜面向上,基本与皮肤平行,并避开浅表静脉。应注意利多卡因用量不可过多,否则因局部皮肤胀起而不易摸清桡动脉搏动。然后再向桡动脉的下侧后方进针,补充注射利多卡因 1～2 mL,因利多卡因的弥散能力较强,这样既可达到满意的麻醉效果,又不影响穿刺时清楚地触摸桡动脉搏动,并且还对该处桡动脉有一定的固定和向上的支撑作用,特别对于桡动脉搏动较弱者更为适用。

（三）桡动脉穿刺

1.常用的桡动脉穿刺鞘组

目前常用的有 Cordis、Terumo 和 Medikit 三种桡动脉穿刺鞘组,分别有 4F、5F 和 6F 三个型号供选择。穿刺针分别为 22G、21G 和 20G,每种穿刺鞘组的配套导丝直径不同,分别为 0.018″、0.021″和 0.025″[介入手术中通常描述导丝直径的单位是英寸(in,″)1 in＝25.4 mm＝2.54 cm],血管鞘长度有多个型号可选择(最长分别为 25 cm、11 cm 和 17 cm),较长的血管鞘,有助于预防操作过程中桡动脉近心段发生痉挛。Medikit 有两个特点与其他桡动脉穿刺鞘组不同:①血管鞘有亲水涂层,减少送入血管的阻力;②血管鞘表面有 15 个呈螺旋形排列的小孔,可直接通过其注射"鸡尾酒"药物抗桡动脉痉挛。

2.桡动脉穿刺步骤

以 Cordis 桡动脉穿刺鞘组为例:以左手示指、中指、无名指触摸桡动脉搏动,确定桡动脉位置及走行,选好适宜的穿刺点并行局部浸润麻醉,然后将感觉最敏感的中指或示指指腹置于桡动脉搏动最强处,以指导穿刺针进针方向,右手拇指和示指持穿刺针进行桡动脉穿刺,穿刺针与皮肤呈 30°～45°角,针尖斜面朝上,向位于左手中指或示指指腹下方的动脉搏动较强处进针,并注意保持与桡动脉走行方向一致。刺入桡动脉后可见针尾部有血液涌出。以左手拇指和示指固定穿刺针,右手将直头导丝送入针腔内,并小心向前推进 15～20 cm 后,用手术刀尖沿穿刺针正中向下切开皮肤 2～3 mm,注意刀尖不可过深,以免伤及桡动脉。然后用左手中指及无名指共同按压住桡动脉穿刺点的近心端,固定住导丝,右手拇指和示指捏住穿刺针将其退出。随后沿导丝置入带有扩张管的桡动脉鞘管,送入鞘管时应注意将导丝尾端露出鞘管,然后保留鞘管退出导丝和扩张管。

以 Terumo 桡动脉穿刺鞘组为例:该穿刺针为套管穿刺针,分针芯和针鞘两部分,无色透明的塑质穿刺针鞘位于穿刺针芯的针尖斜面以上,如果仅是穿刺针针尖的斜面部分刺入桡动脉腔内,虽然可见到穿刺针芯尾端有回血,但此时穿刺针的塑料针鞘前端并未进入桡动脉腔内,应继续进针穿透桡动脉后壁,这时穿刺针鞘的前端多已穿透桡动脉后壁,左手拇指和示指固定针鞘柄,右手拔出针芯后,缓慢退针鞘至其尾部有血液喷出,再将直头超滑导丝从穿刺针鞘尾端送入桡动脉,之后退出针鞘,沿导丝置入带有扩张管的动脉鞘管,然后保留鞘管退出导丝和扩张管。

3.桡动脉鞘管的选择

桡动脉鞘管型号从 4～6F[导管(外径)和导管鞘(内径)单位是 F,F 和 mm 的换算为 3 F=1 mm],长度为 8 cm、11 cm、12 cm、16 cm、23 cm 不等,其中以 11 cm、12 cm、16 cm 长度的桡动脉鞘管最为常用。经桡动脉造影多选用 5F 或 6F 鞘管。一般使用 5F 造影导管完全可以满足冠状动脉造影的需要,如系单纯冠状动脉造影选用 5F 鞘管即可。如果需要更换 6F 鞘管,既可选用 6F 桡动脉专用鞘管也可选用 6F 普通动脉鞘管。选用 6F 桡动脉专用鞘管时,须先经 5F 鞘管送入直径 0.019″桡动脉穿刺专用导丝,退出 5F 鞘管,再沿导丝置入 6F 桡动脉鞘管。选用 6F 普通动脉鞘管时,须先经 5F 鞘管送入直径 0.035″的导引导丝,然后退出 5F 鞘管,再置入 6F 鞘管。此项操作中需注意的要点是不能以直径 0.019″桡动脉专用导引导丝代替直径 0.035″的导引导丝,以免在操作中因导引导丝硬度不够而弯曲变形,导致置入鞘管失败。因桡动脉鞘管只有 4F、5F 和 6F 三种,故如需要更换 7F 鞘管,可选用 7F 普通动脉鞘管即可,操作方法同前述。

4.桡动脉穿刺过程中常见问题及其对策

(1)局部浸润麻醉时,皮下注射麻醉药物过多,引起局部肿胀,摸不清桡动脉搏动:局麻时注射针尖应基本与皮肤平行,

皮下注射丘疹范围以不超过 1 cm 为宜,为保证局部浸润麻醉效果,可向桡动脉下侧方注射麻药 3～4 mL,利多卡因有较强的弥散作用,同时这种给药方式亦可起到向上支撑和固定血管的作用,有助于触摸桡动脉搏动及便于穿刺,对桡动脉搏动较弱者尤为适用。有的术者先在穿刺点处皮下注射局麻丘疹,待穿刺桡动脉成功后,送入导丝,退出穿刺针,再在穿刺点附近皮下补充注射少量利多卡因进一步浸润麻醉桡动脉,以减少因疼痛诱发桡动脉痉挛,之后再使用尖刀手术刀片切开皮肤及置入鞘管。

(2)同一部位反复穿刺不成功:桡动脉穿刺应尽量第一针穿刺成功,第一针穿刺成功既指穿刺针首次刺入皮下,"一针见血"穿刺桡动脉成功,广义上也包括穿刺时穿刺针不拔出皮肤,在皮下通过数次变换进针角度及方向而穿刺桡动脉成功。如进针部位与桡动脉走行偏离,可在原穿刺点附近重新选择穿刺点,再次试行穿刺。在同一部位附近反复试行穿刺,易引起该段桡动脉痉挛,这时即使穿刺针可能已经刺入血管腔内,但也因无回血或回血缓慢而难以判断。如果穿刺部位出现血肿,即使穿刺针并未进入血管腔内,有时也能见到有少量血液从穿刺针尾端缓慢流出,从而干扰术者准确判断。再次穿刺应选择第一次穿刺部位近心端 1～2 cm 处,如穿刺部位血肿较大,穿刺点至少应避开血肿波及的主要范围。因为利多卡因具有较强的弥散能力,浸润麻醉作

用波及的范围较大,并且为尽量避免再次局部浸润麻醉对触摸桡动脉搏动会有不利影响,因此如再次穿刺时的穿刺点距原穿刺点在 1~2 cm 范围以内,除对疼痛特殊敏感者外,可先不在新穿刺部位皮下注射麻药或仅向新穿刺点的深部注射麻药,待穿刺成功,导丝顺利进入桡动脉后,再在穿刺点附近皮下补充少量麻药,以减少因操作中疼痛诱发桡动脉痉挛。

(3)穿刺针刺入桡动脉后,从穿刺针尾部涌出的血流不畅。可见于如下原因:①穿刺针针尖斜面部分没有全部进入血管腔,部分针尖斜面处于血管的前壁或后壁内,或针尖斜面贴近血管壁而影响血流。这时以右手拇指和示指持穿刺针柄,边做轻缓的进、退针动作,或微细地调整针尖角度和方向,边观察穿刺针尾部涌出血流的变化,如能顺畅地送入导丝,可判定针尖斜面已全部进入血管腔。②桡动脉痉挛达到一定的严重程度可以引起桡动脉内局部血压降低和血流缓慢,从而表现为穿刺针尾部血流涌出不畅。但此时推送表面光滑纤细的导丝多可顺畅地进入桡动脉内。③穿刺针进入桡动脉分支。此类情况较少见。此时向前推送导丝肯定受阻,应重新选择穿刺点试行穿刺,并且操作时需注意进针方向与桡动脉主支走行方向保持一致。

(4)经穿刺针向桡动脉内推送导丝时阻力增大或推进困难。穿刺针刺入桡动脉腔内的标志是穿刺针尾部有血液涌出或喷出,而这时通过穿刺针送入导丝受阻可见于如下原因:①导丝进入靠近桡动脉穿刺点附近的桡动脉小分支,即导丝进入桡动脉后,随即进入小分支。桡动脉远心端(穿刺点附近)的分支较多,穿刺桡动脉时,导丝容易进入靠近穿刺点附近的桡动脉分支,这些分支一般管腔较细,导丝向血管内推进的长度亦有限,故当导丝进入桡动脉后很快即可感觉到阻力增加或推送困难。这时切忌强行推送导丝,以免导丝尖端受损变形,影响随后的操作。应稍后退导丝,一边旋转穿刺针调整方向,一边反复试探性地再向前推送导丝,直至导丝无阻力地进入桡动脉主支。一般而言,直头导丝较易进入桡动脉分支,而弯头导丝或直径略粗的直头导丝(如Terumo 桡动脉穿刺导丝)则不易进入。②导丝进入桡动脉近心端稍远离穿刺点的桡动脉较大分支,即导丝进入桡动脉后,经过一段桡动脉主干再进入近心端较大的分支。因这些分支位于桡动脉近心端,并且其管腔一般较桡动脉远心端的分支略粗,故进入血管内的导丝较长,感觉到的阻力反而较小,而对于有经验的术者,根据操作时的手感,判断导丝是否进入桡动脉近心端较大的分支并不困难。此时,若沿导丝盲目置入鞘管,可能会因为鞘管的前端部分进入桡动脉分支而导致桡动脉穿刺失败。故应采用分阶段置入动脉鞘管法进行操作,即沿导丝试探性地先将桡动脉鞘管的一半长度(5~6 cm)置入桡动脉,撤出导丝和扩张管,打开鞘管阀门时如无回血,可能是鞘管进入过深,应适当回撤鞘管,再重复上述操作。如有回血,则证明鞘管已在桡动脉主支之内,在透视下经鞘管送入 0.035″超滑导丝至肱动脉水平以上,然后沿超滑导丝将鞘管全部置入桡动脉内。③桡动脉中远端(近心段)高度迂曲,导丝送入桡动脉一段距离后顶住弯曲的血管壁,阻力增大。推送导丝一旦出现阻力,不能盲目送入鞘管,若强行推送,桡动脉鞘扩张管的尖端可能穿破桡动脉壁,是引起前臂张力性血肿的原因之一。此时在 X 线透视下操作,有助于判断桡动脉走行。如果判断导丝在血管腔内,可以采用分阶段置入动脉鞘管法操作,先把鞘管全长的一部分(1/3~1/2 全长)送入桡动脉内(决不可将鞘管完全送入或达到甚至超过导丝的远端,以免损伤血管内膜或穿破桡动脉),然后撤出导丝和扩张管,打开鞘管阀门时有血液喷出,此时先送入0.035″超滑导丝至腋动脉水平以上,再将全部鞘管全部置入桡动脉。④导丝尖端顶在桡动脉的侧壁上。一般向穿刺针内送入导丝后不久即感觉推进受阻时,应考虑到这种可能性。多系穿刺针针尖过于靠近血管对侧壁或穿刺针与血管对侧壁之间的角度过大。此时只需稍后退穿刺针,或将穿刺针稍加旋转,调整穿刺针的方向,即可使导丝顺利向前推进。送入导丝的操作应轻柔细心,切忌暴力推送,一旦遇到阻力,应在透视下推进导丝,直到导丝尖端超过尺骨鹰嘴水平。⑤操作过程中穿刺针移出血管腔。如经试用①～④中所述的方法,导丝仍不能顺利推进时,应退出导丝,观察穿刺针是否还在血管腔内。如穿刺针尾端喷血不畅,应重新穿刺。如喷血通畅,则确认穿刺针仍在血管腔内,可再送入导丝。如再次推送导丝仍有困难,应重新穿刺,穿刺点宜依次再向近心端移 1～2 cm。如屡试不成功,应考虑系桡动脉高度弯曲、严重痉挛、高度狭窄或闭塞以及桡动脉畸形等少见情况,此时经穿刺针注射 3～5 mL 造影剂,观察桡动脉形态及走行,即可证实。遇到上述情况时,应改行肱动脉或股动脉穿刺。

(5)桡动脉穿刺成功,并顺利送入导丝,但置入鞘管时阻力大或推进受阻。可见于以下原因:①穿刺部位的皮肤切口过小。皮肤切口大小应与所选用的鞘管体部直径接近,一般为 2～3 mm。切皮肤切口时,宜使用尖端较细的 11 号手术刀片(尖刃),较 13 号手术刀片(圆刃)更容易准确把握切口的大小和判断刀片刺入皮肤的深度。若切口过小,置入鞘管时阻力加大,疼痛刺激可诱发桡动脉痉挛,并且因鞘管前端边缘较薄,强力通过过于狭窄的皮肤切口时易受损出现劈裂,如强行置入,则导致桡动脉血管壁破损口较大,是术中、术后发生穿刺部位渗血和穿刺点周围及前臂皮下血肿的常见原因之一。此时应及时退出鞘管,用尖刃手术刀片适当扩大皮肤切口后,再重新置入鞘管。如发现鞘管前端已经严重受损,应更换新的鞘管置入,以避免桡动脉血管壁的更大损伤。②桡动脉远心端(近穿刺部位侧)高度痉挛。多见于桡动脉管腔较细的年轻女性或精神高度紧张的患者。当置入鞘管受阻,并确认非皮肤切口过小所致后,应考虑到这种可能性。此时可试用以下方法:在穿刺点周围及沿桡动脉走行附近皮下追加少量利多卡因,以减轻疼痛刺激和桡动脉痉挛;或更换更小直径或表面更光滑的动脉鞘管。如上述方法均不奏效,应改由肱动脉或股动脉途径穿刺。

(6)在置入桡动脉鞘管过程中,由于用力不当或操作欠妥等原因造成桡动脉穿刺导丝在自皮肤切口至进入桡动脉血管壁之前的部分发生过度弯曲或打折,致使桡动脉鞘扩张管的尖端难以顺利通过血管壁进入桡动脉血管腔内。此时如操作不当,可导致桡动脉鞘管置入失败。多见于以下情况:皮肤切口过小;肥胖患者;穿刺部位皮下组织较疏松;操作时用力过猛、用力不均和局部皮肤固定手法不当等。发生此种情况时,切忌粗暴用力推送鞘管,以免导丝的弯曲或打折进一步加重,可将导丝向前或向后移动一段距离,即将导丝已发生弯曲或打折的部分挪离位于皮肤切口至进入桡动脉血管壁之前的位置(这样有助于桡动脉鞘扩张管尖端顺利进入桡动脉血管腔内),如系皮肤切口过小则应充分扩大切口,然后再小心缓慢地向前推送鞘管。若桡动脉鞘扩张管尖端已经过度弯曲变形或受损,应更换新的鞘管后再行置入。

(7)置入鞘管后,打开鞘管止血阀门无回血。常见的原因包括:①鞘管置入桡动脉分支。导丝进入桡动脉分支时,术者多可明确感觉到推进受阻或阻力增大,切忌贸然置入鞘管。但当导丝进入较大桡动脉分支时,有时阻力并不明显,故容易错误置入。这时应按照如前所述的分阶段桡动脉鞘管置入法的反向操作步骤进行,即先将鞘管向外拔出 5～6 cm(约为鞘管全长的一半),然后一边从鞘管止血阀用注射器回抽,一边向外拔鞘管,如有回血,则证明鞘管前端已回撤至桡动脉主支内,经鞘管送入 0.035″ 超滑导丝至肱动脉水平以上,再沿导丝将拔出的鞘管部分重新置入。如鞘管拔出至接近穿刺点仍不见回血,则证明鞘管系在邻近穿刺点的桡动脉小分支内,不适于前述操作方法。此时应选择在鞘管前端的近心端重新穿刺桡动脉。在再次穿刺成功前,最好先不要将鞘管完全从原穿刺点拔出,适当保留一截鞘管(3～5 mm)在血管内,以免因从原穿刺点局部出血影响下一步操作。如果拔出鞘管或穿刺部位出现血肿,需按压数分钟或更长时间,再次试行穿刺应在首次穿刺部位的近心端 2～3 cm 处。②鞘管尖端穿破桡动脉血管壁。较少见,因桡动脉穿刺用的导丝尖端较软,很少会穿破桡动脉血管壁,但如果导丝前端较柔软的部分位于桡动脉弯曲处时,因鞘管扩张管的尖端较细较硬,偶尔可能穿破血管壁。此种情况下,术者在置入鞘管时会感觉阻力增大,若强行置入鞘管,尤其当鞘管前端与扩张管尖端均已穿破血管壁后,其推进阻力则明显大于进入桡动脉分支时的阻力。

(8)置入鞘管后,穿刺部位向外渗血或出现皮下血肿。常见的原因包括使用手术刀片切开皮肤时,刺入过深,损伤动脉壁,且血管壁伤口直径大于鞘管的直径;鞘管尖端的边缘受损劈裂,此时强行置入鞘管导致血管壁破损口径扩大;皮肤切口过大;血管壁损伤过大且同时伴有皮肤切口过大时,多表现为从穿刺部位局部向外渗血。如不同时伴有皮肤切口过大,则以不同程度的穿刺部位周围皮下血肿较多见。穿刺部位少量的渗血,有时只需局部压迫片刻即可终止,而较小的皮下血肿,一般也不会影响导管操作,可不做特殊处理。渗血较多或皮下血肿较大多系血管壁损伤较大,血液从鞘管与血管壁的间隙流出所致。此时,退出原来置入的动脉鞘管,重新置入直径规格大 1 个型号的新血管鞘即可防止穿刺点局部继续渗血或皮下血肿进一步增大。另外,部分患者的穿刺部位渗血还可能与其正在使用抗凝药物或对抗凝药物作用较敏感有关,亦可能与服用某些抗血小板药物有关。

五、经桡动脉途径冠状动脉介入治疗的适应证与禁忌证

尽管 TRI 有很多优点,但桡动脉途径也有其潜在的缺点。另外,随着冠脉介入医师经验的丰富和技术的提高,越来越多的复杂病例(如左主干病变、严重钙化病变、分叉病变)也接受了PCI 治疗,特殊技术(如 kissing 或 crush 双支架/球囊技术,切割球囊技术,旋磨技术)相应在术中也得到更多的使用,往往需要 7F 甚至更大的血管鞘。这些都在一定程度上成为 TRI 的限制,因此需掌握 TRI 的适应证与禁忌证。

(一)适应证

适用于所有桡动脉搏动好,且改良 Allen 试验阳性的患者。当患者存在以下情况时,则应首选桡动脉途径:①股动脉或髂动脉高度狭窄、闭塞、严重迂曲、血管夹层,难以完成经股动脉途径插管;②主动脉或降主动脉瘤形成,不适合经股动脉途径插管;③动脉搏动极弱或过度肥胖,难以完成经股动脉途径插管;④严重心力衰竭,不能长时间平卧;⑤经股动脉途径术后压迫止血困难;⑥有下肢深静脉血栓或肺栓塞病史。

(二)绝对禁忌证

包括无桡动脉搏动、改良 Allen 试验阴性和肾透析患者动静脉短路。

(三)相对禁忌证

主要包括:①桡动脉搏动差或细小;②已知的桡动脉径路血管病变(如锁骨下动脉狭窄、迂曲,异常右食管后锁骨下动脉等);③术中需要进行 6F/7F 鞘管无法完成的操作(如冠状动脉斑块旋切术、大号旋磨头的旋磨术等);④不能用右桡动脉行右位心冠状动脉或左内乳动脉的介入治疗,也不能用左桡动脉行右内乳动脉的介入治疗。

近来还有学者提出,改良 Allen 试验阴性也并非 TRI 的绝对禁忌证。如上节所述,改良Allen 试验有一定的假阴性率,而且主观的目测评价在一定程度上限制了检查的特异性。血氧饱和度检查和彩色多普勒超声波检查均证实,在多数改良 Allen 试验阴性的患者中,尺侧的侧支血供良好;而改良 Allen 试验阴性常常会在继续观察数分钟后恢复正常,是由于侧支血流的恢复

较慢所致。另外有学者认为,在拟选桡动脉作为主动脉-冠状动脉旁路术的桥血管或多次经桡动脉行介入手术的患者中,TRI为禁忌证,但目前尚无充分的证据支持。还有的心血管介入医师坚持在腕部进行冠脉介入手术,当经桡动脉途径失败后,他们选择经尺动脉途径,但这方面的依据尚不足,而且尺动脉的穿刺往往更具有挑战性,因此并不推荐经尺动脉途径作为TRI的备选途径。

六、经桡动脉与经股动脉介入治疗的比较

在Campeau首次报道了经皮穿刺桡动脉进行冠脉造影术之后的10余年内,经桡动脉成为除股动脉以外,冠脉介入诊治(包括造影、IVUS、冠脉支架,甚至冠脉斑块旋磨术)的另一常用途径。其优势主要在于穿刺部位并发症和出血并发症的发生率均很低,而经股动脉途径(TFI)的相应并发症发生率可达6%～7%,尤其在使用了抗血栓药物的患者中,而且血管闭合装置的使用也未能使这些并发症减少。

(一)经桡动脉冠脉介入治疗的可行性研究

Kiemenij等报道经桡动脉途径进行冠脉造影及支架置入可行,且手术成功率高,并发症少。Lotan等报道经桡动脉途径也可用于冠脉多支、复杂病变(50%病例为B2型或C型病变)的介入治疗手术,唯一需要外科手术处理的局部并发症为前臂骨筋膜室综合征。继而Kiemenij等又首次报道了门诊患者经桡动脉途径置入Palmaz-Schatz支架,Gilchrist等进一步报道了经短期依替巴肽注射治疗的患者接受TRI治疗。近年来经桡动脉途径还用于急性心肌梗死(AMI)的直接PCI,Ochiai等报道了在33例患者中治疗成功的经验。Saito等报道,经桡动脉途径显著缩短了AMI直接PCI患者的住院时间。Mathias等报道了一组14例AMI患者,使用6F导管,接受TRI中,手术成功率为100%,尽管多数病例使用了血小板糖蛋白Ⅱb/Ⅲa受体拮抗剂,但无出血和穿刺部位并发症。在70岁以上的老年AMI患者中,TRI的直接PCI治疗也获得了同样的结果。在AMI的TRI研究中,没有报道需外科处理的严重出血和血管并发症。Hamon等在急性冠脉综合征(ACS),包括部分AMI的病例中选用5F指引导管进行TRI,尽管有52%的病例使用了血小板糖蛋白Ⅱb/Ⅲa受体拮抗剂,但无一例发生穿刺部位的血管并发症。

TRI的微创策略包括了两个方面的含义。其一,桡动脉穿刺本身的创伤小;其二,选用更小号的指引导管,和更简单直接的操作步骤。由此,保证了TRI在ACS中的安全性和有效性。

(二)经桡动脉冠脉介入治疗的非随机对照研究

在支架置入术后口服抗凝剂的时代,Kiemenij等分别分析了在稳定的冠心病患者中,经桡动脉途径(n=35)和经股动脉途径(n=35)置入Palmaz-Schatz支架的成本-效果比。结果显示,TRI组的花费明显降低,其原因有血管并发症少、早期且安全的活动,以及术前已经开始的口服抗凝治疗,使住院时间缩短。尽管当时处理患者的方案在目前都已发生了变化,尤其抗凝治疗的策略发生了重大改变,但这仍是第一项有关TRI成本-效果比的研究。

Choussat等将ACS接受PCI和血小板糖蛋白Ⅱb/Ⅲa受体拮抗剂(阿昔单抗)治疗的患者进行了前瞻性研究,将患者分为TRI(n=83)和TFI(n=67)两组,比较两组在穿刺血管并发症、临床预后方面的差异。尽管该研究设计为非随机性,且其中AMI患者的分组存在偏移,更多的AMI患者入选TFI组,但结果显示TRI与TFI同样有效,且严重穿刺部位并发症较TFI组明显降低(0% vs 7.4%,$P<0.05$)。TCT 2010会议报道一组24 257例接受PCI的ACS患者,3 280例TRI患者中大出血发生率为0.3%,20 977例TFI组中大出血发生率为1.2%($P<0.01$)。

关于 ST 段抬高型心肌梗死,有多项研究结果提示,至少对于血流动力学稳定、无心源性休克、不需要 IABP 支持的患者来说,TRI 安全可行,可替代 TFI。并且由于 TRI 穿刺部位的出血并发症少见,对其中接受了强化抗凝和(或)抗血小板治疗(如"易化 PCI"或溶栓失败后的补救性PCI)的患者益处更大。根据报道,TFI 直接支架置入术后的出血并发症可达 11%,当使用了阿昔单抗,可达 16.6%。

Kim 等的系列研究结果认为,在 TRI 与 TFI 组之间穿刺部位并发症并无明显差异,而在30 例拟行 TRI 的患者中有 3 例失败(穿刺失败 1 例,支架输送失败 1 例,锁骨下动脉闭塞 1 例)。一项双中心注册研究比较了 267 例经桡动脉途径和 947 例经股动脉途径的直接 PCI 患者,发现出血并发症仅见于 TFI 组患者(在徒手压迫止血的中心为 7%,在使用 Perclose 闭合器止血的中心为 2%),两组患者在手术成功率、手术时间方面没有显著差异。

(三)关于经桡动脉冠脉介入治疗的随机研究

Mann 等评价了 TRI 与 TFI 的成本-效果比,他们将 152 例患者随机分入 TRI 或 TFI 组。结果显示,两组在手术成功率、支架使用、紧急外科手术、PCI 时间、X 线曝光时间、造影剂使用量和导管室花费方面均无显著差异,而 TRI 组的穿刺部位并发症较少(TRI 组 0 例,TFI 组 4 例),住院时间和总的住院费也较低,总的花费下降 9%。

ACCESS 研究比较了使用 6F 指引导管进行 TRI、TFI 和经肱动脉 PCI 术(TBI)的效果。共入选 900 名患者,排除了无脉症(任何穿刺部位)、改良 Allen 试验阴性、AMI、血流动力学不稳定可能需要 IABP 或临时起搏,以及拟行非球囊技术(如直接支架、冠脉斑块旋切等)的病例。结果显示,穿刺部位严重出血和(或)需要外科修补的并发症发生率在 TRI、TFI 和 TBI 组分别为0%、2.3% 和 2%。尽管在该研究中 TFI 的穿刺部位并发症较以往的研究(2.4%~5.9%)相对要低,但仍明确显示了 TRI 在穿刺部位并发症方面有更好的优势。这一结果可能与术中所使用的血管鞘较小、使用肝素剂量偏小(简单病例仅给 5 000 U),以及术后即刻拔管等因素有关。该研究的病例入选时间为 1993—1995 年,血小板糖蛋白Ⅱb/Ⅲa受体拮抗剂尚未在临床应用,并且仅小部分患者(5.5%)置入了支架,强化抗血栓治疗也很少。3 组间的二级终点(如手术成功率、耗材的使用、手术时间以及 X 线曝光时间等)没有明显差异。但 3 组间在导管到位率方面有差异(TRA 93.0%;TBA 95.7%;TFA 99.7%,P 均<0.001)。TRA 组中 21 名患者(7%)交叉至其他组(20 例交叉至 TFA 组,1 例改行左侧 TRA),多数是由于桡动脉穿刺失败。而股动脉穿刺极少失败,因此造成病例分组的偏差。另外,TRA 还存在明显的学习曲线,对早期病例的分析发现,TRA组的手术时间和 X 线曝光时间均较长。从该研究中,我们在看到 TRI 与 TFI 同样有效,且局部并发症减少的同时,还应注意到 TRI 在技术操作上更具挑战性,需要经历更长时间的学习曲线。

Benit 等进行了一项规模较小的类似研究,比较 TRI、TFI 和 TBI 三组在选择性 Palmaz-Schatz 支架置入术中的效果。在该研究中,置入支架并接受口服抗凝治疗患者的外周血管并发症高(13.5%)。在 3 组中,需要外科手术修补或输血的穿刺部位并发症均为 0。TFI 组中再次出血、大血肿和假性动脉瘤的发生率为 10%,而 TRI 组还是为 0。但 TRI 组的穿刺失败率、耗材使用和 PTCA 及支架置入失败率较 TFI 组均有增高的趋势(P>0.05),因此 TRA 向术者提出了更高的技术要求。该研究结论认为 TRA 带来的危害大于获益,"向 TRI 提出了警告"。但也有学者认为该研究存在下列两个问题:①研究对术者经验的要求相差悬殊(要求 TRA 术者有完成20 例造影和 5 例介入治疗的经验即可;而要求 TFA 术者有完成 500 例介入治疗的经验),对结果会造成偏差;②研究的手术时间被定义为从开始穿刺到撤出导管的时间,而未包括股动脉压迫的时间及医务人员术前准备的时间。

TRI 减少并发症的最大优势能够在急性冠脉综合征患者中得到体现。这些患者往往在使用阿司匹林和 ADP 受体阻断剂之外,还同时使用了肝素/低分子肝素和血小板糖蛋白Ⅱb/Ⅲa受体拮抗剂进行强化抗血栓治疗,对他们进行 TFI,穿刺部位的并发症发生率会增高。Mann 等为明确这一问题,设计了一项前瞻性的随机对照研究,比较 142 名 ACS 患者[主要为不稳定型心绞痛和非 ST 段抬高型心肌梗死(NSTEMI)]分别经桡动脉和经股动脉置入冠脉支架的预后。在研究过程中,TRI 组有 12% 的病例交叉至 TFI 组(8% 由于 Allen 试验阴性;4% 由于桡动脉穿刺失败)。两组患者术前均给予肝素抗凝(ACT>300 s)和阿司匹林+噻氯匹定抗血小板治疗;15% 的 TRI 组患者和 10% 的 TFA 组患者接受阿昔单抗治疗;20% 的 TRI 组和 21% 的 TFI 组患者接受组织型纤维酶原激活物(t-PA)溶栓治疗;TFI 组患者在术后 ACT 降至 180 s 以下后使用 FemoStop 压迫止血器,继而徒手压迫止血。手术成功率两组均为 96%。穿刺部位并发症仅见于 TFI 组,其中 3 例(4%)发生巨大血肿,延期出院;而 TRI 组患者由于早期可活动,缩短了住院时间,使总的住院费用降低 15%。

近年来血管闭合装置得到越来越多的应用,使得无论在何种水平的抗凝强度下均能对患者血管进行闭合止血,并使患者早期活动。Mann 等评估了 TFI 后使用 Perclose 的成本-效果比,并与 TRI 进行比较。结果显示,手术成功率、并发症发生率、术后住院时间以及当日出院率在两组间无统计学差异,但总的手术时间在 TFI 组更长。TFI 组的患者中有 18% 因髂股动脉的解剖原因不能使用 Perclose,而 10% 使用 Perclose 的患者闭合血管止血失败。此外,穿刺部位的并发症仅见于 TFI 组患者。

Saito 等报道的单中心随机研究比较了在 AMI 患者中经股动脉或桡动脉行直接支架置入术的效果。学者将 149 例 AMI 患者随机分入 TFI 或 TRI 组,结果显示,两组再灌注成功率、院内主要心血管事件发生率无显著差异,但在 TFI 组有 2 例患者发生严重出血。

Slagboom 等报道的单中心随机研究继续探讨了在门诊患者中选用 6F 指引导管行 TFI 或 TRI 的安全性和可行性。644 例经筛选的门诊冠心病患者随机分入 TFI 或 TRI 组,其中 375 例(58%)在术后 4~6 h 即院,有 1 名患者出院后 7 h 发生亚急性支架内血栓,非致死性心梗,无 1 例发生严重血管并发症;269 例(42%)需继续留院观察,19 例患者在术后 24 h 内发生心脏事件,1 例死亡。TFA 组的出血并发症较多(19 例,6%),其中的 17 例仅因为出血而延长了留院观察时间。学者认为对门诊患者选用小号的导管行 PCI 术是安全可行的,TRI 因明显降低了出血并发症,可使更多的患者当日出院。

(四)血小板糖蛋白Ⅱb/Ⅲa受体拮抗剂和血管闭合装置与对血管途径选择的影响

TFI 在局部最常见的并发症为血肿和出血、需要外科修补的假性动脉瘤和动静脉瘘,导致住院时间延长、费用增加,甚至围术期死亡。这些并发症的发生率在简单 PCI 术中为 3%~5%,而在复杂 PCI 术中达 10%~14%。随着血小板糖蛋白Ⅱb/Ⅲa受体拮抗剂在围 PCI 术期使用的逐渐普及,局部并发症的发生有增加趋势。在 EPIC 研究中,阿昔单抗组各种并发症的发生率为 21.8%,而对照组的发生率为 9.1%。

股动脉闭合装置使术后即刻拔管成为可能,且不必考虑患者的抗凝状态,引起了人们的广泛关注。但研究证实,无论胶原封堵装置(如 Angioseal,Vasoseal)还是缝合装置(如 Perclose),与徒手压迫相比,尽管明显缩短了止血时间,但并未显著降低局部并发症发生率(Angioseal 1%,Vasoseal 0.89%,Perclose 0.89%,徒手 1.05%)。Carey 等所报道的血管闭合装置(VCD)相关并发症甚至较徒手压迫更高(Angioseal 2.6%, Vasoseal 1.5%, Perclose 0.8%,徒手 0.5%),需要指出的是,该研究中 VCD 组大多患者使用了血小板糖蛋白Ⅱb/Ⅲa 受体拮抗剂。VCD 其他潜在的缺陷还包括增加费用、需要学习曲线和 VCD 相关并发症的风险,如腹股沟部位感染、急性股动脉闭塞,另外,使用胶原封堵装置的患者在 6 周内不建议在相同部位再次穿刺)。

一项回顾性研究对使用了血小板糖蛋白Ⅱb/Ⅲa 受体拮抗剂(阿昔单抗或替罗非班)的 TFI(多数使用 7F 导管)患者的穿刺部位进行了评估。研究连续入选 285 例患者,按术后止血方式分术后徒手压迫(当 ACT<150 s)组(n=123);Perclose 组(n=123);Angioseal 组(n=39)。3 组止血成功率分别为98.4%、91.9%和84.6%(P<0.01),使用了闭合装置成功后并发症的发生率为 9%。而在使用血管闭合装置之前常规行髂股动脉造影,已经将解剖结构和穿刺部位不合适的病例,以及本身股动脉病变、反复穿刺的病例,以及有可能穿透股动脉的病例都已排出在使用血管闭合装置组之外。考虑这些因素,研究得出的上述结果不是令人满意的。尽管这项研究并非随机对照设计,但还是揭示出在根据当前指南接受抗栓治疗的较高危冠心病患者中,TFI 后尽管使用了 VCD,局部并发症仍达 1/10。之前有一项入选 900 例患者前瞻性注册研究,比较了TRI(39.3%)和 TFI(术后使用 Perclose)(60.7%)术后的局部并发症,TRI 组无一例并发症,TFI组 5 例(0.8%)出现并发症。但在该研究中,患者使用的血管鞘较小(多为 6F),且仅有 5.1%患者接受了阿昔单抗治疗。

目前尚没有关于 TRI 和 TFI+VCD 的随机对照研究,指南也没有明确推荐减少术后局部并发症的最佳方案。但多项研究都表明,TFI+VCD 的局部并发症实际发生率可达 10%左右,在有高危因素(老年、既往同一部位接受过穿刺、高血压史、使用 8F 血管鞘、接受血小板糖蛋白Ⅱb/Ⅲa受体拮抗剂治疗以及 PCI 术后延长使用肝素)的患者中,这一比例可能更高。而现有的研究结果提示 TRI 的局部并发症发生率均极低,因此在某些亚组中可考虑首选 TRI,以降低局部并发症的发生率。

(五)小结

临床研究的证据表明,TRI 的最大益处在于减少了穿刺部位并发症,并有可能减少住院时间、降低总医疗费用并改善患者的舒适度。在开展 TRI 较早的心脏中心,TRI 占 PCI 总量的比例近年来逐渐升高,而穿刺部位的并发症也随之下降。根据法国卡昂大学医院的资料,2001 年该中心 83%(1 056/1 278)接受 PCI 的患者经桡动脉途径,同期 TRI 组的局部并发症发生率为0.2%,而 TFI 组为 1.1%。但 TRI 的发展并不平衡,根据美国 1999 年国家心肺和血液研究所的注册资料,TRI 仅占 PCI 总量的 1.9%。在 2003 年,TRI 也仅仅占美国 PCI 总量的 10%左右。有的术者可能认为学习曲线过长,还有的术者因为桡动脉痉挛和指引导管型号的限制,对处理复杂冠脉病变没有信心。尽管目前有分布在全球 40 多个国家和地区的"桡动脉专家"在努力推广TRA 和 TRI,使其更安全、可行和有效,但经桡动脉途径不会取代经股动脉途径。可以预见的是,随着 TRI 对医疗费用的节省,以及本身器械的改进、术者经验的丰富,更重要的是还有 TRI对患者围术期生理和心理需要的更好满足和足够的安全保障,都将对整个冠心病的介入工作起到积极的推动作用。

七、经桡动脉途径冠状动脉介入治疗指引导管的选择

选择适当的指引导管是保证 TRI 成功的先决条件之一。TRI 指引导管的选择应在仔细阅读冠状动脉造影之后,结合经桡动脉途径操作的特点,根据升主动脉根部的大小、冠状动脉开口

的位置、近端走行和冠状动脉病变的解剖特点等因素做出选择。

理想的 TRI 指引导管应具备以下特征：透视下良好的可视性；可提供较强的后座支撑力；良好的尖端形态及柔顺性（无创伤软头），易于插入冠状动脉口并适于深插技术；管腔内外膜表面光滑，具有良好的通过性和可控性。

指引导管的选择包括对导管型号（外径和内径大小）和导管的头端塑形选择两个方面，分述如下。

（一）指引导管型号的选择

TRI 以 6F 指引导管最为常用，因其具有良好的支撑力、基本可以满足冠脉介入治疗各种操作的需要。7F 指引导管仅在某些特殊或特定情况下使用，作为对 6F 指引导管的补充和辅助。8F 指引导管很少使用。亦有使用 5F 指引导管进行 TRI 的报道。

1.5F 指引导管

5F 指引导管是目前适用于冠脉介入治疗的最小型号导管。与 6F 指引导管相比，其推进阻力更小，故更适于深插技术的应用；减少造影剂的使用量；减少桡动脉穿刺部位的痉挛和出血性并发症；减少桡动脉狭窄或闭塞的发生；缩短压迫止血时间。

由于 5F 指引导管的内径较细，对 PCI 操作会有所限制，存在下列缺点：使用某些介入器械受限；支撑力和操纵性较差；易打折；有时造影图像欠佳；因操作过程中进入 5F 指引导管管腔内的空气不易排除，则空气气泡误入冠状动脉内的概率明显增加，因此其应用受到一定的限制。

2.6F 指引导管

6F 指引导管是目前最常用于 TRI 的指引导管。Kiemeneij 在 1992 年最先使用 6F 指引导管进行了经桡动脉冠状动脉内支架置入术，当时内径是 $0.059\sim0.060''(1.50\sim1.52\ cm)$，随着器械的改进，近年来使用的 6F 指引导管的内径已达到 $0.070\sim0.071''(1.78\sim1.80\ cm)$，而同时各种经导管的冠脉器械的外径相应减小，因此 6F 指引导管适合对较复杂的冠脉病变（如分叉病变、钙化病变等）进行介入治疗，使 TRI 技术日趋成熟。

目前使用的 6F 指引导管内腔可以通过的介入器械包括各种型号的普通球囊、灌注球囊、切割球囊；各种型号的支架；IVUS 导管；冠状动脉旋磨术（使用直径 1.75 mm 以下的旋磨头）；基本可以满足双导丝、双球囊"对吻球囊技术（KBT）"的操作要求。

因此，TRI 使用 6F 指引导管可以完成包括大多数择期 PCI 和急诊 PCI 在内的各种冠脉病变，但对于同时合并心源性休克、缓慢性心律失常等危重情况，需要安装 IABP 或临时心脏起搏器的患者，最好选用股动脉途径。

3.7F 或 8F 指引导管

较少使用，并不适用于所有患者，尤其体型较小、老年、女性患者，其桡动脉较细，且易发生痉挛。

目前经桡动脉途径使用 6F 指引导管难以完成，需选用≥7F 指引导管的介入操作包括使用口径为2.0 mm 以上旋磨头的经皮冠状动脉旋磨术，应选用 8F 指引导管；定向冠状动脉斑块旋切术（DCA）或冠状动脉腔内斑块旋切吸引术（TEC），应选用 8F 指引导管；血栓吸引导管（Rescue）、远端保护装置等操作，需选用 7F 指引导管；左主干分叉部病变：左主干开口部、体部病变 PCI 时，使用 6F 指引导管一般可以满足需要，但对于左主干分叉部病变，特别是需在左主干、前降支和回旋支开口部同时进行双导丝、三导丝及较大型号的 KBT 或双支架置入的情况下，选用 7F 指引导管操作更方便，更安全。

经桡动脉径路操作时,对于某些血管的迂曲,特别是右锁骨下动脉、头臂干动脉极度迂曲时,插入 5F 或 6F 指引导管的操作难度可能增加,容易发生导管扭曲、打折和冠状动脉口到位困难等情况。此时可将 0.035″引导导丝置于指引导管内,再进行插入冠状动脉口的操作,可减少导管扭曲、打折的发生,提高插管成功率。如上述操作仍不奏效,可换用支撑力更强的 7F 指引导管试行操作,或改行 TFI。

（二）指引导管头端塑形的选择

1.常用的左冠状动脉 TRI 指引导管型号

常用的左冠状动脉 TRI 指引导管型号包括：①Judkins L 型指引导管（如 JL、JL-ST 等），其操作安全、简便，容易插入冠状动脉口，缺点是有时难以提供足够的被动支撑力；②适用于左冠状动脉的特殊头端形状指引导管，也称长头端指引导管（long-tip）[如 XB、XB-LAD、JFL、JFL-ST（Cordis）、EBU（Medtronic）、BL、Ikari-L（Terumo）、Muta-L（Boston）等]，可以提供较强的被动支撑力；③Amplatz L 型指引导管（如 AL、AL-ST 等），也可以提供较强的被动支撑力。

2.常用的适合右冠状动脉指引导管型号

常用的适合右冠状动脉指引导管型号包括：①Judkins R 型指引导管（如 JR、JR-SH 等）；②适用于右冠状动脉的 long-tip 指引导管[如 XB-RCA、JFR（Cordis）、Muta-R（Boston）、Ikari-R（Terumo）、Champ MAC（Medtronic）等]；③Amplatz L 型指引导管（如 AL、AL-ST 等）。

3.多功能指引导管

亦有既适合于左冠状动脉，又适合于右冠状动脉的头端特殊形状的指引导管[如 Kimny、Kimnymini、Radial-Flex（Boston）等]。CABG 后静脉桥旁路血管的介入治疗一般选择 JR、AL、Multipurpose 指引导管；左或右乳内动脉的介入治疗一般采用同侧桡动脉径路，选择 IMA 或 JR 指引导管。

TRI 时，使用 long-tip 型指引导管和 AL 型指引导管虽然可以提供较强的被动支撑力，但这类指引导管的缺点是容易造成冠状动脉开口血管壁夹层，特别在冠状动脉开口及近段存在病变时更易发生。为兼顾支撑力和安全性这两个方面，设计出了 5 in 6 子母型指引导管（Terumo）。这是一种具有超强支撑力的特型指引导管，其外径为 6F，适用于经桡动脉途径完成慢性完全闭塞（CTO）等复杂病变。该指引导管具有子母双层导管支撑特点，利用子导管伸出母导管，达到深插指引导管、增加支撑力的目的。子导管伸出母导管 5 mm 则相当于提供 7F 指引导管的支撑力，伸出 10 mm 则相当于提供 8F 指引导管的支撑力。并且子母指引导管尖端为 Judkins 型，较 Amplatz 型或 long-tip 型指引导管对冠状动脉开口部损伤的潜在可能性明显减少。

一般而言，TRI 时指引导管的操作由易到难的程度依次为 Judkins 型、long-tip 型和 Amplatz 型。在上述三种类型指引导管中，Judkins 型指引导管所提供的被动支撑力较弱，而 long-tip 型和 Amplatz 型指引导管所提供的被动支撑力较强。故指引导管的选择依据应该是既能提供足以完成 TRI 所需的被动支撑力和主动支撑力，又尽可能使操作简便、快速和安全。也就是说，在保证可以提供足够被动支撑力和主动支撑力的前提下，选择操作相对简便、安全的指引导管为上策。当然，这需要术者掌握娴熟的 TRI 操作技巧和积累丰富的实践经验，才能做到得心应手、运用自如。

4.左前降支（LAD）病变指引导管的选择

对大多数起源正常的 LAD 来说，简单的、不需要强支撑力的病变选择 JL 型指引导管基本可以满足手术要求。一般认为，若在经股动脉途径造影时使用 JL4.0 造影导管合适，那么 TRI

时,应选择小一号的指引导管,即 JL3.5 指引导管为佳。但有时选用短头指引导管 JL4.0ST,因导管头端(导管尖端至第一弯曲前)可以完全或大部分插入左主干,与左主干管腔保持良好的同轴性,使导管的稳定性明显增强,可获得比 JL3.5 更强的被动支撑力。

若左主干较短,JL、AL 或 long-tip 型指引导管很容易超选进入左前降支或左回旋支,此时若选择短头指引导管(如 JL3.5ST),可提供更好的同轴性选择,避免上述情况的发生;对左主干开口较高或升主动脉根部较小,可选择小一号的指引导管,如 JL3.5、XB3.0 等;对某些因高血压病史较长、肥胖导致升主动脉扩张或升主动脉根部呈水平位者可选择 JL4.5 或 JL5.0,对这类患者,如为获得更强的被动支撑力,换用 Heartrail IL、Brite-tip JFL、EBU3.75 或 EBU4.0 更为适宜。

对于 CTO、弥漫性、弯曲和钙化等 LAD 病变,需要强支撑力,应选择 long-tip 型指引导管或 AL 型指引导管。若在经股动脉途径造影时使用 JL4.0 造影导管合适,那么 TRI 时,男性宜选择 EBU3.75,女性宜选择 EBU3.5 指引导管。不同厂家的 long-tip 型指引导管其实际大小(头端的长度和弯曲形状的差别)亦略有不同,根据笔者的经验,Launcher EBU 3.75(Medtronic)相当于 Brite-tip XB3.5(Cordis)、Heart-rail BL3.75(Terumo)或 Mach 1 Voda 3.5。

5.左回旋支(LCX)病变指引导管的选择

对简单、不需要强支撑力的 LCX 病变选择 JL 型指引导管可以完成 TRI 操作,但由于指引导管的头端与 LCX 之间的角度较大,其被动支撑力更加减弱,故对那些欲行直接支架置入术或闭塞病变、弥漫病变、弯曲钙化病变等需要强支撑力的情况下,应选择 long-tip 型指引导管或 AL 型指引导管。

6.右冠状动脉(RCA)病变指引导管的选择

JR 型指引导管较 long-tip 型指引导管或 AL 型指引导管操作简便、安全、容易到位,对于右冠状动脉水平发出者及大部分病变,JR4.0 指引导管即可满足需要。并且,有时对 RCA 开口向上,呈"牧羊钩"状者和某些较复杂病变也可顺利完成介入治疗操作。但当 JR 型指引导管对某些 RCA 开口呈明显向上发出,其近端呈"牧羊钩"状的病例、CTO、弥漫病变、弯曲钙化病变等病例难以提供足够的支撑力以完成介入治疗操作时,选择 long-tip 型指引导管或 Amplatz L 型指引导管,常可获得较好的被动支撑力。

对于 RCA 水平发出者,除 Judkins R 型指引导管外,亦可选用 AL1.0、Kimnymini 等导管;对 RCA 开口向上,呈"牧羊钩"状者,可选用 AL1.0、AL1.0-ST、Kimnymini 等导管,有时选用 JL4.0、Ikar-L 指引导管,导管头端容易进入 RCA 开口,并且导管的第二弯曲恰好与对侧主动脉壁接触,可获得较强的被动支撑力;RCA 开口向下发出者较少见,可选用 Multipurpose 型或 Amplatz R 型指引导管。

八、经桡动脉途径冠状动脉介入治疗的操作技巧与技术要点

(一)左冠状动脉指引导管的插入

1.以 Judkins L 型指引导管为例

先将直径为 0.035″、长 145 cm 的 J 型头超滑导引导丝穿入造影导管中,在保留导丝的同时退出造影导管,然后将已穿入导引导丝的指引导管送入桡动脉鞘,在导丝引导下,将指引导管经桡动脉-肱动脉-腋动脉-锁骨下动脉-头臂干动脉送至升主动脉根部。在上述插管过程中,如感到任何阻力应在透视下操作,以便准确观察径路血管的走行和引导导丝推进的位置。特别在估计

导丝到达肩关节之前,即使没有阻力,也应在透视下操作,准确观察径路血管的走行和导引导丝推进的位置,以避免导引导丝和导管误入颈动脉或内乳动脉,引起动脉损伤并发症。当指引导管经头臂干动脉进入主动脉弓时,嘱患者做深吸气动作,导丝容易进入升主动脉。若导丝进入降主动脉,可先后撤指引导管至主动脉弓部,再将导丝退入指引导管内,并轻微旋转指引导管,使其头端指向升主动脉,重新送出导丝至升主动脉,当导丝尖端到达升主动脉根部后,在体外固定住导引导丝,继续推送指引导管至升主动脉根部,直到窦底,待导管头端自然指向升主动脉左侧壁时,撤除导引导丝,然后轻微地推送和提拉导管,有时需向左右稍加旋转,即可使指引导管进入左冠状动脉口。如需调整指引导管与靶血管的同轴性,可在右前斜位＋足侧位或后前位＋足侧位透视下轻轻逆时针或顺时针旋转导管,即可达到选择性地指向左前降支或左回旋支的目的。

2.以 XB 指引导管为例

当送导引导丝尖端到达升主动脉根部后,沿导丝推送指引导管至左冠状窦底,待导管头端自然指向左冠状窦左侧壁时,撤出导丝 2～3 cm,使导管头端恢复本来形状,然后轻轻地向上提拉导管,使导管头端沿左冠状窦侧壁上移,进入冠状动脉口;或轻轻地向下推送导管,使导管头端自然指向左冠状窦上方进入左冠状动脉口。

3.以 AL 型指引导管为例

当送导引导丝尖端到达升主动脉根部后,沿导丝推送指引导管至左冠状窦底,待导管头端自然指向左冠状窦左侧壁时,撤出导丝,边轻轻推送导管使导管头端向上,边顺时针或逆时针方向小幅度旋转导管,有时稍微向上提拉导管即可使导管头端进入左冠状动脉口。

操作 AL 型指引导管时应当注意的是,当导管尖端处于插入冠状动脉口的状态下,此时若后撤导管,导管尖端向下并有进一步向冠状动脉口内深插的倾向,而推送导管时随着导管的弯曲部下移,导管尖端向上并有从冠状动脉口脱离的倾向,即直接支架置入术(DS)和常规支架置入术(CS)的冠心病患者术后 16 个月的无事件生存曲线,两组的结果相似。Loubeyre 等随机比较了ST 段动态变化的冠心病患者接受 DS/CS 的结果,显示 DS 组患者在组织灌注方面获益较大。

经桡动脉直接冠脉支架置入术从多个方面体现了"微创"的含义:一方面,穿刺部位的并发症降低;另外,对冠状动脉和整个心脏的损伤减轻。稳定型和不稳定型冠心病患者均能从经桡动脉的 DS 中获益。因此对于 ACS 患者,无论是 STEMI、NSTEMI、还是不稳定型心绞痛,选择性地进行经桡动脉 DS,导管尖端移动方向往往与术者的意图相反。尤其是 TRI 时,由于指引导管的同轴性、稳定性和被动支撑力均略逊于经股动脉途径,术中需要调整导管位置或方向的操作次数有时可能增加,导管尖端损伤血管内膜或造成夹层并发症的机会也增加,故在导管操作中需特别注意。在欲撤离 AL 型指引导管时,应稍微向前推送导管,然后配合缓慢小角度旋转动作,即可安全撤离冠状动脉口。

(二)右冠状动脉指引导管的插入

1.以 JR 型导管为例

使用 JR 型指引导管进行右冠状动脉插管的方法与股动脉途径相似。当导引导丝尖端到达升主动脉根部后,沿导引导丝推送 JR 指引导管至左冠状窦底,然后右手缓慢顺时针方向旋转导管,使导管尖端沿窦底从左向右旋转进入右冠状窦。继续边缓慢顺时针方向旋转导管,边稍微回撤导管,使导管尖端进入右冠状动脉口,有时嘱患者做深吸气动作有助于导管顺利插入冠状动脉口。

2.以 XB-RCA、AL 型指引导管为例

使用 XB-RCA、AL 型指引导管时,应首先将其送至左冠状窦底,再顺时针方向缓慢旋转指

引导管,使导管头端慢慢地从左冠状窦沿窦底进入右冠状窦,继续缓慢旋转导管,使导管尖端进入右冠状动脉口。操作导管过程中,切忌用力过大、过快,因力量从指引导管的尾端传导至头端需要一定的时间。而且旋转导管时用力过大和速度过快,可使导管头端瞬间转动的力过大、过猛,造成冠状动脉口损伤甚至夹层闭塞。一般而言,适合右冠状动脉的特殊头端形态的指引导管或 AL 指引导管多用于右冠状动脉开口呈明显向上的角度发出,其近端呈"牧羊钩"状的病例,此时 JR 指引导管常常不能与近端血管保持同轴,而选用上述指引导管,常可获得较好的被动支撑力。另外,在某些复杂病例,如 CTO、弥漫病变和分叉病变等,当使用 JR 型指引导管难以提供足够的后坐力以完成介入治疗操作时,应考虑更换具有较强支撑力的指引导管。一般而言,TRI时,无论选择 JR 型、long-tip 型还是 AL 型指引导管,其插入冠状动脉口的操作以在左前斜位45°透视下进行最为方便。

(三)经桡动脉直接冠脉支架置入

Burzotta 等对 10 项比较了直接支架置入术(DS)和常规支架置入术(CS)的随机研究进行了荟萃分析,结果显示,DS 可减少 17%的总手术时间,减少 18%的 X 线透视时间,减少 11%的造影剂用量,降低 22%的总费用;另外其中的 ACS 患者,DS 组较之 CS 组在术后早期(住院期)的联合终点事件(死亡和心肌梗死)显著降低(2.1% vs 3.6%,OR 0.57,95%CI 0.35~0.95);但在术后 6 个月两组之间的预后没有显著性差异。另有一项研究比较了可降低与血小板糖蛋白Ⅱb/Ⅲa 受体拮抗剂、溶栓剂和肝素等抗血栓药物的使用相关的出血风险。

越来越多的证据表明,经桡动脉途径 DS 的成功率与经股动脉途径 DS 相当,但 TRI 本身有一较长的学习曲线。一般选用 6F 或 5F 指引导管,送至冠状动脉开口后,操作技术与 TFI 相似。但在整个手术操作过程中,应特别注意导管的稳定性和可控性。此外,对导管(不同的头端形状、型号)、导丝(不同的支撑力、亲水性)以及支架的仔细选择是决定手术成功的关键因素。尤其对支架来说,尽管多数的设计是允许进行 DS 的,但综合考虑各个特性(如柔顺性、推送性、两端球囊肩部的长度、尖端厚度和外径),应根据病变的特点(远端或近端、最小管径大或小、血管迂曲或较直等)选择最适合的支架置入。

下面列举了经桡动脉直接冠脉支架置入术可能遇到的问题及解决方法。

1.将导管送至冠脉开口有困难

导管应沿 0.035″的导丝向前推送(尤其使用 5F 指引导管时,导管打折的风险较大);在左冠窦扩张的患者,可选用 Voda 或其他 long-tip 型导管时,有时需选用中央杆更硬的 0.035″导丝,以打开导管远端的塑形。

2.指引导管的支撑力较弱

可考虑选择其他塑形的导管(TRI 常需选用特殊塑形的导管);采用导管深插技术(选用形状合适的 5F 导管可降低冠脉穿孔的风险);如果 5F 导管的深插技术不可行或不成功,换用 6F指引导管。

3.PTCA 导丝的支撑力较弱

应将导丝尽量送至冠脉的远端或成锐角开口的分支内(但使用亲水涂层导丝时须十分小心);将亲水涂层导丝换为非亲水涂层导丝,将较软的导丝换为较硬的导丝(尤其在扭曲或螺旋形的冠状动脉中);或使用"双导丝"技术。

4.靶病变前的冠脉扭曲

可选用较硬的导丝,减少冠脉扭曲程度(如 Choice PT extrasupport 或 Hi-torque balance heavyweight);或使用"双导丝"技术。

5.支架的相关问题

(1)支架大小的选择:确认支架与所使用导管的相容性(5F 指引导管可容纳多数 4.0 mm 的支架通过)。

(2)支架长度的选择:使用远段不透 X 线的导丝(通常为 30 mm),导丝通过病变时测量其长度。

(3)有时需收回支架:使用最新一代的支架均无障碍。

(4)支架的定位:通过严重狭窄病变时远段可能不显影,根据侧支血管的"标志"定位;当导管随呼吸运动摆动的幅度大时(TRI 更常见),嘱患者暂时屏住呼吸;置入支架后回撤球囊时导管深插入冠脉(常见于 5F 指引导管),在回撤球囊的同时稍向后撤导管,并将导丝送至冠脉远端。

6.分叉病变

在侧支血管内置入保护性导丝,若侧支有明显的开口病变,在主支置入支架前对侧支进行预扩张。

对吻球囊技术:选用 6F 或更大型号的指引导管。

7.IVUS 指导支架的置入

根据所使用 IVUS 的外径选用 5F 或 6F 指引导管。

8.置入支架前先行冠脉斑块销蚀术和冠脉斑块旋磨术

选用 1.5 mm 旋磨头时需选用 6F 指引导管,较小的旋磨头 5F 导管即可。

冠脉斑块定向旋切术:需 8F 或以上的指引导管,目前不适宜经桡动脉途径(新开发的"纵向"旋切装置可通过 6F 的指引导管);③冠脉血栓切除术:有些装置可通过 6F 指引导管。

(四)选用 5F 指引导管的经桡动脉冠脉介入治疗

通常选用的 5F 指引导管有两类,分别是 Medtronic Launcher 系列,内径达 0.058″;和 Cordis Vista brite tip 系列,内径达 0.056″。相对其他大号指引导管,5F 导管对内径更为关注。内径过小肯定会影响器械的操作,而内径的增大必然会牺牲导管壁厚度,带来导管支撑力差和易打折的缺陷。即使是有经验的术者,有时在置入支架过程中 5F 指引导管不能提供足够的支撑力,而不得不换用 6F 导管。

一项随机研究比较了选用 5F 和 6F 指引导管行 TRI 的手术和临床成功率,以及血管径路的并发症,主要联合终点为手术和临床成功率,二级终点为血管并发症和 1 个月随访期内的桡动脉闭塞。

该项研究所选的病例均为简单的冠脉病变,结果提示无论选用 5F 还是 6F 导管均能安全并成功地完成 TRI。相对 6F 指引导管,使用 5F 导管在提高成功率和减少并发症方面有获益的趋势,尤其在桡动脉细小的亚组中。另外,术中采取导管深插技术时,5F 指引导管较软的头端还能降低致冠脉夹层的风险。

Hamon 等继续研究了在较高危的 ACS 患者中使用 5F 指引导管行 TRI 的可行性和安全性。共入选 119 例患者(不稳定型心绞痛 55 例,急性心肌梗死 45 例,近期心肌梗死 19 例),其中 52% 患者使用血小板糖蛋白 Ⅱb/Ⅲa 受体拮抗剂。5F 导管手术成功率 96.6%,仅 4 例患者因导管支撑力不足,换用 6F 指引导管。多数支架(直径 2.5~4.0 mm)为直接置入,仅 5 例直接置入不成功,顺利收回后经球囊预扩张后成功置入,无一例发生血管并发症。

使用 5F 指引导管行 TRI 常见的问题及处理策略如下。

1.导管插入冠脉过深

由于 5F 导管外径较小,在回撤球囊或导丝时常会发生,尽管其所致冠脉损伤的风险较大号导管小,但仍需加以避免。首先,在回撤导丝和球囊时应注意导管位置,并使导管的体外部分拉直,保持一定张力;其次,可先使导管稍离开冠脉开口,再缓慢回撤导丝和球囊;另外,在回撤球囊的同时可将导丝向冠脉远端推送,但对于亲水涂层导丝应避免远端冠脉穿孔。在回撤导丝时,为避免导管深插可先撤出导管,仅保留球囊导管以利于导丝撤出。

2.空气栓塞(Venturi 效应)

PCI 过程中快速回撤球囊,甚至 0.035″以上的导丝时,空气进入导管,称为 Venturi 效应。由于 5F 导管的内径小,这一问题更为常见,操作时需加以重视。为防止空气进入导管,在缓慢撤出球囊时应将止血阀完全打开,直至球囊撤离 Y 接口处,并观察到连续的血液回流;关闭止血阀后,应仔细确认动脉的压力波形无衰减现象,方能注射造影剂。同样,向导管内送入器械时也应完全打开止血阀,操作缓慢,并待血液充分回流后关闭止血阀。另一种方法是使用自动阀,回撤或送入器械时不需打开阀门,避免空气进入。

3.导管支撑力不足

由于 5F 导管本身的支撑力较差,选择合适塑形的导管以增加被动支撑力非常重要;另一方面,有经验的术者可以采取导管深插等技术增加导管的主动支撑力。5F 导管较之 6F 导管外径更细,头端更软,使深插技术更为安全,适用于 CTO 病变和已置入支架的病变。进行 RCA 的深插操作时,常选用 JR 指引导管,在轻柔地顺时针方向转动导管的同时,可以顺利地将导管推送入冠脉内,通常情况下是在球囊推送杆的支持下完成的,有时也依靠支架推送杆或另一根强支撑力的导丝支持。深插的前提是必须保证导管和冠脉开口的同轴性。除了损伤冠脉外,深插技术的另一个风险是影响冠脉远段的供血,因此在支架释放后需立即将导管撤出,重新放置于冠脉开口,而非急于行冠脉造影。使用 JL 导管也可在 LAD 内进行深插操作,同样在轻柔地顺时针方向转动导管的同时,轻轻推送导管,可达 LAD 的中段。在深插过程中,让患者配合深呼吸,常可使操作更顺利。

4.导管打折

在 5F Launcher 系列导管中很常见,由于其设计内腔最大,相应管壁相当薄(0.19 mm)。在操作过程中,尤其遇有迂曲的锁骨下动脉时,将 0.035″导丝保留在导管内可有效预防打折。使用全层技术改良后的 Launcher 指引导管抗折能力已明显增强。

5.透视性差

X 线透视性差包括两个方面:①导管本身透视性差;②5F 导管造影的效果差。这是由于 5F 导管的外径、内径均较小,在肥胖患者中尤其明显。对于前者,常采用将导丝送至导管头端和间歇注射造影剂的方法;而对于后者,推荐在造影前撤出导管内的器械。

6.CTO 病变

不推荐经 5F 指引导管行 CTO 病变的 TRI,除非在有较大成功把握的病例中。

7.特殊器械

不推荐经 5F 指引导管行冠脉斑块销蚀术、分叉病变的对吻球囊技术,但部分 IVUS 可通过 5F 导管,药物洗脱支架的使用也没有限制。

在有的心脏中心,经 5F 导管行 TRI 已成为常规。法国卡昂大学医院的资料,2000 — 2001 年该中心 94％接受 TRI 的患者使用 5F 导管。作为一名冠脉介入医师,需要熟知该项技术的优缺点方能趋利避害,真正为患者造福。

(五)经右桡动脉与经左桡动脉途径的比较

经桡动脉途径分为经左桡动脉和经右桡动脉两条径路。由于导管室、X 线成像系统和导管床的设计,以及术者既往经股动脉途径操作的经验,国内心脏中心常规采用经右桡动脉途径进行 TRA 和 TRI。Hamon 总结了法国卡昂大学医院心脏中心的 6 000 余例冠脉造影和 3 000 余例介入治疗的病例,高达 85％的病例经右桡动脉途径,仅 8.5％的病例选择经左桡动脉途径(主要是因为右侧 Allen 试验阴性,另外行左乳内动脉(LIMA)桥血管造影时,经左桡动脉途径将 JR 导管送至 LIMA 开口往往更容易)。93％经右桡动脉途径的病例选择普通 Judkins 导管即能完成冠脉造影,7％需 Amplatz 或 long-tip 其他类型的导管。

但也有学者认为经左桡动脉更优于经右桡动脉途径。多数患者习惯使用右手,经左桡动脉途径进行手术,尤其在术后压迫止血过程中,改善了患者的舒适和方便程度。经左桡动脉途径操作时,导管在左锁骨下-左冠脉开口约成 180°的角度,与经股动脉角度相似,而在右桡动脉途径,约呈 90°角,因此为经股动脉途径设计的各种导管更适合在经左桡动脉途径中使用。需要指出的是经左桡动脉途径 TRA 和 TRI 有不同于经右桡动脉途径之处需要注意。

1.术中左上肢的摆放

左桡动脉穿刺成功后,患者的左上肢横跨过腹部,将左腕部置于右腹股沟区,并在左肩和上臂下放置小垫子以改善术中患者的舒适度。这样,术者在患者的右侧操作,与经右股动脉途径非常相似。

2.导丝通过肘部动脉

由于患者左上肢特殊的摆放位置,肘部常处于半屈曲状态,使桡动脉和肱动脉的成角变锐,增加导丝通过的难度。方法是暂时让患者伸直左上肢,在 X 线透视下通过导丝,之后再将左腕部放回原来位置。

3.JL 导管进入升主动脉

沿导丝将 JL 导管通过左锁骨下动脉送至升主动脉有一定难度,由于 JL 导管头端的塑形,导丝更易进入降主动脉。方法是当导管到达主动脉弓后,暂时将导丝撤回导管内,并转动导管,使其开口朝向升主动脉方向,再推送导丝,此时让患者配合深吸气或耸肩动作,可能成功率更高。如果上述方法不奏效,更换 JR 导管更易于进入升主动脉,之后再以交换导丝(2.60 m)交换 JL 导管。

4.经左桡动脉造影冠状动脉

右冠造影与股动脉途径相似,左冠脉造影见下述:①取后前位,将 JL 导管沿导丝送至左冠窦,撤出导丝,导管常能进入左主干开口;②JL 导管未能直接进入左冠开口,向左冠窦方向推送导管,之后逆时针方向转动导管,配合提拉动作,常能使导管进入左主干开口。

5.经左桡动脉造影大隐静脉桥血管

至 LAD 的大隐静脉桥多数开口于主动脉的左侧前壁,通常在 RAO 30°体位下,选用 AL1 或 AL2 导管造影。而至 RCA 的大隐静脉桥通常在 LAO 45°体位下,选用多功能导管造影。

(刘红梅)

第十二节　冠状动脉慢性完全闭塞病变的介入治疗

　　冠状动脉慢性完全闭塞(CTO)病变在整个人群中的发生率目前尚缺乏准确的统计,Kahn等报道在确诊或怀疑冠心病而进行冠脉造影的患者中约有 1/3 存在一处及以上 CTO 病变,但接受经皮冠状动脉介入治疗(PCI)者少于 8％,占全部 PCI 病例的 10％～20％。CTO 病变接受 PCI 比例偏低的主要原因是技术上存在难点,文献报道其即刻成功率多在 50％～80％,平均仅约 65％,远低于其他病变 PCI,且其术后再闭塞和再狭窄发生率高。CTO 病变 PCI 成功后可缓解心绞痛症状、改善左室功能、提高远期生存率,但 PCI 失败或术后发生再闭塞者长期预后较差。近年来随着 CTO 专用器械的不断问世、术者经验与技术水平的提高,使 CTO 病变 PCI 的成功率大幅提高,在日本等国家的个别中心经验丰富的术者 CTO 开通率甚至已高达 95％。

一、定义

　　CTO 的定义主要包括闭塞时间和闭塞程度两个要素。闭塞时间可由冠状动脉造影证实,如缺乏既往造影资料则常根据可能造成闭塞的临床事件推断,如急性心肌梗死、突发或加重的心绞痛症状且心电图改变与闭塞部位一致等,但部分患者闭塞时间的判断并不十分肯定。以往文献关于 CTO 闭塞时间的定义差异较大,范围从大于 2 周至大于 3 个月不等,由于闭塞时间小于 3 个月的病变 PCI 成功率较高,因此 CTO 闭塞时间的定义不统一可影响临床研究结果。2005 年在美国《循环》杂志发表的《CTO 病变经皮介入治疗共识》建议将闭塞时间大于 3 个月称为"慢性",这是迄今为止第一次在指南或共识文件上对 CTO 闭塞时间进行定义,可以作为目前临床诊断的标准,亦有利于 CTO 临床研究结果之间进行对比。根据冠脉造影结果将 CTO 闭塞程度分为前向血流 TIMI 0 级的绝对性 CTO(真性完全闭塞)和 TIMI 血流 1 级的功能性 CTO,后者尽管有微量造影剂的前向性充盈,但闭塞管腔的微量灌注血流实际上缺乏供血功能。

二、病理

　　了解 CTO 的病理学特点对 CTO 介入治疗适应证的合理选择和提高器械应用的水平十分重要。CTO 病变常由血栓闭塞所致,并在其后出现血栓机化和组织退化,从而形成一系列特征性的病理变化。闭塞段的两端或至少近端通常存在致密的纤维帽,常伴钙化,质地较硬,是 PCI 导丝通过失败的重要原因之一。血管腔内的阻塞通常由动脉粥样硬化斑块和陈旧性血栓两种成分构成,典型的 CTO 斑块成分包括细胞内及细胞外脂质、血管平滑肌细胞、细胞外基质(主要成分为胶原)及钙化灶等,各种组成成分的比例及分布不同造成 CTO 病变 PCI 难度的差异。软斑块多由胆固醇沉积、泡沫细胞和疏松的纤维组织构成,可见新生孔道形成,常见于闭塞不足 1 年的 CTO 病变,导丝较易通过;硬斑块多由致密的纤维组织和大范围的钙化灶构成,较少有新生孔道,常见于闭塞超过 1 年的 CTO 病变,导丝不易通过,且常偏离管腔轴线进入内膜下而造成夹层。

　　斑块内广泛的微血管新生和孔道形成是 CTO 病变的重要特征,几乎所有的 CTO 病变均存在毛细血管和微孔道,血栓形成和炎症浸润可能是其形成的主要促进因素。CTO 病变内毛细血管密度和血管新生随闭塞时间延长而增加,在<1年的CTO,新生毛细血管主要集中在血管外膜,而超过1年的CTO,新生毛细血管较多出现在血管内膜,其中约60%为直径>250 μm的较大的毛细血管。这些新生的毛细血管和微孔道绝大多数起源于血管壁滋养血管,穿过血管壁到达病变内膜并形成网络,同时亦可贯通CTO病变的两端。如果新生孔道足够大且导丝能够准确地进入这些孔道则利于导丝通过CTO病变,但是潜在的风险是导丝沿着这些微孔道亦容易进入血管内膜下导致夹层,因此在PCI过程中要随时调整导丝位置使其沿着贯通CTO病变两端的微孔道行进,防止其进入与血管外膜滋养血管相连的微孔道。

三、PCI 依据

绝大多数CTO病变都存在同向或逆向的侧支循环,使闭塞段远端保持一定的血供,但是,即使侧支循环建立充分在功能上也仅相当于90%狭窄的血管,这些侧支循环维持心肌存活,但在心肌需氧增加时仍产生临床症状,如心绞痛等。因此,开通CTO病变有助于改善远端心肌供血,缓解心肌缺血症状,明显提高患者的生活质量。

此外,有临床研究表明,CTO病变行成功血运重建并保持长期开通可显著提高左心室功能、降低远期病死率并减少外科搭桥(CABG)的需要。美国中部心脏研究所(MAHI)对连续2 007例CTO病变PCI进行分析,结果发现,PCI成功者住院期间主要不良心脏事件(MACE)发生率低于PCI失败者(3.8% vs 5.4%,P=0.02),且其10年存活率远高于PCI失败者(73.5% vs 65.1%,P=0.001)。英国哥伦比亚心脏注册研究,共入选1458例CTO行PCI,成功者7年随访死亡风险较失败者降低56%。前瞻性的TOAST-GISE研究对369例患者的390处CTO靶病变行PCI,1年随访结果表明,PCI成功者心源性死亡和心肌梗死发生率(1.1% vs 7.2%,P=0.005)及CABG的比率(2.5% vs 15.7%,P<0.000 1)均显著低于PCI失败者。一项入选7 288例CTO患者、平均随访6年的荟萃分析结果显示,PCI成功开通CTO的患者与失败的患者相比随访期间病死率和CABG的比率明显下降(OR 0.56,95%CI 0.43～0.72;OR 0.22,95% CI 0.17～0.27),但两组心肌梗死和MACE的发生率未见差异(OR 0.74,95%CI 0.44～1.25;OR 0.81,95%CI 0.55～1.21)。

综上所述,PCI开通CTO病变可改善患者症状,并提高远期生存率,因此具有较大的临床意义。

四、患者选择与治疗策略

并非所有的CTO病例都适合PCI治疗。由于CTO病变PCI的技术难度较大,成功率较低,应结合患者临床及造影特点,如年龄、症状严重程度、合并疾病(糖尿病、肾功能不全等)、全身功能状况、造影所见病变复杂程度、左心室射血分数、是否存在主动脉迂曲和瓣膜性心脏病等因素,充分权衡获益/风险比,选择合适的病例进行PCI。

CTO病变PCI的主要指征如下:①有心绞痛症状或无创性检查提示存在大面积的心肌缺血;②CTO病变侧支循环较好;③闭塞血管供血区心肌存活;④术者根据经验、临床及影像特点判断PCI成功的可能性较大(60%以上),且预期严重并发症发生率较低。

对于单支血管CTO,如存在与之相关的心绞痛症状且影像学提示成功概率较高者可优先考虑行PCI,如临床存在活动受限,即使影像学提示成功概率不高也可尝试行PCI。如患者为多支病变且伴一支或多支血管CTO,尤其存在左主干、前降支近段CTO病变、复杂三支病变伴肾功能不全或糖尿病、多支血管闭塞等预计成功率不高者,应慎重考虑选择 PCI 或 CABG。PCI 术中原则上应先对引起心绞痛或局部心肌运动障碍的 CTO 病变血管行 PCI,如手术时间过长,患者不能耐受,可仅对相关血管或主要供血血管行部分血运重建 PCI,其后对其他病变血管行择期 PCI 达到完全血运重建;经较长时间 PCI 手术仍未成功或预计成功率不高时可转行 CABG。

五、PCI 成功率及其影响因素

受术者经验、器械选择、操作技术、CTO 定义不同及病例选择等因素影响,文献报道 CTO 病变 PCI 的成功率差异较大,在 55%～90%,平均为 65% 左右。近 5 年来,随着术者经验、技术水平的不断提高以及新器械的研发与应用,CTO 病变 PCI 成功率有增高趋势,尤其一些经验丰富的术者个人成功率可达到 80%～90% 甚至更高,但总体水平仍远低于非闭塞病变 PCI。在所有的失败病例中,导丝不能通过 CTO 病变是最主要的原因,占 80%～89%,其次为球囊不能通过病变,占 9%～15%,球囊无法扩张病变占失败总例数的 2%～5%。

CTO 病变特征与 PCI 成功率密切相关,以往文献报道下列因素是导致 PCI 失败的预测因素:①闭塞时间较长,尤为>1 年者;②闭塞段长度>15 mm;③残端呈截断样闭塞;④闭塞段起始处存在分支血管;⑤闭塞段或其近端血管严重迂曲;⑥严重钙化病变;⑦血管开口处病变;⑧远端血管无显影;⑨近端血管严重狭窄;⑩存在桥侧支。国外有学者认为,多层螺旋 CT 冠脉造影(MSCTA)能够显示闭塞段形态结构及组成成分,有助于术前预测 CTO 病变的开通率。

六、并发症

过去通常认为 CTO 病变 PCI 的风险较小,但事实上临床研究报道其住院期间主要不良事件发生率在 4% 左右,与非完全闭塞病变 PCI 相近。

(一)死亡

发生率约为 0.2%,可能的原因包括术中侧支循环阻断、损伤近端血管或主要分支血管、血栓形成、心律失常、空气栓塞以及穿孔等。

(二)心肌梗死

发生率约为 2%,多为非 Q 波心肌梗死,常由开通的靶血管再次闭塞引起,早年多为血管塌陷引起的急性闭塞,支架时代则多为血栓性闭塞所致。由于 CTO 血管再闭塞较少引起急性心肌缺血,因此后果多不严重。

(三)冠状动脉夹层

多由导丝或球囊进入假腔导致,一旦证实导丝进入假腔,切忌旋转导丝或继续推送导丝以避免穿孔。闭塞段血管的撕裂后果多不严重,如无成功把握可停止手术,如闭塞段已开通则可置入支架。有时也可因导管操作不当或频繁操作导管引起近端血管开口处撕裂,如损伤左主干开口则应及时置入支架或行急诊 CABG。

(四)冠状动脉穿孔或破裂

冠状动脉穿孔或破裂是 CTO 病变 PCI 最常见的并发症之一,发生率为 0.29%～0.93%。可由导丝或球囊走行至血管外,误扩张分支血管,以及损伤了连接滋养血管的新生孔道等多种机制而造成。导丝造成的穿孔临床上最为常见,尤其是在应用较硬的带有亲水涂层的 CTO 专用导丝时。冠脉穿孔是病死率极高的 PCI 严重并发症,早期识别和处理尤为重要。通常冠脉造影即可做出诊断。一旦发现为冠状动脉穿孔,应立即以小球囊于穿孔部位持续低压力扩张以限制血流流向穿孔处假腔,酌情考虑静脉注射鱼精蛋白中和肝素,使活化凝血时间(activated clotting time,ACT)尽快降至 130 s 以下。根据穿孔的解剖部位考虑是否应置入带膜支架,根据临床病情决定是否行心包穿刺引流术及自体血液回输等。穿刺引流后向心包腔内局部注射鱼精蛋白可能比全身应用鱼精蛋白更有效。绝大多数穿孔(尤为 Ellis Ⅰ型与Ⅱ型穿孔),经上述处理后多可成功堵闭。少数情况下患者必须急送至手术室行心包切开引流术及 CABG。

（五）急诊 CABG

发生率＜1％,公认的指征是大的边支闭塞、重要血管近端损伤(如左主干)、血管壁穿孔和器械断裂、嵌顿等。器械不能通过闭塞病变或靶血管急性闭塞均不属于急诊 CABG 的指征。

（六）器械打结、嵌顿、断裂

CTO 病变 PCI 过程中频繁交换和重复使用器械、操作不当等可导致各种器械的打结、嵌顿甚至断裂。操作中应避免同一方向旋转导丝超过 180°,发生导丝打结或嵌顿后可小心逆方向旋转导丝,以减少扭转力。经微导管或 OTW 球囊选择性冠脉内注射硝酸酯或钙拮抗剂对解除器械嵌顿可能有一定的帮助。器械断裂后可通过扩张球囊将器械固定于指引导管内取出,或采用圈套器装置抓取,如失败则转外科行 CABG 或外周血管手术,以便取出断裂在血管中的器械。

（七）其他

医源性的主动脉夹层发生在 CTO 病变 PCI 中也有报道,尤其是采用逆行技术时。由于 CTO 病变 PCI 造影剂用量通常较大、X 线曝光时间长,因此可能导致造影剂肾病和放射性皮损。应尽量选用非离子型造影剂,轻度肾功能不全(内生肌酐清除率 30～50 mL/min)者造影剂用量应控制在 150 mL 以内。如 PCI 持续 2～3 h 仍无明显成功迹象者,可停止手术以免对患者造成损伤。对多支病变手术耗时较长者,可考虑分次行 PCI,以减少单次造影剂用量和曝光时间。

七、器械选择

（一）指引导管

原则上应选择支撑力较强的指引导管,如 XB、EBU、Voda、Q 弯、Amplaz 等,必要时选用双层套接指引导管(如 5F 指引导管套在 6F 或 7F 指引导管腔内的"子母型"指引导管)。LAD 病变首选 Voda、XB(或 XB-LAD)、EBU,支持力不够时可选 AL(Amplatz left);LCX 病变首选 AL、XB、EBU,主动脉根部扩张或 JL4 顶端指向 LAD 则选 JL5、EBU;RCA 病变首选 XB-RCA、EBU、AL 或 AR 等。指引导管的外径以 6F 或 7F 为宜,可防止导丝远端受阻时在较大导管腔内拱起,而且远端较细的导管有利于在必要时深插入冠脉内以便增加主动支撑力。对病变复杂、需要较强支撑或需要在同一指引导管内插入双套球囊或支架导管时,应选用 7～8F 外径指引导管。

（二）导丝

导丝的选择是影响 CTO 病变 PCI 成败的关键。理想的 CTO 介入治疗导丝应具有一定硬度,在阻塞病变中可被灵活旋转,不易进入内膜下,易穿过 CTO 病变两端的纤维帽,但目前尚无任何一种用于 CTO 完美无缺的导丝。影响导丝性能的主要特征包括硬度、头端形状、涂层性质等,不同材质和结构的导丝在 PCI 术中表现出的扭矩反应、触觉反馈、推进力、支持力、可操控性、尖端塑形和记忆能力也大相径庭。

硬度越大的导丝越容易穿透坚硬病变,但并非所有病变都需选用硬导丝,有些简单 CTO 甚至采用较软导丝即可开通。初学者通常首选中等硬度导丝,失败后可渐次提高导丝硬度,技术熟练者可首选较硬导丝或在中等硬度导丝失败后直接选用硬或超硬导丝,以节省手术时间和减少器材消耗。

亲水涂层导丝的优点在于推进时阻力小、容易循新生毛细血管或微孔道到达远端真腔,尤其适合于摩擦力较大的病变;其缺点是操纵性差,导丝常沿阻力最低的路径前进,易进入 CTO 近端分支或主支血管内膜下,触觉反馈亦较差,即使进入假腔仍能前进较长距离而无明显的阻力感,易于造成更大的假腔,也容易穿入细小分支或滋养血管而造成穿孔。亲水导丝常适用于闭塞段近段无分支开口、病变长度<20 mm、闭塞残端呈鼠尾状以及有微孔道的 CTO 病变。闭塞段或其近端血管有严重迂曲的病变可首选亲水导丝。硬的亲水导丝如 Shinobi Plus 等较其他导丝更容易进入内膜下或造成穿孔,不推荐初学者使用。近年来的组织病理学研究显示,多数(>75%)CTO 病变内存在直径为 $100\sim200~\mu m$ 的腔内微孔道,并可能成为导丝通过的路径。日本学者 Hasegawa 等的研究显示,在 CTO 病变首选亲水小外径软导丝(Athlete Eel Slender 和 Fielder X-treme)的病变通过率高达 48%,逐渐变细的闭塞病变成功率较高。一般而言,经间隔侧支孔道逆行 PCI 时选择 Fielder FC 即可。值得提出的是,Asahi Fielder X-treme(XT)为亲水导丝,其头端为锥形,其远端的焊接部分比其他导丝短,该特性使得其尖端可塑形为非常短的弯曲(0.3~0.5 mm),从而有利于进入或通过较细且伴有弯曲的微孔道。新近推出的 Asahi Sion 导丝采用双层弹簧设计扭矩反馈更好,头端更耐用,导丝头端 28 cm 亲水涂层,尤其适用于经心外膜孔道逆行 PCI。

非亲水涂层导丝的优点是触觉反馈较好,有利于术者以微细动作精确操纵导丝穿过纤维钙化或存在桥侧支的病变。但其寻径能力不如亲水导丝,需要术者有较强的操控能力。目前常见的非亲水导丝均为头端缠绕型导丝,如 Cross IT 系列、Miracle 系列、Conquest 系列等,均适用于血管残端呈齐头或仅存在较小的鼠尾形态、长度>20 mm 且较坚硬的病变。在具体临床应用时几种非亲水涂层导丝仍有一定差别。

CTO 病变 PCI 常需根据不同的病变特征、手术步骤选用不同的导丝,因此 PCI 过程中可能需要更换几种导丝。大部分病例可首选 Cross-IT 100~200 和 Pilot 50、Whisper。如 CTO 血管扭曲或钙化则宜选用 PT2 MS、PT Graphix Intermediate、Pilot 50、Whisper 或 Crosswire NT 等亲水导丝。普通导丝通过失败后换用更硬的非亲水导丝(如 Cross IT 300~400)或亲水导丝(如 Shinobi 或 Shinobi plus,Pilot 150~200),仍有 30%~60%通过的概率。硬度更高的非亲水导丝除可选用 Cross IT 300~400 之外,还可选用近年日本 Asahi 公司生产的 CTO 专用导丝 Conquest 9、Conquest pro、Conquest pro 12 以及 Miracle 3~12 等。

(三)球囊

球囊的作用在于帮助导丝通过 CTO 病变(借助球囊快速交换导丝、改变导丝尖端形状、提高导丝硬度及在病变段内的操作能力,便于其跨越病变,并证实导丝在真腔)和扩张病变。常选单标记、整体交换(OTW)、1.25~1.5 mm 直径、外形小的球囊,如 Maverick、Sprinter、Ryujin 等。熟练术者对预计成功率高的病变可直接选用 1.5~2.5 mm 小外形快速交换球囊,如 Maverick 2、Apex(包括 Apex Push 和 Apex Flex)、Sprinter、Ryujin、Voyager 等。

(四)支架

CTO 病变 PCI 均需放置支架,与 PTCA 相比可降低再闭塞和再狭窄率。推荐首选药物洗脱支架(drug eluting stent,DES),支架选择方面应参照血管的解剖,其长度应能足以覆盖病变,不阻塞分支,并能对抗病变处存在的钙化和纤维化。

（五）微导管

微导管可以为导丝提供支持,调整导丝头端的塑形和硬度,从而增加其操控性和通过性;通过管腔可以快速交换导丝,必要时还可以注入造影剂进行高选择性造影。由于 CTO 病变的特殊性,微导管是 CTO 病变 PCI 中常用的重要器械之一。目前较常使用的微导管有 Rapid Transit、Progreat、Excesior、Finecross、Tornus 和 Corsair 等。其中,Tornus 主要用于辅助病变通过而 Corsair 还兼有孔道扩张作用。其外径从 1.8F 至 2.6F 不等,显著小于普通的导引导管。

1.Finecross 微导管

在目前所有微导管中,Finecross 通过病变的能力最强,综合性能最好,尤其在逆向技术中的应用优于其他微导管。其头端逐渐变细,顶端外径仅 1.8F。管腔内涂有聚四氟乙烯(PTFE),外表面为亲水涂层。杆部为辫状结构,可有效抗扭结;远端柔软部分长 13 cm,遇阻力不易变形。

2.Tornus 导管

又称螺旋穿透微导管,是一种整体交换型细导管,长度为 135 cm,由 8 根细金属丝铰链制成,外表呈顺时针螺旋状,其外表面和内腔均涂有硅树脂,允许 0.014″导丝通过。其头端部分逐渐变细,使其具有良好的操控性和扭矩力,可沿导丝逆时针方向旋转穿透坚硬致密的病变。该导管有 Tornus(2.1F)、Tornus 88 Flex(2.6F)、Tornus Pro(2.1Fr)三种型号。新近研制的 TornusPro 由 10 根细金属丝铰链制成,其头端外径更细,具有更好的穿透力和柔顺性。研究显示,在1.5 mm直径球囊难以通过时,Tornus 2.1Fr辅助球囊通过的有效率在 85% 以上。操作 Tornus 导管前,为防止导丝随导管旋转,应将导丝用旋钮固定。逆时针方向旋转,Tornus 导管前进并通过病变;顺时针方向旋转则可退出导管。如果导管头端固定于病变中无法运动时,2.1F 导管旋转的上限为 40 转,2.6F 导管旋转的上限为 20 转。过度旋转 Tornus 导管有导致其扭结甚至折断的风险。

3.Corsair 导管

Corsair 导管是最初设计用于间隔孔道扩张的导管,也可用作微导管或支撑导管。该导管实际上是孔道扩张器、Tornus 导管和微导管的“杂交”产物,其形状、插入与操作方法与普通微导管相同。导管杆采用 Asahi 专用的编织方式,其锥形柔软头端由 0.87 mm 渐变为0.42 mm,头段60 cm 采用亲水多聚物涂层,其最小兼容指引导管仅为 5F。Corsair 用作孔道扩张时,其操作与 Tornus 导管相同。将导丝旋钮固定于导丝上并牢牢握住后,持续 X 光透视下逆时针旋转并前送导管。Corsair 导管扩张的孔道与 1.25 mm 球囊扩张的孔道相当。一旦导管通过间隔孔道,Corsair 还可用作微导管或支撑导管,便于交换或操作导丝,并可经导管注射造影剂。Corsair 用于引导侧支孔道具有以下优点:①在侧支内通过性较好;②损伤小,无须扩张孔道;③用于扭曲侧支孔道时支撑力更好;④可用于较细且扭曲的心外膜侧支孔道。日本丰桥心脏中心的一项注册研究显示,Corsair 导管进入与穿越 CTO 病变的成功率分别为 94.4% 和 70.0%。经过匹配后的对照研究显示,与未使用的患者相比,使用 Corsair 后 CTO 的成功率明显提高(98.9% 比 92.5%,$P=0.03$)。

（六）其他新型器械

1.Safe Cross 光学相干反射系统

由 0.014″中等硬度导丝与光纤系统结合而成,采用光学相干反射(OCR)技术,导丝前端光纤系统发射近红外激光,经过不同组织反射后返回不同强度的信号,并实时显示于监视器上。由于OCR 技术可识别血管壁组织,因此当导丝接近血管壁0.4 mm距离时,系统可通过图像和声音提示术者,避免导丝进入内膜下或导致穿孔。此系统远端可加上射频装置,自近端对斑块进行消融,有助于导丝通过坚硬的纤维闭塞段。对普通导丝难以通过的CTO病变,Safe Cross的通过率可达50%~60%。

2.Frontrunner导管系统(LuMend)

头端为钳状结构,直径0.039″,可由术者控制钳状物的张开、闭合。PCI术中可在4.5F微导管支持下送入闭塞段,术者通过手柄控制头端张合,从而造成斑块钝性撕裂。Frontrunner导管通过闭塞段较快,穿孔的发生率约为0.9%,对普通导丝难以通过的CTO病变有50%~60%的通过率。Frontrunner导管最适于处理支架内再狭窄引起的CTO,因有支架限制而不易发生穿孔,但缺点是不适用于小血管病变,对迂曲病变效果不佳且价格较昂贵。

3.CROSSER导管系统(Flowcardia)

由发生器、传感器、导管和踏板四部分组成。其原理为发生器产生交流电,作用于压电晶体使其反复膨胀、收缩,传感器将此能量放大并传至导管头端,产生每秒21 000次的振动,通过机械作用和空腔效应使斑块撕裂、移位,从而使血管再通。导管系统为直径1.1 mm的单轨导管,可装载于0.014″导丝上,建议使用此系统时血管直径不小于2.5 mm。有学者报道首次PCI失败的CTO病变采用CROSSER系统成功率可达56%。

4.Venture导丝控制导管(ST.Jude)

直径6F,特点是头端可在术者操纵下灵活转向,最大达90°,具有良好的扭转力。PCI术中通过导管头端转向为导丝提供精确定位和强支撑,适用于通过CTO、致密病变、成角病变等。

5.CiTop ExPander导丝(Ovalum)

直径0.014″、长度140 cm,导丝带有一个特殊设计的可扩张头端,在病变中具有"波浪"样运动的特性,即导丝向前推进的同时头端扩张病变。尤其适用于扭曲的CTO病变。

6.CrossBoss导管(BridgePoint Medical)

长度为135 cm,由多根金属丝编织而成的管身能够承受快速的旋转,使用时通过快速双向地旋转近端旋钮,可以减少通过病变所需的推送力。由于其头端采用圆形无损伤设计,外径为3.0F,因此允许导管先于导丝经真腔或内膜下途径通过病变。最后,通过导管内腔便可送入导丝至病变远端。

7.Stingry系统(BridgePoint Medical)

被设计用于经内膜下途径精确地定位和重入血管真腔。它由自定位球囊和重入真腔导丝两部分组成。球囊呈独特的扁平状,其上有近、远两个开口方向相反的出口;当低压扩张(4 atm,1 atm=101.325 kPa)位于血管内膜下的球囊时,特殊设计的导丝远端便可自动选择指向血管真腔的出口穿刺内膜后进入远端血管真腔。

八、操作技巧

(一)穿刺方法

要求动脉穿刺安全顺利。如病变复杂、手术过程又不需要置入大直径的器械时,通常用6F指引导管。需要双侧冠脉造影时同侧或对侧股动脉或桡动脉可插入4~5F动脉鞘。对髂动脉高度迂曲者可插入长鞘。

(二)术前造影

下述信息对评价CTO病变成功率十分必要:CTO是否位于血管口部或远端;与最近的分支血管的关系;是否存在钙化;阻塞类型(鼠尾状或刀切状);闭塞长度;CTO病变近端是否存在高

度迂曲;是否存在桥侧支等。"放大"功能对分析信息有帮助。某些 CTO 病变行同步双侧冠脉造影是评价病变长度的最好方法。

（三）导丝尖端塑形的方法

可根据病变形态将导丝尖端塑成不同的弯度:①渐细和同心状的断端,做成约 30°角小 J 形弯曲以利于导丝通过 CTO 病变,J 形头部分的长度接近参考血管直径;②渐细和偏心的断端,增大 J 形角度(约 50°)及长度(较参考血管直径长约 1/3),有利于通过 CTO 病变;③刀切状(齐头)的断端,需要 30°小角度和较长的 J 形(较参考血管直径长为 1/4～1/3)。

（四）导丝通过 CTO 病变的方法

逐渐递增导丝硬度。可将快速交换球囊、微导管或 OTW 球囊其中之一送至 CTO 近端,以增加导丝支撑力,利于其通过病变近端纤维帽,但球囊辅助下应用硬导丝的技术可增高导丝穿透血管壁的危险,需要术者有丰富经验及很强的控制远端导丝的技术。导丝在 CTO 中段行进时可顺时针和反时针(≤90°)旋转,同时缓慢推送导丝。如果 CTO 病变长、弯曲、超过 3 个月、含有钙化的混合性斑块,并有明显的负性血管重塑,则导丝通过的难度较大。触到动脉壁时可能阻力感减小,此时应将导丝退回至 CTO 近端换成另外的通路推进,或换为另一条导丝重新送入。保证导丝在真腔内行进的前提下,可小心加用球囊辅助以利于通过病变。如无近端纤维帽或闭塞时间较久的 CTO,则可能存在远端纤维帽。此时导丝的选择同近端存在纤维帽的 CTO,有时需要更换导丝。如通过困难,可≤180°旋转导丝,并最好做一次穿刺动作以设法使导丝通过远端纤维帽。

（五）检测远测导丝位置的方法

导丝穿过 CTO 病变全段之后,应当被较易推进且进入远端真腔血管内。需用至少 2 个不同体位投照检测导丝位置并确定导丝不在分支。如不能确定导丝是否在真腔,或球囊不能通过病变而必须用旋磨术,或应用加强型硬导丝(尤其是应用球囊支持)时,则必须应用对侧造影或 OTW 球囊行中心腔造影来检测远端导丝的位置,以确保导丝在真腔内。其他判断导丝位于真腔的方法还包括:多体位投照;对侧造影;导丝穿过闭塞段时的突破感;导丝推送顺畅、转向灵活且回撤后仍能按原路径前进(进入心包腔则走行无定路);导丝尖端塑形存在(不变直)且可进入相应分支;球囊易通过病变等。

（六）球囊通过与扩张

如果指引导管的支撑力良好,球囊扩张比较容易。先选择尖端超细的 1.25～2.5 mm 直径球囊。球囊可被扩张至"命名压"或以上。如 CTO 长度超过 20 mm,则最好应用长球囊。扩张之后原先消失的远端血流可被显示,但常较细小,系因缺乏长期灌流所致的负性血管重塑,需要冠脉内注射较大剂量的硝酸酯类以恢复远端血流。有时需要再次球囊扩张以使新开通后的血管变粗。如球囊通过失败,可试用以下方法。①改善指引导管的支撑力:交换器械时可将第二条 0.035″或 0.014″导丝置于指引导管内主动脉的部位,以加强指引导管支撑力;②检测导丝远端位置后应用旋磨术,需要送入旋磨专用导丝,选用 1.25～1.5 mm 直径的旋磨头足以扩大血管腔并改善斑块的顺应性;③采用 Tornus 导管辅助球囊通过;④多导丝挤压斑块使导丝周围腔隙变大。如球囊通过病变后扩张失败,可尝试用双导丝球囊、切割球囊、乳突球囊或耐高压(30 atm,3 039.8 kPa)非顺应性球囊扩张,或采用旋磨术。

（七）支架置入

为防止再闭塞和减少再狭窄发生,CTO 病变成功开通后均应置入支架。在充分预扩张及大剂量硝酸酯类冠脉内注射之后置入支架,支架直径与参考血管直径的比例应选择1:1。最好应用单个支架,已有报道证实置入单个长支架可产生理想的长期效果,多支架的支架间间隙或重叠可能降低裸金属支架(bare metal stent,BMS)的临床效果。简言之,要用合适的支架覆盖CTO病变全长,尽量避免多支架置入。DES近年来广泛应用于CTO病变,尽管迄今为止还缺少大规模随机对照临床研究的证据,但已有数项临床注册和回顾性研究证实,DES可有效降低CTO病变开通后的长期再狭窄率,故推荐使用DES。DES长度应充分覆盖病变或近/远端撕裂,如单个支架不能覆盖病变,则可采用多个支架,支架间应重叠2～3 mm。DES置入后应以较短的球囊在支架内实施后扩张以使支架充分贴壁,在支架重叠处尤应注意充分后扩张,但应避免后扩张球囊在支架范围之外扩张,以免引起再狭窄。

(八)高级技巧

在常规方法失败后可尝试采用下列技巧,有助于提高PCI成功率,但部分技术较常规方法的风险更大,仅适用于操作熟练者。

1.平行导丝或导丝互参照技术

"平行导丝技术"是指当导丝进入假腔后,保留导丝于假腔中作为路标,另行插入导丝,以假腔中的导丝为标志,尝试从其他方向进入真腔,避免再次进入假腔。"导丝互参照技术"与"平行导丝技术"原理相近,以第1根进入假腔的导丝作为路标,调整第2根导丝方向;如第2根导丝亦进入假腔,则以其为参照,退回第1根导丝重新调整其尖端方向后再旋转推进,如此反复,两根导丝互为参照,直至进入真腔。

2.双导丝轨道技术

PCI过程中向CTO病变远端插入两根导丝,为球囊或支架顺利通过病变提供轨道;或向另一非CTO血管插入另一根导丝,与单导丝相比,双导丝能提供更强的支撑力,使指引导管更为稳定。向同一病变血管内插入双导丝可使迂曲或成角的血管变得略直,因而促进支架通过钙化成角病变或近端的支架,在球囊扩张时还可防止球囊滑动以减少损伤。因此"buddy导丝技术"适用于成角或迂曲病变、近端已经放置支架的病变、纤维化钙化病变以及支架内再狭窄病变。

3.多导丝斑块挤压技术

用于导丝成功通过闭塞段而球囊通过失败时。保留原导丝在真腔内,沿原导丝再插入1～2根导丝进入真腔使斑块受到挤压,然后撤出其中1～2根导丝,使CTO病变处缝隙变大,有利于球囊通过病变。多导丝斑块挤压技术的特点是较为安全、效果好(成功率可达90%以上),且受血管本身条件限制少,对设备要求不高。对于多数CTO病变,在开通时使用的导丝数目常已≥2根,因此使用此方法通常不会明显增加患者的经济负担,是一项安全且效价比高的新技术。

4.逆向导丝技术

适用于正向导丝通过病变困难且逆向侧支良好的病例。在微导管或球囊支持下由对侧冠状动脉插入导丝(多为亲水滑导丝),经逆向侧支循环到达闭塞段远端。此时可将逆向导丝作为路标,操控正向导丝调整其方向从病变近端进入远端真腔,亦可采用逆向导丝穿过病变远端纤维帽到达病变近端,与正向导丝交会。特定条件下应用"逆向导丝技术"可提高CTO介入治疗的成功率,如某些CTO斑块近端存在不利于CTO介入治疗成功的形态学特点,或近端纤维帽较硬使导丝难以通过,而远端斑块可能较松软,导丝易于通过。"逆向导丝技术"的另一优势是,即使逆向导丝进入假腔(内膜下),因正向血流方向与逆向导丝行进的方向相反,故病变开通后血管壁受正向血流压力的影响,假腔容易自然闭合。而正向导丝一旦造成假腔,因冠状动脉血流与导丝行进方向一致,可使假腔不断扩大而致血管真腔闭塞。

5.锚定技术

指引导管移位或支撑力不足是球囊不能通过闭塞段的主要原因之一。"锚定技术"是指在靶病变近端的分支血管或另一支非靶血管中扩张球囊并轻轻回拖,以此固定指引导管并增强其同轴性和支撑力,有利于球囊或支架通过病变。"锚定技术"适用于预计球囊或支架通过比较困难的病变,需采用外径 6F 以上的指引导管。潜在的风险包括导管损伤血管口部、锚定球囊损伤分支血管等,因此回拉球囊前应操纵指引导管使其同轴并处于安全位置,锚定球囊应尽量采用低压扩张。

6.内膜下寻径及重入真腔(STAR)技术

在球囊支持下操纵前向导丝(通常为亲水滑导丝)进入内膜下造成钝性撕裂,导丝在内膜下行进直至进入远端真腔,然后在内膜下空间行球囊扩张并置入支架。"STAR 技术"的优点是在常规技术失败后较快地经内膜下进入远端真腔,可提高成功率,但缺点是容易损伤远端分支、穿孔风险较大、再狭窄发生率高等。"STAR 技术"适用于主要分支远离 CTO 的病变(如 RCA 病变),不适合用于分支较多的 LAD 病变,置入支架应尽量采用药物支架。"STAR 技术"仅作为常规方法失败后的应急措施,初学者慎用。

7.血管内超声指导导丝技术

在有分支的情况下,可用血管内超声(IVUS)确定 CTO 病变的穿刺入口。PCI 术中一旦导丝进入内膜下假腔且尝试进入真腔失败时,可采用 IVUS 定位指导导丝重新进入真腔,但此时需先用直径 1.5 mm 小球囊扩张假腔,IVUS 导管才能进入内膜下。此方法可导致较长的夹层,可损伤大分支,并有引起穿孔的风险,仅作为常规方法失败后的紧急手段,初学者慎用。

8.控制性正向和逆向内膜下寻径(CART)技术

采用正向和逆向导丝在 CTO 病变局部人为造成一个局限的血管夹层,便于正向导丝进入远端真腔。具体操作过程如下:首先,将正向导丝从近端血管真腔进入 CTO,然后使其进入内膜下,有经验的 CTO 介入医师可以从导丝头端或导丝前进时阻力减小判断导丝进入内膜下。然后从对侧冠脉在微导管或球囊支持下逆向插入导丝,经侧支循环到达 CTO 病变远端。将逆向导丝从远端真腔插入 CTO,然后进入内膜下,随后用直径 1.5～2.0 mm 的小球囊沿逆向导丝进入内膜下并扩张球囊。扩张后将球囊撤压并留置于内膜下以维持内膜下通道开放。通过上述步骤,正向和逆向的内膜下空间很容易贯通,正向导丝得以循此通道进入远端真腔。IVUS 引导下的 CART 技术有望进一步提高 CTO 病变的开通率。"CART 技术"操作方法较复杂,与"STAR技术"相比优点在于可使内膜下撕裂仅限于闭塞段内,避免了损伤远端大分支的风险。与 STAR 及 IVUS 指导导丝技术一样,此技术也需在闭塞远端的血管内膜下扩张球囊,有造成穿孔的危险,不宜作为常规手段,仅用于常规技术开通比较困难和解剖特点比较适合者的病变。

九、再狭窄与长期预后

CTO 病变成功开通后的再闭塞与再狭窄一直是影响长期预后的最重要因素。在 PTCA 时代,再闭塞和再狭窄的发生率分别高达 30% 和 50%～70%。冠脉内 BMS 的广泛应用显著降低了 CTO 介入治疗术后发生急性再闭塞的风险,但长期再狭窄率仍高达 30%～40%。近年 DES 在临床得到广泛应用,由于其强大的抑制内膜增生的能力,已被证实能够降低"真实世界"PCI 后的再狭窄率。新近发表的数项临床研究表明,与 BMS 相比,DES 能够显著降低 CTO 介入治疗后的长期再狭窄率和主要心血管不良事件(MACE)发生率,初步证实了 DES 治疗 CTO 病变的长期疗效和安全性。Colmenarez 等发表的一项共计入选 4 394 例 CTO 患者的 Meta 分析结果显示,与 BMS 相比,DES 显著降低 MACE 发生率(RR 0.45,95%CI 0.34~0.60,$P<0.001$)和靶血管重建率(RR 0.40,95%CI 0.28~0.58,$P<0.001$),同时并不增加死亡(RR 0.87,95%CI 0.66~1.16,$P=0.88$)和心肌梗死(RR 0.89,95%CI 0.54~1.46,$P=0.80$)的发生,而且 DES 的这种优势在随访3年后仍然存在。虽然上述研究多为注册研究或回顾性分析,不能完全排除因技术进步或支架平台改善造成的疗效差异,但 DES 作为改善 CTO 病变 PCI 后再狭窄和再闭塞的一项有力手段,已经初现曙光。2005 年发表的欧洲心脏协会 PCI 指南建议 DES 治疗 CTO 病变为Ⅱa C 类适应证,2006 年欧洲监管机构亦已批准 TAXUS Liberté 等新型 DES 用于 CTO 病变。随着支架平台和药物涂层技术的不断改进,DES 在 CTO 治疗中的地位必将得到进一步的巩固,但目前还需进行大规模、多中心、前瞻性的随机对照研究来获得更为可靠的临床证据。此外,对一些特殊类型的 CTO 病变,如桥血管 CTO、合并糖尿病的 CTO 以及小血管 CTO 等,DES 的长期效果还有待证实。

(刘红梅)

第十三节　心功能不全患者冠状动脉病变的介入治疗

　　心功能不全是患者住院和死亡的主要原因之一。随着心血管疾病患者病死率下降和人群老龄化,心功能不全的发病率还在持续上升。药物治疗能有效改善一部分患者的临床症状和预后,但其病死率仍然很高。冠状动脉疾病是心功能不全的主要原因之一,持续的冠状动脉缺血还会进一步加重心功能不全。研究显示,存在大面积心肌缺血的心力衰竭患者,单纯药物治疗的 5 年病死率高达 60%。当心功能不全患者存在导致心肌缺血的冠状动脉病变,如冠状动脉病变适合血运重建(PCI 或 CABG)治疗,在积极药物治疗的同时,进行血运重建有可能改善这些患者的症状和心室功能,降低病死率。尽管心功能不全患者进行血运重建时,发生围术期不良事件的风险较心功能正常的患者高,但其血运重建的绝对收益也较大。

一、概述

(一)心功能不全对血运重建结果的影响

　　Momtahen 等的研究发现,缺血性心肌病患者心功能不全程度对冠状动脉血运重建结果有一定影响。与左室射血分数(LVEF)>40%的患者相比,LVEF≤40%的患者血运重建后 LVEF 的改善更显著。对于无保护的左主干病变患者置入药物洗脱支架,左室射血分数降低的患者院内和长期随访期间的病死率明显增加。但心功能不全患者并未增加非致命性不良事件和支架血栓的风险。Allman 等的一项荟萃分析也证实,左心室功能不全的严重程度与血运重建的收益有直接关系,LVEF 越低,病死率降低的绝对值越高。在 Wallace 等的一项回顾性队列研究中,1998—1999 年所有在纽约州行择期 PCI 的患者,依照术前 LVEF 进行分组评估 LVEF 和住院死亡风险的关系。结果发现,与 LVEF≥55%的患者相比,LVEF 分别为 36%~45%(OR 1.56,95%CI 1.06~2.30),26%~35%(OR 2.17,95%CI 1.4~3.31),≤25%(OR 3.85,95%CI 2.46~

6.01)的住院期间的死亡风险明显增高。

埃默里大学的一项研究调查了不同程度的心功能不全对血运重建治疗安全性的影响。该研究入选1981－1995年期间在埃默里大学医院进行血运重建治疗的11 830名患者。按照基线LVEF的不同将患者分为4组(第1~4组LVEF分别为<25%、25%~34%、35%~49%和≥50%)。随访结果发现，尽管低LVEF患者进行血运重建治疗的病死率是LVEF正常患者的2倍，但病死率和并发症发生率的绝对值并不高。围术期Q波心肌梗死的发生率也很低，可能是由于主动脉球囊反搏术(IABP)的广泛应用减少了围术期心肌缺血。低LVEF患者5年和7年生存率都比较低；LVEF<25%的患者10年生存率仅有23%。

Keelan等根据LVEF将1 158例接受PCI的患者分为3组(第1组LVEF≤40%,n=166；第2组LVEF为41%~49%,n=126；第3组LVEF>50%,n=866)，分析PCI对院内和1年结果的影响。结果发现，LVEF≤40%组的院内病死率及死亡/心肌梗死的复合终点发生率最高，低LVEF与高院内病死率独立相关。3组的死亡、死亡/心肌梗死和死亡/心梗/CABG的复合终点有显著的统计学差异，LVEF≤40%组预后最差。

(二)血运重建对心功能不全患者的价值

已有许多研究证实，血运重建对左室功能不全患者的预后有重要影响，可显著改善心功能不全患者的左室整体和局部功能，显著提高患者的LVEF和NYHA心功能级别，改善心绞痛症状，改善患者近期和晚期预后。Sciagrà等从SEMINATOR研究中入选77例接受血运重建治疗(球囊成形术或CABG)的慢性缺血性心力衰竭患者，结果发现，术前是否存在心室运动不同步、心肌存活性以及血运重建完全程度是血运重建术后心功能恢复的主要决定因素。Carluccio等对26例缺血性心肌病患者研究发现，血运重建治疗不仅改善了患者的左心室收缩功能，而且对于大多数患者的舒张功能也有明显改善。26例患者中，只有3例患者术后仍有左室舒张期充盈受限($P=0.016$)。其舒张功能改善除与存活心肌数量有关外，血运重建治疗还可逆转左室重构。

(三)心肌存活性对心功能不全患者预后的影响

许多研究一致认为，心肌存活性与缺血性心功能不全患者血运重建的预后有显著关系。一项荟萃分析证实，缺血性心肌病心功能不全患者的心肌存活性与血运重建后生存率的改善有显著关系。无创成像技术证实有存活心肌的患者，血运重建治疗后生存率的改善明显好于只进行药物治疗；没有存活心肌时，血运重建对生存率的改善不优于药物治疗。近几年的一项研究探讨了存活心肌面积的大小对缺血性心衰患者血运重建术后心功能改善的影响。结果发现，术前核素心肌灌注显像检查中，如果左室有>4个存活的心肌节段(相当于24%的左室面积)，CABG术后患者的左室功能、心衰症状和生活质量就会有显著提高。

(四)血运重建改善心功能的机制

心功能不全的药物治疗主要针对心功能不全的代偿机制，而血运重建治疗主要针对的是导致冠心病心功能不全的关键原因——心肌缺血。在发达国家，冠状动脉疾病是大约2/3心力衰竭患者的主要病因。冠状动脉疾病时发生的血管内皮功能不全、心肌缺血和梗死还可加重心力衰竭的进展。

存活但是功能障碍的心肌是处于冬眠或顿抑状态。心肌顿抑是心肌急性缺血后出现的心肌功能障碍，缺血改善后，大部分心肌节段的功能可早期恢复(血运重建后3个月)。冬眠心肌是长期心肌缺血造成的心肌收缩功能的持续低下，灌注改善后，大部分心肌节段的功能晚期恢复(血运重建后 14 个月)。这两种过程常常共存,不易区分。大约有 60% 的缺血性左室功能不全,是由于存活的心肌出现了功能障碍,因此许多患者的预后是有可能改善的。Rahimtoola 等认为重构的心肌处于冬眠状态,早期血运重建可逆转心肌重构。

心肌冬眠的早期阶段,患者只有室壁运动异常,没有心室重构或重构的心肌很少,可以逆转到正常。因此这个阶段是血运重建的最佳时期。随着左室重构的进展,血运重建能够带来的益处逐渐减少。如果患者只有单支血管病变,即使已出现左室重构,也应进行血运重建。心肌梗死后的非存活心肌,会逐渐被瘢痕组织替代,造成左室形状和大小的改变,使心室收缩功能进一步恶化,血运重建可以逆转这个过程。

二、心功能不全患者介入治疗的临床评价

(一)与药物治疗的比较

一般来说,受危害的心肌越多,血运重建(PCI 或 CABG)较单纯药物治疗的风险就越大,绝对得益也越大。与药物治疗相比,伴有左室功能不全和 1~2 支血管病变的患者,PTCA 或 CABG 后其总的生存率较高,但无事件生存率则无差异。

Tsuyuki 等的研究入选 4 228 例心功能不全的冠心病患者,其中 2 538 例患者进行了血运重建治疗,1 690 例患者只采用药物治疗。血运重建患者 1 年的病死率为 11.8%,而未进行血运重建患者的 1 年病死率为 21.6%(HR 0.52,95%CI 0.47~0.58)。风险校正的存活曲线早期分离,血运重建的生存率显著高于单纯药物治疗,在随访的 7 年里生存曲线的分离程度逐渐增大。

(二)与 CABG 的比较

外科血运重建治疗低 LVEF 患者仍是一个难点,一般情况下应在能够提供机械支持的中心开展。在很有经验的中心,外科血运重建治疗心功能不全患者的病死率是 5%~8%。

Tsuyuki 等的研究还对比了 PCI 和 CABG 对心功能不全患者生存率的影响。风险校正前后 7 年生存曲线,比较了 PCI、CABG 和未进行血运重建治疗患者的生存率。从未校正的生存曲线看,PCI 和 CABG 对生存的影响无显著差异。从风险校正的生存曲线看,CABG 在降低病死率方面优于 PCI,PCI 优于药物治疗。不同血运重建策略下患者生存率的差别远低于血运重建和药物治疗的差别。

Toda 等的回顾性研究中,在严重左室功能不全(15%≤LVEF≤30%)的患者中比较了 CABG 和 PCI 两种策略。尽管 CABG 的完全血运重建率较高、心脏事件和靶血管重建率较低,但 CABG 在改善生存率方面并不优于 PCI。提示尽管 PCI 不能达到完全血运重建,但对挽救心室功能,改善心力衰竭患者预后方面,仍有很大的作用。

REHEAT 研究入选了 141 例 LVEF<40% 且冠状动脉造影确诊为冠状动脉疾病的患者,对比了 PCI 和 CABG 两种策略。结果发现,CABG 组的 30 d 主要不良事件发生率较高(40.7% 比 9%,$P=0.000\ 3$);PCI 组的住院时间较短(6.8 ± 3.6 d 比 9.2 ± 2.1 d,$P=0.000\ 01$)。PCI 与 CABG 改善 LVEF 的程度相当($7.2\pm6.0\%$ 比 $9.0\pm4.4\%$,$P=0.12$)。

AWESOME 试验入选 454 例患者,随机对比了 PCI 和 CABG 两种策略。结果发现,两组 3 年生存率相当(69% vs 72%),两组无不稳定型心绞痛或再次血运重建生存率也无差异(PCI 组为 37%,CABG 组为 41%)。AWESOME 登记也得到了相同的结果,但同时发现,PCI 的成本效益更好。REHEAT 登记研究也得到类似的结果。

对于有 CABG 史的患者,再次 CABG 的病死率比首次 CABG 高。AWESOME 是第一个在

既往进行过 CABG 的患者中,比较 CABG 和 PCI 疗效的随机试验。在 1995 年到 2000 年的 5 年期间,入选了 16 家医院的 2 431 例药物难治性心肌缺血的患者,患者至少存在一个高危因素(包括严重左心功能不全),同意随机分组的患者随机接受 PCI 或 CABG 治疗,不同意随机分组的患者根据医师的建议或患者自己的选择接受相应的治疗。结果发现,随机治疗分组接受 CABG 和 PCI 的患者 3 年生存率分别是 73% 和 76%。在医师指导下选择治疗方式的患者,36 个月生存率分别是 71% 和 77%。该研究显示,对于多数 CABG 后的患者,再次血运重建时 PCI 是较好的选择。

然而,也有个别临床试验表明,在射血分数<40% 伴二支或三支病变或累及左前降支近端的患者,CABG 优于支架置入术。纽约州的一项调查入选 9 952 例 LVEF<40% 的患者,分别接受 PCI 或 CABG,其结果与 AWESOME 研究几乎相同。在 LVEF 较低的患者,与 CABG 相比,多支血管 PCI 的相对死亡风险增高了 30%~40%。

(三)药物洗脱支架对心功能不全患者预后的影响

对于缺血性心脏病左室功能严重受损的患者,与裸金属支架(BMS)相比,药物洗脱支架(DES)可能降低病死率和主要不良心脏事件发生率;有研究提示,对于缺血性心脏病严重左室功能不全的患者,置入 DES 后的长期病死率和主要不良心脏事件发生率与 CABG 相近;Gioia 等在 191 例有严重左室功能不全(LVEF≤35%)的缺血性心脏病患者中,对比了 DES 和 BMS 的效果。其中 128 例患者置入 DES(西罗莫司或紫杉醇),63 例患者置入 BMS。平均随访期为 420±271 d,两组在年龄、心力衰竭病史、病变血管数目等方面无差异。DES 组和 BMS 组主要不良心脏事件发生率分别为 10% 和 41%(P=0.003);两组的心功能都有所改善(NYHA 分级 DES 组从 2.5±0.8 到 1.7±0.8;BMS 组从 2±0.8 到 1.4±0.7)。与 BMS 相比,置入 DES 可以降低严重左心功能不全患者的主要不良心脏事件发生率。

(四)血运重建策略和指南建议

2005 年 ACC/AHA 心力衰竭指南建议,有心绞痛或有冠状动脉缺血表现的心力衰竭患者应该进行冠状动脉造影,除非患者不做任何形式的冠状动脉血运重建治疗(Ⅰ类,证据级别 B);既往未评价过冠状动脉病变的解剖结构且没有血运重建禁忌证、有胸痛的心力衰竭患者建议进行冠状动脉造影(Ⅱa 类,证据级别 C);对于有冠状动脉疾病但无心绞痛的心力衰竭患者,建议进行无创成像评价心肌缺血和存活性,除非患者不做任何形式的血运重建治疗(Ⅱa,证据级别 B);应用无创手段评价心力衰竭或低 LVEF 患者的病因是否是冠状动脉疾病(Ⅱb 类,证据级别 C)。对心力衰竭患者进行冠状动脉造影,不仅有助于决定是否行 PCI,更能指导药物治疗,比如阿司匹林,他汀类药物和 ACEI 类药物的应用。

2007 年 ACC/AHA/SACI 的 PCI 指南中建议,经药物治疗的双支或三支病变的 UA/NSTEMI 的患者,有左室功能不全,病变适合导管治疗的,应行 PCI 治疗(Ⅱb 类,证据级别 B);对于溶栓失败的心肌梗死患者,若有严重的充血性心力衰竭和(或)肺水肿(Killip 3 级),应行 PCI 治疗(Ⅰ类,证据级别 B);溶栓成功和未进行早期再灌注的心梗患者,如 LVEF≤40% 或发生心力衰竭,常规行 PCI 是Ⅱb 类适应证。2009 年,ACC/AHA 的心力衰竭诊断和治疗指南更新指出,对于同时合并心力衰竭和心绞痛的患者,强烈推荐使用冠脉血运重建治疗,可减轻心肌缺血的症状(Ⅰ类指征,证据级别 A)。CABG 可减轻症状,降低多支病变、LVEF 降低和稳定型心绞痛患者的死亡风险。2004 年,美国冠脉旁路移植术指南推荐存在严重左主干病变及有大面积非梗死心肌、非侵入性检查示灌注不足、收缩降低的患者接受血运重建治疗。

实际工作中,当怀疑患者心力衰竭原因为冠心病时,都应该进行冠状动脉造影,因为这是明确心力衰竭病因的最可靠方式。具有缺血性心力衰竭和心绞痛的患者都应尽可能进行血运重建。尽管循证证据不足,对缺血性心力衰竭但没有心绞痛的患者也应行血运重建。因为在临床实际工作中需要临床医师根据具体患者的具体情况,权衡利弊,如果心肌缺血是患者心力衰竭的主要原因,血运重建就可能是有决定性意义的治疗手段。

血运重建策略的选择:心力衰竭患者血运重建的最终目的是最大限度地保护心肌功能。选择具体策略要根据患者的临床和病变情况。许多试验都证实,PCI 是安全有效的,但是与 CABG 相比,再次血运重建率较高,这可能是由于再狭窄和未处理病变的进展所致。此外,存在下列情况时倾向于 CABG:①一条开放可用的左侧乳内动脉;②左主干或左前降支近端有严重狭窄;③左前降支适合用左侧乳内动脉进行血运重建。如果以上 3 个条件中有 1 项不符合,就倾向于选择 PCI。另外,如果左前降支不适合进行 PCI,但其供应的心肌区域有存活心肌,应选择 CABG。

三、心功能不全患者 PCI 有关技术问题

(一)存活心肌的判断

心肌存活性可采用 SPECT、PET、多巴酚丁胺负荷超声心动图、MRI 等检查进行评估。SPECT 主要是通过检测细胞功能(细胞膜和线粒体的完整性)来判断心肌存活性;PET 主要是通过检测代谢功能(葡萄糖的利用)来判断心肌存活性。与 PET 相比,SPECT 可能会低估心肌的存活性。PET 评价心肌存活性需要结合心肌灌注和心肌糖代谢检查。PET 成像不匹配(灌注降低,代谢正常)是存活心肌最特异性的表现。PET 图像质量高,诊断准确性高,但价格昂贵,操作复杂,且示踪剂的摄取需要依赖于患者的代谢状态。超声心动图是最常用的评价心肌存活性的方法。多巴酚丁胺负荷时,如收缩降低的心肌节段功能改善,则提示心肌存活和缺血,预示功能可以恢复。虽然超声心动图应用广泛,技术相对简单,但是诊断准确性不高。MRI 评价心肌存活性的两个主要方法是,应用对比剂评价微循环(延迟增强显像)和应用多巴酚丁胺评价收缩储备。MRI 的主要优点是可同时提供功能、结构和灌注的信息,分辨率很高;缺点是采集图像时需屏气,心率不规则时成像质量差,带有金属装置的患者不能进行检查等。

(二)完全和不完全血运重建

有研究认为,完全血运重建患者术后 LVEF 明显升高,不完全血运重建能影响患者的长期预后。但是,在部分高危患者(如心功能不全的患者)中,不完全血运重建也有可能是较为理想的治疗策略。不完全血运重建的好处在于操作风险低,但是有可能需要再次进行血运重建。通过 PCI 达到完全解剖重建(处理所有直径狭窄≥50%、长度>1.5 mm 的冠状动脉病变节段),往往需要较高的成本,较大剂量的造影剂和 X 线辐射。Valgimigli 等建议,左室功能不全患者血运重建策略时不一定要达到完全解剖重建;术前应进行准确的功能评价以确定所有存活的心肌节段,术中争取达到完全的功能重建(治疗所有直径狭窄≥50%、支配存活心肌的冠状动脉节段)。

(三)造影剂问题

充血性心力衰竭是 PCI 术后发生造影剂肾病的危险因素之一。造影剂肾病可显著增加 PCI 术后患者的病死率。识别高危患者和恰当的围术期处理可减少造影剂肾病的发生。

(四)循环支持

严重的左心功能不全、心源性休克的患者,PCI 时出现循环崩溃的风险往往较高。是否应用循环支持,应首先权衡其潜在的得益和可能出现合并症的风险。循环支持治疗往往需要用较大

的鞘管,因此血管并发症的发生率高于常规 PCI。尽管应用 IABP 出现血管并发症的风险较大,但是主动脉内气囊反搏(IABP)能为 PCI 中的心功能不全患者,提供有效和安全的机械支持,甚至改善预后。心肺支持(CPS)也可用于支持左心功能不全患者的 PCI。CPS 需要应用较大的导管(15～18F),因此血管并发症发生率较高。需要长时间支持的患者可能会出现全身性炎症状态,包括溶血性贫血、弥散性血管内凝血等。尽管如此,有非随机研究已经证实有选择地应用 CPS 是可行的。Suarez 等评价了 92 例冠状动脉支架血运重建患者中 CPS 的价值,证实经皮 CPS 对高危(包括左心功能不全)患者的 PCI 起到保护作用,在生存者的长期随访中发现多数患者可以持久获益。

对左室功能不全患者进行血运重建治疗的目的是改善症状和心室功能,并预防缺血或心律失常事件的发生。血运重建策略的选择是复杂的,必须要结合患者的解剖情况、临床情况和本人意愿,并认真评估操作的风险和收益后决定。目前,有关左室功能不全患者的血运重建策略的建议并不是建立在循证医学基础上的。正在进行中的几个随机临床试验将进一步评价血运重建和心肌存活性检查在这部分患者中的价值。

(刘红梅)

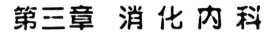

第三章 消化内科

第一节 贲门失弛缓症

贲门失弛缓症是一种食管运动障碍性疾病，以食管缺乏蠕动和食管下括约肌（LES）松弛不良为特征。临床上贲门失弛缓症表现为患者对液体和固体食物均有吞咽困难、体质量减轻、餐后反食、夜间呛咳以及胸骨后不适或疼痛。本病曾称为贲门痉挛。

一、流行病学

贲门失弛缓症是一种少见疾病。欧美国家较多，发病率每年为（0.5～8）/10 万，男女发病率接近，约为 1：1.15。本病多见于 30～40 岁的成年人，其他年龄亦可发病。

二、病因和发病机制

病因可能与基因遗传、病毒感染、自身免疫及心理-社会因素有关。贲门失弛缓症的发病机制有先天性、肌源性和神经源性学说。先天性学说认为本病是常染色体隐性遗传；肌源性学说认为贲门失弛缓症 LES 压力升高是由 LES 本身病变引起，但最近的研究表明，贲门失弛缓症患者的病理改变主要在神经而不在肌肉，目前人们广泛接受的是神经源性学说。

三、临床表现

患者主要症状为吞咽困难、反食、胸痛，也可有呼吸道感染、贫血、体质量减轻等表现。

（一）吞咽困难

几乎所有的患者均有程度不同的吞咽困难。起病多较缓慢，病初吞咽困难时有时无，时轻时重，后期则转为持续性。吞咽困难多呈间歇性发作，常因与人共餐、情绪波动、发怒、忧虑、惊骇或进食过冷和辛辣等刺激性食物而诱发。大多数患者吞咽固体和液体食物同样困难，少部分患者吞咽液体食物较固体食物更困难，故以此征象与其他食管器质性狭窄所产生的吞咽困难相鉴别。

（二）反食

多数患者合并反食症状。随着咽下困难的加重，食管的进一步扩张，相当量的内容物可潴留在食管内达数小时或数天之久，而在体位改变时反流出来。尤其是在夜间平卧位更易发生。从食管反流出来的内容物因未进入过胃腔,故无胃内呕吐物酸臭的特点,但可混有大量黏液和唾液。

(三)胸痛

胸痛是发病早期的主要症状之一,发生率为 40％～90％,性质不一,可为闷痛、灼痛或针刺痛。疼痛部位多在胸骨后及中上腹,疼痛发作有时酷似心绞痛,甚至舌下含化硝酸甘油片后可获缓解。疼痛发生的原因可能是食管平滑肌强烈收缩,或食物滞留性食管炎所致。随着吞咽困难的逐渐加剧,梗阻以上食管的进一步扩张,疼痛反而逐渐减轻。

(四)体质量减轻

此症与吞咽困难的程度相关。严重吞咽困难可有明显的体质量下降,但很少有恶病质样变。

(五)呼吸道症状

由于食物反流,尤其是夜间反流,误入呼吸道引起吸入性感染。出现刺激性咳嗽、咳痰、气喘等症状。

(六)出血和贫血

患者可有贫血表现。偶有出血,多为食管炎所致。

(七)其他

在后期病例,极度扩张的食管可压迫胸腔内器官而产生干咳、气急、发绀和声音嘶哑等。患者很少发生呃逆,为本病的重要特征。

(八)并发症

本病可继发食管炎、食管溃疡、巨食管症、自发性食管破裂、食管癌等。贲门失弛缓症患者患食管癌的风险为正常人的 14～140 倍。有研究报道,贲门失弛缓症治疗 30 年后,19％的患者死于食管癌。因其合并食管癌时,临床症状可无任何变化,临床诊断比较困难,容易漏诊。

四、实验室及其他检查

(一)X 线检查

X 线检查是诊断本病的首选方法。

1.胸部平片检查

本病初期,胸片可无异常。随着食管扩张,可在后前位胸片见到纵隔右上边缘膨出。在食管高度扩张、伸延与弯曲时,可见纵隔增宽而超过心脏右缘,有时可被误诊为纵隔肿瘤。当食管内潴留大量食物和气体时,食管内可见液平面。大部分病例可见胃泡消失。

2.食管钡餐检查

动态造影可见食管的收缩具有紊乱和非蠕动性质,吞咽时 LES 不松弛,钡餐常难以通过贲门部而潴留于食管下端,并显示远端食管扩张、黏膜光滑,末端变细呈鸟嘴形或漏斗形。

(二)内镜检查

内镜下可见食管体部扩张呈憩室样膨出,无张力,蠕动差。食管内见大量食物和液体潴留,贲门口紧闭,内镜通过有阻力,但均能通过。若不能通过则要考虑有无其他器质性原因所致狭窄。

(三)食管测压

本病最重要的特点是吞咽后 LES 松弛障碍,食管体部无蠕动收缩,LES 压力升高[＞4.0 kPa(30 mmHg)],不能松弛、松弛不完全或短暂松弛(＜6 s),食管内压高于胃内压。

（四）放射性核素检查

用^{99m}Tc标记液体后吞服，显示食管通过时间和节段性食管通过时间，同时也显示食管影像。立位时，食管通过时间平均为 7 s，最长不超过 15 s。卧位时比立位时要慢。

五、诊断

根据病史有典型的吞咽困难、反食、胸痛等临床表现，结合典型的食管钡餐影像及食管测压结果即可确诊本病。

六、鉴别诊断

（一）反流性食管炎伴食管狭窄

本病反流物有酸臭味，或混有胆汁，胃灼热症状明显，应用质子泵抑制剂治疗有效。食管钡餐检查无典型的"鸟嘴样"改变，LES压力降低，且低于胃内压力。

（二）恶性肿瘤

恶性肿瘤细胞侵犯肌间神经丛，或肿瘤环绕食管远端压迫食管，可见与贲门失弛缓症相似的临床表现，包括食管钡餐影像。常见的肿瘤有食管癌、贲门胃底癌等，内镜下活检具有重要的鉴别作用。如果内镜不能达到病变处则应行扩张后取活检，或行CT检查以明确诊断。

（三）弥漫性食管痉挛

本病亦为食管动力障碍性疾病，与贲门失弛缓症有相同的症状。但食管钡餐显示为强烈的不协调的非推进型收缩，呈现串珠样或螺旋状改变。食管测压显示为吞咽时食管各段同期收缩，重复收缩，LES压力大部分是正常的。

（四）继发性贲门失弛缓症

锥虫病、淀粉样变性、特发性假性肠梗阻、迷走神经切断术后等也可以引起类似贲门失弛缓症的表现，食管测压无法区别病变是原发性或继发性。但这些疾病均累及食管以外的消化道或其他器官，借此与本病鉴别。

七、治疗

目前尚无有效的方法恢复受损的肌间神经丛功能，主要是针对LES，不同程度解除LES的松弛障碍，降低LES压力，预防并发症。主要治疗手段有药物治疗、内镜下治疗和手术治疗。

（一）药物治疗

目前可用的药物有硝酸甘油类和钙通道阻滞剂，如硝酸甘油 0.6 mg，每天 3 次，餐前 15 min 舌下含化；或硝酸异山梨酯 10 mg，每天 3 次；或硝苯地平 10 mg，每天 3 次。由于药物治疗的效果并不完全，且作用时间较短，一般仅用于贲门失弛缓症的早期、老年高危患者或拒绝其他治疗的患者。

（二）内镜治疗

1.内镜下LES内注射肉毒毒素

肉毒毒素是肉毒梭状杆菌产生的外毒素，是一种神经肌肉胆碱能阻断剂。它能与神经肌肉接头处突触前胆碱能末梢快速而强烈地结合，阻断神经冲动的传导而使骨骼肌麻痹，还可抑制平滑肌的活动，抑制胃肠道平滑肌的收缩。内镜下注射肉毒毒素是一种简单、安全且有效的治疗手段，但由于肉毒毒素在几天后降解，其对神经肌肉接头处突触前胆碱能末梢的作用减弱或消失，因此,若要维持疗效,需要反复注射。

2.食管扩张

球囊扩张术是目前治疗贲门失弛缓症最为有效的非手术疗法,它的近期及远期疗效明显优于其他非手术治疗,但并发症发生率较高,尤以穿孔最为严重,发生率为 $1\%\sim5\%$。球囊扩张的原理主要是通过强力作用,使 LES 发生部分撕裂,解除食管远端梗阻,缓解临床症状。

3.手术治疗

Heller 肌切开术是迄今治疗贲门失弛缓症的标准手术,其目的是降低 LES 压力,缓解吞咽困难。同时保持一定的 LES 压力,防止食管反流的发生。手术方式分为开放性手术和微创性手术两种,开放性手术术后症状缓解率可达 $80\%\sim90\%$,但有 $10\%\sim46\%$ 的患者可能发生食管反流。因此大多数学者主张加做防反流手术。尽管开放性手术的远期效果是肯定的,但是由于其创伤大、术后恢复时间长、费用昂贵,一般不作为贲门失弛缓症的一线治疗手段,仅在其他治疗方法失败,且患者适合手术时才选用开放性手术。

(张宏亮)

第二节　胃食管反流病

一、概述

胃食管反流病(GERD)是指胃内容物反流入食管,引起不适症状和(或)并发症的一种疾病。如酸(碱)反流导致的食管黏膜破损称为反流性食管炎(RE)。常见症状有胸骨后疼痛或烧灼感、反酸、胃灼热、恶心、呕吐、咽下困难,甚至吐血等。

本病经常和慢性胃炎,消化性溃疡或食管裂孔疝等病并存,但也可单独存在。广义上讲,凡能引起胃食管反流的情况,如进行性系统性硬化症、妊娠呕吐,以及任何原因引起的呕吐,或长期放置胃管、三腔管等,均可导致胃食管反流,引起继发性反流性食管炎。长期反复不愈的食管炎可致食管瘢痕形成、食管狭窄,或裂孔疝、慢性局限性穿透性溃疡,甚至发生癌变。

2006 年中国胃食管反流病共识意见中提出 GERD 可分为非糜烂性反流病(NERD)、糜烂性食管炎(EE)和 Barrett 食管(BE)三种类型,也可称为 GERD 相关疾病。有人认为 GERD 的三种类型相对独立,相互之间不转化或很少转化,但有些学者则认为这三者之间可能有一定相关性。①NERD 系指存在反流相关的不适症状,但内镜下未见 BE 和食管黏膜破损。②EE 系指内镜下可见食管远段黏膜破损。③BE 系指食管远段的鳞状上皮被柱状上皮所取代。

在 GERD 的三种疾病形式中,NERD 最为常见,EE 可合并食管狭窄、溃疡和消化道出血,BE 有可能发展为食管腺癌。这三种疾病形式之间相互关联和进展的关系需作进一步研究。

蒙特利尔共识意见对 GERD 进行了分类,将 GERD 的表现分为食管综合征和食管外综合征,食管外综合征再分为明确相关和可能相关。食管综合征包括以下两种。①症状综合征:典型反流综合征,反流性胸痛综合征;②伴食管破损的综合征:反流性食管炎,反流性食管狭窄,Barrett 食管,食管腺癌。

食管外综合征包括以下两种。①明确相关的:反流性咳嗽综合征,反流性喉炎综合征,反流性哮喘综合征,反流性牙侵蚀综合征;②可能相关的:咽炎,鼻窦炎,特发性肺纤维化,复发性中耳炎。广泛使用 GERD 蒙特利尔定义中公认的名词将会使 GERD 的研究更加全球化。

在正常情况下,食管下端与胃交界线上 3～5 cm 范围内,有一高压带(LES)构成一个压力屏障,能防止胃内容物反流入食管。当食管下端括约肌关闭不全时,或食管黏膜防御功能破坏时,不能防止胃十二指肠内容物反流到食管,以致胃酸、胃蛋白酶、胆盐和胰酶等损伤食管黏膜,均可促使发生胃食管反流病。其中尤以 LES 功能失调引起的反流性食管炎为主要机制。

二、诊断

(一)临床表现

本病初起,可不出现症状,但有胃食管明显反流者,常出现下列自觉症状。

1.胸骨后烧灼感或疼痛

此为最早最常见的症状,表现为在胸骨后感到烧灼样不适,并向胸骨上切迹、肩胛部或颈部放射,在餐后 1 h 躺卧或增高腹内压时出现,严重者可使患者于夜间醒来,口服抗酸剂后迅速缓解,但一部分长期有反流症状的患者,亦可伴有挤压性疼痛,与体位或进食无关,抗酸剂不能使之缓解,进酸性或热性液体时,则反使疼痛加重。

但胃灼热亦可在食管运动障碍或心、胆囊及胃十二指肠疾病中出现,确诊仍有赖于其他客观检查。

2.胃、食管反流

胃、食管反流表现为酸性或苦味液体反流到口腔,偶尔有食物从胃反流到口内,若严重者夜间出现反酸,可将液体或食物吸入肺内,引起阵发性咳嗽、呼吸困难及非季节性哮喘等。

3.咽下困难

初期多因炎症而有咽下轻度疼痛和阻塞不顺之感觉,进而食管痉挛,多有间歇性咽下梗阻,后期食管狭窄则咽下困难,甚至有进食后不能咽下的间断反吐现象,严重病例可呈间歇性咽下困难,伴有咽下疼痛,此时,不一定有食管狭窄,可能为食管远端的运动功能障碍,继发食管痉挛所致。慢性患者由于持续的咽下困难,饮食减少,摄取营养不足,体质量明显下降。

4.出血

严重的活动性炎症,由于黏膜糜烂出血,可出现大便潜血阳性,或吐出物带血,或引起轻度缺铁性贫血,饮酒后,出血更重。

5.消化道外症状

Delahuntg 综合征即发生慢性咽炎、慢性声带炎和气管炎等综合征。这是由于胃食管的经常性反流,对咽部和声带产生损伤性炎症,引起咽部灼酸苦辣感觉;还可以并发 Zenker 憩室和"唇烧灼"综合征,即发生口腔黏膜糜烂和舌、唇、口腔的烧灼感;反流性食管炎还可导致反复发作的咳嗽、哮喘、夜间呼吸暂停、心绞痛样胸痛。

反流性食管炎出现症状的轻重,与反流量、伴发裂孔疝的大小及内镜所见的组织病变程度均无明显的正相关,而与反流物质和食管黏膜接触时间有密切关系。症状严重者,反流时食管 pH 在 4.0 以下,而且酸清除时间明显延长。

(二)辅助检查

1.上消化道内镜检查

上消化道内镜检查有助于确定有无反流性食管炎以及有无并发症,如食管裂孔疝、食管炎性狭窄、食管癌等,结合病理活检有利于明确病变性质。但内镜下的食管炎不一定均有反流所致,还有其他病因如吞服药物、真菌感染、腐蚀剂等,需除外。一般来说,远端食管炎常常由反流引起。

2.钡餐检查

反流性食管炎患者的食管钡餐检查可显示下段食管黏膜皱襞增粗、不光滑,可见浅龛影或伴有狭窄等,食管蠕动可减弱。有时可显示食管裂孔疝,表现为贲门增宽,胃黏膜疝入食管内,尤其在头低位时,钡剂可向食管反流。卧位时如吞咽小剂量的硫酸钡,则显示多数 GERD 患者的食管体部和 LES 排钡延缓。一般来说,此项检查阳性率不高,有时难以判断病变性质。

3.食管 pH 监测

24 h 食管 pH 监测能详细显示酸反流、昼夜酸反流规律、酸反流与症状的关系以及患者对治疗的反应,使治疗个体化。其对 EE 的阳性率>80%,对 NERD 的阳性率为 50%～75%。此项检查虽能显示过多的酸反流,也是迄今为止公认的"金标准",但也有假阴性。

4.食管测压

食管测压能显示 LESP 低下,一过性 LES 松弛情况。尤其是松弛后蠕动压低以及食管蠕动收缩波幅低下或消失,这些正是胃食管反流的运动病理基础。在 GERD 的诊断中,食管测压除帮助食管 pH 电极定位、术前评估食管功能和预测手术外,还能预测抗反流治疗的疗效和是否需长期维持治疗。

5.食管胆汁反流监测

本方法是将光纤导管的探头放置于 LES 上缘之上 5 cm 处,以分光光度法监测食管反流物内的胆红素含量,并将结果输回光电子系统。胆汁是十二指肠内容物的重要成分,其中含有的胆红素是胆汁中的主要的色素成分,在 453 nm 处有特殊的吸收高峰,可间接表明食管暴露于十二指肠内容物的情况。此项检查虽能间接反映十二指肠胃食管的反流情况,但有其局限性,一是胆红素不是唯一的有害物质,二是反流物中的黏液、食物颗粒、血红蛋白等的影响可出现假阳性的结果。

6.其他

对食管黏膜超微结构的研究可了解反流存在的病理生理学基础;无线食管 pH 测定可提供更长时间的酸反流检测;腔内阻抗技术的应用可监测所有反流事件,明确反流物的性质(气体、液体或气体液体混合物),与食管 pH 监测联合应用可明确反流物为酸性或非酸性以及反流物与反流症状的关系。

三、临床诊断

(一)GERD 诊断

1.临床诊断

(1)有典型的胃灼热和反流症状,且无幽门梗阻或消化道梗阻的证据,临床上可考虑为GERD。

(2)有食管外症状,又有反流症状,可考虑是反流相关或可能相关的食管外症状,如反流相关的咳嗽、哮喘。

(3)如仅有食管外症状,但无典型的胃灼热和反流症状,尚不能诊断为 GERD。宜进一步了解食管外症状发生的时间、与进餐和体位的关系以及其他诱因。需注意有无重叠症状(如同时有

GERD 和肠易激综合征或功能性消化不良)、焦虑、抑郁状态、睡眠障碍等。

2.上消化道内镜检查

由于我国是胃癌、食管癌的高发国家,内镜检查已广泛开展,因此,对于拟诊患者一般先进行内镜检查,特别是症状发生频繁、程度严重,伴有报警征象,或有肿瘤家族史,或患者很希望内镜检查时。上消化道内镜检查有助于确定有无反流性食管炎及有无并发症,如食管裂孔疝、食管炎性狭窄以及食管癌等;有助于 NERD 的诊断;先行内镜检查比先行诊断性治疗,能够有效地缩短诊断时间。对食管黏膜破损者,可按 1994 年洛杉矶会议提出的分级标准,将内镜下食管病变严重程度分为 A~D 级。A 级:食管黏膜有一个或几个<5 mm 的黏膜损伤;B 级:同 A 级外,连续病变黏膜损伤>5 mm;C 级:非环形的超过两个皱襞以上的黏膜融合性损伤(范围<75%食管周径);D 级:广泛黏膜损伤,病灶融合,损伤范围>75%食管周径或全周性损伤。

3.诊断性治疗

对拟诊患者或疑有反流相关食管外症状的患者,尤其是上消化道内镜检查阴性时,可采用诊断性治疗。

质子泵抑制剂(PPI)诊断性治疗(PPI 试验)已被证实是行之有效的方法。建议服用标准剂量 PPI 一天 2 次,疗程 1~2 周。服药后如症状明显改善,则支持酸相关 GERD 的诊断;如症状改善不明显,则可能有酸以外的因素参与或不支持诊断。

PPI 试验不仅有助于诊断 GERD,同时还启动了治疗。其本质在于 PPI 阳性与否充分强调了症状与酸之间的关系,是反流相关的检查。PPI 阴性有以下几种可能:①抑酸不充分;②存在酸以外因素诱发的症状;③症状不是反流引起的。

PPI 试验具有方便、可行、无创和敏感性高的优点,缺点是特异性较低。

(二)NERD 诊断

1.临床诊断

NERD 主要依赖症状学特点进行诊断,典型的症状为胃灼热和反流。患者以胃灼热症状为主诉时,如能排除可能引起胃灼热症状的其他疾病,且内镜检查未见食管黏膜破损,可做出 NERD 的诊断。

2.相关检查

内镜检查对 NERD 的诊断价值在于可排除 EE 或 BE 以及其他上消化道疾病,如溃疡或胃癌。

3.诊断性治疗

PPI 试验是目前临床诊断 NERD 最为实用的方法。PPI 治疗后,胃灼热等典型反流症状消失或明显缓解提示症状与酸反流相关,如内镜检查无食管黏膜破损的证据,临床可诊断为 NERD。

(三)BE 诊断

1.临床诊断

BE 本身通常不引起症状,临床主要表现为 GERD 的症状,如胃灼热、反流、胸骨后疼痛、吞咽困难等。但约 25%的患者无 GERD 症状,因此在筛选 BE 时不应仅局限于有反流相关症状的人群,行常规胃镜检查时,对无反流症状的患者也应注意有无 BE 存在。

2.内镜诊断

BE 的诊断主要根据内镜检查和食管黏膜活检结果。如内镜检查发现食管远端有明显的柱状上皮化生并得到病理学检查证实时,即可诊断为 BE。按内镜下表现分型如下。①全周型:红色黏膜向食管延伸,累及全周,与胃黏膜无明显界限,游离缘距 LES 在 3 cm 以上;②岛型:齿状线 1 cm 以上出现斑片状红色黏膜;③舌型:与齿状线相连,伸向食管呈火舌状。

按柱状上皮化生长度分为以下 2 种。①长段 BE:上皮化生累及食管全周,且长度≥3 cm;②短段 BE:柱状上皮化生未累及食管全周,或虽累及全周,但长度<3 cm。

内镜表现如下。①SCJ 内镜标志:食管鳞状上皮表现为淡粉色光滑上皮,胃柱状上皮表现为橘红色,鳞、柱状上皮交界处构成的齿状 Z 线,即为 SCJ;②EGJ 内镜标志:为管状食管与囊状胃的交界处,其内镜下定位的标志为最小充气状态下胃黏膜皱襞的近侧缘和(或)食管下端纵行栅栏样血管末梢;③明确区分 SCJ 及 EGJ:这对于识别 BE 十分重要,因为在解剖学上 EGJ 与内镜观察到的 SCJ 并不一致,且反流性食管炎黏膜在外观上可与 BE 混淆,所以确诊 BE 需病理活检证实;④BE 内镜下典型表现:EGJ 近端出现橘红色柱状上皮,即 SCJ 与 EGJ 分离。BE 的长度测量应从 EGJ 开始向上至 SCJ。内镜下亚甲蓝染色有助于对灶状肠化生的定位,并能指导活检。

3.病理学诊断

(1)活检取材:推荐使用四象限活检法,即常规从 EGJ 开始向上以 2 cm 的间隔分别在 4 个象限取活检;对疑有 BE 癌变者应向上每隔 1 cm 在 4 个象限取活检,对有溃疡、糜烂、斑块、小结节狭窄和其他腔内异常者,均应取活检行病理学检查。

(2)组织分型。①贲门腺型:与贲门上皮相似,有胃小凹和黏液腺,但无主细胞和壁细胞;②胃底腺型:与胃底上皮相似,可见主细胞和壁细胞,但 BE 上皮萎缩较明显,腺体较少且短小,此型多分布于 BE 远端近贲门处;③特殊肠化生型:又称Ⅲ型肠化生或不完全小肠化生型,分布于鳞状细胞和柱状细胞交界处,化生的柱状上皮中可见杯状细胞为其特征性改变。

(3)BE 的异型增生。①低度异型增生(LGD):由较多小而圆的腺管组成,腺上皮细胞拉长,细胞核染色质浓染,核呈假复层排列,黏液分泌很少或不分泌,增生的细胞可扩展至黏膜表面。②高度异型增生(HGD):腺管形态不规则,呈分支或折叠状,有些区域失去极性。与 LGD 相比,HGD 细胞核更大、形态不规则且呈簇状排列,核膜增厚,核仁呈明显双嗜性,间质无浸润。

四、鉴别诊断

(一)反流性食管炎

两病可合并存在,在临床上,两者均可出现反流性症状,如胃灼热感、反酸、咽下困难及出血等。也可因腹内压或胃内压增高而加重症状。但反流性食管炎症状仅限于胃食管反流现象。而食管裂孔疝不但影响食管,也侵及附近神经,甚至影响心肺功能,故其反流症状较重,胸骨后可出现明显疼痛,也可出现咽部异物感和阵发性心律不齐。而在诊断上,食管裂孔疝主要依靠 X 线钡餐,而反流性食管炎主要依靠内镜。

(二)食管贲门黏膜撕裂综合征

前者最典型的病史是先有干呕或呕吐正常胃内容物一次或多次,随后呕吐新鲜血液,诊断主要靠内镜。由于浅表的撕裂病损,在出血后 48~72 h 内多数已愈合,因此应及时做内镜检查。

（三）食管贲门失弛缓症

这是一种食管的神经肌肉功能障碍性疾病，也可出现如反流性食管炎样的食物反流、吞咽困难及胸骨后疼痛等症状。但本症多见于 20～40 岁的年轻患者，发病常与情绪波动及冷饮有关。X 线钡餐检查，可见鸟嘴状及钡液平面等特征性改变。食管压力测定可观察到食管下端 2/3 无蠕动，吞咽时 LES 压力比静止压升高 1.33 kPa(10 mmHg)，并松弛不完全，必要时可做内镜检查，以排除其他疾病。

（四）弥漫性食管痉挛

弥漫性食管痉挛也可伴有吞咽困难和胸骨后疼痛，是一种食管下端 2/3 无蠕动而又强烈收缩的疾病，一般不常见，可发生在任何年龄。食管钡餐检查可见"螺旋状食管"，即食管收缩时食管外观呈锯齿状。食管测压试验可观察到反复非蠕动性高幅度持久的食管收缩。

（五）食管癌

食管癌以进行性咽下困难为典型症状，出现胃灼热和反酸的症状较少，但若由于癌瘤的糜烂及溃疡形成或伴有食管炎症，亦可见到胸骨后烧灼痛，一般进行食管 X 线钡餐检查，或食管镜检查，不难与反流性食管炎做出鉴别。

五、并发症

（一）食管并发症

1.反流性食管炎

反流性食管炎是内镜下可见远段食管黏膜的破损，甚至出现溃疡，是胃食管反流病食管损伤的最常见后果和表现。

2.Barrett 食管

Barrett 食管多发生于鳞状上皮与柱状上皮交界处。蒙特利尔定义认为，当内镜疑似食管化生活检发现柱状上皮时，应诊断为 Barrett 食管，并具体说明是否存在肠型化生。

3.食管狭窄和出血

反流性食管狭窄是严重反流性疾病的结果。长期食管炎症由于瘢痕形成而致食管狭窄，表现为吞咽困难，反胃和胸骨后疼痛，狭窄多发生于食管下段。GERD 引起的出血罕见，主要见于食管溃疡者。

4.食管腺癌

蒙特利尔共识意见明确指出食管腺癌是 GERD 的并发症，食管腺癌的危险性与胃灼热的频率和时间成正比，慢性 GERD 症状增加食管腺癌的危险性。长节段 Barrett 食管伴化生是食管腺癌最重要的、明确的危险因素。

（二）食管外并发症

反流性食管炎由于反流的胃液侵袭咽部、声带和气管，引起慢性咽炎、声带炎和气管炎，甚至吸入性肺炎。

六、治疗

参照 2006 年"中国胃食管反流病治疗共识意见"进行治疗。

（一）改变生活方式

抬高床头、睡前 3 h 不再进食、避免高脂肪食物、戒烟酒、减少摄入可以降低食管下段括约肌

(LES)压力的食物(如巧克力、薄荷、咖啡、洋葱、大蒜等)。减轻体质量可减少 GERD 患者反流症状。

（二）抑制胃酸分泌

抑制胃酸的药物包括 H₂ 受体阻滞剂(H₂-RA)和质子泵抑制剂(PPI)等。

1.初始治疗的目的是尽快缓解症状,治愈食管炎

(1)H₂-RA 仅适用于轻至中度 GERD 治疗。H₂-RA(西咪替丁、雷尼替丁、法莫替丁等)治疗反流性 GERD 的食管炎愈合率为 50%～60%,胃灼热症状缓解率为 50%。

(2)PPI 是 GERD 治疗中最常用的药物,伴有食管炎的 GERD 治疗首选。奥美拉唑、兰索拉唑、泮托拉唑、雷贝拉唑和埃索美拉唑可供临床选用。在标准剂量下,新一代 PPI 具有更强的抑酸作用。

PPI 治疗糜烂性食管炎的内镜下 4 周、8 周愈合率分别为 80% 和 90% 左右,PPI 推荐采用标准剂量,疗程 8 周。部分患者症状控制不满意时可加大剂量或换一种 PPI。

(3)非糜烂性反流病(NERD)治疗的主要药物是 PPI。由于 NERD 发病机制复杂,PPI 对其症状疗效不如糜烂性食管炎,但 PPI 是治疗 NERD 的主要药物,治疗的疗程应不少于 8 周。

2.维持治疗是巩固疗效、预防复发的重要措施

GERD 是一种慢性疾病,停药后半年的食管炎与症状复发率分别为 80% 和 90%,故经初始治疗后,为控制症状、预防并发症,通常需采取维持治疗。

目前维持治疗的方法有 3 种:维持原剂量或减量、间歇用药、按需治疗。采取哪一种维持治疗方法,主要根据患者症状及食管炎分级来选择药物与剂量,通常严重的糜烂性食管炎(LAC-D级)需足量维持治疗,NERD 可采用按需治疗。H₂-RA 长期使用会产生耐受性,一般不适合作为长期维持治疗的药物。

(1)原剂量或减量维持:维持原剂量或减量使用 PPI,每天 1 次,长期使用以维持症状持久缓解,预防食管炎复发。

(2)间歇治疗:PPI 剂量不变,但延长用药周期,最常用的是隔天疗法。3 d 1 次或周末疗法因间隔太长,不符合 PPI 的药代动力学,抑酸效果较差,不提倡使用。在维持治疗过程中,若症状出现反复,应增至足量 PPI 维持。

(3)按需治疗:按需治疗仅在出现症状时用药,症状缓解后即停药。按需治疗建议在医师指导下,由患者自己控制用药,没有固定的治疗时间,治疗费用低于维持治疗。

3.Barrett 食管(BE)治疗

虽有文献报道 PPI 能延缓 BE 的进程,尚无足够的循证依据证实其能逆转 BE。BE 伴有糜烂性食管炎及反流症状者,采用大剂量 PPI 治疗,并长期维持治疗。

4.控制夜间酸突破(NAB)

NAB 指在每天早、晚餐前服用 PPI 治疗的情况下,夜间胃内 pH<4 持续时间>1 h。控制 NAB 是治疗 GERD 的措施之一。治疗方法包括调整 PPI 用量、睡前加用 H₂-RA、应用血浆半衰期更长的 PPI 等。

（三）对 GERD 可选择性使用促动力药物

在 GERD 的治疗中,抑酸药物治疗效果不佳时,考虑联合应用促动力药物,特别是对于伴有胃排空延迟的患者。

（四）手术与内镜治疗应综合考虑，慎重决定

GERD 手术与内镜治疗的目的是增强 LES 抗反流作用，缓解症状，减少抑酸剂的使用，提高患者的生活质量。

BE 伴高度不典型增生、食管严重狭窄等并发症，可考虑内镜或手术治疗。

（张宏亮）

第三节　急性胃炎

急性胃炎是由多种不同的病因引起的急性胃黏膜炎症，包括急性单纯性胃炎、急性糜烂出血性胃炎和吞服腐蚀物引起的急性腐蚀性胃炎与胃壁细菌感染所致的急性化脓性胃炎。其中，临床意义最大和发病率最高的是以胃黏膜糜烂、出血为主要表现的急性糜烂出血性胃炎。

一、流行病学

迄今为止，目前国内外尚缺乏有关急性胃炎的流行病学调查。

二、病因

急性胃炎的病因众多，大致有外源性和内源性两大类，包括急性应激、化学性损伤（如药物、酒精、胆汁、胰液）和急性细菌感染等。

（一）外源性因素

1.药物

各种非甾体抗炎药（NSAIDs），包括阿司匹林、吲哚美辛、吡罗昔康和多种含有该类成分复方药物。另外，糖皮质激素和某些抗生素及氯化钾等均可导致胃黏膜损伤。

2.酒精

主要是大量酗酒可致急性胃黏膜胃糜烂甚至出血。

3.生物性因素

沙门菌、嗜盐菌和葡萄球菌等细菌或其毒素可使胃黏膜充血水肿和糜烂。幽门螺杆菌（Hp）感染可引起急、慢性胃炎，发病机制类似，将在慢性胃炎节中叙述。

4.其他

某些机械性损伤（包括胃内异物或胃柿石等）可损伤胃黏膜。放射疗法可致胃黏膜受损。偶可见因吞服腐蚀性化学物质（强酸或强碱或甲酚及氯化汞、砷、磷等）引起的腐蚀性胃炎。

（二）内源性因素

1.应激因素

多种严重疾病如严重创伤、烧伤或大手术及颅脑病变和重要脏器功能衰竭等可导致胃黏膜缺血、缺氧而损伤。通常称为应激性胃炎，如果系脑血管病变、头颅部外伤和脑手术后引起的胃十二指肠急性溃疡称为 Cushing 溃疡，而大面积烧灼伤所致溃疡称为 Curling 溃疡。

2.局部血供缺乏

局部血供缺乏主要是腹腔动脉栓塞治疗后或少数因动脉硬化致胃动脉的血栓形成或栓塞引

起供血不足。另外,还可见于肝硬化门静脉高压并发上消化道出血者。

3.急性蜂窝织炎或化脓性胃炎

此两者甚少见。

三、病理生理学和病理组织学

（一）病理生理学

胃黏膜防御机制包括黏膜屏障、黏液屏障、黏膜上皮修复、黏膜和黏膜下层丰富的血流、前列腺素和肽类物质（表皮生长因子等）和自由基清除系统。上述功能破坏或保护因素减少,使胃腔中的 H^+ 逆弥散至胃壁,肥大细胞释放组胺,则血管充血甚或出血、黏膜水肿及间质液渗出,同时可刺激壁细胞分泌盐酸、主细胞分泌胃蛋白酶原。若致病因子损及腺颈部细胞,则胃黏膜修复延迟、更新受阻而出现糜烂。

严重创伤、大手术、大面积烧伤、脑血管意外和严重脏器功能衰竭及休克或者败血症等所致的急性应激的发生机制为急性应激→皮质-垂体前叶-肾上腺皮质轴活动亢进、交感-副交感神经系统失衡→机体的代偿功能不足→不能维持胃黏膜微循环的正常运行→黏膜缺血、缺氧→黏液和碳酸氢盐分泌减少及内源性前列腺素合成不足→黏膜屏障破坏和氢离子反弥散→降低黏膜内 pH→进一步损伤血管与黏膜→糜烂和出血。

NSAIDs 所引起者则为抑制环氧合酶（COX）致使前列腺素产生减少,黏膜缺血缺氧。氯化钾和某些抗生素或抗肿瘤药等则可直接刺激胃黏膜引起浅表损伤。

乙醇可致上皮细胞损伤和破坏,黏膜水肿、糜烂和出血。另外,幽门关闭不全、胃切除（主要是 BillrothⅡ式）术后可引起十二指肠-胃反流,则此时由胆汁和胰液等组成的碱性肠液中的胆盐、溶血磷脂酰胆碱、磷脂酶 A 和其他胰酶可破坏胃黏膜屏障,引起急性炎症。

门静脉高压可致胃黏膜毛细血管和小静脉扩张及黏膜水肿,组织学表现为只有轻度或无炎症细胞浸润,可有显性或非显性出血。

（二）病理学改变

急性胃炎主要病理和组织学表现以胃黏膜充血、水肿,表面有片状渗出物或黏液覆盖为主。黏膜皱襞上可见局限性或弥漫性陈旧性或新鲜出血与糜烂,糜烂加深可累及胃腺体。

显微镜下则可见黏膜固有层多少不等的中性粒细胞、淋巴细胞、浆细胞和少量嗜酸性粒细胞浸润,可有水肿。表面的单层柱状上皮细胞和固有腺体细胞出现变性与坏死。重者黏膜下层亦有水肿和充血。

对于腐蚀性胃炎若接触了高浓度的腐蚀物质且时间长,则胃黏膜出现凝固性坏死、糜烂和溃疡,重者穿孔或出血甚至腹膜炎。

另外,少见的化脓性胃炎可表现为整个胃壁（主要是黏膜下层）炎性增厚,大量中性粒细胞浸润,黏膜坏死。可有胃壁脓性蜂窝织炎或胃壁脓肿。

四、临床表现

（一）症状

部分患者可有上腹痛、腹胀、恶心、呕吐和嗳气及食欲缺乏等。如伴胃黏膜糜烂出血,则有呕血和（或）黑便,大量出血可引起出血性休克。有时上腹胀气明显。细菌感染导致者可出现腹泻等。并有疼痛、吞咽困难和呼吸困难（由于喉头水肿）。腐蚀性胃炎可吐出血性黏液,严重者可发生食管或胃穿孔,引起胸膜炎或弥漫性腹膜炎。化脓性胃炎起病常较急,有上腹剧痛、恶心和呕吐、寒战和高热,血压可下降,出现中毒性休克。

（二）体征

上腹部压痛是常见体征,尤其多见于严重疾病引起的急性胃炎出血者。腐蚀性胃炎因口腔黏膜、食管黏膜和胃黏膜都有损害,口腔、咽喉黏膜充血、水肿和糜烂。化脓性胃炎有时体征酷似急腹症。

五、辅助检查

急性糜烂出血性胃炎的确诊有赖于急诊胃镜检查,一般应在出血后 24～48 h 内进行,可见到以多发性糜烂、浅表溃疡和出血灶为特征的急性胃黏膜病损。黏液湖或者可有新鲜或陈旧血液。一般急性应激所致的胃黏膜病损以胃体、胃底部为主,而 NSAIDs 或酒精所致的则以胃窦部为主。注意 X 线钡剂检查并无诊断价值。出血者做呕吐物或大便隐血试验,血红细胞计数和血红蛋白测定。感染因素引起者,做血白细胞计数和分类检查、大便常规检查和培养。

六、诊断和鉴别诊断

主要由病史和症状做出拟诊,经胃镜检查可得以确诊。但吞服腐蚀物质者禁忌胃镜检查。有长期服用 NSAIDs、酗酒及临床重危患者,均应想到急性胃炎的可能。对于鉴别诊断,腹痛为主者,应通过反复询问病史与急性胰腺炎、胆囊炎和急性阑尾炎等急腹症甚至急性心肌梗死相鉴别。

七、治疗

（一）基础治疗

基础治疗包括给予镇静、禁食、补液、解痉、止吐等对症支持治疗。此后给予流质或半流质饮食。

（二）针对病因治疗

针对病因治疗包括根除 Hp、去除 NSAIDs 或乙醇等诱因。

（三）对症处理

表现为反酸、上腹隐痛、烧灼和嘈杂感者,给予 H_2 受体拮抗药或质子泵抑制剂。以恶心、呕吐或上腹胀闷为主者可选用甲氧氯普胺、多潘立酮或莫沙必利等促动力药。以痉挛性疼痛为主者,可给予山莨菪碱等药物进行对症处理。

有胃黏膜糜烂、出血者,可用抑制胃酸分泌的 H_2 受体阻滞剂或质子泵抑制剂外,还可同时应用胃黏膜保护药如硫糖铝或铝碳酸镁等。

对于较大量的出血则应采取综合措施进行抢救。当并发大量出血时,可以冰水洗胃或在冰水中加去甲肾上腺素（每 200 mL 冰水中加 8 mL）,或同管内滴注碳酸氢钠,浓度为 1 000 mmol/L,24 h 滴 1 L,使胃内 pH 保持在 5 以上。凝血酶是有效的局部止血药,并有促进创面愈合作用,大剂量时止血作用显著。常规的止血药,如卡巴克络、抗血纤溶酸和酚磺乙胺等可静脉应用,但效果一般。内镜下止血往往可收到较好效果。

其他具体的药物请参照"慢性胃炎"和"消化性溃疡"的部分章节。

八、并发症的诊断、预防和治疗

急性胃炎的并发症包括穿孔、腹膜炎、水、电解质紊乱和酸碱失衡等。为预防细菌感染者选用抗生素治疗,因过度呕吐致脱水者及时补充水和电解质,并适时检测血气分析,必要时纠正酸碱平衡紊乱。对于穿孔或腹膜炎者,则必要时行外科治疗。

九、预后

病因去除后,急性胃炎多在短期内恢复正常。相反病因长期持续存在,则可转为慢性胃炎。由于绝大多数慢性胃炎的发生与 Hp 感染有关,而 Hp 自发清除少见,故慢性胃炎可持续存在,但多数患者无症状。流行病学研究显示,部分 Hp 相关性胃窦炎(<20%)可发生十二指肠溃疡。

(张宏亮)

第四节 慢 性 胃 炎

慢性胃炎是由各种病因引起的胃黏膜慢性炎症。根据新悉尼胃炎系统和我国 2006 年颁布的《中国慢性胃炎共识意见》标准,由内镜及病理组织学变化,将慢性胃炎分为非萎缩性(浅表性)胃炎及萎缩性胃炎两大基本类型和一些特殊类型胃炎。

一、流行病学

幽门螺杆菌(Hp)感染为慢性非萎缩性胃炎的主要病因。大致上说来,慢性非萎缩性胃炎发病率与 Hp 感染情况相平行,慢性非萎缩性胃炎流行情况因不同国家、不同地区 Hp 感染情况而异。一般 Hp 感染率发展中国家高于发达国家,感染率随年龄增加而升高。我国属 Hp 高感染率国家,估计人群中 Hp 感染率为 40%～70%。慢性萎缩性胃炎是原因不明的慢性胃炎,在我国是一种常见病、多发病,在慢性胃炎中占 10%～20%。

二、病因

(一)慢性非萎缩性胃炎的常见病因

1.Hp 感染

Hp 感染是慢性非萎缩性胃炎最主要的病因,两者的关系符合 Koch 提出的确定病原体为感染性疾病病因的 4 项基本要求,即该病原体存在于该病的患者中,病原体的分布与体内病变分布一致,清除病原体后疾病可好转,在动物模型中该病原体可诱发与人相似的疾病。

研究表明,80%～95%的慢性活动性胃炎患者胃黏膜中有 Hp 感染,5%～20%的 Hp 阴性率反映了慢性胃炎病因的多样性;Hp 相关胃炎者,Hp 胃内分布与炎症分布一致;根除 Hp 可使胃黏膜炎症消退,一般中性粒细胞消退较快,但淋巴细胞、浆细胞消退需要较长时间;志愿者和动物模型中已证实 Hp 感染可引起胃炎。

Hp 感染引起的慢性非萎缩性胃炎中胃窦为主全胃炎患者胃酸分泌可增加,十二指肠溃疡发生的危险度较高;而胃体为主全胃炎患者胃溃疡和胃癌发生的危险性增加。

2.胆汁和其他碱性肠液反流

幽门括约肌功能不全时含胆汁和胰液的十二指肠液反流入胃,可削弱胃黏膜屏障功能,使胃黏膜遭到消化液的刺激作用,产生炎症、糜烂、出血和上皮化生等病变。

3.其他外源性因素

酗酒、服用 NSAIDs 等药物、某些刺激性食物等均可反复损伤胃黏膜。这类因素均可各自或与 Hp 感染协同作用而引起或加重胃黏膜慢性炎症。

(二)慢性萎缩性胃炎的主要病因

1973 年,Strickland 将慢性萎缩性胃炎分为 A、B 两型,A 型是胃体弥漫性萎缩,导致胃酸分泌下降,影响维生素 B_{12} 及内因子的吸收,因此常合并恶性贫血,与自身免疫有关;B 型在胃窦部,少数人可发展成胃癌,与幽门螺杆菌、化学损伤(胆汁反流、非甾体抗炎药、吸烟、酗酒等)有关,在我国,80% 以上的属于第二类。

胃内攻击因子与防御修复因子失衡是慢性萎缩性胃炎发生的根本原因。具体病因与慢性非萎缩性胃炎相似,包括 Hp 感染;长期饮浓茶、烈酒、咖啡,食用过热、过冷、过于粗糙的食物,可导致胃黏膜的反复损伤;长期大量服用非甾体抗炎药如阿司匹林、吲哚美辛等可抑制胃黏膜前列腺素的合成,破坏黏膜屏障;烟草中的尼古丁不仅影响胃黏膜的血液循环,还可导致幽门括约肌功能紊乱,造成胆汁反流;各种原因的胆汁反流均可破坏黏膜屏障造成胃黏膜慢性炎症改变。比较特殊的是壁细胞抗原和抗体结合形成免疫复合体在补体参与下,破坏壁细胞;胃黏膜营养因子(如胃泌素、表皮生长因子等)缺乏;心力衰竭、动脉粥样硬化、肝硬化合并门静脉高压、糖尿病、甲状腺病、慢性肾上腺皮质功能减退、尿毒症、干燥综合征、胃血流量不足及精神因素等均可导致胃黏膜萎缩。

三、病理生理学和病理学

(一)病理生理学

1.Hp 感染

Hp 感染途径为粪-口或口-口途径,其外壁靠黏附素而紧贴胃上皮细胞。

Hp 感染的持续存在,致使腺体破坏,最终发展成为萎缩性胃炎。而感染 Hp 后胃炎的严重程度则除了与细菌本身有关外,还决定于患者机体情况和外界环境。如带有空泡毒素(VacA)和细胞毒相关基因(CagA)者,胃黏膜损伤明显较重。患者的免疫应答反应强弱、其胃酸的分泌情况、血型、民族和年龄差异等也影响胃黏膜炎症程度。此外,患者饮食情况也有一定作用。

2.自身免疫机制

研究早已证明,以胃体萎缩为主的 A 型萎缩性胃炎患者血清中,存在壁细胞抗体(PCA)和内因子抗体(IFA)。前者的抗原是壁细胞分泌小管微绒毛膜上的质子泵 H^+/K^+-ATP 酶,它破坏壁细胞而使胃酸分泌减少。而 IFA 则对抗内因子(壁细胞分泌的一种糖蛋白),使食物中的维生素 B_{12} 无法与后者结合被末端回肠吸收,最后引起维生素 B_{12} 吸收不良,甚至导致恶性贫血。IFA 具有特异性,几乎仅见于胃萎缩伴恶性贫血者。

造成胃酸和内因子分泌减少或丧失,恶性贫血是 A 型萎缩性胃炎的终末阶段,是自身免疫性胃炎最严重的标志。当泌酸腺完全萎缩时称为胃萎缩。

另外,近年发现 Hp 感染者中也存在着自身免疫反应,其血清抗体能与宿主胃黏膜上皮及黏液起交叉反应,如菌体 LewisX 和 LewisY 抗原。

3.外源性损伤因素破坏胃黏膜屏障

碱性十二指肠液反流等,可减弱胃黏膜屏障功能,致使胃腔内 H^+ 通过损害的屏障,反弥散入胃黏膜内,使炎症不易消散。长期慢性炎症,又加重屏障功能的减退,如此恶性循环使慢性胃炎久治不愈。

4.生理因素和胃黏膜营养因子缺乏

萎缩性变化和肠化生等皆与衰老相关,而炎症细胞浸润程度与年龄关系不大。这主要是老龄者的退行性变-胃黏膜小血管扭曲,小动脉壁玻璃样变性,管腔狭窄导致黏膜营养不良、分泌功能下降引起的。

新近研究证明,某些胃黏膜营养因子(胃泌素、表皮生长因子等)缺乏或胃黏膜感觉神经末梢对这些因子不敏感可引起胃黏膜萎缩。如手术后残胃炎原因之一是 G 细胞数量减少,而引起胃泌素营养作用减弱。

5.遗传因素

萎缩性胃炎、维生素 B_{12} 吸收不良的患病率和 PCA、IFA 的阳性率很高,提示可能有遗传因素的影响。

(二)病理学

慢性胃炎病理变化是由胃黏膜损伤和修复过程所引起。病理组织学的描述包括活动性慢性炎症、萎缩和化生及异型增生等。此外,在慢性炎症过程中,胃黏膜也有反应性增生变化,如胃小凹上皮增生、黏膜肌增厚、淋巴滤泡形成、纤维组织和腺管增生等。

近几年对于慢性胃炎尤其是慢性萎缩性胃炎的病理组织学,有不少新的进展。以下结合2006 年9月中华医学会消化病学分会的"全国第二届慢性胃炎共识会议"中制订的慢性胃炎诊治的共识意见,论述以下关键进展问题。

1.萎缩的定义

1996 年,新悉尼系统把萎缩定义为"腺体的丧失",这是模糊而易产生歧义的定义,反映了当时肠化是否属于萎缩,病理学家有不同认识。其后国际上一个病理学家的自由组织——萎缩谊会(Atrophy Club 2000)进行了 3 次研讨会,并在 2002 年发表了对萎缩的新分类,12 位学者中有 8 位也曾是悉尼系统的执笔者,故此意见可认为是悉尼系统的补充和发展,有很高的权威性。

萎缩谊会把萎缩新定义为"萎缩是胃固有腺体的丧失",将萎缩分为 3 种情况:无萎缩、未确定萎缩和萎缩;进而将萎缩分两个类型:非化生性萎缩和化生性萎缩。前者特点是腺体丧失伴有黏膜固有层中的纤维化或纤维肌增生;后者是胃黏膜腺体被化生的腺所替换。这两类萎缩的程度分级仍用最初悉尼系统标准和新悉尼系统的模拟评分图,分为 4 级,即无、轻度、中度和重度萎缩。国际的萎缩新定义对我国来说不是新的,我国学者早年就认为"肠化或假幽门腺化生不是胃固有腺体,因此尽管胃腺体数量未减少,但也属萎缩",并在"全国第一届慢性胃炎共识会议"中做了说明。

对于上述第 2 个问题,答案显然是肯定的。这是因为多灶性萎缩性胃炎的胃黏膜萎缩呈灶状分布,即使活检块数少,只要病理活检发现有萎缩,就可诊断为萎缩性胃炎。在此次全国慢性胃炎共识意见中强调,需注意取材于糜烂或溃疡边缘的组织易存在萎缩,但不能简单地视为萎缩性胃炎。此外,活检组织太浅、组织包埋方向不当等因素均可影响萎缩的判断。

"未确定萎缩"是国际新提出的观点,认为黏膜层炎症很明显时,单核细胞密集浸润造成腺体被取代、移置或隐匿,以致难以判断这些"看来似乎丧失"的腺体是否真正丧失,此时暂先诊断为

"未确定萎缩",最后诊断延期到炎症明显消退(大部分在 Hp 根除治疗 3～6 个月后),再取活检时做出。对萎缩的诊断采取了比较谨慎的态度。

目前,我国共识意见并未采用此概念。因为:①炎症明显时腺体被破坏、数量减少,在这个时点上,病理按照萎缩的定义可以诊断为萎缩,非病理不能。②一般临床希望活检后有病理结论,病理如不做诊断,会出现临床难做出诊断、对治疗效果无法评价的情况。尤其是在临床研究上,设立此诊断项会使治疗前或后失去相当一部分统计资料。慢性胃炎是个动态过程,炎症可以有两个结局:完全修复和不完全修复(纤维化和肠化),炎症明显期病理不能预言今后趋向哪个结局。可以预料对萎缩采用的诊断标准不一,治疗有效率也不一,采用"未确定萎缩"的研究课题,因为事先去除了一部分可逆的萎缩,萎缩的可逆性就低。

2.肠化分型的临床意义与价值

用 AB-PAS 和 HID-AB 黏液染色能区分肠化亚型,然而,肠化分型的意义并未明了。传统观念认为,肠化亚型中的小肠型和完全型肠化无明显癌前病变意义,而大肠型肠化的胃癌发生危险性增高,从而引起临床的重视。支持肠化分型有意义的学者认为化生是细胞表型的一种非肿瘤性改变,通常在长期不利环境作用下出现。这种表型改变可以是干细胞内出现体细胞突变的结果,或是表现遗传修饰的变化导致后代细胞向不同方向分化的结果。胃内肠化生部位发现很多遗传改变,这些改变甚至可出现在异型增生前。他们认为肠化生中不完全型结肠型者,具有大多数遗传学改变,有发生胃癌的危险性。但近年,越来越多的临床资料显示其预测胃癌价值有限而更强调重视肠化范围,肠化分布范围越广,其发生胃癌的危险性越高。10 多年来罕有从大肠型肠化随访发展成癌的报道。另一方面,从病理检测的实际情况看,肠化以混合型多见,大肠型肠化的检出率与活检块数有密切关系,即活检块数越多,大肠型肠化检出率越高。客观地讲,该型肠化生的遗传学改变和胃不典型增生(上皮内瘤)的改变相似。因此,对肠化分型的临床意义和价值的争论仍未有定论。

3.关于异型增生

异型增生(上皮内瘤变)是重要的胃癌前病变,分为轻度和重度(或低级别和高级别)两级。异型增生和上皮内瘤变是同义词,后者是 WHO 国际癌症研究协会推荐使用的术语。

4.萎缩和肠化发生过程是否存在不可逆转点

胃黏膜萎缩的产生主要有两种途径:一是干细胞区室和(或)腺体被破坏;二是选择性破坏特定的上皮细胞而保留干细胞。这两种途径在慢性 Hp 感染中均可发生。

萎缩与肠化的逆转报道已经不在少数,但是否所有病患均有逆转可能,是否在萎缩的发生与发展过程中存在某一不可逆转点。这一转折点是否可能为肠化生,已明确 Hp 感染可诱发慢性胃炎,经历慢性炎症→萎缩→肠化→异型增生等多个步骤最终发展至胃癌(Correa 模式)。可否通过根除 Hp 来降低胃癌发生危险性始终是近年来关注的热点。多数研究表明,根除 Hp 可防止胃黏膜萎缩和肠化的进一步发展,但萎缩、肠化是否能得到逆转尚待更多研究证实。

Mera 和 Correa 等最新报道了一项长达 12 年的大型前瞻性随机对照研究,纳入 795 例具有胃癌前病变的成人患者,随机给予他们抗 Hp 治疗和(或)抗氧化治疗。他们观察到萎缩黏膜在 Hp 根除后持续保持阴性 12 年后可以完全消退,而肠化黏膜也有逐渐消退的趋向,但可能需要随访更长时间。他们认为通过抗 Hp 治疗来进行胃癌的化学预防是可行的策略。

但是,部分学者认为在考虑萎缩的可逆性时,需区分缺失腺体的恢复和腺体内特定细胞的再生。在后一种情况下,干细胞区室被保留,去除有害因素可使壁细胞和主细胞再生,并完全恢复腺体功能。当腺体及干细胞被完全破坏后,腺体的恢复只能由周围未被破坏的腺窝单元来完成。

当萎缩伴有肠化生时,逆转机会进一步减小。如果肠化生是对不利因素的适应性反应,而且不利因素可以被确定和去除,此时肠化生有可能逆转。但是,肠化生还有很多其他原因,如胆汁反流、高盐饮食、乙醇。这意味着即使在 Hp 感染个体,感染以外的其他因素亦可以引发或加速化生的发生。如果肠化生是稳定的干细胞内体细胞突变的结果,则改变黏膜的环境也许不能使肠化生逆转。

根治 Hp 可以产生某些有益效应,如消除炎症,消除活性氧所致的 DNA 损伤,缩短细胞更新周期,提高低胃酸者的泌酸量,并逐步恢复胃黏膜维生素 C 的分泌。在预防胃癌方面,这些已被证实的结果可能比希望萎缩和肠化生逆转重要得多。

实际上,国际著名学者对有否此不可逆转点也有争论。如美国的 Correa 教授并不认同它的存在,而英国 Aberdeen 大学的 Emad Munir El-Omar 教授则强烈认为在异型增生发展至胃癌的过程中有某个节点,越过此则基本处于不可逆转阶段,但至今为止尚未明确此点的确切位置。

四、临床表现

流行病学研究表明,多数慢性非萎缩性胃炎患者无任何症状。少数患者可有上腹痛或不适、上腹胀、早饱、嗳气、恶心等非特异性消化不良症状。某些慢性萎缩性胃炎患者可有上腹部灼痛、胀痛、钝痛或胀闷且以餐后为著,食欲缺乏、恶心、嗳气、便秘或腹泻等症状。内镜检查和胃黏膜组织学检查结果与慢性胃炎患者症状的相关分析表明,患者的症状缺乏特异性,且症状之有无及严重程度与内镜所见及组织学分级并无肯定的相关性。

伴有胃黏膜糜烂者,可有少量或大量上消化道出血,长期少量出血可引起缺铁性贫血。胃体萎缩性胃炎可出现恶性贫血,常有全身衰弱、疲软、神情淡漠、隐性黄疸,消化道症状一般较少。

体征多不明显,有时上腹轻压痛,胃体胃炎严重时可有舌炎和贫血。

慢性萎缩性胃炎的临床表现不仅缺乏特异性,而且与病变程度并不完全一致。

五、辅助检查

(一)胃镜及活组织检查

1.胃镜检查

随着内镜器械的长足发展,内镜观察更加清晰。内镜下慢性非萎缩性胃炎可见红斑(点状、片状、条状),黏膜粗糙不平,出血点(斑),黏膜水肿及渗出等基本表现,尚可见糜烂及胆汁反流。萎缩性胃炎则主要表现为黏膜色泽白,不同程度的皱襞变平或消失。在不过度充气状态下,可透见血管纹,轻度萎缩时见到模糊的血管,重度时看到明显血管分支。内镜下肠化黏膜呈灰白色颗粒状小隆起,重者贴近观察有绒毛状变化。肠化也可以呈平坦或凹陷外观。如果喷撒亚甲蓝色素,肠化区可能出现被染上蓝色,非肠化黏膜不着色。

胃黏膜血管脆性增加可致黏膜下出血,谓之壁内出血,表现为水肿或充血胃黏膜上见点状、斑状或线状出血,可多发、新鲜和陈旧性出血相混杂。如观察到黑色附着物常提示糜烂等致出血。

值得注意的是,少数 Hp 感染性胃炎可有胃体部皱襞肥厚,甚至宽度达到 5 mm 以上,且在适当充气后皱襞不能展平,用活检钳将黏膜提起时,可见帐篷征,这是和恶性浸润性病变鉴别点之一。

2.病理组织学检查

萎缩的确诊依赖于病理组织学检查。萎缩的肉眼与病理之符合率仅为 $38\%\sim78\%$,这与萎缩或肠化甚至 Hp 的分布都是非均匀的,或者说多灶性萎缩性胃炎的胃黏膜萎缩呈灶状分布有关。当然,只要病理活检发现有萎缩,就可诊断为萎缩性胃炎。但如果未能发现萎缩,却不能轻易排除之。如果不取足够多的标本或者内镜医师并未在病变最重部位(这也需要内镜医师的经验)活检,则势必可能遗漏病灶。反之,当在糜烂或溃疡边缘的组织活检时,即使病理发现了萎缩,却不能简单地视为萎缩性胃炎,这是因为活检组织太浅、组织包埋方向不当等因素均可影响萎缩的判断。还有,根除 Hp 可使胃黏膜活动性炎症消退,慢性炎症程度减轻。一些因素可影响结果的判断,如:①活检部位的差异;②Hp 感染时胃黏膜大量炎症细胞浸润,形如萎缩,但根除 Hp 后胃黏膜炎症细胞消退,黏膜萎缩、肠化有望恢复。然而在胃镜活检取材多少问题上,病理学家的要求与内镜医师出现了矛盾。从病理组织学观点来看,5 块或更多则有利于组织学的准确判断,但就内镜医师而言,考虑到患者的医疗费用,主张 2～3 块即可。

(二)Hp 检测

活组织病理学检查时可同时检测 Hp,并可在内镜检查时多取 1 块组织做快呋塞米素酶检查以增加诊断的可靠性。其他检查 Hp 的方法包括:①胃黏膜直接涂片或组织切片,然后以 Gram 或 Giemsa 或 Warthin-Starry 染色(经典方法),甚至 HE 染色,免疫组化染色则有助于检测球形 Hp;②细菌培养:为"金标准",需特殊培养基和微需氧环境,培养时间 3～7 d,阳性率可能不高但特异性高,且可做药物敏感试验;③血清 Hp 抗体测定:多在流行病学调查时用;④尿素呼吸试验:是一种非侵入性诊断法,口服 ^{13}C 或 ^{14}C 标记的尿素后,检测患者呼气中的 $^{13}CO_2$ 或 $^{14}CO_2$ 量,结果准确;⑤聚合酶联反应法(PCR 法):能特异地检出不同来源标本中的 Hp。

根除 Hp 治疗后,可在胃镜复查时重复上述检查,亦可采用非侵入性检查手段,如 ^{13}C 或 ^{14}C 尿素呼气试验、粪便 Hp 抗原检测及血清学检查。应注意,近期使用抗生素、质子泵抑制剂、铋剂等药物,因有暂时抑制 Hp 作用,会使上述检查(血清学检查除外)呈假阴性。

(三)X 线钡剂检查

X 线钡剂检查主要是很好地显示胃黏膜相的气钡双重造影。对于萎缩性胃炎,常常可见胃皱襞相对平坦和减少。但依靠 X 线诊断慢性胃炎价值不如胃镜和病理组织学检查。

(四)实验室检查

1.胃酸分泌功能测定

非萎缩性胃炎胃酸分泌常正常,有时可以增高。萎缩性胃炎病变局限于胃窦时,胃酸可正常或低酸,低酸是由于泌酸细胞数量减少和 H^+ 向胃壁反弥散所致。测定基础胃液分泌量(BAO)及注射组胺或五肽胃泌素后测定最大泌酸量(MAO)和高峰泌酸量(PAO)以判断胃泌酸功能,有助于萎缩性胃炎的诊断及指导临床治疗。A 型慢性萎缩性胃炎患者多无酸或低酸,B 型慢性萎缩性胃炎患者可正常或低酸,往往在给予酸分泌刺激药后,亦不见胃液和胃酸分泌。

2.胃蛋白酶原(PG)测定

胃体黏膜萎缩时血清 PGI水平及 PGI/Ⅱ比例下降,严重者可伴餐后血清胃泌素 17(G-17)水平升高;胃窦黏膜萎缩时餐后血清 G-17 水平下降,严重者可伴 PGI 水平及 PGI/Ⅱ比例下降。然而,这主要是一种统计学上的差异。

日本学者发现无症状胃癌患者,本法85%阳性,PGⅠ或PGEⅠ/Ⅱ比值降低者,推荐进一步胃镜检查,以检出伴有萎缩性胃炎的胃癌。该试剂盒用于诊断萎缩性胃炎和判断胃癌倾向在欧洲国家应用要多于我国。

3.血清胃泌素测定

如果以放射免疫法检测血清胃泌素,则正常值应低于100 pg/mL。慢性萎缩性胃炎胃体为主者,因壁细胞分泌胃酸缺乏、反馈性地G细胞分泌胃泌素增多,致胃泌素中度升高。特别是当伴有恶性贫血时,该值可达1 000 pg/mL或更高。注意此时要与胃泌素瘤相鉴别,后者是高胃酸分泌。慢性萎缩性胃炎以胃窦为主时,空腹血清胃泌素正常或降低。

4.自身抗体

血清PCA和IFA阳性对诊断慢性胃体萎缩性胃炎有帮助,尽管血清IFA阳性率较低,但胃液中IFA的阳性,则十分有助于恶性贫血的诊断。

5.血清维生素B_{12}浓度和维生素B_{12}吸收试验

慢性胃体萎缩性胃炎时,维生素B_{12}缺乏,常低于200 ng/L。维生素B_{12}吸收试验(Schilling试验)能检测维生素B_{12}在末端回肠吸收情况且可与回盲部疾病和严重肾功能障碍相鉴别。同时服用^{58}Co和^{57}Co(加有内因子)标记的氰钴素胶囊。此后收集24 h尿液。如两者排出率均>10%则正常,若尿中^{58}Co排出率低于10%,而^{57}Co的排出率正常则常提示恶性贫血;而两者均降低的常常是回盲部疾病或者肾衰竭者。

六、诊断和鉴别诊断

(一)诊断

鉴于多数慢性胃炎患者无任何症状,或即使有症状也缺乏特异性体征,因此根据症状和体征难以做出慢性胃炎的正确诊断。慢性胃炎的确诊主要依赖于内镜检查和胃黏膜活检组织学检查,尤其是后者的诊断价值更大。

按照悉尼胃炎标准要求,完整的诊断应包括病因、部位和形态学三方面。例如,诊断为"胃窦为主慢性活动性Hp胃炎"和"NSAIDs相关性胃炎"。当胃窦和胃体炎症程度相差2级或以上时,加上"为主"修饰词,如"慢性(活动性)胃炎,胃窦显著"。当然这些诊断结论最好是在病理报告后给出,实际的临床工作中,胃镜医师可根据胃镜下表现给予初步诊断。病理诊断则主要依据新悉尼胃炎系统,如图3-1所示。

对于自身免疫性胃炎诊断,要予以足够的重视。因为胃体活检者甚少,或者很少开展PCA和IFA的检测,诊断该病者很少。为此,如果遇到以全身衰弱和贫血为主要表现,而上消化道症状往往不明显者,应做血清胃泌素测定和(或)胃液分析,异常者进一步做维生素B_{12}吸收试验,血清维生素B_{12}浓度测定可获确诊。注意不能仅仅凭活检组织学诊断本病,特别标本数少时,这是因为Hp感染性胃炎后期,胃窦肠化,Hp上移,胃体炎症变得显著,可与自身免疫性胃炎表现相重叠,但后者胃窦黏膜的变化很轻微。另外,淋巴细胞性胃炎也可出现类似情况,而其并无泌酸腺萎缩。

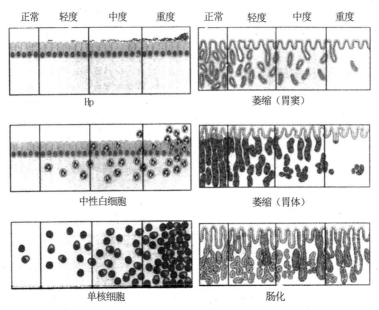

图 3-1　新悉尼胃炎系统

A 型、B 型萎缩性胃炎特点见表 3-1。

表 3-1　A 型和 B 型慢性萎缩性胃炎的鉴别

项　目		A 型慢性萎缩性胃炎	B 型慢性萎缩性胃炎
部位	胃窦	正常	萎缩
	胃体	弥漫性萎缩	多样性
血清胃泌素		明显升高	不定,可以降低或不变
胃酸分泌		降低	降低或正常
自身免疫抗体(内因子抗体和壁细胞抗体)阳性率		90%	10%
恶性贫血发生率		90%	10%
可能的病因		自身免疫,遗传因素	幽门螺杆菌、化学损伤

(二)鉴别诊断

1.功能性消化不良

2006 年,《中国慢性胃炎共识意见》将消化不良症状与慢性胃炎做了对比:一方面慢性胃炎患者可有消化不良的各种症状;另一方面,一部分有消化不良症状者如果胃镜和病理检查无明显阳性发现,可能仅仅为功能性消化不良。当然,少数功能性消化不良患者可同时伴有慢性胃炎。但一般说来,消化不良症状的有无和严重程度与慢性胃炎的内镜所见或组织学分级并无明显相关性。

2.早期胃癌和胃溃疡

几种疾病的症状有重叠或类似,但胃镜及病理检查可鉴别。重要的是,如遇到黏膜糜烂,尤其是隆起性糜烂,要多取活检和及时复查,以排除早期胃癌。这是因为即使是病理组织学诊断,也有一定局限性。原因主要是:①胃黏膜组织学变化易受胃镜检查前夜的食物(如某些刺激性食物加重黏膜充血)性质、被检查者近日是否吸烟、胃镜操作者手法的熟练程度、患者恶心反应等诸多因素影响;②活检是点的调查,而慢性胃炎病变程度在整个黏膜面上并非一致,要多点活检才能做出全面估计,判断治疗效果时,尽量在黏膜病变较重的区域或部位活检,如系治疗前后比较,则应在相同或相近部位活检;③病理诊断易受病理医师主观经验的影响。

3.慢性胆囊炎与胆石症

其与慢性胃炎症状十分相似,同时并存者也较多。对于中年女性诊断慢性胃炎时,要仔细询问病史,必要时行胆囊B超检查,以了解胆囊情况。

4.其他

慢性肝炎和慢性胰腺疾病等,也可出现与慢性胃炎类似症状,在详询病史后,行必要的影像学检查和特异的实验室检查。

七、预后

慢性萎缩性胃炎常合并肠上皮化生。慢性萎缩性胃炎绝大多数预后良好,少数可癌变,其癌变率为1%～3%。目前认为慢性萎缩性胃炎若早期发现,及时积极治疗,病变部位萎缩的腺体是可以恢复的,其可转化为非萎缩性胃炎或被治愈,改变了以往人们对慢性萎缩性胃炎不可逆转的认识。根据萎缩性胃炎每年的癌变率为0.5%～1%,那么,胃镜和病理检查的随访间期定位多长才既提高早期胃癌的诊断率,又方便患者和符合医药经济学要求。这也一直是不同地区和不同学者分歧较大的问题。在我国,城市和乡村由于胃癌发生率不同和医疗条件差异。如果纯粹从疾病进展和预防角度考虑,一般认为,不伴有肠化和异型增生的萎缩性胃炎可1～2年做内镜和病理随访1次;活检有中重度萎缩伴有肠化的萎缩性胃炎1年左右随访1次;伴有轻度异型增生并剔除取于癌旁者,根据内镜和临床情况缩短至6～12个月随访1次;而重度异型增生者需立即复查胃镜和病理,必要时手术治疗或内镜下局部治疗。

八、治疗

慢性非萎缩性胃炎的治疗目的是缓解消化不良症状和改善胃黏膜炎症。治疗应尽可能针对病因,遵循个体化原则。消化不良症状的处理与功能性消化不良相同。无症状、Hp阴性的非萎缩性胃炎无须特殊治疗。

(一)一般治疗

慢性萎缩性胃炎患者,不论其病因如何,均应戒烟、忌酒,避免使用损害胃黏膜的药物如NSAIDs等,避免对胃黏膜有刺激性的食物和饮品,如过于酸、甜、咸、辛辣和过热、过冷食物,浓茶、咖啡等,饮食宜规律,少吃油炸、烟熏、腌制食物,不食腐烂变质的食物,多吃新鲜蔬菜和水果,所食食品要新鲜并富于营养,保证有足够的蛋白质、维生素(如维生素C和叶酸等)及铁质摄入,精神上乐观,生活要规律。

(二)针对病因或发病机制的治疗

1.根除Hp

慢性非萎缩性胃炎的主要症状为消化不良,其症状应归属于功能性消化不良范畴。目前,国内外均推荐对Hp阳性的功能性消化不良行根除治疗。因此,有消化不良症状的Hp阳性慢性非萎缩性胃炎患者均应根除Hp。另外,如果伴有胃黏膜糜烂,也该根除Hp。大量研究结果表明,根除Hp可使胃黏膜组织学得到改善;对预防消化性溃疡和胃癌等有重要意义;对改善或消除消化不良症状具有费用-疗效比优势。

2.保护胃黏膜

关于胃黏膜屏障功能的研究由来已久。1964 年,美国密歇根大学 Horace Willard Davenport 博士首次提出"胃黏膜具有阻止 H^+ 自胃腔向黏膜内扩散的屏障作用"。1975 年,美国密歇根州 Upjohn 公司的 A.Robert 博士发现前列腺素可明显防止或减轻 NSAIDs 和应激等对胃黏膜的损伤,其效果呈剂量依赖性。从而提出细胞保护的概念。1996 年,加拿大的 Wallace 教授较全面阐述胃黏膜屏障,根据解剖和功能将胃黏膜的防御修复分为 5 个层次——黏液-HCO_3^- 屏障、单层柱状上皮屏障、胃黏膜血流量、免疫细胞-炎症反应和修复重建因子作用等。至关重要的上皮屏障主要包括胃上皮细胞顶膜能抵御高浓度酸、胃上皮细胞之间紧密连接、胃上皮抗原呈递,免疫探及并限制潜在有害物质,并且它们大约每 72 h 完全更新一次。这说明它起着关键作用。

近年来,有关前列腺素和胃黏膜血流量等成为胃黏膜保护领域的研究热点。这与 NSAIDs 药物的广泛应用带来的不良反应日益引起学者的重视有关。美国加州大学戴维斯分校的 Tarnawski 教授的研究显示,前列腺素保护胃黏膜抵抗致溃疡及致坏死因素损害的机制不仅是抑制胃酸分泌。当然表皮生长因子(EGF)、成纤维生长因子(bFGF)和血管内皮生长因子(VEGF)及热休克蛋白等都是重要的黏膜保护因子,在抵御黏膜损害中起重要作用。

然而,当机体遇到有害因素强烈攻击时,仅依靠自身的防御修复能力是不够的,强化黏膜防卫能力,促进黏膜的修复是治疗胃黏膜损伤的重要环节之一。具有保护和增强胃黏膜防御功能或者防止胃黏膜屏障受到损害的一类药物统称为胃黏膜保护药。包括铝碳酸镁、硫糖铝、胶体铋剂、地诺前列酮、替普瑞酮、吉法酯、谷氨酰胺类、瑞巴派特等药物。另外,吉法酯能增加胃黏膜更新,提高细胞再生能力,增强胃黏膜对胃酸的抵抗能力,达到保护胃黏膜作用。

3.抑制胆汁反流

促动力药如多潘立酮可防止或减少胆汁反流;胃黏膜保护药,特别是有结合胆酸作用的铝碳酸镁制剂,可增强胃黏膜屏障、结合胆酸,从而减轻或消除胆汁反流所致的胃黏膜损害。考来烯胺可络合反流至胃内的胆盐,防止胆汁酸破坏胃黏膜屏障,方法为每次 3～4 g,每天 3～4 次。

(三)对症处理

消化不良症状的治疗由于临床症状与慢性非萎缩性胃炎之间并不存在明确关系,因此症状治疗事实上属于功能性消化不良的经验性治疗。慢性胃炎伴胆汁反流者可应用促动力药(如多潘立酮)和(或)有结合胆酸作用的胃黏膜保护药(如铝碳酸镁制剂)。

(1)有胃黏膜糜烂和(或)以反酸、上腹痛等症状为主者,可根据病情或症状严重程度选用抗酸药、H_2 受体拮抗药或质子泵抑制剂(PPI)。

(2)促动力药如多潘立酮、马来酸曲美布汀、莫沙必利、盐酸伊托必利主要用于上腹饱胀、恶心或呕吐等为主要症状者。

(3)胃黏膜保护药如硫糖铝、瑞巴派特、替普瑞酮、吉法酯、依卡倍特适用于有胆汁反流、胃黏膜损害和(或)症状明显者。

(4)抗抑郁药或抗焦虑治疗:可用于有明显精神因素的慢性胃炎伴消化不良症状患者,同时应予耐心解释或心理治疗。

(5)助消化治疗:对于伴有腹胀、食欲缺乏等消化不良症状而无明显上述胃灼热、反酸、上腹饥饿痛症状者,可选用含有胃酶、胰酶和肠酶等复合酶制剂治疗。

(6)其他对症治疗:包括解痉止痛、止吐、改善贫血等。

（7）对于贫血，若为缺铁，应补充铁剂。大细胞贫血者根据维生素 B_{12} 或叶酸缺乏分别给予补充。

（程绍兰）

第五节　消化性溃疡

消化性溃疡主要指发生在胃和十二指肠的慢性溃疡，即胃溃疡（GU）和十二指肠溃疡（DU），因溃疡形成与胃酸/胃蛋白酶的消化作用有关而得名。溃疡的黏膜缺损超过黏膜肌层，不同于糜烂。

一、流行病学

消化性溃疡是全球性常见病。西方国家资料显示，自 20 世纪 50 年代以后，消化性溃疡发病率呈下降趋势。我国临床统计资料提示，消化性溃疡患病率在近十多年来亦开始呈下降趋势。本病可发生于任何年龄，但中年最为常见，DU 多见于青壮年，而 GU 多见于中老年，后者发病高峰比前者约迟 10 年。男性患病比女性较多。临床上，DU 比 GU 为多见，两者之比为（2～3）：1，但有地区差异，在胃癌高发区 GU 所占的比例有所增加。

二、病因和发病机制

在正常生理情况下，胃十二指肠黏膜经常接触有强侵蚀力的胃酸和在酸性环境下被激活、能水解蛋白质的胃蛋白酶。此外，还经常受摄入的各种有害物质的侵袭，但却能抵御这些侵袭因素的损害，维持黏膜的完整性，这是因为胃十二指肠黏膜具有一系列防御和修复机制。目前认为，胃十二指肠黏膜的这一完善而有效的防御和修复机制，足以抵抗胃酸/胃蛋白酶的侵蚀。一般而言，只有当某些因素损害了这一机制才可能发生胃酸/胃蛋白酶侵蚀黏膜而导致溃疡形成。近年的研究已经明确，幽门螺杆菌和非甾体抗炎药是损害胃十二指肠黏膜屏障从而导致消化性溃疡发病的最常见病因。少见的特殊情况，当过度胃酸分泌远远超过黏膜的防御和修复作用也可能导致消化性溃疡发生。现将这些病因及其导致溃疡发生的机制分述如下。

（一）幽门螺杆菌

确认幽门螺杆菌为消化性溃疡的重要病因主要基于两方面的证据：①消化性溃疡患者的幽门螺杆菌检出率显著高于对照组的普通人群，在 DU 的检出率约为 90%、GU 为 70%～80%（幽门螺杆菌阴性的消化性溃疡患者往往能找到 NSAIDs 服用史等其他原因）；②大量临床研究肯定，成功根除幽门螺杆菌后溃疡复发率明显下降，用常规抑酸治疗后愈合的溃疡年复发率为 50%～70%，而根除幽门螺杆菌可使溃疡复发率降至 5% 以下，这就表明去除病因后消化性溃疡可获治愈。至于何以在感染幽门螺杆菌的人群中仅有少部分人（约 15%）发生消化性溃疡，一般认为，这是幽门螺杆菌、宿主和环境因素三者相互作用的不同结果。

幽门螺杆菌感染导致消化性溃疡发病的确切机制尚未阐明。目前比较普遍接受的一种假说试图将幽门螺杆菌、宿主和环境 3 个因素在 DU 发病中的作用统一起来。该假说认为，胆酸对幽门螺杆菌生长具有强烈的抑制作用，因此正常情况下幽门螺杆菌无法在十二指肠生存，十二指肠球部酸负荷增加是 DU 发病的重要环节,因为酸可使结合胆酸沉淀,从而有利于幽门螺杆菌在十二指肠球部生长。幽门螺杆菌只能在胃上皮组织定植,因此在十二指肠球部存活的幽门螺杆菌只有当十二指肠球部发生胃上皮化生才能定植下来,而据认为十二指肠球部的胃上皮化生是十二指肠对酸负荷的一种代偿反应。十二指肠球部酸负荷增加的原因,一方面与幽门螺杆菌感染引起慢性胃窦炎有关,幽门螺杆菌感染直接或间接作用于胃窦 D、G 细胞,削弱了胃酸分泌的负反馈调节,从而导致餐后胃酸分泌增加;另一方面,吸烟、应激和遗传等因素均与胃酸分泌增加有关。定植在十二指肠球部的幽门螺杆菌引起十二指肠炎症,炎症削弱了十二指肠黏膜的防御和修复功能,在胃酸/胃蛋白酶的侵蚀下最终导致 DU 发生。十二指肠炎症同时导致十二指肠黏膜分泌碳酸氢盐减少,间接增加十二指肠的酸负荷,进一步促进 DU 的发生和发展过程。

对幽门螺杆菌引起 GU 的发病机制研究较少,一般认为是幽门螺杆菌感染引起的胃黏膜炎症削弱了胃黏膜的屏障功能,胃溃疡好发于非泌酸区与泌酸区交界处的非泌酸区侧,反映了胃酸对屏障受损的胃黏膜的侵蚀作用。

(二)非甾体抗炎药(NSAIDs)

NSAIDs 是引起消化性溃疡的另一个常见病因。大量研究资料显示,服用 NSAIDs 患者发生消化性溃疡及其并发症的危险性显著高于普通人群。临床研究报道,在长期服用 NSAIDs 患者中 10%～25% 可发现胃或十二指肠溃疡,有 1%～4% 的患者发生出血、穿孔等溃疡并发症。NSAIDs 引起的溃疡以 GU 较 DU 多见。溃疡形成及其并发症发生的危险性除与服用 NSAIDs 种类、剂量、疗程有关外,尚与高龄、同时服用抗凝血药、糖皮质激素等因素有关。

NSAIDs 通过削弱黏膜的防御和修复功能而导致消化性溃疡发病,损害作用包括局部作用和系统作用两方面,系统作用是主要致溃疡机制,主要是通过抑制环氧合酶(COX)而起作用。COX 是花生四烯酸合成前列腺素的关键限速酶,COX 有两种异构体,即结构型 COX-1 和诱生型 COX-2。COX-1 在组织细胞中恒量表达,催化生理性前列腺素合成而参与机体生理功能调节;COX-2 主要在病理情况下由炎症刺激诱导产生,促进炎症部位前列腺素的合成。传统的 NSAIDs 如阿司匹林、吲哚美辛等旨在抑制 COX-2 而减轻炎症反应,但特异性差,同时抑制了 COX-1,导致胃肠黏膜生理性前列腺素 E 合成不足。后者通过增加黏液和碳酸氢盐分泌、促进黏膜血流增加、细胞保护等作用在维持黏膜防御和修复功能中起重要作用。

NSAIDs 和幽门螺杆菌是引起消化性溃疡发病的两个独立因素,至于两者是否有协同作用则尚无定论。

(三)胃酸/胃蛋白酶

消化性溃疡的最终形成是由于胃酸/胃蛋白酶对黏膜自身消化所致。因胃蛋白酶活性是 pH 依赖性的,在 $pH>4$ 时便失去活性,因此,在探讨消化性溃疡发病机制和治疗措施时主要考虑胃酸。无酸情况下罕有溃疡发生及抑制胃酸分泌药物能促进溃疡愈合的事实均确证胃酸在溃疡形成过程中的决定性作用,是溃疡形成的直接原因。胃酸的这一损害作用一般只有在正常黏膜防御和修复功能遭受破坏时才能发生。

DU 患者中约有 1/3 存在五肽胃泌素刺激的最大酸排量(MAO)增高,其余患者 MAO 多在正常高值,DU 患者胃酸分泌增高的可能因素及其在 DU 发病中的间接及直接作用已如前述。GU 患者基础酸排量(BAO)及 MAO 多属正常或偏低。对此,可能解释为 GU 患者多伴多灶萎缩性胃炎,因而胃体壁细胞泌酸功能已受影响,而 DU 患者多为慢性胃窦炎,胃体黏膜未受损或受损轻微因而仍能保持旺盛的泌酸能力。少见的特殊情况如胃泌素瘤患者,极度增加的胃酸分泌的攻击作用远远超过黏膜的防御作用,而成为溃疡形成的起始因素。近年来,非幽门螺杆菌、非 NSAIDs(也非胃泌素瘤)相关的消化性溃疡报道有所增加,这类患者病因未明,是否与高酸分泌有关尚有待研究。

（四）其他因素

下列因素与消化性溃疡发病有不同程度的关系。

（1）吸烟:吸烟者消化性溃疡发生率比不吸烟者高,吸烟影响溃疡愈合和促进溃疡复发。吸烟影响溃疡形成和愈合的确切机制未明,可能与吸烟增加胃酸分泌、减少十二指肠及胰腺碳酸氢盐分泌、影响胃十二指肠协调运动、黏膜损害性氧自由基增加等因素有关。

（2）遗传:遗传因素曾一度被认为是消化性溃疡发病的重要因素,但随着幽门螺杆菌在消化性溃疡发病中的重要作用得到认识,遗传因素的重要性受到挑战。例如,消化性溃疡的家族史可能是幽门螺杆菌感染的"家庭聚集"现象;O 型血胃上皮细胞表面表达更多黏附受体而有利于幽门螺杆菌定植。因此,遗传因素的作用尚有待进一步研究。

（3）急性应激可引起应激性溃疡已是共识。但在慢性溃疡患者,情绪应激和心理障碍的致病作用却无定论。临床观察发现长期精神紧张、过劳,确实易使溃疡发作或加重,但这多在慢性溃疡已经存在时发生,因此情绪应激可能主要起诱因作用,可能通过神经内分泌途径影响胃十二指肠分泌、运动和黏膜血流的调节。

（4）胃十二指肠运动异常:研究发现部分 DU 患者胃排空增快,这可使十二指肠球部酸负荷增大;部分 GU 患者有胃排空延迟,这可增加十二指肠液反流入胃,加重胃黏膜屏障损害。但目前认为,胃肠运动障碍不大可能是原发病因,但可加重幽门螺杆菌或 NSAIDs 对黏膜的损害。

概言之,消化性溃疡是一种多因素疾病,其中幽门螺杆菌感染和服用 NSAIDs 是已知的主要病因,溃疡发生是黏膜侵袭因素和防御因素失平衡的结果,胃酸在溃疡形成中起关键作用。

三、病理

DU 发生在球部,前壁比较常见;GU 多在胃角和胃窦小弯。组织学上,GU 大多发生在幽门腺区(胃窦)与泌酸腺区(胃体)交界处的幽门腺区一侧。幽门腺区黏膜可随年龄增长而扩大[假幽门腺化生和(或)肠化生],使其与泌酸腺区之交界线上移,故老年患者 GU 的部位多较高。溃疡一般为单个,也可多个,呈圆形或椭圆形。DU 直径多<10 mm,GU 要比 DU 稍大。亦可见到直径>2 cm 的巨大溃疡。溃疡边缘光整、底部洁净,由肉芽组织构成,上面覆盖有灰白色或灰黄色纤维渗出物。活动性溃疡周围黏膜常有炎症水肿。溃疡浅者累及黏膜肌层,深者达肌层甚至浆膜层,溃破血管时引起出血,穿破浆膜层时引起穿孔。溃疡愈合时周围黏膜炎症、水肿消退,边缘上皮细胞增生覆盖溃疡面,其下的肉芽组织纤维转化,变为瘢痕,瘢痕收缩使周围黏膜皱襞向其集中。

四、临床表现

上腹痛是消化性溃疡的主要症状,但部分患者可无症状或症状较轻以致不为患者所注意,而以出血、穿孔等并发症为首发症状。典型的消化性溃疡有如下临床特点:①慢性过程,病史可达数年至数十年;②周期性发作,发作与自发缓解相交替,发作期可为数周或数月,缓解期亦长短不一,短者数周、长者数年;发作常有季节性,多在秋冬或冬春之交发病,可因精神情绪不良或过劳而诱发;③发作时上腹痛呈节律性,表现为空腹痛即餐后 2～4 h 或(及)午夜痛,腹痛多为进食或服用抗酸药所缓解,典型节律性表现在 DU 多见。

（一）症状

上腹痛为主要症状,性质多为灼痛,亦可为钝痛、胀痛、剧痛或饥饿样不适感。多位于中上腹,可偏右或偏左。一般为轻至中度持续性痛。疼痛常有典型的节律性如上述。腹痛多在进食或服用抗酸药后缓解。

部分患者无上述典型表现的疼痛,而仅表现为无规律性的上腹隐痛或不适。具或不具典型疼痛者均可伴有反酸、嗳气、上腹胀等症状。

（二）体征

溃疡活动时上腹部可有局限性轻压痛,缓解期无明显体征。

五、特殊类型的消化性溃疡

（一）复合溃疡

复合溃疡指胃和十二指肠同时发生的溃疡。DU 往往先于 GU 出现。幽门梗阻发生率较高。

（二）幽门管溃疡

幽门管位于胃远端,与十二指肠交界,长约 2 cm。幽门管溃疡与 DU 相似,胃酸分泌一般较高。幽门管溃疡上腹痛的节律性不明显,对药物治疗反应较差,呕吐较多见,较易发生幽门梗阻、出血和穿孔等并发症。

（三）球后溃疡

DU 大多发生在十二指肠球部,发生在球部远段十二指肠的溃疡称球后溃疡。多发生在十二指肠乳头的近端。具 DU 的临床特点,但午夜痛及背部放射痛多见,对药物治疗反应较差,较易并发出血。

（四）巨大溃疡

巨大溃疡指直径＞2 cm 的溃疡。对药物治疗反应较差、愈合时间较慢,易发生慢性穿透或穿孔。胃的巨大溃疡注意与恶性溃疡鉴别。

（五）老年人消化性溃疡

近年,老年人发生消化性溃疡的报道增多。临床表现多不典型,GU 多位于胃体上部甚至胃底部,溃疡常较大,易误诊为胃癌。

（六）无症状性溃疡

约有 15％消化性溃疡患者可无症状,而以出血、穿孔等并发症为首发症状。可见于任何年龄,以老年人较多见;NSAIDs 引起的溃疡近半数无症状。

六、实验室和其他检查

（一）胃镜检查

胃镜检查是确诊消化性溃疡首选的检查方法。胃镜检查不仅可对胃十二指肠黏膜直接观察、摄像,还可在直视下取活组织作病理学检查及幽门螺杆菌检测,因此胃镜检查对消化性溃疡的诊断及胃良、恶性溃疡鉴别诊断的准确性高于 X 线钡餐检查。例如,在溃疡较小或较浅时钡餐检查有可能漏诊;钡餐检查发现十二指肠球部畸形可有多种解释;活动性上消化道出血是钡餐检查的禁忌证;胃的良、恶性溃疡鉴别必须由活组织检查来确定。

内镜下消化性溃疡多呈圆形或椭圆形,也有呈线形,边缘光整,底部覆有灰黄色或灰白色渗出物,周围黏膜可有充血、水肿,可见皱襞向溃疡集中。内镜下溃疡可分为活动期(A)、愈合期(H)和瘢痕期(S)3个病期,其中每个病期又可分为1和2两个阶段。

(二)X线钡餐检查

X线钡餐检查适用于对胃镜检查有禁忌或不愿接受胃镜检查者。溃疡的X线征象有直接和间接两种:龛影是直接征象,对溃疡有确诊价值;局部压痛、十二指肠球部激惹和球部畸形、胃大弯侧痉挛性切迹均为间接征象,仅提示可能有溃疡。

(三)幽门螺杆菌检测

幽门螺杆菌检测应列为消化性溃疡诊断的常规检查项目,因为有无幽门螺杆菌感染决定治疗方案的选择。检测方法分为侵入性和非侵入性两大类。前者需通过胃镜检查取胃黏膜活组织进行检测,主要包括快呋塞米素酶试验、组织学检查和幽门螺杆菌培养;后者主要有^{13}C或^{14}C尿素呼气试验、粪便幽门螺杆菌抗原检测及血清学检查(定性检测血清抗幽门螺杆菌IgG抗体)。

快呋塞米素酶试验是侵入性检查的首选方法,操作简便、费用低。组织学检查可直接观察幽门螺杆菌,与快呋塞米素酶试验结合,可提高诊断准确率。幽门螺杆菌培养技术要求高,主要用于科研。^{13}C或^{14}C尿素呼气试验检测幽门螺杆菌敏感性及特异性高而无须胃镜检查,可作为根除治疗后复查的首选方法。

应注意,近期应用抗生素、质子泵抑制剂、铋剂等药物,因有暂时抑制幽门螺杆菌作用,会使上述检查(血清学检查除外)呈假阴性。

(四)胃液分析和血清胃泌素测定

胃液分析和血清胃泌素测定一般仅在疑有胃泌素瘤时做鉴别诊断之用。

七、诊断和鉴别诊断

慢性病程、周期性发作的节律性上腹疼痛,且上腹痛可为进食或抗酸药所缓解的临床表现是诊断消化性溃疡的重要临床线索。但应注意,一方面有典型溃疡样上腹痛症状者不一定是消化性溃疡,另一方面部分消化性溃疡患者症状可不典型甚至无症状。因此,单纯依靠病史难以做出可靠诊断。确诊有赖胃镜检查。X线钡餐检查发现龛影亦有确诊价值。

鉴别诊断本病主要临床表现为慢性上腹痛,当仅有病史和体检资料时,需与其他有上腹痛症状的疾病如肝、胆、胰、肠疾病和胃的其他疾病相鉴别。功能性消化不良临床常见且临床表现与消化性溃疡相似,应注意鉴别。如做胃镜检查,可确定有无胃十二指肠溃疡存在。

胃镜检查如见胃十二指肠溃疡,应注意与引起胃十二指肠溃疡的少见特殊病因或以溃疡为主要表现的胃十二指肠肿瘤鉴别。其中,与胃癌、胃泌素瘤的鉴别要点如下。

(一)胃癌

内镜或X线检查见到胃的溃疡,必须进行良性溃疡(胃溃疡)与恶性溃疡(胃癌)的鉴别。Ⅲ型(溃疡型)早期胃癌单凭内镜所见与良性溃疡鉴别有困难,放大内镜和染色内镜对鉴别有帮助,但最终必须依靠直视下取活组织检查鉴别。恶性溃疡的内镜特点为:①溃疡形状不规则,一般较大;②底凹凸不平、苔污秽;③边缘呈结节状隆起;④周围皱襞中断;⑤胃壁僵硬、蠕动减弱(X线钡餐检查亦可见上述相应的X线征)。活组织检查可以确诊,但必须强调,对于怀疑胃癌而一次活检阴性者,必须在短期内复查胃镜进行再次活检;即使内镜下诊断为良性溃疡且活检阴性,仍有漏诊胃癌的可能,因此对初诊为胃溃疡者,必须在完成正规治疗的疗程后进行胃镜复查,胃镜复查溃疡缩小或愈合不是鉴别良、恶性溃疡的最终依据,必须重复活检加以证实。

(二)胃泌素瘤

胃泌素瘤亦称 Zollinger-Ellison 综合征,是胰腺非 β 细胞瘤分泌大量胃泌素所致。肿瘤往往很小(直径<1 cm),生长缓慢,半数为恶性。大量胃泌素可刺激壁细胞增生,分泌大量胃酸,使上消化道经常处于高酸环境,导致胃十二指肠球部和不典型部位(十二指肠降段、横段、甚或空肠近端)发生多发性溃疡。胃泌素瘤与普通消化性溃疡的鉴别要点是该病溃疡发生于不典型部位,具难治性特点,有过高胃酸分泌(BAO 和 MAO 均明显升高,且 BAO/MAO>60%)及高空腹血清胃泌素(>200 pg/mL,常>500 pg/mL)。

八、并发症

(一)出血

溃疡侵蚀周围血管可引起出血。出血是消化性溃疡最常见的并发症,也是上消化道大出血最常见的病因(约占所有病因的 50%)。

(二)穿孔

溃疡病灶向深部发展穿透浆膜层则并发穿孔。溃疡穿孔临床上可分为急性、亚急性和慢性3 种类型,以第一种常见。急性穿孔的溃疡常位于十二指肠前壁或胃前壁,发生穿孔后胃肠的内容物漏入腹腔而引起急性腹膜炎。十二指肠或胃后壁的溃疡深至浆膜层时已与邻近的组织或器官发生粘连,穿孔时胃肠内容物不流入腹腔,称为慢性穿孔,又称为穿透性溃疡。这种穿透性溃疡改变了腹痛规律,变得顽固而持续,疼痛常放射至背部。邻近后壁的穿孔或游离穿孔较小,只引起局限性腹膜炎时称亚急性穿孔,症状较急性穿孔轻而体征较局限,且易漏诊。

(三)幽门梗阻

幽门梗阻主要是由 DU 或幽门管溃疡引起。溃疡急性发作时可因炎症水肿和幽门部痉挛而引起暂时性梗阻,可随炎症的好转而缓解;慢性梗阻主要由于瘢痕收缩而呈持久性。幽门梗阻临床表现为餐后上腹饱胀、上腹疼痛加重,伴有恶心、呕吐,大量呕吐后症状可以改善,呕吐物含发酵酸性宿食。严重呕吐可致失水和低氯低钾性碱中毒。可发生营养不良和体质量减轻。体检可见胃型和胃蠕动波,清晨空腹时检查胃内有振水声。进一步做胃镜或 X 线钡剂检查可确诊。

(四)癌变

少数 GU 可发生癌变,DU 则否。GU 癌变发生于溃疡边缘,据报道癌变率在 1% 左右。长期慢性 GU 病史、年龄在 45 岁以上、溃疡顽固不愈者应提高警惕。对可疑癌变者,在胃镜下取多点活检做病理检查;在积极治疗后复查胃镜,直到溃疡完全愈合;必要时定期随访复查。

九、治疗

治疗的目的是消除病因、缓解症状、愈合溃疡、防止复发和防治并发症。针对病因的治疗如根除幽门螺杆菌,有可能彻底治愈溃疡病,是近年消化性溃疡治疗的一大进展。

(一)一般治疗

生活要有规律,避免过度劳累和精神紧张。注意饮食规律,戒烟、酒。服用 NSAIDs 者尽可能停用,即使未用亦要告诫患者今后慎用。

(二)治疗消化性溃疡的药物及其应用

治疗消化性溃疡的药物可分为抑制胃酸分泌的药物和保护胃黏膜的药物两大类,主要起缓解症状和促进溃疡愈合的作用,常与根除幽门螺杆菌治疗配合使用。现就这些药物的作用机制及临床应用分别简述如下。

1.抑制胃酸药物

溃疡的愈合与抑酸治疗的强度和时间成正比。抗酸药具中和胃酸作用,可迅速缓解疼痛症状,但一般剂量难以促进溃疡愈合,故目前多作为加强止痛的辅助治疗。H_2受体阻滞剂(H_2-RA)可抑制基础及刺激的胃酸分泌,以前一作用为主,而后一作用不如PPI充分。使用推荐剂量各种H_2-RA溃疡愈合率相近,不良反应发生率均低。西咪替丁可通过血-脑屏障,偶有精神异常不良反应;与雄激素受体结合而影响性功能;经肝细胞色素P450酶代谢而延长华法林、苯妥英钠、茶碱等药物的肝内代谢。雷尼替丁、法莫替丁和尼扎替丁上述不良反应较少。已证明H_2-RA全天剂量于睡前顿服的疗效与每天2次分服相仿。由于该类药物价格较PPI便宜,临床上特别适用于根除幽门螺杆菌疗程完成后的后续治疗,及某些情况下预防溃疡复发的长程维持治疗。质子泵抑制剂(PPI)作用于壁细胞胃酸分泌终末步骤中的关键酶H^+/K^+-ATP酶,使其不可逆失活,因此抑酸作用比H_2-RA更强且作用持久。与H_2-RA相比,PPI促进溃疡愈合的速度较快、溃疡愈合率较高,因此特别适用于难治性溃疡或NSAIDs溃疡患者不能停用NSAIDs时的治疗。对根除幽门螺杆菌治疗,PPI与抗生素的协同作用较H_2-RA好,因此是根除幽门螺杆菌治疗方案中最常用的基础药物。使用推荐剂量的各种PPI,对消化性溃疡的疗效相仿,不良反应均少。

2.保护胃黏膜药物

硫糖铝和胶体铋目前已少用作治疗消化性溃疡的一线药物。枸橼酸铋钾(胶体次枸橼酸铋)因兼有较强抑制幽门螺杆菌作用,可作为根除幽门螺杆菌联合治疗方案的组分,但要注意此药不能长期服用,因会过量蓄积而引起神经毒性。米索前列醇具有抑制胃酸分泌、增加胃十二指肠黏膜的黏液及碳酸氢盐分泌和增加黏膜血流等作用,主要用于NSAIDs溃疡的预防,腹泻是常见不良反应,因会引起子宫收缩,故孕妇忌服。

(三)根除幽门螺杆菌治疗

对幽门螺杆菌感染引起的消化性溃疡,根除幽门螺杆菌不但可促进溃疡愈合,而且可预防溃疡复发,从而彻底治愈溃疡。因此,凡有幽门螺杆菌感染的消化性溃疡,无论初发或复发、活动或静止、有无并发症,均应予以根除幽门螺杆菌治疗。

1.根除幽门螺杆菌的治疗方案

已证明在体内具有杀灭幽门螺杆菌作用的抗生素有克拉霉素、阿莫西林、甲硝唑(或替硝唑)、四环素、呋喃唑酮、某些喹诺酮类如左氧氟沙星等。PPI及胶体铋体内能抑制幽门螺杆菌,与上述抗生素有协同杀菌作用。目前尚无单一药物可有效根除幽门螺杆菌,因此必须联合用药。应选择幽门螺杆菌根除率高的治疗方案力求一次根除成功。研究证明以PPI或胶体铋为基础加上两种抗生素的三联治疗方案有较高根除率。这些方案中,以PPI为基础的方案所含PPI能通过抑制胃酸分泌提高口服抗生素的抗菌活性从而提高根除率,再者PPI本身具有快速缓解症状和促进溃疡愈合作用,因此是临床中最常用的方案。而其中,又以PPI加克拉霉素再加阿莫西林或甲硝唑的方案根除率最高。幽门螺杆菌根除失败的主要原因是患者的服药依从性问题和幽门螺杆菌对治疗方案中抗生素的耐药性。因此,在选择治疗方案时要了解所在地区的耐药情况,近年世界不少国家和我国一些地区幽门螺杆菌对甲硝唑和克拉霉素的耐药率在增加,应引起注意。呋喃唑酮(200 mg/d,分2次)耐药性少见、价廉,国内报道用呋喃唑酮代替克拉霉素或甲硝唑的三联疗法亦可取得较高的根除率,但要注意呋喃唑酮引起的周围神经炎和溶血性贫血等不良反应。治疗失败后的再治疗比较困难,可换用另外两种抗生素(阿莫西林原发和继发耐药均极少见,可以不换)如 PPI 加左氧氟沙星(500 mg/d,每天 1 次)和阿莫西林,或采用 PPI 和胶体铋合用再加四环素(1 500 mg/d,每天 2 次)和甲硝唑的四联疗法。

2.根除幽门螺杆菌治疗结束后的抗溃疡治疗

在根除幽门螺杆菌疗程结束后,继续给予一个常规疗程的抗溃疡治疗(如 DU 患者予 PPI 常规剂量,每天 1 次,总疗程 2～4 周,或 H_2-RA 常规剂量、疗程 4～6 周;GU 患者 PPI 常规剂量、每天 1 次、总疗程 4～6 周,或 H_2-RA 常规剂量、疗程 6～8 周)是最理想的。这在有并发症或溃疡面积大的患者尤为必要,但对无并发症且根除治疗结束时症状已得到完全缓解者,也可考虑停药以节省药物费用。

3.根除幽门螺杆菌治疗后复查

治疗后应常规复查幽门螺杆菌是否已被根除,复查应在根除幽门螺杆菌治疗结束至少 4 周后进行,且在检查前停用 PPI 或铋剂 2 周,否则会出现假阴性。可采用非侵入性的 ^{13}C 或 ^{14}C 尿素呼气试验,也可通过胃镜在检查溃疡是否愈合的同时取活检做尿素酶和(或)组织学检查。对未排除胃恶性溃疡或有并发症的消化性溃疡应常规进行胃镜复查。

(四)NSAIDs 溃疡的治疗、复发预防及初始预防

对服用 NSAIDs 后出现的溃疡,如情况允许应立即停用 NSAIDs,如病情不允许可换用对黏膜损伤少的 NSAIDs 如特异性 COX-2 抑制剂(如塞来昔布)。对停用 NSAIDs 者,可予常规剂量常规疗程的 H_2-RA 或 PPI 治疗;对不能停用 NSAIDs 者,应选用 PPI 治疗(H_2-RA 疗效差)。因幽门螺杆菌和 NSAIDs 是引起溃疡的两个独立因素,因此应同时检测幽门螺杆菌,如有幽门螺杆菌感染应同时根除幽门螺杆菌。溃疡愈合后,如不能停用 NSAIDs,无论幽门螺杆菌阳性还是阴性都必须继续 PPI 或米索前列醇长程维持治疗以预防溃疡复发。对初始使用 NSAIDs 的患者是否应常规给药预防溃疡的发生仍有争论。已明确的是,对于发生 NSAIDs 溃疡并发症的高危患者,如既往有溃疡病史、高龄、同时应用抗凝血药(包括低剂量的阿司匹林)或糖皮质激素者,应常规予抗溃疡药物预防,目前认为 PPI 或米索前列醇预防效果较好。

(五)溃疡复发的预防

有效根除幽门螺杆菌及彻底停服 NSAIDs,可消除消化性溃疡的两大常见病因,因而能大大减少溃疡复发。对溃疡复发同时伴有幽门螺杆菌感染复发(再感染或复燃)者,可予根除幽门螺杆菌再治疗。下列情况则需用长程维持治疗来预防溃疡复发:①不能停用 NSAIDs 的溃疡患者,无论幽门螺杆菌阳性还是阴性(如前述);②幽门螺杆菌相关溃疡,幽门螺杆菌感染未能被根除;③幽门螺杆菌阴性的溃疡(非幽门螺杆菌、非 NSAIDs 溃疡);④幽门螺杆菌相关溃疡,幽门螺杆菌虽已被根除,但曾有严重并发症的高龄或有严重伴随病患者。长程维持治疗一般以 H_2-RA 或 PPI 常规剂量的半量维持,而 NSAIDs 溃疡复发的预防多用 PPI 或米索前列醇,已如前述。

(六)外科手术指征

由于内科治疗的进展,目前外科手术主要限于少数有并发症者,包括:①大量出血经内科治疗无效;②急性穿孔;③瘢痕性幽门梗阻;④胃溃疡癌变;⑤严格内科治疗无效的顽固性溃疡。

十、预后

由于内科有效治疗的发展,预后远较过去为佳,病死率显著下降。死亡主要见于高龄患者,死亡的主要原因是并发症,特别是大出血和急性穿孔。

(丁明红)

第六节　溃疡性结肠炎

一、病因和发病机制

(一)病因

溃疡性结肠炎(UC)的病因尚不十分明确,可能与基因因素、心理因素、自身免疫因素、感染因素等有关。

(二)发病机制

肠道菌群失调后,一些肠道有害菌或致病菌分泌的毒素、脂多糖等激活了肠黏膜免疫和肠道产酪酸菌减少,引起易感患者肠免疫功能紊乱造成的肠黏膜损伤。

二、临床表现

(一)临床症状

本病多发病缓慢,偶有急性发作者,病程多呈迁延发作与缓解期交替发作。

1.消化系统表现

腹泻、腹痛和便血为最常见症状。初期症状较轻,粪便表面有黏液,以后大便次数增多,粪中常混有脓血和黏液,可呈糊状软便。重者腹胀、食欲缺乏、恶心、呕吐,体检可发现左下腹压痛,可有腹肌紧张、反跳痛等。

2.全身表现

全身表现可有发热、贫血、消瘦和低蛋白血症、精神焦虑等。急性暴发型重症患者,出现发热,水、电解质失衡,维生素和蛋白质从肠道丢失,贫血,体质量下降等。

3.肠外表现

肠外表现可有关节炎、结节性红斑、口腔黏膜复发性溃疡、巩膜外层炎、前葡萄膜炎等。这些肠外表现在结肠炎控制或结肠切除后可以缓解和恢复;强直性脊柱炎、原发性硬化性胆管炎及少见的淀粉样变性等可与溃疡性结肠炎共存,但与溃疡性结肠炎本身的病情变化无关。

(二)体征

轻型患者除左下腹有轻压痛外,无其他阳性体征。重症和暴发型患者,可有明显鼓肠、腹肌紧张、腹部压痛和反跳痛。有些患者可触及痉挛或肠壁增厚的乙状结肠和降结肠,肠鸣音亢进,肝脏可因脂肪浸润或并发慢性肝炎而肿大。直肠指检常有触痛,肛门括约肌常痉挛,但在急性中毒症状较重的患者可松弛,指套染血。

(三)并发症

并发症主要包括中毒性巨结肠、大出血、穿孔、癌变等。

三、诊断要点

(一)症状

有持续或反复发作的腹痛、腹泻,排黏液血便,伴里急后重,重者伴有恶心、呕吐等症状,病程多在4周以上。可有关节、皮肤、眼、口及肝胆等肠外表现。需再根据全身表现来综合判断。

（二）体征

轻型患者常有左下腹或全腹压痛伴肠鸣音亢进。重型和暴发型患者可有腹肌紧张、反跳痛，或可触及痉挛或肠壁增厚的乙状结肠和降结肠。直肠指检常有压痛。

（三）实验室检查

血常规示小细胞性贫血，中性粒细胞增高。红细胞沉降率增快。血清蛋白降低，球蛋白升高。严重者可出现电解质紊乱，低血钾。大便外观有黏液脓血，镜下见红细胞、白细胞及脓细胞。

（四）放射学钡剂检查

急性期一般不宜做钡剂检查。特别注意的是重度溃疡性结肠炎在做钡灌肠时，有诱发肠扩张与穿孔的可能性。钡灌肠对本病的诊断和鉴别诊断有重要价值。尤其是对克罗恩病、结肠恶变有意义。临床静止期可做钡灌肠检查，以判断近端结肠病变，排除克罗恩病者宜再做全消化道钡餐检查。钡剂灌肠检查可见黏膜粗糙水肿、多发性细小充盈缺损、肠管短缩、袋囊变浅或消失呈铅管状等。

（五）内镜检查

临床上多数病变在直肠和乙状结肠，采用乙状结肠镜检查很有价值，对于慢性或疑为全结肠溃疡患者，宜行纤维结肠镜检查。内镜检查有确诊价值，通过直视下反复观察结肠的肉眼变化及组织学改变，既能了解炎症的性质和动态变化，又可早期发现恶变前病变，能在镜下准确地采集病变组织和分泌物以利排除特异性肠道感染性疾病。检查可见病变，病变多从直肠开始呈连续性、弥漫性分布，黏膜血管纹理模糊、紊乱或消失、充血、水肿、质脆、出血、脓性分泌物附着，亦常见黏膜粗糙，呈细颗粒状等炎症表现。病变明显处可见弥漫性、多发性糜烂或溃疡。重者有多发性糜烂或溃疡，缓解期患者结肠袋囊变浅或消失，可有假息肉或桥形黏膜等。肠镜图片见图3-2。

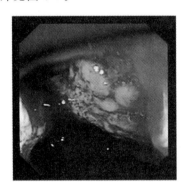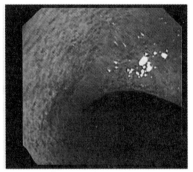

图3-2　溃疡性结肠炎肠镜所见

（六）黏膜活检和手术取标本

1.黏膜组织学检查

本病活动期和缓解期有不同表现。

（1）活动期表现：①固有膜内有弥漫性慢性炎性细胞、中性粒细胞、嗜酸性粒细胞浸润；②隐窝有急性炎性细胞浸润，尤其是上皮细胞间有中性粒细胞浸润及隐窝炎，甚至形成隐窝脓肿，脓肿可溃入固有膜；③隐窝上皮增生，杯状细胞减少；④可见黏膜表层糜烂、溃疡形成和肉芽组织增生。

(2)缓解期表现:①中性粒细胞消失,慢性炎性细胞减少;②隐窝大小、形态不规则,排列紊乱;③腺上皮与黏膜肌层间隙增宽;④潘氏细胞化生。

2.手术切除标本病理检查

手术切除标本病理检查可根据黏膜组织学特点进行。

(七)诊断方法

在排除细菌性痢疾、阿米巴痢疾、慢性血吸虫病、肠结核等感染性结肠炎及结肠克罗恩病(CD)、缺血性结肠炎、放射性结肠炎等疾病基础上,具体诊断方法如下。

(1)具有临床表现、肠镜检查及放射学钡剂检查三者之一者可拟诊。

(2)如果加上黏膜活检或手术取标本做病理者可确诊。

(3)初发病例、临床表现和结肠镜改变均不典型者,暂不诊断为 UC,但须随访 3～6 个月,观察发作情况。

(4)结肠镜检查发现的轻度慢性直、乙状结肠炎不能与 UC 等同,应观察病情变化,认真寻找病因。

四、治疗原则

UC 的治疗应掌握好分级、分期、分段治疗的原则。分级指按疾病的严重度,采用不同药物和不同治疗方法;分期指疾病分为活动期和缓解期,活动期以控制炎症及缓解症状为主要目标,缓解期应继续维持缓解,预防复发;分段治疗指确定病变范围以选择不同给药方法,远段结肠炎可采用局部治疗,广泛性结肠炎或有肠外症状者则以系统性治疗为主。溃疡性直肠炎治疗原则和方法与远段结肠炎相同,局部治疗更为重要,优于口服用药。

(一)一般治疗

休息,进柔软、易消化、富含营养的食物,补充多种维生素。贫血严重者可输血,腹泻严重者应补液,纠正电解质紊乱。

(二)药物治疗

1.活动期的治疗

(1)轻度 UC:可选用柳氮磺胺吡啶(SASP)制剂,每天 3～4 g,分次口服;或用相当剂量的 5-氨基水杨酸(5-ASA)制剂。病变分布于远端结肠者可酌用 SASP 栓剂 0.5～1.0 g,2 次/天。氢化可的松琥珀酸钠盐100～200 mg保留灌肠,每晚 1 次。亦可用中药保留灌肠治疗。

(2)中度 UC:可用上述剂量水杨酸类制剂治疗,疗效不佳者,适当加量或改口服类固醇皮质激素,常用泼尼松 30～40 mg/d,分次口服。

(3)重度 UC:①如患者尚未用过口服类固醇激素,可用口服泼尼松龙40～60 mg/d,观察7～10 d;亦可直接静脉给药;已使用者应静脉滴注氢化可的松 300 mg/d 或甲泼尼龙 48 mg/d。②肠外应用广谱抗生素控制肠道继发感染,如氨苄西林、硝基咪唑及喹诺酮类制剂。③应嘱患者卧床休息,适当补液、补充电解质,防止电解质紊乱;便血量大者应考虑输血;营养不良病情较重者进要素饮食,必要时可给予肠外营养。④静脉类固醇激素使用 7～10 d 后无效者可考虑应用环孢素静脉滴注,每天 2～4 mg/kg,应注意监测血药浓度。⑤慎用解痉剂及止泻剂,避免诱发中毒性巨结肠。如上述药物治疗效果不佳时,应及时予内外科会诊,确定结肠切除手术的时机与方式。

综上,对于各类型 UC 的药物治疗方案可以总结见表 3-2。

表 3-2　各类型溃疡性结肠炎药物治疗方案

类型	药物治疗方案
轻度 UC	柳氮磺胺吡啶片 1.0 g,口服,1 次/天或相当 5-氨基水杨酸(美沙拉嗪)(5-ASA)
中度 UC	柳氮磺胺吡啶片 1.0 g,口服,1 次/天或相当 5-ASA;醋酸泼尼松片 10 mg,口服,2 次/天
重度 UC	甲泼尼龙 48 mg/d(或者氢化可的松 300 mg/d);静脉滴注广谱抗生素(喹诺酮或头孢类＋硝基咪唑类)

2.缓解期的治疗

症状缓解后,维持治疗的时间至少 1 年,一般认为类固醇类无维持治疗效果,在症状缓解后逐渐减量,应尽可能过渡到用 SASP 维持治疗。维持治疗剂量一般为口服每天 1.0～3.0 g,亦可用相当剂量的 5-氨基水杨酸类药物。6-巯基嘌呤(6-MP)或巯唑嘌呤等用于对上述药物不能维持或对类固醇激素依赖者。

3.手术治疗

大出血、穿孔、明确的或高度怀疑癌变者;重度 UC 伴中毒性巨结肠,静脉用药无效者;内科治疗症状顽固、体能下降、对类固醇类药物耐药或依赖者应考虑手术治疗。

(丁明红)

第七节　肠易激综合征

一、概说

肠易激综合征(IBS)是一种以腹痛或腹部不适伴排便习惯改变和(或)粪便形状改变的功能性肠病,常呈慢性间歇发作或在一定时间内持续发作,缺乏形态学和生化学改变,经检查排除器质性疾病。

本病特征是肠的易激性,症状出现或加重常与精神因素或应激状态有关,患者常伴有疲乏、头痛、心悸、尿频、呼吸不畅等胃肠外表现。肠易激综合征临床上相当常见,在西方国家初级医疗和消化专科门诊中,IBS 患者分别占 12％和 28％。总体看来,IBS 在人群的总体发病率多在 5％～25％,发达国家的发病率要高于发展中国家。1996 年北京的流行病学调查显示人群发病率按 Manning 标准和罗马标准分别为 0.82％和 7.26％,2001 年广东的调查显示按罗马Ⅱ标准患病率为 5.6％,就诊率为 22.4％。近年来的流行病学调查均显示年龄与发病无明显关系,具有 IBS 症状的患者中女性多于男性,男女比例为 1：(1.2～2)。

二、诊断

临床上迄今无统一的 IBS 诊断标准,临床诊断 IBS 应重视病史采集和体格检查,并有针对性地进行排除器质性疾病的辅助实验室检查。

本病起病缓慢,症状呈间歇性发作,有缓解期。症状出现与精神因素、心理应激有关。

（一）症状

1.腹痛

腹痛为主要症状,多诉中腹或下腹疼痛,常伴排便异常、腹胀。腹痛易在进食后出现,热敷、排便、排气或灌肠后缓解,不会在睡眠中发作。疼痛的特点是在某一具体患者疼痛常是固定不变的,不会进行性加重。

2.腹泻

粪量少,呈糊状,含较多黏液,可有经常或间歇性腹泻,可因进食而诱发,无夜间腹泻;可有腹泻和便秘交替现象。

3.便秘

大便如羊粪,质地坚硬,可带较多黏液,排便费力,排便未尽感明显,可为间歇性或持续性便秘,或间中与短期腹泻交替。

除上述症状外,部分尚有上腹不适、嗳气、恶心等消化不良症状,有的则还有心悸、胸闷、多汗、面红、多尿、尿频、尿急、痛经、性功能障碍、焦虑、失眠、抑郁及皮肤表现如瘙痒、神经性皮炎等胃肠外表现。胃肠外表现较器质性肠病多见。

（二）体征

可触及乙状结肠并有压痛,或结肠广泛压痛,或肛门指诊感觉括约肌张力增高,痛感明显;某些患者可有心动过速、血压高、多汗等征象。

临床上常依据大便特点不同将本病分为三型:便秘为主型、腹泻为主型和腹泻便秘交替型三个亚型。

（三）常见并发症

本病并发症较少,腹泻甚者可出现水、电解质平衡紊乱,病程长者可引起焦虑症。

（四）实验室和其他辅助检查

1.血液检查

血常规、红细胞沉降率无异常。

2.大便检查

粪便镜检大致正常,可含大量黏液或呈黏液管型;粪隐血、虫卵、细菌培养均呈阴性。

3.胰腺功能检查

疑有胰腺疾病时应做淀粉酶检测,还要做粪便脂肪定量,排除慢性胰腺炎。

4.X线检查

胃肠X线检查示胃肠运动加速,结肠袋减少,袋形加深,张力增强,结肠痉挛显著时,降结肠以下呈线样阴影。

5.内镜检查

结肠镜下见结肠黏膜正常。镜检时易出现肠痉挛等激惹现象。疑有肠黏膜器质性病变时应作肠黏膜活检。本病患者肠黏膜活检无异常。

6.结肠动力学检查

结肠腔内动力学及平滑肌电活动检查示结肠腔内压力波形及肠平滑肌电波异常。

诊断主要包括三方面内容:①IBS临床综合征;②可追溯的心理精神因素;③实验室及辅助检查无器质性疾病的依据。

诊断标准体现的重要原则:①诊断应建立在排除器质性疾病的基础上;②IBS属于肠道功能

性疾病;③强调腹痛或腹部不适与排便的关系;④该诊断标准判断的时间为6个月,近3个月有症状,反映了本病慢性、反复发作的特点;⑤该诊断标准在必备条件中没有对排便频率和粪便性状作硬性规定,提高诊断的敏感性。

三、鉴别诊断

首先必须排除肠道器质性疾病,如细菌性痢疾、炎症性肠病、结肠癌、结肠息肉病、结肠憩室、小肠吸收不良综合征。其次必须排除全身性疾病所致的肠道表现,如胃及十二指肠溃疡、胆道及胰腺疾病、妇科病(尤其是盆腔炎)、血卟啉病,以及慢性铅中毒等。

（一）慢性细菌性痢疾

二者均有不同程度的腹痛及黏液便等肠道症状。但慢性细菌性痢疾往往有急性细菌性痢疾病史,对粪便、直肠拭子或内镜检查时所取标本进行培养可分离出痢疾杆菌,必要时可进行诱发试验,即对有痢疾病史或类似症状者,口服泻剂导泻,然后检查大便常规及粪培养,阳性者为痢疾,肠易激综合征粪便常规检查及培养均正常。

（二）溃疡性结肠炎

二者均具反复发作的腹痛、腹泻、黏液便症状。肠易激综合征虽反复发作,但一般不会影响全身情况;而溃疡性结肠炎往往伴有不同程度的消瘦、贫血等全身症状。结肠内镜检查,溃疡性结肠炎镜下可见结肠黏膜粗糙,接触易出血,有黏液血性分泌物附着,多发性糜烂、溃疡,或弥漫性黏膜充血、水肿,甚至形成息肉病。组织活检以黏膜炎性反应为主,同时有糜烂、隐窝脓肿及腺体排列异常和上皮的变化。X线钡剂灌肠显示有肠管变窄、缩短、黏膜粗糙、肠袋消失和假性息肉等改变。而肠易激综合征镜下仅有轻度水肿,但无出血糜烂及溃疡等改变,黏膜活检正常。X线钡剂灌肠无阳性发现,或结肠有激惹征象。

（三）结肠癌

腹痛或腹泻是结肠癌的主要症状,直肠癌除腹痛、腹泻外,常伴有里急后重或排便不畅等症状,这些症状与肠易激综合征很相似。但结肠癌常伴有便血,后期恶性消耗症状明显。肛指检查及内镜检查有助诊断。

（四）慢性胆道疾病

慢性胆囊炎及胆石症可使胆道运动功能障碍,引起发作性、痉挛性右上腹痛,与肠易激综合征结肠痉挛疼痛相似,但慢性胆道疾病疼痛多发生在饱餐之后(尤其是脂肪餐后更明显)。B型超声波、X线胆道造影检查可明确诊断。

四、治疗

肠易激综合征属于一种心身疾病,目前治疗方法的选择均为经验性的,治疗目的是消除患者顾虑,改善症状,提高生活质量。治疗原则是在建立良好医患关系的基础上,根据主要症状类型进行对症治疗和根据症状严重程度进行分级治疗。注意治疗措施的个体化和综合运用。

（一）建立良好的医患关系

对患者进行健康宣教、安慰和建立良好的医患关系是有效、经济的治疗方法,也是所有治疗方法得以有效实施的基础。

（二）饮食疗法

不良的饮食习惯和膳食结构可以加剧IBS的症状。因此,健康、平衡的饮食可有助于减轻患者的胃肠功能紊乱状态。IBS患者宜避免：①过度饮食；②大量饮酒；③含咖啡因的食品；④高脂饮食；⑤某些具有"产气"作用的蔬菜、豆类；⑥精加工食粮和人工食品，山梨醇及果糖；⑦不耐受的食物(因不同个体而异)。增加膳食纤维化主要用于便秘为主的IBS患者，增加纤维摄入量的方法应个体化。

(三)药物治疗

对症状明显者，可酌情选用以下每类药物中的1~2种控制症状，常用药物有以下几种。

1.解痉剂

(1)抗胆碱能药物，可酌情选用下列一种。①溴丙胺太林，每次15 mg，每天3次；②阿托品，每次0.3 mg，每天3次，或每次0.5 mg，肌内注射，必要时使用；③奥替溴铵(斯巴敏)，每次40 mg，每天3次。

(2)选择性肠道平滑肌钙离子通道拮抗剂，可选用匹维溴铵每次50 mg，每天3次。离子通道调节剂马来酸曲美布汀，均有较好安全性。

2.止泻药

止泻药可用于腹泻患者，可选用：①洛哌丁胺，每次2 mg，每天2~3次；②复方地芬诺酯，每次1~2片，每天2~3次。轻症腹泻患者可选吸附剂，如双八面体蒙脱石散等，但需注意便秘、腹胀等不良反应。

3.导泻药

便秘使用作用温和的轻泻、容积形成药物如欧车前制剂、甲基纤维素，渗透性轻泻剂如聚乙烯乙二醇、乳果糖或山梨醇。

4.肠道动力感觉调节药

5-HT3受体阻滞剂阿洛司琼可改善IBS-D患者的腹痛情况及减少大便次数，但可引起缺血性结肠炎等严重不良反应，临床使用应注意。

5.益生菌

益生菌是一类具有调整宿主肠道微生物生态平衡而发挥生理作用的微生态制剂，对改善IBS多种症状具有一定疗效，如可选用双歧三联活菌，每次0.42 g，每天2~4次。

6.抗抑郁药物

对腹痛症状重而上述治疗无效，特别是伴有较明显精神症状者，可选用抗抑郁药如氟西汀，有报道氟西汀可显著改善难治性IBS患者的生活状况及临床症状，降低内脏的敏感性，每次20 mg，每天1次；或阿普唑仑，每次0.4 mg，每天3次；黛力新，每次2.5 mg，每天1~2次。

(四)心理行为治疗

症状严重而顽固，经一般治疗和药物治疗无效者应考虑予心理行为治疗。这些疗法包括心理治疗、认知疗法、催眠疗法、生物反馈等。

(丁明红)

第八节　克罗恩病

克罗恩病(CD)是一种贯穿肠壁各层的慢性增殖性、炎症性疾病，可累及从口腔至肛门的各段消化道,呈节段性或跳跃式分布,但好发于末端回肠、结肠及肛周。临床以腹痛、腹泻、腹部包块、瘘管形成和肠梗阻为主要特征,常伴有发热、营养障碍及关节、皮肤、眼、口腔黏膜、肝脏等的肠外表现。

本病病程迁延,有终身复发倾向,不易治愈。任何年龄均可发病,20～30岁和60～70岁是2个高峰发病年龄段。无性别差异。

本病在欧美国家多见。近10多年来,日本、韩国、南美本病发病率在逐渐升高。我国虽无以人群为基础的流行病学资料,但病例报道却在不断增加。

一、病因及发病机制

本病病因尚未明了,发病机制亦不甚清楚,推测是由肠道细菌和环境因素作用于遗传易感人群,引起肠黏膜免疫反应过高所致。

(一)遗传因素

传统流行病学研究显示:①不同种族 CD 的发病率有很大的差异;②CD 有家族聚集现象,但不符合简单的孟德尔遗传方式;③单卵双生子中 CD 的同患率高于双卵双生子;④CD 患者亲属的发病率高于普通人群,而患者配偶的发病率几乎为零;⑤CD 与特纳综合征、海-普二氏综合征及糖原贮积病Ⅰb型等罕见的遗传综合征有密切的联系。

上述资料提示该病的发生可能与遗传因素有关。进一步的全基因组扫描结果显示易感区域分布在 1、3、4、5、6、7、10、12、14、16、19 号及 X 染色体上,其中 16、12、6、14、5、19 及 1 号染色体被分别命名为*IBD1-7*,候选基因包括*CARD15*、*DLG5*、*SLC22A4* 和*SLC22A5*、*IL-23R* 等。

目前,多数学者认为 CD 符合多基因病遗传规律,是许多对等位基因共同作用的结果。具有遗传易感性的个体在一定环境因素作用下发病。

(二)环境因素

在过去的半个世纪里,CD 在世界范围内迅速增长,不仅发病率和流行情况发生了变化,患者群也逐渐呈现低龄化趋势,提示环境因素对 CD 易患性的影响越来越大。研究显示众多的环境因素与 CD 密切相关,有的是诱发因素,有的则起保护作用,如吸烟、药物、饮食、地理和社会状况、应激、微生物、肠道通透性和阑尾切除术。目前只有吸烟被肯定与 CD 病情的加重和复发有关。

(三)微生物因素

肠道菌群是生命所必需,大量微生物和局部免疫系统间的平衡导致黏膜中存在大量的炎症细胞,形成"生理性炎症"现象,有助于机体免受到达肠腔的有害因素的损伤。这种免疫平衡有赖于生命早期免疫耐受的建立,遗传易感性等因素可致黏膜中树突状细胞、Toll 样受体(TLRs)、T 效应细胞等的改变而参与疾病的发生与发展。小肠腺隐窝潘氏细胞和其分泌产物(主要为防御素)对维持肠道的内环境的稳定起着重要作用,有研究指出 CD 是一种防御素缺乏综合征。

多项临床研究亦支持肠道菌群在 CD 的发病机制中的关键环节,如一项研究显示小肠病变的 CD 患者切除病变肠段后行近端粪便转流可预防复发,而将肠腔内容物再次灌入远端肠腔可诱发炎症。

(四)免疫因素

肠道免疫系统是 CD 发病机制中的效应因素,介导对病原微生物反应的形式和结果。CD 患者的黏膜 T 细胞对肠道来源和非肠道来源的细菌抗原的反应增强,前炎症细胞因子和趋化因子的产生增多,如 IFN-7、IL-12、IL-18 等,而最重要的是免疫调节性细胞因子的变化。CD 是典型的 Th₁ 反应,黏膜 T 细胞的增殖和扩张程度远超过溃疡性结肠炎,而且对凋亡的抵抗力更强。

最近有证据表明 CD 不仅与上述继发免疫反应有关,也可能与天然免疫的严重缺陷有关。如携带 *NOD2* 变异的 CD 患者,其单核细胞对胞壁酰二肽(MDP)和 TNF-α 的刺激所产生的 IL-1β 和 IL-8 显著减少。这些新发现表明 CD 患者由于系统性的缺陷导致了天然免疫反应的减弱,提示它们可能同时存在天然免疫和继发性免疫缺陷,但两者是否相互影响或如何影响仍不清楚。

二、诊断步骤

(一)起病情况

大多数病例起病隐袭。在疾病早期症状多为不典型的消化道症状或发热、体质量下降等全身症状,从发病至确诊往往需数月至数年的时间。少数急性起病,可表现为急腹症,酷似急性阑尾炎或急性肠梗阻。

(二)主要临床表现

克罗恩病以透壁性黏膜炎症为特点,常导致肠壁纤维化和肠梗阻,穿透浆膜层的窦道造成微小的穿孔和瘘管。

克罗恩病可累及从口至肛周的消化道的任一部位。近 80% 的患者小肠受累,通常是回肠远端,且 1/3 的患者仅表现为回肠炎;近 50% 的患者为回结肠炎;近 20% 的患者仅累及结肠,尽管这一表型的临床表现与溃疡性结肠炎相似,但大致一半的患者无直肠受累;小部分患者累及口腔或胃十二指肠;个别患者可累及食管和近端小肠。

克罗恩病因其透壁性炎症及病变累及范围广泛的特点,临床表现较溃疡性结肠炎更加多样化。克罗恩病的临床特征包括疲乏、腹痛、慢性腹泻、体质量下降、发热、伴或不伴血便。约 10% 的患者可无腹泻症状。儿童克罗恩病患者常有生长发育障碍,而且可能先于其他各种症状。部分患者可伴有瘘管和腹块,症状取决于病变的部位和严重程度。

许多患者在诊断前多年即表现出各种各样的症状。研究显示,患者在诊断为克罗恩病前平均 7.7 年即已出现类似于肠易激综合征的各种非特异性消化道症状,而病变局限于结肠者从出现症状到获得诊断的时间最长,平均为 4.9～11.4 年。

1.回肠炎和结肠炎

腹泻、腹痛、体质量下降、发热是大多数回肠炎、回结肠炎和结肠型克罗恩病患者的典型的临床表现。腹泻可由多种原因引致,包括分泌过多、病变黏膜的吸收功能受损、回肠末端炎症或切除所致胆盐吸收障碍、回肠广泛病变或切除所致脂肪泻。小肠狭窄部位的细菌生长过度、小肠结肠瘘、广泛的空肠病变亦可导致脂肪泻。回肠炎患者常伴有小肠梗阻和右下腹包块;局限于左半结肠的克罗恩病患者可出现大量血便,症状类似溃疡性结肠炎。

2.腹痛

不论病变的部位何在,痉挛性腹痛是克罗恩病的常见症状。黏膜透壁性炎症所致纤维性缩窄导致小肠或结肠梗阻。病变局限于回肠远端的患者在肠腔狭窄并出现便秘、腹痛等早期梗阻征象前可无任何临床症状。

3.血便

尽管克罗恩病患者常有大便潜血阳性,但大量血便者少见。

4.穿孔和瘘管

透壁的炎症形成穿透浆膜层的窦道,致肠壁穿孔,常表现为急性、局限性腹膜炎,患者急起发热、腹痛、腹部压痛及腹块。肠壁的穿透亦可表现为无痛性的瘘管形成。瘘管的临床表现取决于病变肠管所在位置和所累及的邻近组织或器官。胃肠瘘常无症状或有腹部包块;肠膀胱瘘将导致反复的复杂的泌尿道感染,伴有气尿;通向后腹膜腔的瘘管可导致腰大肌脓肿和(或)输尿管梗阻、肾盂积水;结肠阴道瘘表现为阴道排气和排便;另外,还可出现肠皮肤瘘管。

5.肛周疾病

约1/3的克罗恩病患者出现肛周病变,包括肛周疼痛、皮赘、肛裂、肛周脓肿及肛门直肠瘘。

6.其他部位的肠道炎症

临床表现随病变部位而异。如口腔的阿弗他溃疡或其他损伤致口腔和牙龈疼痛;极少数患者因食管受累而出现吞咽痛和吞咽困难;约5%的患者胃十二指肠受累,表现为溃疡样病损、上腹痛和幽门梗阻的症状;少数近端小肠病变的患者可出现类似口炎样腹泻的症状并伴有脂肪吸收障碍。

7.全身症状

疲乏、体质量下降和发热是主要的全身症状。体质量下降往往是由于患者害怕进食后的梗阻性疼痛而减少摄入所致,亦与吸收不良有关。克罗恩病患者常出现原因不明的发热,发热可能是由于炎症本身所致,亦可能是由穿孔后并发肠腔周围的感染导致。

8.并发症

克罗恩病的并发症包括局部并发症、肠外并发症及与吸收不良相关的并发症。

(1)局部并发症:与炎症活动性相关的并发症包括肠梗阻、大出血、急性穿孔、瘘管和脓肿的形成、中毒性巨结肠。CT检查是检出和定位脓肿的主要手段,并可在CT的引导下对脓肿进行穿刺引流及抗生素的治疗。

(2)肠外并发症:包括眼葡萄膜炎和巩膜外层炎;皮肤结节性红斑和脓皮坏疽病;大关节炎和强直性脊柱炎;硬化性胆管炎;继发性淀粉样变,可导致肾衰竭;静脉和动脉血栓形成。

(3)吸收不良综合征:胆酸通过肠肝循环在远端回肠吸收,回肠严重病变或已切除将导致胆酸吸收障碍。胆酸吸收不良影响结肠对脂肪及水、电解质的吸收而产生脂肪泻或水样泻;小肠广泛切除后所致短肠综合征亦可引起腹泻。胆酸吸收不良致胆酸和胆固醇比例失调,胆汁更易形成胆石。脂肪泻可致严重的营养不良、凝血功能障碍、低血钙及抽搐、骨软化症、骨质疏松。

克罗恩病患者易发生骨折,且与疾病的严重度相关。骨质的丢失主要与激素的使用及体能活动减少、雌激素不足等所致维生素、钙的吸收不良有关。脂肪泻和腹泻可促进草酸钙和尿酸盐结石的形成。维生素 B_{12} 在远端回肠吸收,严重的回肠病变或回肠广泛切除可导致维生素 B_{12} 吸收不良产生恶性贫血。因此,应定期监测回肠型克罗恩病及回肠切除术后患者的血清维生素 B_{12} 水平,根据维生素 B_{12} 吸收试验的结果决定患者是否需要终身给予维生素 B_{12} 的替代治疗。

(4)恶性肿瘤:与溃疡性结肠炎相似,病程较长的结肠型克罗恩病患者罹患结肠癌的风险增加。克罗恩病患者患小肠癌的概率亦高于普通人群。有报道称,克罗恩病患者肛门鳞状细胞癌、十二指肠肿瘤和淋巴瘤的概率增加,但是IBD患者予硫唑嘌呤或巯嘌呤(6-MP)治疗后罹患淋巴瘤的风险是否增加则尚无定论。

(三)体格检查

体格检查可能正常或呈现一些非特异性的症状,如面色苍白、体质量下降,抑或提示克罗恩病的特征性改变,如肛周皮赘、窦道、腹部压痛性包块。

（四）辅助检查

1.常规检查

全血细胞计数常提示贫血;活动期白细胞计数增高。血清蛋白常降低。粪便隐血试验常呈阳性。有吸收不良综合征者粪脂含量增加。

2.抗体检测

炎症性肠病患者的血清中可出现多种自身抗体。其中一些可用于克罗恩病的诊断和鉴别诊断。抗大肠杆菌外膜孔道蛋白 C(OmpC)抗体阳性提示可能为穿孔型克罗恩病。抗中性粒细胞胞质抗体(P-ANCA)和抗酿酒酵母菌抗体(ASCA)的联合检测用于炎症性肠病的诊断,克罗恩病和溃疡性结肠炎的鉴别诊断。

3.C 反应蛋白(CRP)

克罗恩病患者的 CRP 水平通常升高,且高于溃疡性结肠炎的患者。CRP 的水平与克罗恩病的活动性有关,也可作为评价炎症程度的指标。

CRP 的血清学水平有助于评价患者的复发风险,高水平的 CRP 提示疾病活动或合并细菌感染,CRP 水平可用于指导治疗和随访。

4.红细胞沉降率(ESR)

ESR 通过血浆蛋白浓度和血细胞比容来反映克罗恩病肠道炎症,精确度较低。ESR 虽然可随疾病活动而升高,但缺乏特异性,不足以与 UC 和肠道感染鉴别。

5.回结肠镜检查

对于疑诊克罗恩病的患者,应进行回肠结肠镜检查和活检,观察回肠末端和每个结肠段,寻找镜下证据,是建立诊断的第一步。克罗恩病镜下最特异性的表现是节段性改变、肛周病变和卵石征。

6.肠黏膜活检

其目的通常是为进一步证实诊断而不是建立诊断。显微镜下特征为局灶的(不连续的)慢性的(淋巴细胞和浆细胞)炎症和斑片状的慢性炎症,局灶隐窝不规则(不连续的隐窝变形)和肉芽肿(与隐窝损伤无关)。回肠部位病变的病理特点除上述各项外还包括绒毛结构不规则。如果回肠炎和结肠炎是连续性的,诊断应慎重。"重度"定义为溃疡深达肌层,或出现黏膜分离,或溃疡局限于黏膜下层,但溃疡面超过 1/3 结肠肠段(右半结肠,横结肠,左半结肠)。

近 30%的克罗恩病患者可见特征性肉芽肿样改变,但肉芽肿样改变还可见于耶尔森菌属感染性肠炎、贝赫切特综合征、结核及淋巴瘤。因此,这一表现既不是诊断所必需也不能用于证实诊断是否成立。

7.胃肠道钡餐

胃肠道钡餐有助于全面了解病变在胃、肠道节段性分布的情况、狭窄的部位和长度。气钡双重造影虽然不能发现早期微小的病变,但可显示阿弗他样溃疡,了解病变的分布及范围、肠腔狭窄的程度,发现小的瘘管和穿孔。

典型的小肠克罗恩病的 X 线改变包括结节样改变、溃疡、肠腔狭窄(肠腔严重狭窄或痉挛时可呈现"线样征")、鹅卵石样改变、脓肿、瘘管、肠襻分离(透壁的炎症和肠壁增厚所致)。胃窦腔的狭窄及十二指肠节段性狭窄提示胃十二指肠克罗恩病。

8.胃十二指肠镜

常规的胃十二指肠镜检查仅在有上消化道症状的患者中推荐使用。累及上消化道的克罗恩病几乎总是伴有小肠和大肠的病变。当患者被诊断为"未定型大肠炎"时,胃黏膜活检可能有助于诊断,局部活动性胃炎可能是克罗恩病特点。

9.胶囊内镜

胶囊内镜为小肠的可视性检查提供了另一手段,可用于有临床症状、疑诊小肠克罗恩病、排除肠道狭窄、回肠末端内镜检查正常或不可行及胃肠道钡餐或 CT 未发现病变的患者。

禁忌证包括胃肠道梗阻、狭窄或瘘管形成、起搏器或其他植入性电子设备及吞咽困难者。

10.其他

当怀疑有肠壁外并发症时,包括瘘管或脓肿,可选用腹部超声、CT 和（或）MRI 进行检查。腹部超声检查是诊断肠壁外并发症的最简单易行的方法,但对于复杂的克罗恩病患者,CT 和 MRI 检查的精确度更高,特别是对于瘘管、脓肿和蜂窝织炎的诊断。

三、诊断对策

（一）诊断要点

克罗恩病的诊断主要根据临床、内镜、组织学、影像学和（或）生化检查的综合分析来确立诊断。患者具备上述的临床表现,特别是阳性家族史时应注意是否患克罗恩病。

详细的病史应该包括关于症状始发时各项细节问题,包括近期的旅行、食物不耐受、与肠道疾病患者接触史、用药史（包括抗生素和非甾体抗炎药）、吸烟史、家族史及阑尾切除史;详细询问夜间症状、肠外表现（包括口腔、皮肤、眼睛、关节、肛周脓肿或肛裂）。

体格检查时应注意各项反映急性和（或）慢性炎症反应、贫血、体液丢失、营养不良的体征,包括一般情况、脉搏、血压、体温、腹部压痛或腹胀、可触及的包块、会阴和口腔的检查及直肠指检。测量体质量,计算体质量指数。

针对感染性腹泻的微生物学检查应包括艰难梭状芽孢杆菌。对有外出旅行史的患者可能要进行其他的粪便检查,而对于病史符合克罗恩病的患者,则不必再进行额外的临床和实验室检查。

完整的诊断应包括临床类型、病变分布范围及疾病行为、疾病严重程度、活动性及并发症。

（二）鉴别诊断要点

克罗恩病因其病变部位多变及疾病的慢性过程,需与多种疾病进行鉴别。许多患者病程早期症状轻微且无特异性,常被误诊为乳糖不耐受或肠易激综合征。

1.结肠型克罗恩病需与溃疡性结肠炎鉴别

克罗恩病通常累及小肠而直肠免于受累,无大量血便,常见肛周病变、肉芽肿或瘘管形成。10％～15％炎症性肠病患者仅累及结肠,如果无法诊断是溃疡性结肠炎还是克罗恩病,可诊断为未定型结肠炎。

2.急性起病的新发病例

应排除志贺氏菌、沙门菌、弯曲杆菌、大肠埃希菌及阿米巴等感染性腹泻。近期有使用抗生素的患者应注意排除艰难梭状芽孢杆菌感染,而使用免疫抑制剂的患者则应排除巨细胞病毒感染。应留取患者新鲜大便标本进行致病菌的检查,使用免疫抑制剂的患者需进行内镜下黏膜活检。

3.其他

因克罗恩病有节段性病变的特点,阑尾炎、憩室炎、缺血性肠炎、合并有穿孔或梗阻的结肠癌均可出现与克罗恩病相似的症状。耶尔森菌属感染引起的急性回肠炎与克罗恩病急性回肠炎常常难以鉴别。

肠结核与回结肠型克罗恩病症状相似,常造成诊断上的困难,但以下特征可有助于鉴别。①肠结核多继发于开放性肺结核;②病变主要累及回盲部,有时累及邻近结肠,但病变分布为非节段性;③瘘管少见;④肛周及直肠病变少见;⑤结核菌素试验阳性等。对鉴别困难者,建议先行抗结核治疗并随访观察疗效。

淋巴瘤、慢性缺血性肠炎、子宫内膜异位症、类癌均可表现为与小肠克罗恩病难以分辨的症状及 X 线特征,小肠淋巴瘤通常进展较快,必要时手术探查可获病理确诊。

(三)临床类型

新近颁布的蒙特利尔分型较为完整地描述了克罗恩病的年龄分布、病变部位及疾病行为。详见表 3-3。

表 3-3　克罗恩病蒙特利尔分型

诊断年龄(A)		
A1 16 岁或更早		
A2 17～40 岁		
A3 40 岁以上		
病变部位(L)	上消化道	
L1 末端回肠	L1+L4	回肠+上消化道
L2 结肠	L2+L4	结肠+上消化道
L3 回结肠	L3+L4	回结肠+上消化道
L4 上消化道	—	—
疾病行为(B)	肛周病变(P)	
B1* 非狭窄,非穿透型	B1p	非狭窄,非穿透型+肛周病变
B2 狭窄型	B2p	狭窄型+肛周病变
B3 穿透型	B3p	穿透型+肛周病变

注:* B1 型应视为一种过渡的分型,直到诊断后再随访观察一段时期。这段时期的长短可能因研究不同而有所变化(例如 5～10 年),但应该被明确规定以便确定 B1 的分型。

(四)CD 疾病临床活动性评估(《ACG 指南》,2001)

1.缓解期

无临床症状及炎症后遗症的 CD 患者,也包括内科治疗和外科治疗反应良好的患者;激素维持治疗下持续缓解的患者为激素依赖型缓解。

2.轻至中度

无脱水、全身中毒症状,无中度及中度以上腹痛或压痛,无腹部痛性包块,无肠梗阻,体质量下降不超过 10%。

3.中至重度

对诱导轻至中度疾病缓解的标准治疗(5-氨基水杨酸,布地奈德,或泼尼松)无反应,或至少满足下列一项者:中度及中度以上腹痛或压痛,间歇性轻度呕吐(不伴有肠梗阻),脱水/瘘管形成,体温高于37.5 ℃,体质量下降超过 10%或血红蛋白<100 g/L。

4.重度至暴发

对标准剂量激素治疗呈现激素抵抗,症状持续无缓解者或至少满足下列一项者:腹部体征阳性,持续性呕吐,脓肿形成,高热,恶病质,或肠梗阻。

为便于对疾病活动性和治疗反应进行量化评估,临床上常采用较为简便实用的 Harvey 和 Bradshow 标准计算 CD 活动指数(CDAI)。见表 3-4。

表 3-4　简化 CDAI 计算法

1.一般情况	0;良好;1;稍差;2;差;3;不良;4;极差
2.腹痛	0;无;1;轻;2;中;3;重
3.腹泻稀便	每天 1 次记 1 分
4.腹块(医师认定)	0;无;1;可疑;2;确定;3;伴触痛
5.并发症(关节痛、虹膜炎、结节性红斑、坏疽性脓皮病、阿弗他溃疡、裂沟、新瘘管及脓肿等)	每个 1 分

注:低于 4 分为缓解期;5~8 分为中度活动期;高于 9 分为重度活动期。

四、治疗对策

(一)治疗原则

克罗恩病治疗方案选择取决于疾病严重程度、部位和并发症。尽管有总体治疗方针可循,但必须建立以患者对治疗的反应和耐受情况为基础的个体化治疗。治疗目标是诱导活动性病变缓解和维持缓解。外科手术在克罗恩病治疗中起着重要的作用,经常为药物治疗失败的患者带来持久和显著的效益。

(二)药物选择

1.糖皮质激素

迄今为止仍是控制病情活动最有效的药物,适用于活动期的治疗,使用时主张初始剂量要足、疗程偏长、减量过程个体化。常规初始剂量为泼尼松 40~60 mg/d,病情缓解后一般以每周 5 mg 的速度将剂量减少至停用。临床研究显示长期使用激素不能减少复发,且不良反应大,因此不主张应用皮质激素进行长期维持治疗。

回肠控释剂布地奈德口服后主要在肠道起局部作用,吸收后经肝脏首关效应迅速灭活,故全身不良反应较少。布地奈德剂量为每次 3 mg,每天 3 次,视病情严重程度及治疗反应逐渐减量,一般在治疗 8 周后考虑开始减量,全疗程一般不短于 3 个月。

建议布地奈德适用于轻、中度回结肠型克罗恩病,系统糖皮质激素治疗适用于中重度克罗恩病或对相应治疗无效的轻、中度患者。对于病情严重者可予氢化可的松或地塞米松静脉给药;病变局限于左半结肠者可予糖皮质激素保留灌肠。

2.氨基水杨酸制剂

氨基水杨酸制剂对控制轻、中型活动性克罗恩病患者的病情有一定的疗效。柳氮磺胺吡啶适用于病变局限于结肠者;美沙拉嗪对病变位于回肠和结肠者均有效,可作为缓解期的维持治疗。

3.免疫抑制剂

硫唑嘌呤或巯嘌呤适用于对糖皮质激素治疗效果不佳或对糖皮质激素依赖的慢性活动性病例。加用该类药物后有助于逐渐减少激素的用量乃至停用,并可用于缓解期的维持治疗。剂量为硫唑嘌呤2 mg/(kg·d)或巯嘌呤1.5 mg/(kg·d),显效时间需3～6个月,维持用药一般1～4年。严重的不良反应主要是血白细胞计数减少等骨髓抑制的表现,发生率约为4%。

硫唑嘌呤或巯嘌呤无效时可选用甲氨蝶呤诱导克罗恩病缓解,有研究显示,甲氨蝶呤每周25 mg肌内注射治疗可降低复发率及减少激素用量。甲氨蝶呤的不良反应有恶心、肝酶异常、机会感染、骨髓抑制及间质性肺炎。长期使用甲氨蝶呤可引起肝损害,肥胖、糖尿病、饮酒是肝损害的危险因素。使用甲氨蝶呤期间必须戒酒。

研究显示静脉使用环孢素治疗克罗恩病疗效不肯定,口服环孢素无效。少数研究显示静脉使用环孢素对促进瘘管闭合有一定的作用。他可莫司和麦考酚吗乙酯在克罗恩病治疗中的疗效尚待进一步研究。

4.生物制剂

英夫利昔单抗是一种抗肿瘤坏死因子-α(TNF-α)的单克隆抗体,其用于治疗克罗恩病的适应证包括:①中、重度活动性克罗恩病患者经充分的传统治疗,即糖皮质激素及免疫抑制剂(硫唑嘌呤、巯嘌呤或甲氨蝶呤)治疗无效或不能耐受者;②克罗恩病合并肛瘘、皮瘘、直肠阴道瘘,经传统治疗(抗生素、免疫抑制剂及外科引流)无效者。

推荐以5 mg/kg剂量(静脉给药,滴注时间不短于2 h)在第0、2、6周作为诱导缓解,随后每隔8周给予相同剂量以维持缓解。原来对治疗有反应随后又失去治疗反应者可将剂量增加至10 mg/kg。

对初始的3个剂量治疗到第14周仍无效者不再予英夫利昔单抗治疗。治疗期间原来同时应用糖皮质激素者可在取得临床缓解后将激素减量至停用。已知对英夫利昔单抗过敏、活动性感染、神经脱髓鞘病、中至重度充血性心力衰竭及恶性肿瘤患者禁忌使用。药物的不良反应包括机会感染、输注反应、迟发型超敏反应、药物性红斑狼疮、淋巴瘤等。

其他生物疗法还有骨髓移植、血浆分离置换法等。

5.抗生素

某些抗菌药物,如甲硝唑、环丙沙星等对治疗克罗恩病有一定的疗效,甲硝唑对有肛周瘘管者疗效较好。长期大剂量应用甲硝唑会出现诸如恶心、呕吐、食欲缺乏、金属异味、继发多发性神经系统病变等不良反应,因此,仅用于不能应用或不能耐受糖皮质激素者、不愿使用激素治疗的结肠型或回结肠型克罗恩病患者。

6.益生菌

部分研究报道益生菌治疗可诱导活动性克罗恩病缓解并可用于维持缓解的治疗,但尚需更多设计严谨的临床试验予以证实。

(三)治疗计划及治疗方案的选择

由于克罗恩病病情个体差异很大,疾病过程中病情变化也很大,因此治疗方案必须视疾病的活动性、病变的部位、疾病行为及对治疗的反应及耐受性来制订。

1.营养疗法

高营养低渣饮食,适当给予叶酸、维生素 B_{12} 等多种维生素及微量元素。要素饮食在补充营养的同时还可控制病变的活动,特别适用于无局部并发症的小肠克罗恩病。完全胃肠外营养仅用于严重营养不良、肠瘘及短肠综合征的患者,且应用时间不宜过长。

2.活动性克罗恩病的治疗

(1)局限性回结肠型:轻、中度者首选布地奈德口服每次 3 mg,每天 3 次。轻度者可予美沙拉嗪,每天用量 3～4 g。症状很轻微者可考虑暂不予治疗。中、重度患者首选系统作用糖皮质激素治疗,重症病例可先予静脉用药。有建议对重症初发病例开始即用糖皮质激素加免疫抑制剂(如硫唑嘌呤)的治疗。

(2)结肠型:轻、中度者可选用氨基水杨酸制剂(包括柳氮磺胺吡啶)。中、重度必须予系统作用糖皮质激素治疗。

(3)存在广泛小肠病变:该类患者疾病活动性较强,对中、重度病例首选系统作用糖皮质激素治疗。常需同时加用免疫抑制剂。营养疗法是重要的辅助治疗手段。

(4)根据治疗反应调整治疗方案。轻、中度回结肠型病例对布地奈德无效,或轻、中度结肠型病例对氨基水杨酸制剂无效,应重新评估为中、重度病例,改用系统作用糖皮质激素治疗。激素治疗无效或依赖的病例,宜加用免疫抑制剂。

上述治疗依然无效或激素依赖,或对激素和(或)免疫抑制剂不耐受者考虑予以英夫利昔单抗或手术治疗。

3.维持治疗

克罗恩病复发率很高,必须予以维持治疗。推荐方案有以下几点。

(1)所有患者必须戒烟。

(2)氨基水杨酸制剂可用于非激素诱导缓解者,剂量为治疗剂量,疗程一般为 2 年。

(3)由系统激素诱导的缓解宜采用免疫抑制剂作为维持治疗,疗程可达 4 年。

(4)由英夫利昔单抗诱导的缓解目前仍建议予英夫利昔单抗规则维持治疗。

4.外科手术

内科治疗无效或有并发症的病例应考虑手术治疗,但克罗恩病手术后复发率高,故手术的适应证主要针对其并发症,包括完全性纤维狭窄所致机械性肠梗阻、合并脓肿形成或内科治疗无效的瘘管、脓肿形成。

急诊手术指征为暴发性或重度性结肠炎、急性穿孔、大量的危及生命的出血。

5.术后复发的预防

克罗恩病术后复发率相当高,但目前缺乏有效的预防方法。预测术后复发的危险因素包括吸烟、结肠型克罗恩病、病变范围广泛(＞100 cm)、因内科治疗无效而接受手术治疗的活动性病例、因穿孔或瘘而接受手术者、再次接受手术治疗者等。

对于术后易复发的高危病例的处理:术前已服用免疫抑制剂者术后继续治疗;术前未用免疫抑制剂者术后应予免疫抑制剂治疗;甲硝唑对预防术后复发可能有效,可以在术后与免疫抑制剂合用一段时间。建议术后 3 个月复查内镜,吻合口的病变程度可预测术后复发。对中、重度病变的复发病例,如有活动性症状应予糖皮质激素及免疫抑制剂治疗;对无症状者予免疫抑制剂维持治疗;对无病变或轻度病变者可予美沙拉嗪治疗。

五、病程观察及处理

(一)病情观察要点

在诊治过程中应密切观察患者症状、体征、各项活动性指标和严重度的变化,以便及时修正诊断,或对病变严重程度和活动度做出准确的评估,判断患者对治疗的反应及耐受性,以便于调整治疗方案。

(二)疗效判断标准

临床将克罗恩病活动度分为轻度、中度和重度。大多数临床试验将患者克罗恩病活动指数(CDAI)＞220定义为活动性病变。现在更倾向于 CDAI 联合 CRP 高于 10 mg/L 来评价 CD 的活动。

"缓解"标准为 CDAI 低于 150,"应答"为 CDAI 指数下降超过 100。"复发"定义为确诊为克罗恩病的患者经过内科治疗取得临床缓解或自发缓解后,再次出现临床症状,建议采用 CDAI 高于 150 且比基线升高超过 100 点。经治疗取得缓解后,3 个月内出现复发称为早期复发。复发可分为稀发型(≤1 次/年)、频发型(≥2 次/年)或持续发作型。

"激素抵抗"指泼尼松龙用量达到 0.75 mg/(kg·d),持续 4 周,疾病仍然活动者。"激素依赖"为下列两项符合一项者:①自开始使用激素起 3 个月内不能将激素用量减少到相当于泼尼松龙10 mg/d(或布地奈得 3 mg/d),同时维持疾病不活动;②停用激素后 3 个月内复发者。在确定激素抵抗或依赖前应仔细排除疾病本身特殊的并发症。

"再发"定义为外科手术后再次出现病损(复发是指症状的再次出现)。"形态学再发"指手术彻底切除病变后新出现的病损。通常出现在"新"回肠末端和(或)吻合口,可通过内镜、影像学检查及外科手术发现。

"镜下再发"目前根据 Rutgeerts 标准评估和分级,分为:0 级,没有病损;1 级,阿弗他口疮样病损,少于 5 处;2 级,阿弗他口疮样病损,多于 5 处,病损间黏膜正常,或跳跃性大的病损,或病损局限于回结肠吻合口(＜1 cm);3 级,弥散性阿弗他口疮样回肠炎,并黏膜弥散性炎症;4 级,弥散性回肠炎症并大溃疡、结节样病变或狭窄。

"临床再发"指手术完全切除大体病变后,症状再次出现。"局限性病变"指肠道 CD 病变范围＜30 cm,通常是指回盲部病变(＜30 cm 回肠伴或不伴右半结肠),也可以是指孤立的结肠病变或近端小肠的病变。"广泛性的克罗恩病"肠道克罗恩病受累肠段超过 100 cm,无论定位于何处。这一定义是指节段性肠道炎症性病变的累积长度。

六、预后评估

本病以慢性渐进型多见,虽然部分患者可经治疗后好转,部分患者亦可自行缓解,但多数患者反复发作,迁延不愈,相当一部分患者在其病程中因并发症而需进行 1 次以上的手术治疗,预后不佳。发病 15 年后约半数尚能生存。急性重症病例常伴有毒血症和并发症,近期病死率达3%～10%。近年来发现克罗恩病癌变的概率增高。

(丁明红)

第九节 肠 结 核

肠结核是临床上较为常见的肺外结核病,是因结核杆菌侵犯肠道而引起的慢性特异性感染。绝大多数继发于肠外结核,特别是开放性肺结核。发病年龄多为青壮年(20～40 岁),女性略多于男性,比例约为1.85∶1。

我国在20世纪60年代由于应用了有效的抗结核药物,结核病的发生率曾有明显的下降。20世纪90年代以后,由于耐药菌株的产生,发病率有上升的趋势。

一、病因和发病机制

肠结核多由人型结核杆菌引起,占90%以上。饮用未经消毒的带菌牛奶或乳制品,也可发生牛型结核杆菌肠结核。

结核杆菌侵犯肠道主要是经口感染。患者多有开放性肺结核或喉结核,因经常吞下含结核杆菌的痰液,可引起本病。或经常和开放性肺结核患者共餐,忽视餐具消毒隔离,也可致病。

结核杆菌进入肠道后,多在回盲部引起结核病变,可能和下列因素有关:①含结核杆菌的肠内容物在回盲部停留较久,结核杆菌有机会和肠黏膜密切接触,增加了肠黏膜的感染机会;②回盲部有丰富的淋巴组织,而结核杆菌容易侵犯淋巴组织。因此回盲部成为肠结核的好发部位,但其他肠段有时亦可受累。

肠结核也可由血行播散引起,见于粟粒型结核经血行播散而侵犯肠道。肠结核还可由腹腔内结核病灶如输卵管结核、结核性腹膜炎、肠系膜淋巴结核等直接蔓延引起。此种感染系通过淋巴管播散。

结核病和其他许多疾病一样,是人体和结核杆菌(或其他致病因素)相互作用的结果。经上述途径而获得感染仅是致病的条件,只有当入侵的结核杆菌数量较多、毒力较大,并有人体免疫功能低下,肠功能紊乱引起局部抵抗力削弱时,才会发病。

二、病理

由于回盲部具有丰富的淋巴组织,所以约有85%的肠结核患者病变在回盲部和回肠,依次为升结肠、空肠、横结肠、降结肠、阑尾、十二指肠及乙状结肠等处,偶有位于直肠者。结核杆菌侵入肠道后。其病理变化随人体对结核杆菌的免疫力与变态反应的情况而定。

当感染菌量多、毒力大、机体变态反应强时,病变往往以渗出为主。并可有干酪样坏死并形成溃疡,称为溃疡型肠结核。若感染较轻,机体免疫力较强时,病变常为增生型,以肉芽组织增生为主,形成结核结节并进一步纤维化,称为增生型肠结核。实际上兼有溃疡与增生两种病变者,并不少见,此称为混合型或溃疡增生型肠结核。

(一)溃疡型

此型肠结核多见。受累部位多在回肠。病变起始时主要侵犯肠壁的淋巴组织,继而发生干酪样坏死,肠黏膜逐渐脱落而形成溃疡。溃疡的大小、深浅不同,常沿肠壁淋巴管方向顺肠管的横轴发展,在修复过程中产生肠管的环形狭窄。由于此型肠结核常累及多个小肠节段,故在狭窄之间夹有扩张的肠管,形似一串腊肠。因受累部位常有腹膜粘连,故很少导致穿孔。一旦有穿孔发生,则因周围粘连而使感染局限化。局限化的脓肿可穿破腹壁形成肠瘘。如穿孔不能局限则导致弥漫性腹膜炎。

(二)增生型

此型病变多位于回盲部。虽可同时累及邻近的盲肠和升结肠,但多数患者仅一处受累。其病理特征是肠黏膜下纤维组织高度增生,常伴有黏膜息肉形成。有时可见小而浅的溃疡,但不很显著。由于肠壁的增厚和病变周围的粘连,常导致肠腔狭窄和梗阻,但穿孔少见。

（三）混合型

溃疡型和增殖型肠结核的分类不是绝对的,这两类病理变化常不同程度地同时存在。一般说来,溃疡型肠结核常伴有活动性肺结核,而增殖型肠结核较少有肺部病灶。

三、临床表现

肠结核多数起病缓慢,病程较长。临床表现为腹痛、腹泻、便血及右下腹块,如伴有发热、盗汗等结核中毒症状和(或)肺结核病变,则强烈提示肠结核。虽然腹泻和便秘交替对肠结核并非有特殊的诊断意义,但临床上述症状表现较多,亦可为临床诊断提出方向性诊断。肠结核典型的临床表现可归纳如下。

（一）腹痛

腹痛多位于右下腹,反映肠结核好发于回盲部。常有上腹或脐周疼痛,系回盲部病变引起的牵涉痛,经仔细检查可发现右下腹压痛点。

疼痛性质一般为隐痛或钝痛。有时在进餐时诱发,由于回盲部病变使回肠反射或胃结肠反射亢进,进食促使病变肠曲痉挛或蠕动加强,从而出现腹痛与排便,便后即有不同程度缓解。

在增生型肠结核或并发肠梗阻时,有腹绞痛,常位于右下腹或脐周,伴有腹胀、肠鸣音亢进、肠型与蠕动波。

（二）排便规律异常

每天排便数次,粪便呈稀糊状,一般不含黏液或脓血,无里急后重。但严重病例,大便次数可达十余次,每次排出大量恶臭甚至含有黏液、脓或血的液状粪便。在初期或只有便秘而无腹泻。后来可有便秘与腹泻交替现象。增生型肠结核多以便秘为主要表现。

（三）腹部肿块

腹部肿块主要见于增生型肠结核。当溃疡型肠结核合并有局限性腹膜炎,病变肠曲和周围组织粘连,或同时有肠系膜淋巴结结核,也可出现腹部肿块。腹部肿块常位于右下腹,一般比较固定。中等质地,伴有轻度或中度压痛。

（四）全身症状和肠外结核的表现

溃疡型肠结核常有结核毒血症,表现为午后低热、不规则热、弛张热或稽留高热,伴有盗汗。患者倦怠、消瘦、苍白,随病程发展而出现维生素缺乏、脂肪肝、营养不良性水肿等表现。此外,可同时有肠外结核特别是活动性肺结核的临床表现。

增生型肠结核病程较长,全身情况一般较好,无发热或有时低热,多不伴有活动性肺结核或其他肠外结核证据。

四、检查诊断

出现以下表现者应考虑肠结核的可能:①具有腹痛、腹泻、便秘、腹部包块及肠梗阻等消化道症状同时出现发热、消瘦、乏力、盗汗等结核中毒症状;②肠道 X 线钡剂造影检查有激惹征、梗阻及充盈缺损等征象;③合并活动性肺结核;④结肠镜检查有肠道溃疡和增生性病变;⑤抗结核药物治疗有效。

虽然目前肠结核的诊断率较高,但临床上仍有不少漏诊误诊。主要由于各专科临床医师知识面窄,习惯于本专业单一疾病的诊断,缺乏对有类似临床表现的相关疾病进行系统分析和综合鉴别诊断的能力。其次,临床诊断的操作规程不严谨、临床医师对各种辅助检查未进行综合分析,临床表现不典型是造成误诊的客观原因。

(一)血常规与红细胞沉降率

白细胞总数一般正常,红细胞及血红蛋白常偏低,呈轻、中度贫血,以溃疡型患者为多见。在活动性病变患者中,红细胞沉降率常增快。

(二)粪便检查

溃疡型肠结核常呈糊状,无脓血,镜检可见少量脓细胞及红细胞。

(三)X线检查

在溃疡型肠结核,钡剂在病变肠段呈激惹现象,排空很快,充盈不佳,而在病变上下肠段的钡剂充盈良好,称为X线钡影跳跃征象。回肠末端有钡剂潴留积滞。病变肠段如能充盈,可见黏膜皱襞粗乱,肠壁边缘不规则,也可见肠腔狭窄、肠段收缩变形,回肠、盲肠正常角度消失。增生型肠结核的X线征象有肠段增生性狭窄、收缩与变形,可见钡影充盈缺损、黏膜皱襞粗乱,肠壁僵硬与结肠袋消失,或同时涉及升结肠和回肠末端。

(四)纤维结肠镜

纤维结肠镜可直接观察到肠结核病灶,有很大的诊断价值。如能取得病变标本,应用聚合酶链反应(PCR)技术对肠结核组织中的结核杆菌DNA进行检测,临床敏感性达75.0%,特异性达95.7%。

肠结核的临床表现缺乏特异性,确诊不易,应根据上述诊断方法综合考虑,在排除肿瘤的可能性时可试行抗结核的治疗性诊断方法,观察疗效。

五、鉴别诊断

(一)克罗恩病(CD)

克罗恩病是一种原因不明的肠道慢性肉芽肿性疾病,其与肠结核在临床表现、结肠镜下所见及病理改变等方面均有许多相似之处。因此,两者的鉴别诊断十分困难,是临床上的一大难题。

文献报道两者相互误诊率高达65%,目前尚缺乏理想的鉴别方法。以往不少学者从临床表现、内镜所见及病理特点等方面提出了许多鉴别指标,但临床运用中均显示出较大局限性。最佳的鉴别方法是从肠组织中找到结核杆菌,然而传统的抗酸杆菌染色及结核杆菌培养都因其敏感性、特异性及检测速度等方面的问题而远远不能满足临床需要。四川大学华西医院消化内科将聚合酶链反应技术应用于克罗恩病与肠结核的鉴别诊断,结果令人鼓舞。他们对39例肠结核和30例克罗恩病的研究发现,该方法的敏感性为64.1%,特异性为100%,准确性为9.9%,阳性和阴性预测值分别是100%和68.2%,表明该方法是鉴别肠结核与克罗恩病极有价值的一种新方法。为防止PCR技术可能出现的假阳性和假阴性,他们采取了严格"无菌操作"、提高引物的特异性、设立阳性及阴性对照、重复实验等许多措施。该研究成果发表在2008年5月出版的美国胃肠病学杂志上,并作为该院"克罗恩病的基础与临床研究"课题的一部分,获四川省科技进步奖一等奖。

(二)右侧结肠癌

不同于肠结核的要点有以下几方面。

(1)本病发病年龄多为40岁以上中老年人。

(2)无长期低热、盗汗等结核毒血症及结核病史。

(3)病情进行性加重,消瘦、苍白、无力等全身症状明显。

（4）病情进展快，多无肠外结核病灶，且抗结核治疗无效。

（5）腹部肿块开始出现时移动性稍大且无压痛，但肿块比肠结核肿块表面坚硬，结节感明显，但对邻近肠段的影响不如肠结核大。

（6）X线检查主要有钡剂充盈缺损，病变局限，不累及回肠；有结肠癌的特异征象。

（7）肠梗阻较早、较多出现。

（8）纤维结肠镜检查和活体组织检查，可得到癌肿的证据。在临床上结肠癌的发病率较肠结核为高。

（三）局限性肠炎

局限性肠炎是一种较少见而病因未明的胃肠肉芽肿性病变，以回肠末端多见，临床表现极似肠结核。但局限性肠炎不伴有活动性结核，中毒症状少见或轻微，病变多局限于回肠，且可有钡剂检查的线样征等表现。抗结核治疗无效。

（四）阿米巴病或血吸虫病性肉芽肿

病变涉及盲肠者常和肠结核表现相似，但既往有相应的感染史，无结核病史，脓血便常见，可从粪便常规或孵化检查发现有关病原体，直肠乙状结肠镜检查多可证实诊断，相应特效治疗有明显疗效。

（五）其他

除上述疾病外，肠结核尚应与下列疾病鉴别：以腹痛、腹泻为主要表现者应与腹型淋巴瘤、肠放线菌病相鉴别；以急性右下腹剧痛为主要表现者应注意避免误诊为急性阑尾炎；以慢性腹痛牵扯上腹部者易与消化性溃疡、慢性胆囊炎混淆；有稽留高热者需排除伤寒。

六、防治

肠结核常继发于肠外结核，故预防应着重在肠外结核特别是肺结核的早期诊断与积极治疗，使痰菌尽快阴转。临床证明，对肺结核患者进行早期发现及积极指导治疗，可大大减少肠结核的发病率。必须加强公共卫生宣传，强调有关结核病的卫生宣传教育。教育肺结核患者避免吞咽痰液及不随地吐痰，应保持排便通畅，并提倡用一次性筷进餐，饮用牛奶应经过充分灭菌消毒。此外，加强卫生管理，禁止随地吐痰，讲究饮食卫生，提高全民抗结核意识对其预防有一定意义。

随着抗结核药物的普及和发展，在加强支持疗法的基础上，肠结核经充分治疗一般可痊愈。除了早期用药外，合理选用抗结核药物，保证剂量充足、规律、全程用药，是决定预后的关键因素，加强支持治疗，提供幽静休息环境，清新的空气，易消化吸收、营养丰富、无污染的食物，补充维生素、微量元素，对肠结核的康复是必不可少的。

肠结核应早期采用有效药物治疗，联合用药，持续半年以上，有时可长达1.5年。常用的化疗药物有异烟肼、利福平、乙胺丁醇、链霉素、吡嗪酰胺等。有时毒性症状过于严重，可加用糖皮质激素，待症状改善后逐步减量，至6～8周后应停药。大多数肠结核患者经非手术治疗可治愈，手术仅限于完全性肠梗阻、慢性肠穿孔形成肠瘘或周围脓肿、急性肠穿孔或肠道大量出血经积极抢救无效者。手术方式根据病情而定，原则上应彻底切除病变肠段后行肠吻合术。如病变炎症浸润广泛而固定时，可先行末端回肠横结肠端-侧吻合术，二期切除病变肠段。手术患者术后均需接受抗结核药物治疗。

七、预后

抗结核药物的临床应用已使结核病的预后大为改观，特别是对黏膜结核，包括肠结核在内的疗效尤为显著。肠结核的预后取决于早期诊断与及时治疗,当病变尚在渗出性阶段,经治疗后可以痊愈,预后良好。合理选用抗结核药物,保证充分剂量与足够疗程,也是决定预后的关键。

总之,临床上应积极治疗肠外结核特别是肺结核,肺结核患者应避免吞咽痰液,减少肠结核的发生。提高对本病的认识,减少误诊漏诊,早期诊断与及时治疗,是改善肠结核患者预后的关键因素。

(丁明红)

第十节 酒精性肝病

一、概述

正常人 24 h 内体内可代谢酒精 120 g,而酒精性肝病(ALD)是由于长期大量饮酒,超过机体的代谢能力所导致的疾病。临床上分为轻症酒精性肝病(AML)、酒精性脂肪肝(AFL)、酒精性肝炎(AH)、酒精性肝纤维化(AF)和酒精性肝硬化(AC)不同阶段。严重酗酒时可诱发广泛肝细胞坏死甚至急性肝功能衰竭。因饮酒导致的 ALD 在西方国家已成为常见病、多发,占中年人死因的第 4 位。我国由酒精所致肝损害的发病率亦呈逐年上升趋势,酒精已成为继病毒性肝炎后导致肝损害的第二大病因,严重危害人民健康。

ALD 的发病机制较为复杂,目前尚不完全清楚。可能与酒精及其代谢产物对肝脏的毒性作用、氧化应激、内毒素、细胞因子(TNF-α、TGF-β 等)产生异常、免疫异常、蛋氨酸代谢异常、酒精代谢相关酶类基因多态性、细胞凋亡等多种因素有关。

二、诊断

(一)酒精性肝病临床诊断标准

(1)有长期饮酒史,一般超过 5 年,折合酒精量男性不低于 40 g/d,女性不低于 20 g/d,或 2 周内有大量饮酒史,折合酒精量超过 80 g/d。但应注意性别、遗传易感性等因素的影响。酒精量换算公式为:酒精量(g)=饮酒量(mL)×酒精含量(%)×0.8。

(2)临床症状为非特异性,可无症状,或有右上腹胀痛、食欲缺乏、乏力、体质量减轻、黄疸等;随着病情加重,可有神经精神、蜘蛛痣、肝掌等症状和体征。

(3)血清天冬氨酸氨基转移酶(AST)、丙氨酸氨基转移酶(ALT)、γ-谷氨酰转肽酶(GGT)、总胆红素(TBIL)、凝血酶原时间(PT)和平均红细胞容积(MCV)等指标升高,禁酒后这些指标可明显下降,通常4周内基本恢复正常,AST/ALT>2,有助于诊断。

(4)肝脏 B 超或 CT 检查有典型表现。

(5)排除嗜肝病毒的感染、药物和中毒性肝损伤等。

符合第(1)、(2)、(3)项和第(5)项或第(1)、(2)、(4)项和第(5)项可诊断酒精性肝病;仅符合第(1)、(2)项和第(5)项可疑诊酒精性肝病。

(二)临床分型诊断

1.轻症酒精性肝病

肝脏生物化学、影像学和组织病理学检查基本正常或轻微异常。

2.酒精性脂肪肝

影像学诊断符合脂肪肝标准,血清 ALT、AST 可轻微异常。

3.酒精性肝炎

血清 ALT、AST 或 GGT 升高,可有血清 TBIL 增高。重症酒精性肝炎是指酒精性肝炎中,合并肝性脑病、肺炎、急性肾衰竭、上消化道出血,可伴有内毒素血症。

4.酒精性肝纤维化

症状及影像学无特殊。未做病理检查时,应结合饮酒史、血清纤维化标志物(透明质酸、Ⅲ型胶原、Ⅳ型胶原、层粘连蛋白)、GGT、AST/ALT、胆固醇、载脂蛋白-A1、TBIL、α_2 巨球蛋白、铁蛋白、稳态模式胰岛素抵抗等改变,这些指标十分敏感,应联合检测。

5.酒精性肝硬化

有肝硬化的临床表现和血清生物化学指标的改变。

三、鉴别诊断

鉴别诊断见表 3-5。

表 3-5　酒精性肝病的鉴别诊断

	病史	病毒学检查
非酒精性肝病	好发于肥胖、2 型糖尿病患者	肝炎标志物阴性
病毒性肝炎	无长期饮酒史	肝炎标志物阳性
酒精性肝病	有长期饮酒史	肝炎标志物阴性

四、治疗

(一)治疗原则

治疗包括戒酒、改善营养、治疗肝损伤、防治并发存在的其他肝病、阻止或逆转肝纤维化的进展、促进肝再生、减少并发症、提高生活质量、终末期肝病进行肝移植等措施。

1.戒酒

戒酒是 ALD 治疗的最关键措施,戒酒或显著减少酒精摄入可显著改善所有阶段患者的组织学改变和生存率;Child A 级的 ALD 患者戒酒后 5 年生存率可超过 80%;Child B、C 级患者在戒酒后也能使 5 年生存率从 30% 提高至 60%,除戒酒以外尚无 ALD 特异性治疗方法。戒酒过程中应注意戒断综合征(包括酒精依赖者,神经精神症状的出现与戒酒有关,多呈急性发作过程,常有四肢抖动及出汗等症状,严重者有戒酒性抽搐或癫痫样痉挛发作)的发生。

2.营养支持

ALD 患者同时也需良好的营养支持,因其通常并发热量、蛋白质缺乏性营养不良,而营养不良又可加剧酒精性肝损伤。因此,宜给予富含优质蛋白和 B 族维生素、高热量的低脂饮食,必要时适当补充支链氨基酸为主的复方氨基酸制剂。酒精性肝病的饮食治疗可参考表 3-6。

表 3-6　ALD 患者的饮食指导原则

1.蛋白质＝(1.0～1.5)/kg 体质量

2.总热量＝(1.2～1.4)(休息状态下的能量消耗最少)126 kJ/kg 体质量

3.50％～55％为糖类,最好是复合型糖类

4.30％～35％为脂肪,最好不饱和脂肪酸含量高并含有足量的必需脂肪酸

5.营养最好是肠内或口服(或)经小孔径喂食给予;部分肠道外营养为次要选择;全肠外营养为最后的选择

6.水、盐摄入以保持机体水、电解质平衡

7.多种维生素及矿物质

8.支链氨基酸的补充通常并不需要

9.许多患者能耐受标准的氨基酸补充

10.若患者不能耐受标准氨基酸补充仍可补充支链氨基酸

11.避免仅仅补充支链氨基酸,支链氨基酸并不能保持氮的平衡

12.有必要补充必需氨基酸,必需氨基酸指正常时可从前体合成而在肝硬化患者不能合成,包括胆碱、胱氨酸、氨基乙磺酸、酪氨酸

3.维生素及微量元素

慢性饮酒者可能因摄入不足、肠道吸收减少、肝内维生素代谢障碍、疾病后期肠道黏膜屏障衰竭等导致维生素(维生素 B_1、维生素 B_6、维生素 A、维生素 E、叶酸等)、微量元素(锌、硒)的严重缺乏。因此适量补充上述维生素和微量元素是必需的,尤其是补充维生素 B_1(目前,推荐应用脂溶性维生素 B_1 前体苯磷硫胺)和补锌在预防和治疗 ALD 非常重要。而维生素 E 是临床上使用较早的抗氧化剂,脂溶性的维生素 E 可以在细胞膜上积聚,结合并清除自由基,减轻肝细胞膜及线粒体膜的脂质过氧化。Sokol 等发现维生素 E 能明显减轻胆汁淤积时疏水性胆汁酸所引起的肝细胞膜脂质过氧化,从而减轻肝细胞损伤。

(二)药物治疗

1.非特异性抗感染治疗

(1)糖皮质激素:多项随机对照研究和荟萃分析,使用糖皮质激素治疗 ALD 仍有一些争议,对于严重急性肝炎(AH)患者,糖皮质激素是研究得最多也可能是最有效的药物。然而,接受激素治疗的患者病死率仍较高,特别在伴发肾衰竭的患者。激素是否能延缓肝硬化进展及改善长期生存率尚不明确。并发急性感染、胃肠道出血、胰腺炎、血糖难以控制的糖尿病者为应用皮质激素的禁忌证。

(2)己酮可可碱(PTX):PTX 是一种非选择性磷酸二酯酶抑制剂,具有拮抗炎性细胞因子的作用,可降低 TNF-α 基因下游许多效应细胞因子的表达。研究表明 PTX 可以显著改善重症 AH 患者的短期生存率,但在 PTX 成为 AH 的常规治疗方法之前,还需进行 PTX 与糖皮质激素联合治疗或用于对皮质激素有禁忌证的 AH 患者的临床试验。

2.保肝抗纤维化

(1)还原型谷胱甘肽:还原型谷胱甘肽由谷氨酸、半胱氨酸组成,具有广泛的抗氧化作用,可与酒精的代谢产物乙醛、氧自由基结合,使其失活,并加速自由基的排泄,抑制或减少肝细胞膜及线粒体膜过氧化脂质形成,保护肝细胞。此外,还可以通过 γ-谷氨酸循环,维护肝脏蛋白质合成。目前临床应用比较广泛。

（2）多稀磷脂酰胆碱（易善复）：多稀磷脂酰胆碱是由大豆中提取的磷脂精制而成，其主要活性成分是1,2-二亚油酰磷脂酰胆碱（DLPC）。DLPC可将人体内源性磷脂替换，结合并进入膜成分中，增加膜流动性，同时还可以维持或促进不同器官及组织的许多膜功能，包括可调节膜结合酶系统的活性；能抑制细胞色素 $P4502E_1$（$CYP2E_1$）的含量及活性，减少自由基；可增强过氧化氢酶活性、超氧化物歧化酶活性和谷胱甘肽还原酶活性。研究表明，多稀磷脂酰胆碱可提高 ALD 患者治疗的有效率，改善患者的症状和体征，并提高生存质量，但不能改善患者病理组织学，只能防止组织学恶化的趋势。常用多稀磷脂酰胆碱500 mg静脉给药。

（3）丙硫氧嘧啶（PTU）：多个长期疗效的观察研究提示 PTU 对重度 ALD 有一定效果，而对于轻、中度 ALD 无效。Rambaldi A 通过随机、多中心、双盲、安慰剂对照的临床研究，发现 PTU 与安慰剂相比，在降低病死率、减少并发症及改善肝脏组织学等方面没有显著差异。由于 PTU 能引起甲状腺功能减退，因此应用 PTU 治疗 ALD 要慎重选择。

（4）腺苷蛋氨酸：酒精通过改变肠道菌群，使肠道对内毒素的通透性增加，同时对内毒素清除能力下降，导致高内毒素血症，激活库弗细胞释放 TNF-α、TGF-β、IL-1、IL-6、IL-8 等炎症细胞因子，使具有保护作用的 IL-10 水平下调。腺苷蛋氨酸能降低 TNF-α 水平，下调TGF-β的表达，抑制肝细胞凋亡和肝星状细胞的激活，提高细胞内腺苷蛋氨酸/S-腺苷半胱氨酸比值，并能够去除细胞内增加的 S-腺苷半胱氨酸，提高肝微粒体谷胱甘肽贮量从而阻止酒精性肝损发生，延缓肝纤维化的发生和发展的作用。

（5）硫普罗宁：含有巯基，能与自由基可逆性结合成二硫化合物，作为一种自由基清除剂在体内形成一个再循环的抗氧化系统，可有效清除氧自由基，提高机体的抗氧化能力，调节氧代谢平衡，修复乙醇引起的肝损害，对抗酒精性肝纤维化。临床试验显示，硫普罗宁在降酶、改善肝功能方面疗效显著，对抗酒精性肝纤维化有良好的作用。

（三）肝移植

晚期 ALD 是原位肝移植的最常见指征之一。Child C 级酒精性肝硬化患者的 1 年生存率为 $50\%\sim85\%$，而 Child B 级患者 1 年生存率为 $75\%\sim95\%$。因此，如果不存在其他提示病死率增高的情况如自发性细菌性腹膜炎、反复食管胃底静脉曲张出血或原发性肝细胞癌等，肝移植应限于 Child C 级肝硬化患者。虽然大多数移植中心需要患者在移植前有一定的戒酒期（一般为6个月），但移植后患者再饮酒的问题及其对预后的影响仍值得重视。目前，统计的移植后再饮酒的比例高达 35%。大多数移植中心为戒酒后 Child-Pugh 积分仍较高的患者提供肝移植治疗。多项研究显示，接受肝移植的酒精性肝硬化患者的生存率与其他病因引起的肝硬化患者相似，5 年和 10 年生存率介于胆汁淤积性肝病和病毒性肝病之间。移植后生活质量的改善也与其他移植指征相似。

（仝晓净）

第十一节 非酒精性脂肪性肝病

非酒精性脂肪性肝病（NAFLD）是一种无过量饮酒和其他明确的肝损害因素所致，以肝实质细胞脂肪变性为特征的临床病理综合征。组织学上，NAFLD 分为非酒精性脂肪肝（NAFL）和非酒精性脂肪性肝炎(NASH)两种类型。NAFL 指存在大泡为主脂肪变,无肝细胞损伤,多为良性、非进展性。NASH 指肝脏脂肪变性,合并炎症和肝细胞损伤,伴或不伴纤维化,可进展为肝硬化、肝衰竭和肝癌。

一、流行病学

不同种族、不同年龄组男女均可发病。欧美等发达国家普通成人中 NAFLD 患病率高达 20%～40%,亚洲国家为 12%～30%。肥胖症患者 NAFLD 患病率为 60%～90%,NASH 为 20%～25%。2 型糖尿病和高脂血症患者 NAFLD 患病率分别为 28%～55% 和 27%～92%。近年来中国患病率不断上升,呈低龄化趋势,发达城区成人 NAFLD 患病率在 15% 左右。绝大多数 NAFLD 患者与代谢危险因素有关。

二、病因与发病机制

NAFLD 主要分为原发性和继发性两大类,通常所指的 NAFLD 是原发性的,与胰岛素抵抗和遗传易感性相关;而继发性 NAFLD 包括了由药物(胺碘酮、他莫昔芬等的使用)、广泛小肠切除、内分泌疾病等病因所致的脂肪肝。此外,NAFLD 与一些少见的脂质代谢病和存在严重胰岛素抵抗的罕见综合征有关。

本病病因复杂。发病机制中,"二次打击"或"多重打击"学说已被广泛接受。初次打击主要指胰岛素抵抗引起的肝细胞内脂质,特别是三酰甘油异常沉积,引起线粒体形态异常和功能障碍。第二次打击主要为反应性氧化代谢产物增多,形成脂质过氧化产物,导致损伤肝细胞内磷脂膜氧化,溶酶体自噬异常,凋亡信号通路活化;内质网应激,炎症因子通路活化,促进脂肪变性。"多重打击"学说即遗传因素(家族聚集、种族等)、环境因素(胰岛素抵抗、肠道菌群紊乱、脂肪细胞因子失调、氧化应激等)共同导致 NAFLD 的发生和进展。

三、病理

推荐 NAFLD 的病理学诊断和临床疗效评估参照美国国立卫生研究院 NASH 临床研究网病理工作组指南,常规进行 NAFLD 活动度积分(NAS)和肝纤维化分期。

(一)NAS 评分

NAS(0～8 分)评分如下。①肝细胞脂肪变:0 分(<5%);1 分(5%～33%);2 分(34%～66%);3 分(>66%)。②小叶内炎症(20 倍镜计数坏死灶):0 分,无;1 分(<2 个);2 分(2～4 个);3 分(>4 个)。③肝细胞气球样变:0 分,无;1 分,少见;2 分,多见。NAS 为半定量评分系统,NAS<3 分可排除 NASH,NAS>4 分则可诊断 NASH,介于两者之间者为 NASH 可能。规定不伴有小叶内炎症、气球样变和纤维化,但肝脂肪变>33% 者为 NAFL,脂肪变达不到此程度者仅称为肝细胞脂肪变。

(二)肝纤维化分期

肝纤维化分期(0～4 期)如下。①0 期:无纤维化;②1 期:肝腺泡 3 区轻至中度窦周纤维化或仅有门脉周围纤维化;③2 期:腺泡 3 区窦周纤维化合并门脉周围纤维化;④3 期:桥接纤维化;⑤4 期:高度可疑或确诊肝硬化,包括 NASH 合并肝硬化、脂肪性肝硬化以及隐源性肝硬化(因为肝脂肪变和炎症随着肝纤维化进展而减轻)。

四、临床表现

非酒精性脂肪性肝病起病隐匿,发病缓慢,常无症状。少数患者可有乏力、肝区隐痛或上腹胀痛等非特异症状。严重脂肪性肝炎可出现黄疸、食欲减退、恶心、呕吐等症状。部分患者可有肝大。失代偿期的肝硬化患者临床表现与其他原因所致的肝硬化相似。

查体可见有30%～100%的患者存在肥胖,50%患者有肝大,表面光滑,边缘圆钝,质地正常,无明显压痛。进展至肝硬化时,患者可出现黄疸、水肿、肝掌、蜘蛛痣等慢性肝病体征及门静脉高压体征。

五、实验室检查

血清转氨酶(ALT/AST)上升2～5倍常见于NASH患者,但不是反映NAFLD严重程度。有30%NAFLD患者碱性磷酸酶(ALP)、γ-谷氨酰转肽酶(GGT)可升高2～3倍。肝硬化和肝衰竭时,可出现血清蛋白和凝血酶原时间异常,常早于血清胆红素的升高。有30%～50%的NASH患者存在血糖增高或糖耐量异常。有20%～80%的患者存在高脂血症。近年来,细胞角蛋白片段作为诊断NASH的新型标志物被广泛研究。

六、辅助检查

(一)超声检查

当肝脂肪沉积超过30%时,可检出脂肪肝,肝脂肪含量达50%以上时,超声诊断敏感性可达90%。弥漫性脂肪肝表现为肝脏近场回声弥漫性增强,强于肾脏回声,远场回声逐渐衰减,肝内管道结构显示不清。

(二)CT检查

弥漫性脂肪肝表现为肝的密度(CT值)普遍降低,严重脂肪肝CT值可变为负值。增强后肝内血管显示非常清楚,其形态走向均无异常。0.7<肝/脾CT比值≤1.0为轻度;0.5<肝/脾CT比值≤0.7为中度;肝/脾CT比值≤0.5者为重度脂肪肝。CT诊断脂肪肝的特异性优于B超。

(三)MRI检查

MRI检查主要用于鉴别超声与CT上难以区分的局灶性脂肪肝、弥漫性脂肪肝伴正常肝岛与肝脏肿瘤。MRI波谱分析、二维磁共振成像是目前无创性诊断研究的热点。

(四)肝活组织检查

肝活组织检查指征:①经常规检查和诊断性治疗仍未能确诊的患者;②存在脂肪性肝炎和进展期肝纤维化风险,但临床或影像学缺乏肝硬化证据者;③鉴别局灶性脂肪性肝病与肝肿瘤、某些少见疾病如血色病、胆固醇酯贮积病和糖原贮积病;④血清铁蛋白和铁饱和度持续增高者推荐进行肝活检,尤其是存在血色沉着病*C282Y*基因纯合子或杂合子突变的患者。

七、诊断

明确NAFLD的诊断必须符合以下3项条件:①无饮酒史或饮酒折合乙醇量每周<140 g(女性每周<70 g);②除外病毒性肝炎、药物性肝病、Wilson病、全胃肠外营养、自身免疫性肝病等可导致脂肪肝的特定疾病;③肝脏组织学表现符合脂肪性肝病的病理学诊断标准。

鉴于肝组织学诊断有时难以获得,NAFLD 工作组定义为肝脏影像学表现符合弥漫性脂肪肝的诊断标准并无其他原因可供解释,和(或)有代谢综合征相关组分如肥胖、2 型糖尿病、高脂血症的患者出现不明原因 ALT/AST/GGT 持续增高半年以上,减肥或改善胰岛素抵抗后,异常酶谱和影像学脂肪肝改善甚至恢复正常者可明确 NAFLD 的诊断。

八、鉴别诊断

(一)酒精性肝病

酒精性肝病和 NAFLD 在组织学特征、临床特点和实验室检查存在一定的重叠。故而应重视病史、体检信息的采集。NAFLD 常为肥胖和(或)糖尿病、高血脂患者,AST/ALT 比值<1,而酒精性肝病则一般病情较重,血清胆红素水平较高,AST/ALT 比值>2;酒精性肝病常见组织学表现如 Mallory 小体、胆管增生、巨大线粒体等在 NAFLD 中常不明显;酒精性肝病一般发生于每天摄入乙醇量超过 40 g(女性 20 g)的长期酗酒者,无饮酒史或每周摄入乙醇量<140 g 基本可以排除酒精性肝病。但是每周摄入乙醇介于少量(男性每周<140 g,女性每周<70 g)和过量(男性每周>280 g,女性每周>140 g)之间的患者,其血清酶学异常和脂肪肝原因常难以界定,需考虑酒精滥用和代谢因素共存可能。

(二)NASH

NASH 需与慢性病毒性肝炎(特别是丙型肝炎)、自身免疫性肝炎、早期 Wilson 病等可导致脂肪肝的肝病相鉴别。NASH 肝细胞损害、炎症和纤维化主要位于肝小叶内,且病变以肝腺泡 3 区为重;其他疾病的肝组织学改变主要位于门静脉周围等特征,病史资料、肝炎病毒标志、自身抗体和铜蓝蛋白等检测有助于相关疾病的明确诊断。NASH 如存在血清铁及铁饱和持续性增高,需与血色病相鉴别。

(三)其他原因导致的脂肪肝

还需除外药物、全胃肠外营养、炎症性肠病、甲状腺功能减退、库欣综合征、β 脂蛋白缺乏血症以及一些与胰岛素抵抗有关的综合征导致脂肪肝的特殊情况。

九、治疗

治疗的首要目标是改善胰岛素抵抗,防治代谢综合征和终末期靶器官病变;次要目标是减少肝脏脂肪沉积,避免"多重打击"导致 NASH 和肝功能失代偿。治疗包括病因治疗、饮食控制、运动疗法和药物治疗。

(一)病因治疗

针对原发病和危险因素予以治疗,如减肥、合理控制血糖和血脂、纠正营养失衡等。

(二)控制饮食和适量运动

控制饮食和适量运动是治疗关键。建议低热量低脂平衡饮食,肥胖成人每天热量摄入需减少(2 090~4 180)KJ(500~1 000 kcal)。中等量有氧运动(每周至少 150 min)。体质量至少下降 3%~5% 才能改善肝脂肪变,达到 10% 可改善肝脏炎症坏死程度。

(三)药物治疗

(1)改善胰岛素抵抗,纠正糖脂代谢紊乱:噻唑烷二酮类,可改善胰岛素抵抗,可用来治疗肝活检证实 NASH 的脂肪性肝炎。二甲双胍并不能改善 NAFLD 患者肝组织学损害,不推荐用于 NASH 的治疗。

如无明显肝功能异常、失代偿期肝硬化，NAFLD 患者可安全使用血管紧张素 Ⅱ 受体阻断药降血压，他汀类、依折麦布调脂治疗。Omega-3 可作为 NAFLD 患者高三酰甘油一线治疗药物。

（2）抗氧化剂：维生素 E 800 U/d 可作为无糖尿病的 NASH 成人的一线治疗药物。但尚未推荐用于合并糖尿病和肝硬化的 NASH 患者。

（3）护肝抗炎药：无足够证据推荐 NAFLD/NASH 患者常规使用护肝药物。可以根据疾病的活动度、病期、药物的效能选择以下药物：如必需磷脂、还原型谷胱甘肽、水飞蓟宾。

（4）中医药治疗：常用中药有丹参、泻泽、决明子、山楂、柴胡等。

（四）外科手术

（1）BMI＞40 kg/m² ，或＞35 kg/m² 伴有并发症如难以控制的 2 型糖尿病可以考虑减肥手术。

（2）肝衰竭晚期 NASH 患者推荐进行肝移植。然而部分患者肝移植后容易复发，并迅速进展至 NASH 和肝硬化，可能与遗传以及术后持续性高脂血症、糖尿病和皮质激素治疗等有关。BMI＞40 kg/m² 不宜做肝移植。

（仝晓净）

第十二节　肝　脓　肿

肝脏是机体重要的代谢器官，位于门静脉循环系统的远端，汇集来自门静脉的肠道血流，参与处理代谢消化分解产物，易于遭受各种细菌、病毒及寄生虫等感染。肝脓肿是病原体侵入肝脏形成的占位性感染灶，主要有化脓性肝脓肿和阿米巴肝脓肿。化脓性肝脓肿是一种少见但严重的疾病，在西方国家人群的发病率为 20/10 万，其严重性取决于感染的来源及患者的基础体质。阿米巴肝脓肿是肠道阿米巴感染的并发症，多见于热带溶组织内阿米巴流行的地区，发病多见于免疫抑制的男性青年。化脓性肝脓肿和阿米巴肝脓肿均易发生于肝右叶，这与门静脉分支走向有关，主要的临床症状是高热、肝区疼痛、肝大伴或不伴黄疸。

在 1892 版的《原则和医学实践》中，William Osler 描述肝脓肿主要来源于肠道痢疾和其他溃疡性的感染、阑尾炎，偶见于伤寒、直肠感染和骨盆脓肿。他把门静脉菌血症与脓肿形成的过程称为"脓肿门静脉炎"。事实上，在预防性使用抗生素的时代，即 20 世纪 40 年代，肝脓肿的主要病因是门静脉炎或门静脉菌血症。阑尾炎约占 1/3。门静脉炎的其他原因包括憩室炎、盆腔脓肿、结肠肿瘤穿孔以及直肠疾病。当今脓肿可发生在所有年龄段。约 60％ 为单发，它们主要位于肝右叶（＞70％），据说为门静脉血流的结果。在没用抗生素的情况下，肝脓肿一定会导致死亡。在 19 世纪后期 Waring 做了大量相关的报道，发现并发症如播散到相邻的内脏或破溃入腹膜的发生率为 28％。尽管自发引流的意义已得到了普遍的认可，但更倾向于开放引流，只有 15％ 会行手术治疗。很少有脓肿可自行缓解。至 20 世纪 40 年代引进使用抗生素后，门静脉炎成为引起肝脓肿的一少见病因。胆道疾病，如胆道结石、狭窄和恶性肿瘤，特别是胆道恶性梗阻，成为后 50 年的主要病因。肝右叶病灶仍然占主导地位，可能因为肝右叶占肝脏体积比例大。抗生素改变了肝脓肿的自然发展史，将病死率下降至 50％ 以下。

在过去的 20 年里，肝脓肿的性质一直在改变。虽然胆道原因仍然占主导地位，在接受复杂的医疗干预的老年患者中,脓肿发生的比例越来越大,如经皮肿瘤消融、化学治疗栓塞(特别是胆肠吻合术后)、胆汁转移或引流术或肝移植。

一、化脓性肝脓肿

(一)流行病学

细菌性肝脓肿是一种严重感染,其发病率为 15/10 万～44.9/10 万接诊患者。此前一系列研究显示,男性发病率更高,但最近的报道性别分布无差异。好发年龄在 60～70 岁。在一系列相关研究中,单发和多发脓肿发生率分别为 58% 和 42%,66% 在右叶,8% 在左叶,26% 在两叶。孤立的肝脓肿常位于右叶,而多发性脓肿常发生在两叶。

(二)病因

肝脓肿形成机制包括来自胆道或腹部感染的传播、血行感染、不明原因或隐源性病因。目前,继发于胆道梗阻的胆道感染是造成化脓性肝脓肿的主要原因,而胆道梗阻的原因存在地理差异:西方国家主要由胆道恶性肿瘤引起,而在亚洲国家胆石症及肝内胆管结石更为常见。还有部分患者找不到明显的细菌入侵途径,称为隐源性肝脓肿。其中 1/3 的病例可能是隐源性。近年来,肝脓肿患者的平均年龄有所提高,且更多见于良性或恶性胆道梗阻和肝外恶性肿瘤的患者,虽然抗生素逐步升级,但是病死率反而更高。

以下腹腔内疾病可能会导致肝脓肿的发生,包括憩室炎、阑尾炎、肠穿孔和炎症性肠病。肝脓肿可在肝细胞癌动脉化学治疗栓塞后形成。多发性肝脓肿与胆道疾病如结石和胆管癌有关。肝脓肿形成的基础疾病是糖尿病、恶性肿瘤和高血压。本病可来自胆道疾病、门静脉血行感染、肝动脉血行感染或开放性肝损伤时直接感染。

(三)微生物学

肝脓肿可以掺杂各种细菌感染,其可以通过菌血症直接损害肝脏或相邻部位的扩散形成。最常见的病原菌是大肠埃希菌、肺炎克雷伯菌、链球菌和厌氧菌。类杆菌属是厌氧菌中最常见的。也有关于米勒链球菌的报道。脓肿穿刺液中往往可见不止一种病原体生长,即使血培养结果只有一种病原体。细菌和念珠菌的耐药率在增加,最有可能继发于胆道支架的置入和长期抗生素使用。

继发于致命的肺炎克雷伯菌的肝脓肿的特异性综合征,已报道主要集中在南亚-东亚地区,可波及眼睛和中枢神经系统。这种感染是由有更高耐吞噬性的荚膜 K_1/K_2 菌株引起。在感染的患者中糖尿病的患病率较高。

(四)临床表现

早期多为非特异性的前驱症状,精神萎靡、呕吐、贫血、体质量下降。头痛、肌肉及关节疼痛等。随后可以出现寒战、高热及肝区疼痛等不适,但疼痛可能不局限于右上腹,常伴血清碱性磷酸酶的升高。低清蛋白血症,血白细胞计数增多以及谷丙转氨酶水平的增高也较常见。值得注意的是,这些症状并不常见于老年人和免疫抑制的患者。体征,如肝大(50%),摩擦音(50%),呼吸系统表现(50%),黄疸(25%)可扪及肿块(25%),或脾大(25%)比较常见,可能对诊断有帮助。所谓的经典三联征:黄疸、发热、腹部压痛则比较罕见。邻近膈肌的肝脓肿可以引起胸膜炎性胸痛、咳嗽及呼吸困难,当这些症状与上诉非特异性症状同时存在时,容易导致诊断困难。腹腔内并发症包括脓肿破溃入腹腔、胆道或胃肠道,门静脉或肠系膜静脉血栓形成。据报道如果发展为败血症、肝脏和多器官衰竭和肠系膜静脉血栓形成的患者致死率高。该病死率比多发性肝脓肿更高。恶性肿瘤被认为是病死率的另一个独立的危险因素。

（五）诊断

用腹部 CT 和超声进行影像学检查至关重要。B 型超声的阳性诊断率高达 75％～95％,为初步诊断的首选方法。超声的表现根据脓肿的分期略有不同,早期为模糊的高回声景象,随着脓肿的逐渐成熟和脓腔的形成,可见低回声或无回声的肿块。应当注意脓腔脓液非常稠厚时,可能与肝脏的实质性包块混淆。此外,超声还可以显示胆道结石及胆管扩张,肝内胆管结石,因此对于肝脓肿有很大的病因诊断鉴别价值。CT 对于鉴别诊断肝脏其他性质的包块具有重要的诊断价值,其敏感性高达 95％。对比增强检查,门静脉期可见显著的环形强化的脓肿壁及无明显强化的中央脓腔。CT 是诊断脓肿内气体的最灵敏的方法。MRI 与 CT 或者超声相比,在诊断肝脓肿不具有优越性。内镜逆行胆管造影（ERC）、经皮肝穿胆管造影术或磁共振胆道成像（MRC）适用于其他病因不明的情况下。不过,ERC 不适用于之前行过胆汁转移术的患者。有将近一半的患者会出现血培养阳性结果,3/4 的患者的脓肿穿刺物培养阳性。腹部平片及胸部 X 线片对诊断肝脓肿无特异价值。胸部 X 线片可显示肺不张、胸腔积液或右侧膈肌抬高。实验室检查有血白细胞计数升高、贫血、低清蛋白血症、转氨酶及碱性磷酸酶升高等。持续的高血糖提示患者可能并存糖尿病,或者由于脓毒症导致血糖控制不佳。

（六）治疗

1.引流脓腔

有效治疗肝脓肿需要充分引流。在 20 世纪 50－70 年代,手术引流很常见。部分是因为缺乏敏感的放射学工具进行诊断,虽然其也能找到脓肿来源并提供明确的脓肿引流位置。

然而,在 20 世纪 70 年代,敏感的成像技术的发展使术前诊断成为可能,并允许对病变进行定向穿刺引流。这也可以帮助鉴别脓肿的原因。

目前,经皮置管引流联合抗生素已经成为化脓性肝脓肿的一线及最重要的治疗方法,可有效治疗 76％～91％的病例。抽吸脓腔内脓液进行诊断及细菌培养的同时,需放置引流管进行持续引流或者一次性将脓液抽吸干净。经皮细针穿刺的成功率高,微创且住院时间短,但有很大的可能需要再次进行抽吸。当细针穿刺一次不能成功地将所有的脓液抽吸干净时,应进行置管引流。更典型的,可放置一个 8～12 F 的法式经皮胆道引流管。在平均 5 天后可看到脓肿的大小显著地减少（小于原来的 50％）,引流管可以在 2～4 周后移除,但有些医师倾向于保持导管的放置,直到完全消除,一般要 15 周。过早地拔除引流管与复发有关。

初次直接进行经皮置管引流的适应证:脓液稠厚不适合细针吸引;脓腔直径＞5 cm;脓腔壁厚,不适合穿刺;多房性肝脓肿。多发性脓肿不是经皮置管引流的禁忌证,但这种情况应该每个脓腔放置相应的引流管。尽管两者的成功率均很高,但还是将近 10％的患者操作失败。引流不成功或者失败的原因主要是导管口径过细,脓液稠厚;导管的位置不适合引流;导管过早移除;脓腔的纤维包裹壁非常厚,导管置管困难。与胆道系统相交通的肝脓肿也可以采用经皮肝穿刺胆管引流术（PTCD）置管的方式进行引流,虽然持续的胆汁漏出会影响脓肿的闭合,但是这并非是 PTCD 的禁忌证。

2.合理的抗生素治疗

抗生素的选择要通过培养和药敏结果来定,包括第三代头孢菌素、头孢西丁、替卡西林-克拉维酸、哌拉西林-他唑巴坦、氨苄西林-舒巴坦、环丙沙星、左氧氟沙星、亚胺培南和美罗培南。在未确定致病菌之前,首选覆盖革兰氏阳性需氧菌和厌氧菌的广谱抗生素,如阿莫西林、氨基糖苷类加甲硝唑;或者三代头孢菌素加甲硝唑等药物,然而该方案不能覆盖肠球菌。此外,氨基糖苷类抗生素应谨慎使用,因为对于胆道疾病的患者,特别是伴有败血症、脱水和高龄的患者,肾毒性的风险很大。具体的方案与地区的细菌及药敏谱有关。抗生素的持续时间还没有具体的规定,但通常为4～6周,而且应该根据对治疗的反应进行个体化治疗。当患者情况稳定,并已进行过引流后,静脉注射抗生素可以换成口服。在多个小型肝脓肿不便于引流时,抗生素可能是唯一的选择。此外,需要及时发现及解除胆道梗阻,梗阻的持续存在会影响抗生素的效果。

3.手术治疗

直接进行手术治疗的唯一适应证是脓肿破入腹腔引起化脓性腹膜炎或者多发性肝脓肿伴胆管阻塞,不能通过非手术方式解决时。当然,反复保守治疗无效或者PCD出现出血及脓液外溢等并发症时也需要通过手术处理。手术的同时应处理潜在的并发疾病,尤其是导致胆道感染的疾病。

传统的手术方式:首先细针穿刺,然后钝针穿刺,手指拨断多发性脓肿的间隔形成一个大腔,将适当大小的引流管放置低位,保证充分引流。若能术后引流的同时进行灌洗则效果更佳。部分上述方法均不适合的患者可以进行肝叶切除术。

患者的最终预后取决于潜在的病因或共存疾病,当然,延误的诊治也是不良预后的重要原因。

二、阿米巴肝脓肿

(一)流行病学

阿米巴病是地方病,在温带和热带气候可发现,如印度、埃及和南非。每年有4万～10万人死于阿米巴病。在美国,阿米巴病的患者为到流行国家的移民和游客。感染途径通常为摄入污染的食物或水果。男同性恋者之间的传播明显增加。据美国方面的报道,34 000的HIV阳性患者中只有2例患有溶组织内阿米巴病。日本、韩国、澳大利亚和我国台湾地区报道表明男性同性恋中的发病率显著增高。发病率的增加很可能是由于肛门-口交和这种寄生虫在亚太地区流行率的增加。

(二)病因

滋养体附着,然后侵入结肠上皮细胞进入黏膜下层,通过各种蛋白水解酶和炎性细胞作用,形成"烧瓶样溃疡",这会导致腹泻和肠道组织的破坏。滋养体通过门静脉循环到达肝脏,从而导致脓肿的形成。

(三)微生物学

阿米巴痢疾有两种形式。囊肿是摄入的形式,能动滋养体在回肠末端或结肠形成。溶组织内阿米巴可以通过分子技术与大肠埃希菌进行鉴别,后者不具有致病性。

(四)临床表现

阿米巴感染后可无症状,但每年有4%～10%的无症状患者将会发展为侵袭性疾病。肝脓肿是最常见的肠外表现。患者可有或无阿米巴性结肠炎的表现,可能要经过数月甚至数年后才会演变为肝脓肿。症状和体征包括腹泻(可能带血)、腹痛与压痛、发热、咳嗽、体质量减轻、血清蛋白下降、碱性磷酸酶增加和白细胞计数增多。通常在肝右叶会形成单一性脓肿;不太常见于肝左叶脓肿。细菌双重感染和败血症可能会发生,所以需要用抗生素对抗肠道微生物和葡萄球菌。蔓延到邻近部位可能会引起膈肌、膈下区、胸膜、肺和心包的感染,导致瘘的形成和脓性分泌物的积聚。

（五）诊断

含滋养体的红细胞可诊断阿米巴感染。滋养体可在肝脓肿的边缘发现，但通常不是在中央坏死的部分。超声和 CT 下表现为肿块性质。当溶组织内阿米巴存在时，血清学检查呈阳性，但当大肠埃希菌存在时，血清学检查为阴性。间接血凝试验在阿米巴病患者中阳性率几乎达到100％。在溶组织内阿米巴感染率低的地区，阳性结果支持急性感染诊断；而在高患病率地区，阳性结果可能意味着既往感染，而不是急性期感染。粪便抗原-酶联免疫吸附试验现在可用于诊断溶组织内阿米巴，具有非常良好的灵敏度和特异度。PCR 测试目前只用于研究，还不能用于常规临床诊断。鉴别化脓性和阿米巴肝脓肿可能比较困难。在 577 例肝脓肿病例中，细菌性肝脓肿的高危因素包括年龄＞50 岁、多发性脓肿、肺部表现和间接血凝试验滴度＜256 IU。

（六）治疗

甲硝唑是首选药物。当脓肿体积很大或呈多发性脓肿时，可合并使用氯喹来抗滋养体。除在比较复杂的病例外，很少建议行手术引流。双碘喹啉、巴龙霉素和二氯尼特是消除肠道溶组织内阿米巴和防止复发所必需的。

（仝晓净）

第十三节　病毒性肝炎

病毒性肝炎（简称肝炎）是由多种肝炎病毒引起的，以肝脏炎症和坏死病变为主的一组消化道传染病。肝炎分为甲、乙、丙、丁、戊等型，这是根据引起发病的病毒类型不同而区分的。其中乙型肝炎、丙型肝炎危害最大，部分乙型肝炎病毒或丙型肝炎病毒携带者可发展为肝硬化，少部分慢性肝病患者还会转变为肝细胞癌。临床上以乏力、食欲减退、肝大和肝功能异常为主要表现。

肝炎的传染源主要是急性肝炎患者和肝炎病毒携带者，其中甲型肝炎主要是经消化道传染，患者发病前曾接触过甲型肝炎患者，或到甲型肝炎暴发地区工作、旅行并进食，或直接来自流行地区。也有的无明显接触史，如到公共的餐饮食堂里进食，由于食具消毒不彻底而被感染者。乙、丙、丁型肝炎患者多于半年内接受过血及血制品治疗（如输血、注射人血球蛋白等），或有任何医疗损伤（如不洁的注射器、针灸、穿刺、手术等），或与乙型肝炎患者或乙型肝炎病毒携带者有密切接触。丁型肝炎患者必须是乙型肝炎患者或病毒携带者，因为丁型肝炎病毒寄生在乙型肝炎病毒上。

一、诊断

（一）病毒性肝炎的临床表现

（1）临床特点按病变轻重及病程经过，可分为急性肝炎、慢性肝炎、重型肝炎、淤胆型肝炎、肝炎后肝硬化五大类。各型肝炎的潜伏期长短不一：甲型肝炎为 2～6 周（平均为 1 个月），乙型肝炎为 8 周至 6 个月（一般约为 3 个月），丙型肝炎为 2 周至 5 个月（平均为 7.4 周），戊型肝炎为 1～10 周（平均约为 6 周）。一般有黄疸的肝炎容易被发现，而无黄疸的（如乙型肝炎多数没有黄疸）就很易被忽视。有时肝炎症状和感冒相似，部分患者无症状，而是在体检时发现，所以必须抽血进行实验室的肝功能、肝炎病毒标记物检测等,以了解肝脏损害情况及确定肝炎类型。

急性肝炎:可分为急性黄疸型肝炎和急性无黄疸型肝炎。

急性黄疸型肝炎:病程为 2～3 个月,以甲型肝炎多见,分为三期。

黄疸前期:起病急,多数患者有发热畏寒,体温在 38 ℃～39 ℃,伴以全身乏力、食欲缺乏、厌油、恶心呕吐、右上腹胀痛、便秘或腹泻;少数患者以上呼吸道感染症状为主要表现,末期尿色逐渐加深呈浓茶色。本期持续 5～7 天。肝脏可轻度大,伴有触痛及叩击痛。

黄疸期:尿色继续加深,热退后巩膜及皮肤出现黄染,多于数天至 2 周达高峰,但此时患者自觉症状明显好转。在黄疸明显时可出现皮肤瘙痒、大便颜色变浅、心动过缓等症状。本期肝大,有明显触痛及叩击痛,部分病例且有轻度脾大。肝功能改变明显。本期持续 2～6 周。

恢复期:黄疸逐渐消退,精神及食欲好转。肿大的肝脾逐渐回缩,触痛及叩击痛消失。肝功能逐渐恢复正常。本期持续 2～16 周,平均 1 个月。

急性无黄疸型肝炎:大多缓慢起病,症状相对较轻,无黄疸,仅表现乏力、食欲缺乏、恶心、肝区痛和腹胀等症状。体征多有肝大,伴触痛及叩击痛,少数有脾大。肝功能改变主要是丙氨酸氨基转移酶(ALT)升高,多于 3 个月内逐渐恢复,部分乙型及丙型肝炎病例可发展为慢性肝炎。

慢性肝炎:指肝炎病程超过 6 个月或既往为 HBsAg(乙型肝炎病毒表面抗原)携带者或发病日期不明,目前临床有慢性肝炎表现者,可诊断为慢性肝炎。可根据肝病炎症活动程度、肝功能损伤程度及胶原合成程度将慢性肝炎分为轻、中、重度。①症状:表现为乏力、食欲缺乏、腹胀等症状,可出现黄疸、蜘蛛痣、肝掌及面部毛细血管扩张。②体征:肝大,质较硬,伴有触痛及叩击痛,脾多肿大。③肝外器官损害:如慢性多发性关节炎,慢性肾小球炎,慢性溃疡性结肠炎,结节性多动脉炎,桥本甲状腺炎等。

重型肝炎:可分为急性重型肝炎、亚急性重型肝炎、慢性重型肝炎。①急性重型肝炎:亦称暴发型肝炎,起病似急性黄疸型肝炎。起病急,病情发展迅猛,多于 10 天内出现肝性脑病。患者常有高热、严重消化道症状(厌食、恶心、频繁呕吐、腹胀等)、高度乏力。在起病数天内出现神经、精神症状(如性格改变、行为反常、嗜睡、烦躁不安、日夜颠倒等),病情严重者可出现昏迷、抽搐、脑水肿及脑疝。黄疸迅速加深,出血倾向明显(鼻出血、瘀斑、呕血、便血等)。肝脏常迅速缩小,可有肝臭,亦出现腹水及肾功能不全。②亚急性重型肝炎:也称亚急性肝坏死。起病初期似急性黄疸型肝炎,但病情进行性加重,出现明显乏力、重度厌食、频繁呕吐、黄疸迅速加深。常有顽固性腹胀及腹水(易并发腹膜炎),多有出血现象。许多患者可出现神经、精神症状,后期多出现肝肾综合征和肝性脑病,肝脏无明显缩小。病程可达数周至数月,易发展为坏死后肝硬化。③慢性重型肝炎:与亚急性重型肝炎相似,起病是在慢性肝炎及肝硬化基础上发生,更倾向于肝硬化的表现,常伴蜘蛛痣、肝掌、脾大等。

淤胆型肝炎:亦称毛细胆管型肝炎或胆汁淤积型肝炎。以梗阻性黄疸为主要表现。起病及临床表现类似急性黄疸型肝炎,自觉症状较轻,黄疸重者持久,有皮肤瘙痒、大便色浅等梗阻性黄疸的表现。肝大明显,伴触痛及肝区叩击痛。

肝炎后肝硬化:患者有消化道及门静脉高压症状,如食欲缺乏、恶心、呕吐、食管静脉曲张、腹水、脾功能亢进、肝性脑病、上消化道出血等。诊断依赖于腹部 B 超及组织病理学检查。

(2)有些肝炎以肝外症状为主,容易误诊,以致延误治疗。常见肝外表现有:①心慌,心跳加快,自觉症状以心慌或心前区疼痛为多,也有少数患者心电图发生异常,呈病毒性心肌炎改变。②腰痛,少数乙型肝炎患者表现双侧腰部隐痛,有的以右侧为主,化验小便可有血尿、蛋白尿,但肾功能无明显改变,红细胞沉降率、抗链球菌溶血素"O"试验正常。③关节酸痛,肝脏病理变化使血液中清蛋白减少,关节腔内渗出液较多,使关节肿胀、酸痛。④皮疹,乙型肝炎皮疹近年来的发生率呈增高趋势,多在躯干部位散在性出现大小不等的皮肤损害,可有瘙痒和色素沉着。⑤咳嗽,少数患者以呼吸道感染为首发症状,甚至表现为典型的病毒性肺炎,随后才出现肝炎症状。

需注意的是,上述特殊症状的出现,与肝炎病毒感染后形成免疫复合物在某些部位沉积有关,一般不需治疗,会随肝炎症状好转而自愈。但需要定期做肝功能检测。

(3)乙型肝炎病毒(HBV)感染常见血清学标志物的结果。

(二)病毒性肝炎的诊断

1.甲型肝炎的诊断标准

(1)急性甲型肝炎诊断标准如下。

急性无黄疸型甲型肝炎诊断标准。①流行病学:发病前45天内有吃不洁食物史或饮不洁水或与甲型肝炎急性患者有密切接触史;②症状:近1周左右出现无其他原因可解释的发热、乏力,以及厌食、恶心、呕吐等消化道症状;③体征:肝大,伴有触痛或叩痛;④肝功能检测:ALT明显异常;⑤HAV标志物检测:血清抗HAV-IgM阳性或抗HAV-IgG双份血清呈4倍升高者。符合②+④者为疑似病例,符合②+④+⑤者可确诊。

急性黄疸型甲型肝炎:凡符合急性无黄疸型甲型肝炎诊断条件,且血清总胆红素高于17.1 μmol/L,尿胆红素阳性,或临床上有巩膜、皮肤黄染并排除其他疾病所致黄疸者可确诊。

(2)淤胆型甲型肝炎诊断标准如下。①起病类似急性黄疸型甲型肝炎,但自觉症状常较轻;②肝功能检测血清总胆红素明显升高,以结合胆红素为主,同时伴碱性磷酸酶、γ-谷氨酰转移酶、胆固醇等明显增高,ALT中度增高;③表现为梗阻性黄疸持续3周以上,并能排除其他原因所致的肝内外梗阻性黄疸;④HAV标志物检测:血清抗HAV-IgM阳性或抗HAV-IgG双份血清呈4倍升高者;⑤肝脏病理学特点。符合①+②+③者为疑似病例,符合①+②+③+④或者④+⑤者可确诊。

(3)重型甲型肝炎诊断标准如下。

急性重型甲型肝炎诊断标准。①急性起病,严重消化道症状,并在起病后10天内迅速出现精神神经症状(用Smith分类法出现Ⅱ度以上的肝性脑病),而排除其他原因引起者;②体征:肝脏迅速缩小;③肝功能异常,数天内血清总胆红素>17.1 μmol/L,或每天升高值>17.1 μmol/L,凝血酶原活动度<10%;④HAV标志物检测:血清抗HAV-IgM阳性或抗HAV-IgG双份血清呈4倍升高者;⑤肝脏病理学特点。符合①+②+③者为疑似病例;符合①+②+③+④或②+⑤者可确诊。

亚急性重型甲型肝炎诊断标准。①以急性甲型肝炎起病,临床上有极度乏力,严重食欲缺乏,黄疸迅速加深,出现腹水及出血倾向,肝脏进行性缩小,病程在10天以上,8周以内,出现意识障碍(以Smith分类法出现Ⅱ度以上的肝性脑病);②肝功能明显异常,胆酶分离,清蛋白(或)球蛋白比值倒置,胆固醇降低,凝血酶原活动度<40%;③HAV标志物检测:血清抗HAV-IgM阳性或抗HAV-IgG双份血清呈4倍升高者;④肝脏病理学特点。符合①+②者为疑似病例,符合①+②+③或③+④者可确诊。

2.乙型肝炎的诊断标准

根据流行病学、临床症状、体征、实验室检查和(或)肝活体组织检查等手段进行综合分析,动态观察予以诊断。

(1)急性乙型肝炎诊断标准如下。

急性无黄疸型乙型肝炎诊断标准。①流行病学资料:半年内接受过血及血制品或曾有其他医源性感染,生活中的密切接触,尤其是性接触而未采用避孕套者;②症状:指近期出现的无其他原因可解释的持续1周以上的明显乏力和消化道症状;③体征:主要指肝大,伴有触痛或叩痛;④肝功能检测:ALT明显增高;⑤HBV标志物检测:病程中HBsAg由阳性转为阴性,或HBsAg由阳性转为阴性且出现抗-HBs阳转。抗-HBcIgM滴度高水平,而抗-HBcIgG阴性或低水平;⑥病理组织学特点:做肝活检。在以上各项中,病原学指标、症状和肝功能异常为必备条件,流行病学资料和体征为参考条件。符合②+④者为疑似病例,符合②+④+⑤者可确诊。

急性黄疸型乙型肝炎诊断标准。①流行病学资料:半年内接受过血及血制品或曾有其他医源性感染,生活中的密切接触,尤其是性接触而未采用避孕套者;②指近期出现无其他原因可解释的、持续1周以上的明显乏力、消化道症状及尿液色黄;③体征:皮肤巩膜黄染,肝大,伴有触痛或叩痛;④肝功能检测:ALT升高,血清总胆红素>17.1 μmol/L和(或)尿胆红素阳性,并排除其他疾病所致的黄疸;⑤HBV标志物检测:病程中HBsAg由阳性转为阴性,或HBsAg由阳性转为阴性且出现抗-HBs阳转,抗-HBcIgM滴度高水平,而抗-HBcIgG阴性或低水平;⑥病理组织学特点:如鉴别诊断需要,有条件者可以做肝活检。符合②+③+④者为疑似病例;符合②+③+④+⑤者可确诊。

(2)慢性迁延性乙型肝炎(简称慢迁肝)诊断标准。①急性乙肝病程超过半年尚未痊愈者,如无急性乙型肝炎病史,肝炎病程超过半年未愈者,病情较轻不足以诊断慢性活动性肝炎者;②肝功能检测:ALT持续或间歇异常;③HBV标志物检测:抗-HBcIgM滴度不高或阴性,但血清HBsAg或HBV-DNA任何一项阳性病程持续半年以上;④肝脏病理组织学特点。符合①+②+③者为疑似病例;符合①+②+③+④或③+④者可确诊。

(3)慢性活动型乙型肝炎(简称慢活肝)诊断标准。①有明显的肝炎症状;②体征:可有肝病面容、肝掌、蜘蛛痣、脾大或黄疸等(排除其他原因);③肝功能检测:ALT反复和(或)持续升高,人血清蛋白降低,A/G比例失常,γ-球蛋白升高和(或)胆红素长期或反复异常;④HBV标志物检测:抗-HBcIgM滴度不高或阴性,但血清HBsAg或HBV-DNA任何一项阳性,病程持续半年以上;⑤肝脏病理组织学特点。临床上慢活肝轻型与慢迁肝很难区别,确诊须借助于病理组织学特征与临床表现相结合加以鉴别。符合①+②+③+④者为疑似病例;符合①+②+③+④+⑤或④+⑤者可确诊。

(4)重型乙型肝炎诊断标准如下。

急性重型乙型肝炎诊断标准。①既往无乙型肝炎病史,以急性黄疸型乙型肝炎起病,并在起病后10天内迅速出现精神神经症状(Ⅱ度以上的肝性脑病),而排除其他原因引起者。此外还有黄疸迅速加深,严重的消化道症状;②体征:肝浊音界迅速缩小等;③肝功能异常,特别是凝血酶原时间延长,凝血酶原活动度低于40%;④HBV标志物检测:病程中HBsAg由阳性转为阴性,或HBsAg由阳性转为阴性且出现抗-HBs阳转,抗-HBcIgM滴度高水平,而抗-HBcIgG阴性或低水平,但HBsAg可阴性而早期出现抗-HBs阳性和抗-HBe阳性;⑤肝脏病理组织学特点:有条件者可做肝活检。符合①+②+③者为疑似病例;符合①+②+③+④或①+②+③+④+⑤者可确诊。

亚急性重型乙型肝炎诊断标准。①以急性黄疸型乙型肝炎起病,病程在10天以上8周以内,出现意识障碍(Ⅱ度以上的肝性脑病),同时黄疸迅速升高,并有出血倾向;②实验室检查:肝功能全面损害,血清总胆红素>17.1 μmol/L,或每天上升>17.1 μmol/L,胆固醇降低,凝血酶原活动度<40%;③HBV标志物检测:病程中HBsAg由阳性转为阴性,或HBsAg由阳性转为阴性且出现抗-HBs阳转,抗-HBcIgM滴度高水平,而抗-HBcIgG阴性或低水平;④肝脏病理组织学特点。符合①+②者为疑似病例;符合①+②+③或①+②+③+④者可确诊。

慢性重型乙型肝炎:在慢活肝或乙型肝炎后肝硬化基础上发生,临床表现和肝功能变化基本上同亚急性重型肝炎。

(5)淤胆型乙型肝炎诊断标准如下。①急性黄疸型乙型肝炎起病,黄疸持续2~4个月或更长;②临床表现为肝内梗阻性黄疸,并能排除其他原因所致的肝内外梗阻性黄疸;③实验室检查:血清总胆红素升高,以结合胆红素为主,碱性磷酸酶、γ-GT、胆固醇明显升高;④HBV标记物检测:病程中HBsAg由阳性转为阴性,或HBsAg由阳性转为阴性且出现抗-HBs阳转,抗-HBcIgM滴度高水平,而抗-HBcIgG阴性或低水平;⑤肝脏病理组织学特点:必要时可以做肝活检。符合①+②+③者为疑似病例;符合①+②+③+④或①+②+③+④+⑤者可确诊。

3.丙型肝炎的诊断标准

依据流行病学资料,症状、体征及实验室检查进行综合诊断,确诊则依赖病原血清学或病原学检查。

(1)急性丙型肝炎(黄疸型或无黄疸型)诊断标准如下。①流行病学资料:半年内接受过血、血制品、人体成分治疗或有血液透析史者或与HCV感染者有性接触史,或携带HCV母亲所生的婴儿,或有不洁注射史;②症状体征:近期出现明显乏力和食欲缺乏等消化道症状且不能以其他原因解释者,或肝大伴有触痛或叩击痛;③血清ALT明显升高,不能以其他原因解释者;④血清总胆红素>17.1 μmol/L或尿胆红素阳性,不能以其他原因解释者;⑤血清抗丙型肝炎病毒抗体(抗-HCV-IgG)阳性和(或)血清HCV的核糖核酸(HCV-RNA)阳性;⑥血清病原学排除甲、乙、戊型肝炎病毒感染者;⑦肝组织病理检查符合急性肝炎改变,肝组织HCV-RNA检测阳性。符合①或②+③+⑥者为疑似病例;符合"疑似病例+⑤"或"疑似病例+⑦"者可确诊,若同时伴有④者为黄疸型,无④者为无黄疸型。

(2)慢性丙型肝炎诊断标准如下。①流行病学资料:过去有输血、使用血制品和人体成分治疗史,或性伴侣携带HCV或与HCV感染者有非常密切的接触史者;②症状体征:长期乏力,有食欲缺乏等消化道症状,或肝(脾)大,有触痛或叩击痛;③ALT升高或正常与升高反复波动持续半年以上;④排除现症不是乙型肝炎病毒感染所致者;⑤血清抗HCV或HCV-RNA阳性;⑥肝组织病理检查为慢性肝炎特征或肝组织HCV-RNA检测阳性。符合①+③或③+④,并参考②者,为疑似病例;符合疑似病例+⑤或⑥者,可确诊。

(3)重型丙型肝炎诊断标准如下。

亚急性重型丙型肝炎诊断标准:①近期出现明显乏力和食欲缺乏等消化道症状且不能以其他原因解释者,或肝大伴有触痛或叩击痛,起病10天以上;②高度乏力和明显食欲减退或恶心呕吐,皮肤和巩膜明显黄染,重度腹胀或腹水;③数天内血清总胆红素上升>17.1 μmol/L,或每天升高值>17.1 μmol/L者;④凝血酶原时间显著延长,凝血酶原活动度<40%;⑤意识障碍(肝性脑病)。符合①+②+③者为疑似病例;符合①+②+③+④,参考⑤者,可确诊。

慢性重型丙型肝炎诊断标准:有慢性丙型肝炎病史,疑似病例与确诊病例的依据同亚急性重型丙型肝炎。

4.丁型肝炎的诊断标准

(1)流行病学资料:半年内接受过血及血制品或曾有其他医源性感染,生活中的密切接触,尤其是性接触而未采用避孕套者,或与丁型肝炎患者有密切接触史。HBsAg阳性者更应注意。

(2)症状体征。①HDV/HBV同时感染:大多数表现为急性自限性肝炎经过,症状、体征和急性乙型肝炎相同,如患者有ALT及胆红素双相升高,更应怀疑为同时感染,少数患者表现为急性重型肝炎;②HDV/HBV重叠感染:原来为血清HBsAg阳性者(包括HBsAg携带者及慢性乙型肝炎患者),病情突然活动,或进行性发展为肝硬化者,重型肝炎均应注意重叠HDV感染之可能。

(3)肝功能检测:同急性、慢性或重型乙型肝炎之肝功能检测。

(4)HDV感染标志物检测:①血清丁型肝炎病毒抗原阳性,必要时亦可检测肝内HDVAg;②血和(或)肝内HDV-RNA阳性;③血清丁型肝炎病毒抗体阳性。

(5)HBV感染标志物检测。

上述各项中,(5)中HBsAg阳性,(4)中1项或1项以上阳性及(3)中肝功能异常,即可确诊为丁型肝炎,(1)和(2)作为参考。

在(4)及(5)中,如临床及病原学诊断符合急性乙型肝炎,伴HDV标志物中1项或1项以上阳性,可诊断为HDV/HBV同时感染。如果临床及病原学诊断符合慢性乙型肝炎,伴HDV标志物中1项或1项以上阳性,则可诊断为HDV/HBV重叠感染。

5.戊型肝炎的诊断标准

依据流行病学资料,症状、体征及实验室检查进行综合诊断,确诊则依赖病原血清学或病原学检查。

急性戊型肝炎(黄疸型或无黄疸型)。①流行病学资料:发病前2～6周接触过戊型肝炎患者或饮用过被粪便垃圾污染的水或外出就餐,到戊型肝炎高发区或流行区;②无其他原因可解释的持续1周以上乏力、食欲减退或其他消化道症状或肝大伴有触痛或叩击痛;③血清ALT明显升高;④血清病原学排除急性甲、乙、丙、庚型肝炎;⑤皮肤、巩膜黄染,血清总胆红素>17.1 μmol/L或尿胆红素阳性,并排除其他疾病所致的黄疸;⑥病原血清学检测,抗-HEV-IgM阳性或抗-HEV-IgG由阴转阳,或滴度由低转高,或高转低4倍以上者。符合②＋③＋④者为疑似病例;符合⑥者可确诊。其中,有⑤者为黄疸型,无⑤者为无黄疸型。

二、治疗

由于急性肝炎、重型肝炎与淤胆型肝炎的病情较重,具有一定传染性,因此,此类患者的治疗应在上级综合性医院传染科或传染病专科医院进行,病情稳定以后的康复阶段可在社区医疗机构进行治疗与随访监测。慢性肝炎与肝炎后肝硬化患者多已经过上级医院的规范化诊治,且其病程较长,需要接受较长时期的治疗,故乡村应成为其治疗随访与康复的主要场所。对于多数患者,乡村医师的主要职责是督促患者按照上级医院所制订的治疗方案坚持正规治疗,并在生活与康复方面予以必要的指导。本节虽然简要介绍各型肝炎的基本治疗原则与常用药物,但如上文所述由于急性肝炎、重型肝炎和淤胆型肝炎病情较重且不稳定,应及时转上级医院诊治。

急性与慢性肝炎的治疗原则:适当休息、注意饮食和选择性使用药物。

(一)药物治疗

由于许多化学药物都是在肝脏内解毒的,使用不当、用药过多或时间过长容易增加肝脏负担,因此选择用药适应证更为谨慎。常用药物主要有以下几种。

1.维生素类

维生素 B_1 和维生素 C 能增加食欲和消化、抵抗能力,维生素 B_6 能减轻恶心呕吐,维生素 B_{12} 帮助促进能量代谢,维生素 K 可以帮助减少出血倾向。

2.去脂保肝类药物

可选用胆碱和复方胆碱、肌醇、肝宁、葡醛内酯等,但应限用其中的 $1\sim2$ 种。

3.中药类

肝炎可以分为黄疸型和无黄疸型两大类,以患者有无黄疸为标志。黄疸型又有阳黄、阴黄、急黄之分,黄疸型病毒性肝炎的治疗,必先清除黄疸,再用清肝解郁之剂,或在消除黄疸的同时,佐以疏肝解郁之药。阴黄则宜温补化湿为主,阳黄则以清热利湿利小便为主。无黄疸型又有肝郁气滞、肝脾不和、脾气虚弱、肝肾阴虚之分,可用清热开郁、健脾疏肝、解毒活血利湿为主的方法,或苦辛淡渗法兼通泄法,或苦辛淡清法。实证宜用清肝、化瘀、泄热、和胃为主的药物;虚证宜用补气和胃、疏肝化瘀为主的药物。如对急性黄疸型肝炎,热重者用茵陈蒿汤,湿重者用茵陈胃苓汤,湿热并重者和急性无黄疸型用五苓汤等。针对迁延性和慢性肝炎的中药一般以理气、化瘀、养阴、清热为主,逍遥散(柴胡 15 g,当归 15 g,白芍 15 g,白术 15 g,茯苓 15 g,生姜 13 g,薄荷 6 g,炙甘草 6 g)、一贯煎(北沙参 10 g,麦冬 10 g,当归 10 g,生地黄 30 g,枸杞子 12 g,川楝子 5 g)、杞菊地黄汤(熟地黄 20 g,山药 15 g,山茱萸 15 g,牡丹皮 12 g,泽泻 15 g,茯苓 12 g,枸杞子 12 g,菊花 13 g,女贞子 20 g,黄精 15 g,葛根 15 g,丹参 15 g,炒枣仁 20 g)等都很有效。重症肝炎时可考虑用安宫牛黄丸等。

4.抗病毒药物

目前许多抗病毒药物被用于治疗以乙型肝炎为主所引起的慢性活动性肝炎。

(1)注射用干扰素类:聚乙二醇干扰素需要每天 1 次或者隔天 1 次;长效干扰素每周 1 次,但疗效并不满意,疗程(3 个月)结束时,HBeAg 和 HBV-DNA 阴转率为 $30\%\sim50\%$,停药半年至 1 年的远期疗效为 $20\%\sim25\%$,可能出现发热、乏力、脱发等不良反应,有肝硬化腹水的患者不能用。

(2)抗病毒的口服核苷类似物:现上市的有拉米夫定、阿德福韦、恩替卡韦、替比夫定,每天 1 片,达到大三阳转成小三阳之后继续巩固治疗 1 年,对于 HBeAg 阴性、HBsAg、HBeAb、抗-HBc 阳性的患者,达到病毒转阴和氨基转移酶正常后,观察一年半以上可以停药。

5.免疫调节药物

免疫核糖核酸:皮下注射,每周注射 $2\sim4$ 次,每次 $2\sim4$ mg,注射于腋窝或腹股沟淋巴结四周,3 个月为 1 个疗程。转移因子:皮下注射(在淋巴回流较丰富的上臂内侧或大腿内侧腹股沟下端为宜,也可皮下注射于上臂三角肌处),一次 $1\sim2$ 支,$1\sim2$ 周一次。胸腺素:肌内注射每次 $2\sim10$ mg,每天或隔天一次,注意在注射前或停药后再次注射时须做皮试。

6.泼尼松龙

对乙型肝炎抗原阴性的慢性活动型肝炎有效。小剂量(如泼尼松龙 $\leqslant7.5$ mg/d)一般无明显不良反应。但是大剂量、长疗程用药导致不良反应增加,如药源性皮质醇增多症、水肿、高血压、低钾血症、精神异常、抵抗力降低、糖代谢异常和骨质疏松。

（二）非药物治疗

1.适当休息

休息是治疗急性肝炎的主要措施。急性肝炎早期患者应卧床休息,因为安静卧床可增加肝脏血流量,降低代谢率,有利于炎症病变的恢复。在发病后1个月内,除进食、洗漱、排便外,其余时间应卧床休息,其他体力、脑力劳动均应停止。慢性肝炎的活动期也应卧床,待症状好转后再逐渐起床活动,活动强度以不感到疲劳为准。症状基本消失、肝功能检测正常(需有2～3个月的定期重复测定,到稳定后为止),才能逐渐恢复学习、活动。学习负担要减轻,午间要躺卧休息,晚间睡眠时间不得少于9小时,应避免过劳及重体力劳动,养成良好的卫生习惯。

慢性肝炎且病情稳定的,一般不必卧床,应适当活动,可恢复课堂学习。适当的体力活动有助于增强体质,可加速肝炎的康复过程。

2.注意饮食

(1)合理的营养、适宜的饮食也是治疗急性肝炎的重要措施:因合理的饮食可以改善患者的营养状况,促进肝细胞再生及修复,有利于肝脏功能恢复。

急性肝炎患者早期胃口一般较差,应进易消化、清淡的食物,少量多餐,应含多量维生素、足够热量和适量蛋白质,每天糖类(碳水化合物)需200～400 g,并多吃水果、蔬菜等富含维生素的食物。呕吐严重、吃饭太少的患者可静脉滴注10%葡萄糖注射液,每天1 000 mL左右,内可加维生素C 0.5～1.0 g等。

慢性或迁延性肝炎注意均衡补充动植物蛋白质,包括鱼类、蛋类、奶类、动物的瘦肉及豆制品,每天蛋白质需要量100 g左右,较多于正常人,但防止脂肪过多、热量过高,诱发脂肪肝和糖尿病,最好能维持体质量在病前水平或略有增加。

暴发型或较严重的肝炎则应严格限制蛋白质摄入,水量也不宜太多。

(2)禁酒:肝炎患者应禁饮酒,因乙醇能严重损害肝脏,使肝炎加重或使病程迁延变成慢性肝炎。

3.皮肤护理

黄疸型肝炎患者由于胆盐沉着,刺激皮肤神经末梢,可引起瘙痒。应指导患者进行皮肤护理。

(1)应穿布制柔软、宽松的内衣裤,经常换洗,并保持床单清洁、干燥,使皮肤有舒适感,可减轻瘙痒。

(2)每天用温水擦拭全身皮肤1次,不用有刺激性的肥皂与化妆品。

(3)瘙痒重者可局部涂擦止痒剂,也可口服抗组胺药:氯苯那敏,口服,4 mg,每天3次,或肌内注射,每次5～20 mg;或赛庚啶,口服,2～4 mg,每天1次;或阿司咪唑10 mg,口服,每天1次。

(4)及时修剪指甲,避免搔抓,以防止皮肤损害破损,如已有破损应注意保持局部清洁、干燥,预防感染。

(5)必要时可采用转移患者注意力的方法减轻皮肤瘙痒。

(三)并发症的处理

1.肝性脑病的防治

(1)氨中毒的防治:静脉滴注谷氨酸钠或盐酸精氨酸、口服乳果糖30～60 mL/d,以酸化及保持大便通畅。

（2）维持氨基酸平衡,输入支链氨基酸或以支链氨基酸为主的六合氨基酸。

2.出血的防治

输入新鲜血、血小板或凝血因子等。

3.继发感染的防治

诊断感染后,应进一步根据药物敏感实验选用抗菌药物。

4.肾功能不全的防治

应注意避免诱发因素,如消化道出血、过量利尿、严重感染、血容量不足等均可诱发肾功能不全。已有肾功能不全者转诊专科医院做相应处理。

三、康复

（1）根据患者的文化程度、接受能力及知识缺乏程度安排教育计划。向患者讲解病毒性肝炎的类型、临床经过及预后等疾病知识。

（2）急性传染期应住传染病医院治疗,家属尽量少探视,以免相互传染。

（3）按医嘱应用保肝药,不滥用药物,特别应禁用损害肝脏的药物。

（4）保持乐观情绪。急性肝炎患者如过分忧郁、焦虑、情绪波动,会造成中枢神经系统功能紊乱,免疫功能减退,不利于肝脏功能恢复,故应指导患者正确对待疾病,常用支持性心理疗法、放松疗法、暗示疗法、气功疗法、音乐绘画疗法,也就是在音乐、自然环境或气功等的配合下,渐进性地从头到脚放松,使机体处于一种松弛状态,产生轻松和安宁感。经常高歌一曲或哼唱小曲或听优雅的歌曲都有利于促进肝脏的血液循环,加快肝细胞的恢复。为了帮助患者保持情绪稳定、安心养病,护理人员应细心、耐心、热心地关怀与照顾,要认真对待患者的"唠叨",千万不要表现出厌烦,因患者暗示性很强,给患者列举同样病治愈的例子,使患者看到前景,提高患者积极性,促其病情缓解和改善。

（5）急性肝炎患者病情稳定1年后方可结婚,已婚者应节制性生活。育龄妇女不要怀孕,以利肝脏恢复。

（6）预防各种感染,避免疲乏,劳逸结合。

（7）定期复查,急性肝炎患者出院后第1个月复查一次,以后每1～2个月复查一次,半年后每3个月复查一次,定期复查1～2年。

四、健康教育

通过对病毒性肝炎患者进行健康教育,提高患者和家属对疾病的认识,积极配合治疗,同时增强卫生观念。

（一）甲、戊型肝炎

主要经粪-口传染。肝炎病毒对温度和化学药品抵抗力较强。病毒经100 ℃,20分钟灭活,一般含氯消毒剂均有消毒效果。患者的呕吐、腹泻物要与漂白粉或其他含氯消毒剂混合后静置消毒1～2小时再倾倒,消毒剂的用量为吐、泻物的1倍。污染了的手,不论是患者或家属,可以用75％乙醇或含氯消毒剂消毒。食具、水碗、毛巾、餐巾等可以用0.3％～0.5％的优氯净或1％～5％的氯消毒剂浸泡15分钟再用清水冲净药液。其他污染的个人用品及室内家具等可用上述药液擦拭消毒。患者的衣服、床单要分开使用,单独消毒后清洗(消毒方法如同毛巾、餐巾),特别是内裤必须做到消毒后清洗。衣物织品最好是白色,因氯能脱色。

患者住院后或在家痊愈后,要做一次全面消毒。除患者接触过的一切用品消毒外,还要用0.3%~0.5%的优氯净喷雾、擦拭室内地面、墙壁,做一次终末消毒。

(二)乙型肝炎

主要是通过输血和血制品、注射、母婴垂直传播,还有性接触传播和密切接触的水平传播,后者表现在乙型肝炎的家庭聚集性感染上。故家庭中的隔离与消毒就显得至关重要。

常用的方法有个人用具(如餐具、水杯、洗漱用具等)专用;搞好家庭环境与个人卫生,勤洗澡、勤换衣、勤洗晒被褥,注意保持室内空气清新,消灭蚊蝇;对自身血液、唾液及其他分泌物污染的物品尽量要自己清洗并加以消毒,不需清洗的物品可烧毁消毒;夫妻间一方是乙肝,另一方是健康者,在性生活时应注意采用避孕套进行隔离与避孕。唾液、乳汁等体液不会通过完整的皮肤和黏膜传播乙型肝炎病毒。没有证据表明乙型肝炎病毒可经过共餐、蚊子叮咬及日常生活的接触进行传播。

要充分认识乙型肝炎的危害,目前,还没有真正有效的抗乙型肝炎病毒的药物,很多广告宣传的彻底清除乙肝病毒和转阴的说法都是不科学的,而且一些做法可能还是有害的,要到正规医疗预防机构咨询和诊治。因为乙型肝炎传播途径复杂,所以通过切断传播途径控制乙型肝炎的发病是很困难的,因此注射乙型肝炎疫苗才是预防控制乙型肝炎的最有效措施,它可刺激机体产生相应的抗体,从而起到保护作用。这种疫苗的效果和安全性是绝对可靠的。此外,乙型肝炎疫苗还是唯一能预防肝癌的制剂。

除了注射乙型肝炎疫苗外,生活中预防乙型肝炎应采取以下措施:不用未检测乙型肝炎指标的血液及血制品;不到黑窝点去献血;不要从事男同性恋和宿娼活动;不要用不洁的注射器、穿刺针、针灸针、牙钻、内镜等介入性医疗仪器;不要用不消毒的剃须刀、穿耳针、文身针等进行美容活动;不要和乙型肝炎患者及乙型肝炎病毒携带者共用毛巾、牙刷、被褥等,以防生活接触性感染。

五、预防保健

(一)管理传染源

1.患者和病原体携带者的隔离

甲型、戊型肝炎自起病日起隔离3周;乙型、丙型肝炎由急性期隔离至体内病毒消失。从事饮食、托幼、自来水等工作的肝炎患者和病原体携带者,应暂时调离原工作岗位。

2.对接触者的管理

接触甲型、戊型肝炎患者的儿童应检疫40天。密切接触急性乙型、丙型肝炎者亦应进行医学观察,期限为60天。

3.献血员管理

各型肝炎患者及病毒携带者严禁献血。有肝炎病史及肝功能异常者亦禁止献血。健康人献血前应按规定进行健康检查。

(二)切断传播途径

1.甲型和戊型肝炎

重点在于切断传播途径,如注意个人卫生,不食用生的或未煮熟的海产品(如毛蚶、蛤蜊等)。做到饭前、便后用肥皂和流动水洗手;对患者用物及排泄物进行消毒,做好饮水消毒和食品卫生工作,搞好环境和个人卫生。

2.乙型、丙型、丁型肝炎

重点在于防止通过血液和体液的传播。

(1)加强血源管理,保证血液、血制品及生物制品的安全生产与供应。

(2)医疗及预防用的注射器应实行"一人一针一管制",各种医疗器械应进行严格消毒。

(3)加强托幼单位和服务行业卫生管理,洗漱用具专用。公用茶具、面巾、理发用具应按规定进行消毒处理。

(三)保护易感人群

1.主动免疫

(1)甲型肝炎:易感人群可接种甲型肝炎减毒活疫苗。

(2)乙型肝炎:对于血清 HBsAg 和抗-HBs(乙型肝炎病毒表面抗体)阴性的人,尤其是儿童,可接种乙型肝炎疫苗。初种后隔 1 个月、6 个月复种,共接种 3 次,1 个月左右产生抗体。

2.被动免疫

(1)甲型肝炎:对甲型肝炎患者的接触者,可应用甲型肝炎疫苗预防发病,注射时间越早越好,不宜迟于接触后 7～14 天。其中国产疫苗是减毒活疫苗,皮下注射 1 针(1 mL),1 个月后产生抗体,1 年后抗体逐渐减少,但价格便宜。进口疫苗是灭活死疫苗,每支 0.5 mL,16 岁以下儿童每次注射 1 支,成人每次注射 2 支(共 1 mL,第 1 次注射后,隔 6 个月再注射一次,1 周到 10 天可产生抗体,可维持 20 年或终身免疫,但价格较贵。

(2)乙型肝炎:适用于已暴露于 HBV 的易感者,包括 HBsAg 阳性、HBeAg 阳性的母亲所生婴儿,应在出生后立即注射高效价乙型肝炎免疫球蛋白和乙型肝炎疫苗。

(四)其他

重点行业(饮食、托幼、水源等行业)的患者必须待症状消失、肝功能正常后,方可恢复不接触食品、食具或幼儿的工作,如改做管理、后勤、门卫等工作。并观察半年,每隔 3 个月做一次肝功能检查,连续 3 次均为正常者,方可恢复原工作。慢性、迁延性肝炎和慢性活动性肝炎患者一律调离直接接触入口食品、食具、婴幼儿的工作。乙型肝炎病毒表面抗原携带者,无症状、体征,各项肝功能检查正常,除不能献血外,可正常工作和学习。但乙型肝炎病毒表面抗原和核心抗原同时阳性者,不宜做直接接触入口食品及婴幼儿工作。重点行业从业人员应每年进行预防性体检,以期早期发现可疑患者。

六、转诊

近期出现食欲减退、恶心、厌油、乏力、巩膜黄染、茶色尿、肝大、肝区痛等不能排除其他疾病患者,以及与肝炎患者有密切接触史者,应到有条件医院进行特异血清检验,以明确诊断,在肝炎急性传染期及时隔离,积极治疗。重症肝炎、淤胆型肝炎与肝炎后肝硬化病情较重且不稳定,治疗方案较为复杂,故应转上级医院诊治。

(仝晓净)

第十四节 肝 硬 化

一、病因和发病机制

(一)病因

引起肝硬化的原因很多,在国内以乙型病毒性肝炎所致的肝硬化最为常见。在国外特别是北美西欧则以酒精中毒最多见。

1.病毒性肝炎

在我国占首位的是病毒性肝炎后肝硬化,约占肝硬化的70%,乙型与丙型、丁型肝炎可以发展成肝硬化。急性或亚急性肝炎如有大量肝细胞坏死和纤维化可以直接演变为肝硬化,但是更重要的演变方式是经过慢性肝炎阶段。从病毒性肝炎发展至肝硬化病程可长达20~30年。

2.慢性酒精性中毒

慢性酒精性中毒指长期饮酒其代谢产物乙醛对肝的影响,导致肝血管、肝细胞受损,纤维化程度升高,最终导致肝硬化。一般每天摄入乙醇50 g,10年以上者有8%~15%可导致肝硬化。酒精可加速肝硬化的程度。

3.肝内外胆道梗阻及胆汁淤积

肝血液回流受阻,肝遗传代谢性疾病,非酒精性脂肪性肝炎,自身免疫性肝病,药物性肝损伤等诸多因素,均有可能导致肝硬化。

4.化学药物或毒物

长期反复接触某些化学毒物,如磷、砷、四氯化碳等,或者长期服用某些药物,如四环素、甲基多巴等,均可引起中毒性肝炎,最后演变为肝硬化。

5.遗传和代谢疾病

由遗传性和代谢性疾病的肝病变逐渐发展而成肝硬化,称为代谢性肝硬化。在我国以肝豆状核变性最为常见。

(二)发病机制

肝硬化的主要发病机制是进行性纤维化,上述各种病因引起广泛的肝细胞坏死,导致正常肝小叶结构破坏。肝内星状细胞激活,细胞因子生成增加,胶原合成增加,降解减少,肝窦毛细血管化、纤维组织弥漫增生、纤维间隔血管交通吻合支产生及再生结节压迫,使肝内血液循环进一步障碍,肝逐渐变形、变硬,功能进一步减退,形成肝硬化。由于弥漫性屏障形成,降低了肝细胞的合成功能,影响了门静脉血流动力学,造成肝细胞缺氧和营养供给障碍,加重细胞坏死。此外,门静脉小分支与肝静脉小分支之间通过新生血管或扩张的肝窦等发生异常吻合,门静脉与肝动脉之间也有侧支形成。这是发生肝功能不全和门静脉高压症的基础。

二、临床表现

(一)症状

肝硬化往往起病缓慢,症状隐匿,可能隐伏数年至十数年之久(平均为3~5年),我国以

20～50 岁男性为主,青壮年患者的发病多与病毒性肝炎有关。随着病情的发展到后期可出现黄疸、腹水及消化道和肝性脑病等并发症。根据肝功能储备情况,临床将肝硬化分为代偿性肝硬化和失代偿性肝硬化两类,两类肝硬化的临床症状各不相同。

1.代偿性肝硬化

代偿性肝硬化指早期肝硬化无症状者,占 30%～40%,可有轻度乏力、食欲缺乏或腹胀症状。常在体格检查或因其他疾病行剖腹术时才发现。部分慢性肝炎患者行活检时诊断此病。

2.失代偿性肝硬化

失代偿性肝硬化指中晚期肝硬化,有明显肝功能异常及失代偿征象。

(1)一般症状:包括食欲减退、体质量减轻、乏力、腹泻、腹痛、皮肤瘙痒等。

(2)腹水:患者主诉腹胀,少量腹水常用超声或 CT 诊断,中等以上腹水在临床检查时可发现,后者常伴下肢水肿。

(3)黄疸:常表现为巩膜皮肤黄染、尿色深、胆红素尿。这是由于肝细胞排泌胆红素功能衰竭,是严重肝功能不全的表现。

(4)发热:常为持续性低热,体温为 38 ℃～38.5 ℃,除酒精性肝硬化患者要考虑酒精性肝炎外,其余均应鉴别发热是由肝硬化本身还是细菌感染引起。

(5)贫血与出血倾向:由于上述原因患者可有不同程度的贫血,黏膜、指甲苍白或指甲呈匙状。

(6)神经精神症状:如出现嗜睡、兴奋和木僵等症状,应考虑肝性脑病的可能。

(二)体征

除上述症状外,有患者可表现为男性乳房发育,蜘蛛痣、肝掌和体毛分布改变,腹部检查除腹水外可见腹壁静脉和胸腔静脉显露及怒张,血流以脐为中心向四周流向。脾一般为中度大,有时为巨脾。

(三)并发症

肝硬化往往因并发症死亡,主要并发症有肝性脑病、上消化道大量出血、感染、原发性肝癌、肝肾综合征、肝肺综合征、门静脉血栓形成等。

三、诊断要点

应详细询问肝炎史、饮酒史、药物史、输血史及家族遗传性病史。根据症状做相关检查以排除及确定病因诊断。

(一)症状

代偿性肝硬化无明显症状,失代偿性肝硬化则主要有食欲减退、体质量减轻、乏力、腹泻、腹痛、皮肤瘙痒、腹水、黄疸、发热、精神神经症状。

(二)体征

除上述症状外,有患者可表现为男性乳房发育,蜘蛛痣、肝掌和体毛分布改变,腹部检查除腹水外可见腹壁静脉和胸腔静脉显露及怒张,血流以脐为中心向四周流向,脾大等。

(三)实验室检查

1.血常规检查

在肝功能代偿期,血常规多在正常范围内。在失代偿期,由于出血、营养失调和脾功能亢进等因素发生轻重不等的贫血。在脾功能亢进时,血白细胞及血小板计数均降低,其中以血小板计数降低尤为明显。

2.尿液检查

尿常规检查时,乙型肝炎肝硬化合并乙肝相关性肾炎时尿蛋白阳性。由于肝功能减退,肝不能将来自肠道的尿胆原变为直接胆红素,故尿中尿胆原增加,腹水患者尿钠排出降低,肝肾综合征时<10 mmol/L,尿钠/尿钾<1。

3.肝功能试验

肝硬化初期肝功能检查多无特殊改变或仅有慢性肝炎的表现,如转氨酶升高等。随着肝硬化发展、肝功能储备减少,则可有肝硬化相关的变化,如 AST>ALT,白蛋白降低、胆碱酯酶活力降低、胆红素升高等。

(四)影像学检查

1.B 超检查

B 超检查见肝脏缩小,肝表面明显凸凹不平,锯齿状或波浪状,肝边缘变钝,肝实质回声不均、增强,呈结节状,门静脉和脾门静脉内径增宽,肝静脉变细、扭曲,粗细不均,腹腔内可见液性暗区。

2.CT 扫描

CT 扫描诊断肝硬化的敏感性与 B 超检查所见相似,但对早期发现肝细胞癌更有价值。

3.MRI 扫描

对肝硬化的诊断价值与 CT 扫描相似,但在肝硬化合并囊肿、血管瘤或肝细胞癌时,MRI 检查具有较大的鉴别诊断价值。

(五)上消化道内镜或钡餐 X 线食管造影检查

上消化道内镜或钡餐 X 线食管造影检查可发现食管胃底静脉曲张的有无及严重程度。

(六)病理学检查

肝穿病理学检查仍为诊断肝硬化的"金标准",特别是肝硬化前期。早期肝硬化如不做肝穿病理检查,临床上往往不易确定。肝组织学检查对肝硬化的病因诊断亦有较大帮助。

四、治疗原则

肝硬化的治疗应该是综合性的,首先应去除各种导致肝硬化的病因,如酒精性肝硬化者必须戒酒,乙型肝炎肝硬化者可抗病毒治疗,肝豆状核变性可行排铜治疗。

(一)一般治疗

肝硬化患者一般全身营养状况差,支持疗法目的在于恢复全身情况,供给肝脏足够的营养以有利于肝细胞的修复再生。

1.休息

代偿期的肝硬化患者可适当工作或劳动,应注意劳逸结合,以不感疲劳为度。肝硬化失代偿期应停止工作,休息乃至卧床休息。

2.饮食

肝硬化患者的饮食原则上应是高热量、高蛋白、维生素丰富而易消化的食物。严禁饮酒,动物脂肪不易摄入过多。如肝功能严重减退或有肝性脑病先兆时应严格限制蛋白食物。有腹水者应予少钠盐或无钠盐饮食。

（二）药物治疗

1.乙型肝炎肝硬化患者抗病毒治疗

HBeAg 阳性者 HBV-DNA $\geqslant 10^5$ 拷贝/mL，HBeAg 阴性者 HBV-DNA $\geqslant 10^4$ 拷贝/mL，ALT 正常或升高，需用核苷类似物抗病毒治疗。目前可供使用的药物有拉米夫定、阿德福韦酯、替比夫定和恩替卡韦。

2.抗纤维化药物

目前尚无有效的逆转肝纤维化的方法，活血化瘀的中药，如丹参、桃仁提取物、虫草菌丝及丹参黄芪的复方制剂或干扰素-γ 和 α 用于早期肝硬化治疗，有一定的抗纤维化作用。

3.保护肝细胞的药物

保护肝细胞的药物用于转氨酶及胆红素升高的肝硬化患者。常用药物有下面几种。

（1）甘草酸：有免疫调节、抗感染、抗纤维化、保护肝细胞作用。宜用于早期肝硬化患者。

（2）谷胱甘肽：是由谷氨酸、半胱氨酸、甘氨酸组成的含巯基的三肽物质，能提供巯基、半胱氨酸维护细胞正常代谢，与毒性物质结合，起解毒作用。

4.维生素类

B 族维生素有防止脂肪肝和保护肝细胞的作用。维生素 C 有促进代谢和解毒作用。慢性营养不良者可补充维生素 B_{12} 和叶酸。维生素 E 有抗氧化和保护肝细胞的作用，已用于酒精性肝硬化患者的治疗。有凝血障碍者可注射维生素 K_1。

（三）腹水的处理

治疗腹水不但可以减轻症状，还可防止腹水所引发的一系列并发症，如自发性细菌性腹膜炎（SBP）、肝肾综合征等。主要治疗措施及药物有以下几方面。

1.限制钠和水的摄入

这是腹水的基础治疗，部分中重度腹水患者可发生自发性利尿，腹水消退。钠摄入量每天为 $60 \sim 90$ mg，有稀释性低钠血症者应同时限制水摄入。

2.利尿剂

对腹水较多或基础治疗无效者应使用利尿剂。临床常用的利尿剂有螺内酯和呋塞米。利尿剂的使用应从小剂量开始。

3.提高胶体血浆渗透压

每周定期输注白蛋白或血浆，可通过提高胶体渗透压促进腹水消退。

4.放腹水

对于一些时间长的顽固性腹水可通过该法进行，同时补充蛋白以增加有效血容量。

（仝晓净）

第四章 内分泌科

第一节 腺垂体功能减退症

腺垂体功能减退症指由不同病因引起腺垂体全部或大部分受损,导致一种或多种腺垂体激素分泌不足或绝对缺乏所致的临床综合征。腺垂体功能减退症是临床上较常见的内分泌疾病,其病因和临床表现多种多样。发生在成年人的腺垂体功能减退症又称为西蒙病。妇女因产后大出血引起腺垂体缺血性坏死所致的腺垂体功能减退症由英国医师 Sheehan 在 1953 最先报道,称为希恩综合征,其临床表现最为典型。严重的病例可在某些诱因促发下,或因治疗不当而诱发垂体危象。该病发病年龄以 21～40 岁最为多见,也可发生于儿童期。本节主要介绍成人腺垂体功能减退症。

一、病因与发病机制

腺垂体功能减退症是一种多病因的疾病。按照发病部位不同,一般将由腺垂体本身病变引起者称为原发性,由下丘脑、中枢神经系统病变及垂体门脉系统受损等导致的各种释放激素分泌不足引起者称为继发性。常见的病因为垂体瘤及产后垂体缺血性坏死。在发达国家,Sheehan 综合征发生率较低,仅占垂体功能低下患者的 5%。在发展中国家,过去 Sheehan 综合征较为多见,近年来由于医疗水平的提高,在城市中该病因所引起者已减少,但在农村和偏远地区仍非少见。目前,垂体瘤是造成腺垂体功能减退症的最常见病因,约占该病的 50%。

（一）垂体、下丘脑等附近肿瘤

体积较大的腺瘤常压迫正常垂体组织,或压迫到垂体柄而妨碍垂体正常组织的血液供应,或影响下丘脑释放或抑制激素的分泌而造成腺垂体功能减退。如巨大的垂体瘤、颅咽管瘤、脑膜瘤、松果体瘤、下丘脑、视交叉附近的胶质瘤和错构瘤等。转移癌、白血病、淋巴瘤和组织细胞增多症引起的本症少见。部分患者的垂体肿瘤切除后,其腺垂体功能减退症状可以恢复,但如病程较长,正常垂体组织已发生不可逆变化,则不可恢复。由垂体肿瘤发生急性出血导致垂体卒中而引起的功能减退也不少见。成人最常见者为垂体腺瘤,其造成的腺垂体功能减退症常同时伴有肿瘤分泌的激素水平升高及其相应靶腺器官功能亢进的表现。

（二）产后腺垂体萎缩及坏死

常由于与分娩相关的产后大出血(胎盘滞留、前置胎盘)、产褥感染、羊水栓塞或感染性休克等病因所引起,垂体血管痉挛或发生弥散性血管内凝血(DIC),继而垂体门脉系统缺血而导致垂体坏死。病变发生的病理基础目前认为仍然与妊娠时的生理改变相关。在妊娠时,雌激素刺激垂体分泌催乳素增加,垂体明显增生肥大,较孕前增长 2～3 倍。增生肥大的垂体受蝶鞍骨性限制,在急性缺血肿胀时极易损伤,加以垂体门脉血管无交叉重叠,缺血时不易建立侧支循环,因此当发生分娩大出血,供应垂体前叶及垂体柄的动脉发生痉挛而闭塞,使垂体门脉系统缺血而导致垂体坏死萎缩。另一种观点认为,垂体坏死的发生与 DIC 有关,子痫、羊水栓塞、胎盘早期剥离和产褥热等都可以引起弥散性血管内凝血。由于神经垂体的血流供应不依赖门脉系统,故产后出血所引起者一般不伴有神经垂体坏死。腺垂体缺血性坏死也可发生于有血管病变的糖尿病或妊娠期糖尿病患者,其他血管病变如结缔组织病、镰状细胞贫血、颞动脉炎、海绵窦栓塞、颈动脉瘤等亦可引起本病。

(三)手术、创伤或放射性损伤

严重颅脑外伤可直接损伤到垂体组织或造成垂体柄断裂,引起腺垂体功能减退,可同时累及神经垂体而并发尿崩症。手术切除,如垂体瘤术后等发生的急性垂体前叶功能减退往往由于垂体或垂体柄损伤所致。垂体瘤放疗或鼻咽癌等颅底及颈部放疗后均可引起本症。在放疗若干年后,部分患者可出现垂体功能减退。文献报道垂体手术加放疗 5 年内垂体功能减退的发生率高达 67.55%。本病也可见于电离辐射 10 年后,可能由门脉血管炎所致。近年来随着显微外科,立体定向外科技术的发展,放疗中垂体正常组织受损的机会明显降低,从而垂体功能减退症的发生率以及严重性也有明显改善。

(四)感染和浸润性疾病

各种病毒性、结核性、化脓性脑膜炎、脑膜脑炎、流行性出血热、病毒、真菌和梅毒等均可直接破坏腺垂体或影响下丘脑引起下丘脑-垂体损伤而导致功能减退。结节病、组织细胞增多症、嗜酸性肉芽肿病、白血病、血色病以及各种脂质累积病,甚至转移性肿瘤(较常见的有乳癌和肺癌)侵犯到下丘脑和脑垂体前叶也可引起腺垂体功能减退。

(五)自身免疫性疾病

自 1962 年首次报道淋巴细胞性垂体炎以来,已有近百例此类病例,好发于女性,男女比例约为 1:7,多发生于妊娠期或产后,是一种自身免疫性疾病,也可伴有其他内分泌腺体的自身免疫性损伤(如甲状腺炎、肾上腺炎、卵巢炎、睾丸炎、萎缩性胃炎和淋巴细胞性甲状旁腺炎等)。病变垂体有大量淋巴细胞和浆细胞浸润,偶见淋巴滤泡形成,初有垂体肿大,继而纤维化和萎缩等。其临床表现类似垂体肿瘤。

(六)遗传性(先天性)腺垂体功能减退

临床报道较罕见,主要有两种。一种是由于调节垂体发育的基因突变或缺失导致垂体先天性发育不良。在腺垂体的胚胎发育中,由于同源框转录因子突变导致一种或多种垂体分泌的激素异常。PIT1 基因显性突变引起生长激素(GH)、催乳素(PRL)和促甲状腺激素(TSH)缺乏,POUF1 的突变可致严重的腺垂体功能减退。另一种是由于先天性下丘脑、垂体或其附近的脑组织畸形累及垂体所致,其特点是有新生儿低血糖,出生时矮小,鞍鼻,外生殖器小,伴多种垂体前叶激素缺失,完全性 GH 缺如,可伴视神经发育不全,下丘脑垂体发育异常等。

(七)特发性腺垂体功能减退症

确切病因尚不明确,可能是由于某种自身免疫现象引起,有些患者具有遗传背景。发病多与营养、心理、精神和环境因素有关。

（八）其他

一些血管病变亦可累及垂体前叶，如广泛性动脉硬化，糖尿病性血管病变可引起垂体缺血坏死，颞动脉炎、海绵窦血栓常导致垂体缺血，引起垂体梗死。

二、临床表现

本病的临床症状可分为与病因有关的表现和腺垂体功能减退的表现。本病患者如未获得及时诊断和治疗，发展至后期容易在各种诱因的促发下发生垂体危象。

（一）与病因有关的临床表现

因原发疾病不同临床表现多变。Sheehan 综合征病例有难产而产后大出血、休克或其他感染等并发症。产后患者极度虚弱，无乳汁分泌，可有低血糖症状，产后全身状态恢复差，无月经来潮。

垂体内或其附近肿瘤引起者可出现压迫症状，症状随被压迫的组织功能损伤情况而定。最常见为头痛和视神经交叉受压引起的视野缺损。X 线示蝶鞍扩大，床突被侵蚀与钙化点等病变，有时可出现颅内压增高的症状。病变累及下丘脑时可出现下丘脑综合征，如厌食或多食，睡眠节律改变，体温异常等。垂体瘤或垂体柄受损，门脉阻断时，由于多巴胺作用减弱，PRL 分泌增多，女性呈乳溢、闭经与不育，男性诉阳痿。

其他由手术、感染和创伤等引起者各有其相关病史及表现。

（二）腺垂体功能减退的表现

腺垂体功能减退的临床表现取决于患者的发病年龄、性别、腺垂体组织的毁坏程度、各种垂体激素减退的速度及相应靶腺萎缩的程度。一般认为，腺垂体组织毁坏 50％ 以下时，可无任何临床表现；破坏 75％ 时，症状明显；达 95％ 以上时，则出现完全性、持续性严重的腺垂体功能减退表现。但上述关系并非绝对。

腺垂体激素分泌不足的表现大多是逐步出现，催乳素（PRL）和生长激素（GH）是最易累及的激素，其次为促性腺激素（LH 和 FSH）及促甲状腺激素（TSH）。促肾上腺皮质激素（ACTH）缺乏较少见。以 Sheehan 综合征为例，最早是 PRL 分泌不足而出现产后无乳、乳房萎缩，以及 GH 分泌不足出现乏力、低血糖。这是因为 PRL 和 GH 不经过靶腺，而是直接作用于器官组织的缘故。继之，LH 和 FSH 分泌不足，出现闭经、不育、性欲减退、乳房及生殖器官萎缩等。最后，往往于若干年后才出现 TSH 和 ACTH 的分泌不足的症状。ACTH 明显不足时可危及生命，而促性腺激素不足不易引起人们的注意。因此，相当一部分轻症患者仅表现为疲乏无力、体力衰退、胃纳减退、月经少和产后无乳等不易引人注意的症状，若干年后因应激诱发危象而就诊。

1.促性腺激素和催乳素分泌不足综合征

女性患者产后无乳，乳腺萎缩，长期闭经与不育为本症的特征。毛发常脱落，尤以腋毛、阴毛为明显，眉毛稀少或脱落。女性生殖器萎缩，宫体缩小，会阴部和阴部黏膜萎缩，常伴阴道炎。男性胡须稀少，伴阳痿，睾丸松软缩小，体力衰弱，易于疲乏，精神不振等症状。性欲减退或消失，如发生在青春期前可有第二性征发育不全。雌激素不足还会导致骨质疏松，并增加冠状动脉疾病的危险性。雄激素不足使肌肉萎缩、无力。

2.促甲状腺激素分泌不足综合征

促甲状腺激素分泌不足综合征属继发性甲状腺功能减退，临床表现常较原发性甲状腺功能减退症轻，患者常诉畏寒、乏力、皮肤干燥而粗糙、苍黄、弹性差、少光泽和少汗等，但出现典型的黏液性水肿者较少。较重病例可有食欲减退、便秘、反应迟钝、表情淡漠和记忆力减退等。部分患者可出现精神异常,表现为幻觉、妄想、木僵或躁狂,严重者可发生精神分裂症等。

3.促肾上腺皮质激素分泌不足综合征

促肾上腺皮质激素分泌不足主要影响糖皮质激素,表现为继发性皮质醇分泌不足,而盐皮质激素醛固酮所受影响较小。早期或轻症患者的症状往往不明显。患者常见症状有极度疲乏,体力软弱。有时,食欲缺乏、恶心、呕吐、体质量减轻、脉搏细弱、血压低和体质孱弱。患者的机体免疫力、防御和监护系统功能较差,故易发生感染。重症病例有低血糖症发作,对外源性胰岛素的敏感性增加。肤色变浅,面容及乳晕等处苍白,这是由于促肾上腺皮质激素-促脂素(ACTH-βLPH)中黑色素细胞刺激素(MSH)分泌减少所致,与原发性肾上腺皮质功能减退症的皮肤色素沉着迥然不同。

4.生长激素(GH)不足综合征

本病患者生长激素缺乏在儿童可引起生长障碍,表现为矮小症。但是成人生长激素不足,由于没有特征性临床表现,过去一直未受到应有的重视。垂体腺瘤及其手术和放射治疗,及其他原因所导致垂体功能减退,生长激素是最易累及的激素,许多患者甚至在垂体其他激素分泌减少不是很明显时,实际上已伴有垂体 GH 的缺乏。生长激素不足表现为身体组分的改变,包括肌肉组织异常减少,肌肉张力和运动能力常常减弱,以及腹部脂肪组织增加,引起腰围/臀围比率增加;骨密度尤其是骨小梁减少;血总胆固醇,低密度脂蛋白胆固醇水平升高;心理和行为异常;同时可使成年人纤溶酶原活性抑制剂(PAI-1)的活性增加和血纤维蛋白原升高,从而增加动脉血栓形成的概率。患者心血管疾病的发生率增高,寿命缩短。

(三)垂体危象

腺垂体功能减退危象多发生在较严重的病例。由于机体对各种刺激的应激能力下降,各种应激,如感染、劳累、腹泻、呕吐、失水、饥饿、受寒、停药、创伤、手术、麻醉及服用镇静安眠类药物、降血糖药物等常可诱发垂体危象及昏迷。

临床上可分以下几种类型:①低血糖性昏迷,最常见,在糖皮质激素和生长激素同时缺乏的患者更易发生,其原因可能是自发性的,即由于进食过少引起,或由于胰岛素所诱发;②感染性昏迷,患者由于机体抵抗力低下,易于发生感染,且感染后易于发生休克、昏迷。体温可高达40 ℃以上,脉搏往往不相应地增加,血压降低;③低体温性昏迷,此类危象常发生于冬季,起病缓慢,逐渐进入昏迷,体温很低,可在 26 ℃~30 ℃;④水中毒性昏迷,由于患者缺乏皮质醇,利尿功能减退,常因摄入水过多发生,细胞外液呈低渗状态,引起细胞内水分过多,细胞代谢和功能发生障碍,患者表现为淡漠、嗜睡、恶心、呕吐、精神紊乱和抽搐,最后陷入昏迷;⑤低钠性昏迷,因胃肠紊乱、手术、感染等所致钠丢失而机体无法代偿,患者可出现周围循环衰竭,昏迷等;⑥镇静、麻醉药物性昏迷,患者对镇静、麻醉剂甚为敏感,一般常用剂量即可使患者陷入昏睡,甚至昏迷;⑦垂体卒中,由垂体肿瘤急性出血所致,起病急,患者突发严重头痛、颈项强直、眩晕和呕吐,很快陷入昏迷。临床上往往呈混合型,表现为精神失常、谵妄、高热或低温、恶心、呕吐、低血糖症状、低体温、低血压、昏厥、昏迷和惊厥等一系列症状。

三、实验室检查

下丘脑、垂体与靶腺激素测定有助于了解内分泌功能,兴奋试验进一步明确相应靶腺激素的储备及反应性,可帮助判断病变部位在下丘脑或垂体。

（一）下丘脑-垂体-性腺轴功能检查

女性需测定血促卵泡激素（FSH）、黄体生成激素（LH）及雌二醇（E_2）；男性测定血 FSH、LH 和睾酮（T）。由于 FSH 和 LH 都是脉冲式分泌的，所以单次测定并不能反映垂体的功能状态。临床上性腺功能低下的患者，如女性检测其 E_2 水平低下，男性 T 水平降低，但 FSH 和 LH 水平在正常范围或偏低，则提示垂体储备能力降低。黄体生成激素释放激素（LHRH）兴奋试验有助于定位诊断，方法为静脉注射 LHRH 100～200 μg 后于 0 min、30 min、45 min 和 60 min 分别抽血测 FSH、LH，在 30～45 min 时出现分泌高峰为正常。如反应较弱或高峰延迟出现提示病变位于下丘脑，如对 LHRH 无反应，则提示病变部位在腺垂体。

（二）下丘脑-垂体-甲状腺轴功能检查

激素测定包括 TSH、T_3、T_4、FT_3 和 FT_4，此病由于是垂体 TSH 减少引起 T_3、T_4、FT_3、FT_4 水平低下，可与原发性甲状腺功能减退相区别，后者 TSH 增高。疑为下丘脑病变所致时，需做促甲状腺释放激素（TRH）兴奋试验进行鉴别。

（三）下丘脑-垂体-肾上腺皮质轴功能检查

24 h 尿游离皮质醇及血皮质醇均低于正常时血 ACTH 仍在正常范围或降低。24 h 尿游离皮质醇测定优于单次血清皮质醇测定。CRH 兴奋试验有助于判断病变部位，静脉注射 CRH 1 μg/kg 后，垂体分泌 ACTH 功能正常者，15 min ACTH 可达高峰，ACTH 分泌功能减退患者则反应减退或无反应。

（四）生长激素测定

有 80% 以上的腺垂体功能减退患者 GH 储备降低。由于正常人 GH 的分泌呈脉冲式，有昼夜节律，且受年龄、饥饿和运动等因素的影响，故一次性测定血清 GH 水平并不能反映 GH 的储备能力。血清 IGF-1 浓度亦是反映生长激素水平的有价值指标。胰岛素、精氨酸、L-多巴等兴奋试验有助于评估垂体的储备能力。为确诊有无成人生长激素缺乏，应行两项 GH 兴奋试验，其中胰岛素低血糖试验虽最为可靠，但需谨慎进行，尤其对于严重腺垂体功能减退症患者、60 岁以上且存在心、脑血管潜在疾病的患者不宜采用。进一步行生长激素释放激素（GHRH）兴奋试验可有助于明确病变部位。

（五）催乳素测定

垂体组织破坏性病变时血清催乳素水平降低，而下丘脑疾病由于丧失多巴胺对 PRL 的抑制，催乳素很少降低，反而是升高的，因而催乳素的测定往往对病变的定位有帮助。TRH 及甲氧氯普胺兴奋试验可判断垂体分泌催乳素储备能力。

此外，本病患者生化检查常可发现低血糖，血钠、血氯常偏低，血钾大多正常。血常规检查多呈正常细胞正常色素型贫血，少数患者为巨幼红细胞型，一般为 $(3～4) \times 10^{12}/L$（每立方毫米 300 万～400 万），白细胞总数偏低，分类计数中淋巴细胞及嗜酸粒细胞常偏高。

四、影像学检查

高分辨率 CT 或 MRI（必要时进行增强）是首选方法。蝶鞍的头颅 X 线和视野测定提示有无肿瘤存在。无高分辨率 CT 或 MRI 时，可采用蝶鞍多分层摄片。怀疑鞍旁血管异常或血管瘤时可行脑血管造影。

五、诊断与鉴别诊断

本病诊断包括病因确定和对内分泌功能状态的评价，主要根据临床表现结合实验室功能检测和影像学检查,但须与以下疾病鉴别。

（一）神经性厌食

好发于年轻女性,表现为厌食、对体形观念异常、消瘦、乏力和畏寒,常伴有抑郁、固执,并出现性功能减退,闭经或月经稀少,第二性征发育差,乳腺萎缩,阴毛、腋毛稀少等症状。实验室检查除性腺功能减退(促性腺激素和性激素下降)较明显外,其余的垂体功能基本正常。

（二）多靶腺功能减退

患者由于多个垂体激素的靶腺出现功能低下易与本症混淆。如 Schimidt 综合征患者,常有皮肤色素加深及黏液性水肿。但本症患者往往皮肤苍白,黏液性水肿罕见。实验室检查可发现垂体激素水平升高有助于鉴别。

此外,本病在临床上还需注意与原发性甲状腺功能减退症、慢性肾上腺皮质功能减退症以及一些慢性消耗性疾病相鉴别。本病误诊的原因往往是只注意到本病的某一较突出的症状,而忽略了整体病情的全面考虑。尤其部分患者因应激发生垂体危象昏迷而首次就诊,易误诊为脑血管意外、脑膜炎和心源性疾病等。当临床上遇到原因不明的昏迷患者,应考虑到腺垂体功能减退的可能,进行详细的病史询问和全面的体检。

六、治疗

首先积极行病因治疗,如颅内肿瘤,可行手术切除或放射治疗,因感染引起者,选用有效安全的抗生素治疗。防治产后大出血及产褥热等均可防止本病的发生。近年来,在积极推广妇幼卫生和围生期保健的基础上,发病率已显著下降。垂体瘤手术、放疗中也须注意预防此症。

（一）营养及护理

患者以高热量、高蛋白质及富含维生素的膳食为宜,饮食中适量注意钠、钾和氯的补充。尽量预防感染、劳累等应激刺激。若严重贫血,则可给予输血,加强支持治疗。

（二）激素替代治疗

本病一经诊断,需马上开始进行激素替代治疗。理论上以选择腺垂体激素最为合理,但此类激素属肽类,不易补充,且价格昂贵,长期应用易产生相应抗体而失效,故目前本病仍以靶腺激素替代治疗为主。根据检查结果,在了解患者肾上腺皮质、甲状腺和性腺激素水平减退情况的基础上,选择相应的激素替代治疗。由于替代激素的药代动力学与自身分泌的激素特性之间存在差异,以及各种病因的病理生理情况不同,要求替代激素的选择和给药方法必须个体化。临床上多为混合型,因此大多应用多种靶腺激素生理性剂量联合替代治疗。

1.补充糖皮质激素

糖皮质激素是需要首先补充的激素,尤其应优先于甲状腺激素,以免诱发肾上腺危象。首选氢化可的松,也可选用可的松、泼尼松等(需经肝脏转化为氢化可的松)。剂量应个体化,一般所需剂量为氢化可的松每天 12.5～37.5 mg,或泼尼松每天 2.5～7.5 mg,服用方法应模仿生理分泌的时间,以每天上午 8:00 服全日量 2/3、下午 14:00 服 1/3 较为合理。应注意,剂量需随病情而调节,当有感染、创伤等应激时,应加大剂量。根据应激刺激的大小,临时增加剂量,轻度应激(如感冒、轻度外伤等)原口服剂量加倍;中度应激(如中等手术、较重创伤等)增用氢化可的松 100 mg/d,静脉滴注,分 2～3 次给药;重度应激(大手术、严重感染和重度外伤等)增用氢化可的松 200～400 mg/d,分 3～4 次静脉滴注。应激消除后在数天内逐渐递减至平时剂量。

在皮质激素替代治疗过程中,需要定期监测患者的体质量指数、腰围、血压、血糖、血电解质及血脂水平,警惕皮质激素过量引起代谢紊乱。疗效的判定主要根据临床表现评估。测定血浆 ACTH、皮质醇和尿游离皮质醇对疗效评估无意义。

2.补充甲状腺激素

该激素的补充须从小剂量开始逐渐增加剂量,以免起始剂量过大而加重肾上腺皮质负担,诱发危象。可用干甲状腺片,从每天 10～20 mg 开始,数周内逐渐增加到 60～120 mg,分次口服。如用左甲状腺素(LT_4),开始每天 25 μg,每 1～2 周增加 25 μg 直至每天用量 75～100 μg。对老年、心脏功能欠佳者,如初始应用大量甲状腺激素,可诱发心绞痛。对同时伴有肾上腺皮质功能减退者,应用甲状腺激素宜慎重,最好同时补充小量糖皮质激素及甲状腺激素。应强调的是,本病与原发性甲状腺功能减退治疗有所不同,应先补充肾上腺皮质激素,然后再用甲状腺激素或两种药物同时使用,这对于低体温的患者尤为重要。若单用甲状腺激素,可加重肾上腺皮质功能不全,甚至诱发垂体危象。当遇有严寒或病情加重时,应适当增加甲状腺激素用量,但同时也要相应调整皮质激素用量,以免导致肾上腺皮质功能不全。监测血清 FT_3、FT_4 水平来调节剂量,使 FT_4 水平在正常值范围的上半部分,TSH 水平对继发性甲状腺功能减退判断替代治疗剂量是否合适没有帮助。

3.补充性激素

育龄期妇女可采用人工月经周期治疗,己烯雌酚 0.5～1 mg 或炔雌醇每天口服 0.02～0.05 mg,连续服用 25 d,在最后 5 d(21～25 d),同时每天加用甲羟孕酮(醋酸甲羟孕酮)4～8 mg 口服,或每天加黄体酮 10 mg 肌内注射,共 5 d。停药 1 周。在停用黄体酮后,患者可出现撤退性子宫出血。现亦有多种固定配方的雌孕激素制剂便于患者使用。雌孕激素周期使用可维持第二性征和性功能。如患者有生育要求,可用人绝经期促性素(HMG)或绒毛膜促性素(HCG)以促进生育。如下丘脑疾病引起者还可用 LHRH(以微泵做脉冲式给药),以促进排卵。男性患者可用雄性激素补充,有益于促进第二性征发育,改善性欲,增强体力。常用十一酸睾酮胶囊(如安特尔)口服,通常起始剂量为每天 120～160 mg 连续服用 2～3 周,然后服用维持剂量,每天 40～120 mg,应根据个体反应适当调整剂量。亦有针剂十一酸睾酮注射液(如思特珑)每月 1 次,肌内注射 250 mg。

4.补充生长激素

补充生长激素过去一直未受到应有的重视,近十余年来,对于腺垂体功能减退症患者进行生长激素治疗有相当多的文献报道。1996 年,美国 FDA 已正式批准基因重组人生长激素(rHGH)用于治疗成人生长激素缺乏症(AGHD)。但至今 GH 替代治疗剂量尚无统一的标准,具有高度个体化的特点。rHGH 能提高患者的生活质量、显著改善骨密度及降低心血管疾病的危险,但是否会导致肿瘤的复发及恶性肿瘤的发生目前尚存争议。

(三)病因治疗

病因治疗包括垂体瘤手术切除或放疗等。

(四)垂体危象处理

去除诱因,适当加强营养,注意保暖,避免应激刺激,纠正水和电解质紊乱。对于可疑病例慎用或禁用巴比妥类安眠药、氯丙嗪等中枢神经抑制药、吗啡等麻醉剂,尽可能限制胰岛素和口服降糖药的使用。

1.补液

周围循环衰竭患者需及时补充生理盐水,对于低血糖患者需快速静脉注射 50% 葡萄糖溶液

40～60 mL,继以10％葡萄糖生理盐水静脉滴注。液体中加入氢化可的松,每天100～200 mg,或用地塞米松注射液做静脉或肌内注射,亦可加入液体内滴入。

2.低温或高热

低温者须注意保暖,可用热水浴疗法,或用电热毯等使患者体温逐渐回升至35 ℃以上,并给予小剂量甲状腺激素(需注意与糖皮质激素同用)。高热者用物理降温,并及时去除诱因,药物降温需慎用。

3.水中毒

水中毒可口服泼尼松10～25 mg,或可的松50～100 mg,或氢化可的松40～80 mg,每6 h 1次。不能口服者可补充氢化可的松50～200 mg(或地塞米松1～5 mg)缓慢静脉注射。

七、预后

极重症患者可因产后大出血休克或重度感染而死亡;轻症患者可带病生活数十年,但体质虚弱,体力明显下降,由于表现不明显,易延误诊断。经确诊并予以适当治疗者可维持较好的生活质量。

(贺广爱)

第二节 尿 崩 症

尿崩症是由于抗利尿激素(ADH)分泌和释放不足,或肾远曲小管、集合管上皮细胞对ADH失去反应所导致的以多尿、低比重尿和低渗尿为特征的临床综合征。由于下丘脑-神经垂体病变导致ADH分泌不足者称为中枢性尿崩症(CDI),肾脏病变导致ADH受体不敏感或受体后信息传导障碍者称为肾性尿崩症(NDI)。

一、发病机制

抗利尿激素也称为精氨酸升压素(AVP),是自由水排泄的主要决定因素。抗利尿激素由下丘脑的视上核及室旁核合成,然后经由核神经元的轴突向下延伸进入垂体后叶,并以囊泡形式存储到神经垂体束末梢中,在血浆渗透压升高等刺激下,神经冲动下传至神经垂体的神经末梢,囊泡以胞吐方式将AVP释放到血循环中发挥抗利尿作用。

研究表明,视上核与室旁核合成的最初产物为AVP的前体分子(AVP-NPⅡ),包括信号肽、AVP序列、神经垂体后叶素转运蛋白Ⅱ(NPⅡ)序列及一个由39个氨基酸残基组成的多肽。信号肽在信号肽酶作用下从前体裂解下来后,AVP和NPⅡ结合形成分泌颗粒沿着轴突向垂体后叶运输。AVP和NPⅡ基因异常可导致产生变异型AVP-NPⅡ蛋白,变异型AVP-NPⅡ蛋白生物活性下降,而且不被正常降解而具有毒性,可导致细胞死亡。AVP和NPⅡ基因异常为常染色体显性遗传,其引起的尿崩症属中枢性尿崩之一。

AVP的受体是一类G蛋白偶联受体,根据其结构和功能情况,分为V1、V2受体,V1受体主要分布于血管和垂体ACTH细胞,介导血管收缩,促进ACTH释放;V2受体主要分布于肾小管,参与调节体内水代谢。抗利尿激素与肾脏远曲小管和集合管细胞膜上的V2受体结合后,使

Gs 蛋白与腺苷酸环化酶耦联,导致细胞内的 cAMP 增加,从而激活蛋白激酶 A。蛋白激酶 A 活化水通道蛋白 2(AQP-2),使其附着在管腔膜上,形成水通道,使水分顺着渗透压差从管腔进入渗透压较高的肾间质中,从而保留水分,浓缩尿液。当抗利尿激素缺乏时,管腔膜上的水通道蛋白可在细胞膜的衣被凹陷处集中,后者形成吞饮小泡进入胞浆,导致管腔膜上的水通道消失,对水再吸收作用消失。近年来发现肾小管上皮细胞膜上至少存在 5 种水通道蛋白,其中水通道蛋白 2(AQP-2)基因突变导致 AQP-2 生成减少或活性下降是肾性尿崩症的主要原因之一,其他水通道蛋白突变也可能导致肾性尿崩症。

AVP 分泌的调节。①血浆渗透压感受性调节:动物研究显示下丘脑前部的终板血管器(OVLT)和穹隆下器细胞是主要的渗透压感受器。渗透压感受器以阈值或调定点形式控制 AVP 分泌。当禁水或失水时,血浆渗透压在调定点以上时,渗透压感受器细胞内水分外移,细胞脱水,导致神经冲动传导至视上核和室旁核,引起 AVP 释放及血浆 AVP 上升,使肾脏重吸收水增多,尿量减少,体液平衡得以维持或恢复。②容量或血压感受性调节:冠状动脉,主动脉,颈动脉窦和心房中存在压力感受器,血容量或血压发生剧烈变化时,压力感受器受刺激,发出神经冲动经由迷走神经和舌咽神经投射到下丘脑,从而促进 AVP 合成和释放,使血管收缩,产生升压作用。妊娠期,血压或血容量大幅度降低时,容量感受器调定点可下降。③化学感受性调节:颈动脉体存在化学感受器,当血氧分压低于 8.0 kPa(60 mmHg)或二氧化碳分压升高时,化学感受器兴奋,神经冲动传入下丘脑,促进 AVP 释放增加。④神经介质和药物调节:下丘脑乙酰胆碱、组织胺、缓激肽、去甲肾上腺素、前列腺素、血管紧张素Ⅱ等神经介质和神经肽调节 AVP 合成与分泌,同时尼古丁、吗啡、长春新碱、环磷酰胺、氯贝丁酯、氯磺丙脲、氯丙嗪、苯妥英钠及一些三环类抗惊厥药和抗抑郁药也可影响 AVP 释放。⑤糖皮质激素具有拮抗 AVP 的作用,其增高 AVP 释放渗透压阈值。此外,糖皮质激素也能直接作用于肾小管,降低水的通透性,促进水的排泄。因此,尿崩症患者若合并糖皮质激素缺乏,则尿量减少,在糖皮质激素替代治疗后,尿量增多,症状加重。

综上所述,当某种原因导致下丘脑视上核、室旁核合成与分泌 AVP 和 NPⅡ减少或异常,或视上核、室旁核的神经元到垂体后叶的轴突通路受损以及垂体后叶受损时便引起中枢性尿崩症。而肾脏 AVP 受体或水通道蛋白作用减少引起肾性尿崩症。

二、病因

(一)中枢性尿崩症

中枢性尿崩症是指各种病因导致的下丘脑视上核和室旁核 AVP 合成、分泌与释放受损,具体病因如下。

1.特发性中枢性尿崩症

无明确病因的中枢性尿崩症定义为特发性尿崩症。现研究发现,特发性尿崩症患者血循环中存在针对下丘脑神经核团的自身抗体,导致下丘脑视上核及室旁核细胞功能损伤,Nissil 颗粒耗尽,AVP 合成释放减少。采用针对 AVP 分泌细胞的抗体进行免疫组化染色和成像技术研究发现,特发性尿崩症发病率占中枢性尿崩症的 30% 左右。淋巴细胞性垂体炎患者存在针对 AVP 分泌细胞的抗体,可归为特发性尿崩症。

2.继发性中枢性尿崩症

肿瘤、手术和外伤是导致下丘脑垂体后叶损害的常见原因。其中,肿瘤所致的中枢性尿崩症约占 25％,常见肿瘤包括颅咽管瘤、生殖细胞瘤、松果体瘤和垂体瘤等。手术导致的尿崩症占中枢性尿崩症发病率的 20％左右,经蝶手术腺瘤切除术术后发生中枢性尿崩症概率为 10％～20％,而传统开颅手术切除大腺瘤术后中枢性尿崩症发病概率为 60％～80％,但其中大部分为一过性中枢性尿崩症。如手术造成正中隆突以上的垂体柄受损,则可导致永久性中枢性尿崩症。头部外伤或蛛网膜下腔出血导致的尿崩症占中枢性尿崩症的 15％左右,其他引起中枢性尿崩症的原因包括肉芽肿、结节病、组织细胞增多症、脑炎、结核、梅毒、动脉瘤和淋巴瘤等。

3.遗传性中枢性尿崩症

约有 10％的中枢性尿崩症为家族遗传性尿崩症,可为 X 连锁隐性、常染色体显性或常染色体隐性遗传。研究表明,染色体 20p13 上的 *AVP-NP Ⅱ* 基因突变可导致 *AVP-NP Ⅱ* 变异蛋白产生,其对 AVP 神经元细胞具有毒性并破坏神经元。此外,编码 Wolframin 四聚体蛋白的 *WFS1* 基因突变也可引起中枢性尿崩症。Wolframin 作为一种新型的内质网钙通道蛋白存在于胰岛 β 细胞和下丘脑视上核和室旁核神经元中。*WFS1* 基因突变导致的尿崩症可以是 Wolfram 综合征或称 DIDMOAD 综合征的一部分,其临床综合征包括尿崩症、糖尿病、视神经萎缩和耳聋,极为罕见。AVP 前体基因突变,AVP 载体蛋白基因突变可产生无活性 AVP,也可导致中枢性尿崩症。

（二）肾性尿崩症

肾性尿崩症病因有遗传性和获得性两种。

1.遗传性肾性尿崩症

约有 90％遗传性肾性尿崩症与 X 染色体 *q28V2* 受体基因突变有关,由于为 X 性连锁隐性遗传,大多患者为男性。女性携带者通常无症状,少数携带者尿渗透压下降。迄今为止,超过 200 个 V2 受体突变位点被报道。另外,10％遗传性肾性尿崩症是由于染色体 12q13 编码 *AQP-2* 的基因突变所致,可为常染色体隐性或显性遗传。

2.继发性肾性尿崩症

多种疾病导致的肾小管损害可导致肾性尿崩症,如多囊肾、阻塞性尿路疾病、镰状细胞性贫血、肾淀粉样变、慢性肾盂肾炎、干燥综合征、骨髓瘤等。代谢紊乱如低钾血症、高钙血症也可致肾性尿崩症。多种药物可导致肾性尿崩症,如锂盐、地美环素、两性霉素 B、西多福韦、庆大霉素、诺氟沙星、奥利司他等。其中用于治疗精神性疾病的锂盐可导致尿素转运蛋白和 AQP-2 减少,是最多见的引起肾性尿崩症的药物。

（三）妊娠性尿崩症

妇女妊娠时,血容量增加 1.4 倍,血浆渗透压降低 8～10 mmol/L,妊娠期分泌更多抗利尿激素,但胎盘会产生氨肽酶,这种酶水平第 10 周可增高,第 22～24 周达高峰。氨肽酶可降解 AVP 和催产素,由于 AVP 降解增多,患者出现尿崩症症状,在妊娠中晚期开始有多尿、口渴,直至妊娠终止。有人认为此类患者未妊娠时即有很轻的中枢性尿崩症,每天尿量为 2.0～2.5 L,妊娠时尿量可增加至 5～6 L/d。

三、临床表现

尿崩症的主要症状是多尿,同时伴有烦渴与多饮。一般起病缓慢,也有突然起病者。患者每天尿量多为 2.5～20 L,超过 20 L 的较少,同时夜尿显著增多。患者尿比重多在 1.001～1.005,不超过 1.010。多数患者因口渴中枢完整,除了因饮水、小便次数多、夜尿增多影响生活质量外,可正常生活。长期多尿可导致膀胱容量增大,因此排尿次数有所减少。若患者因呕吐、意识丧失、短期内断绝饮水供应或口渴障碍不能充分补充水分,可导致脱水和严重高钠血症,进一步损伤中枢神经系统,引发昏迷、癫痫、颅内出血等严重后果。

不同病因所致的尿崩症有不同的临床特点。遗传中枢性及肾性尿崩症常幼年起病,表现为尿布更换频繁,喝奶增加,若治疗不及时,饮水量不充分,可出现脱水及高钠血症,严重者可出现高渗性脑病,表现为呕吐、发热、呼吸困难、抽搐,重者昏迷死亡。如能幸存,多存在智力和体格发育迟缓,成年后多尿症状可减轻。

肿瘤导致的中枢性尿崩症有头痛、视野缺损等占位效应,若影响到下丘脑可产生睡眠障碍、体温改变、进食增加等下丘脑综合征表现。生殖细胞瘤可有性早熟。若压迫腺垂体可出现激素分泌低下表现,如畏寒、食欲缺乏、乏力等。若合并糖皮质激素或甲状腺激素缺乏则多尿症状减轻,使用上述激素替代后,多尿症状可加重。

下丘脑或垂体部位的手术、肿瘤及炎症等,导致中枢性尿崩症同时可能损伤下丘脑渴感中枢。由于渴感障碍,中枢性尿崩症患者不能及时摄入足够水分,极易导致严重脱水和高钠血症。慢性高钠血症可出现为淡漠、嗜睡、抽搐等。肿瘤还可能同时破坏下丘脑渗透压感受器,若强制摄入大量水分,可导致水中毒和低钠血症,出现头痛、恶心、呕吐、精神错乱、惊厥、昏迷以至死亡。

颅脑手术或外伤性中枢性尿崩症可为一过性尿崩症、永久性尿崩症或典型三相变化:多尿-抗利尿-多尿。第一期多尿是由于垂体柄阻断,AVP运输障碍,可在术后头2 d发生,维持1 d至数天。第二期抗利尿期是由于储存在神经垂体中的AVP释放入血,患者尿量减少,可维持1~2 d。由于储存神经垂体的AVP分泌不受渗透压感受器调控,若此期大量输液可能会导致水中毒。第三期多尿期在储存AVP释放完毕后出现。多数三相性尿崩症在手术损伤导致的下丘脑垂体柄出血控制、炎性水肿消退后可恢复正常。少数患者由于手术导致视上核-神经束损毁,AVP分泌细胞坏死、萎缩,转为永久性尿崩症。

尿崩症患者合并妊娠时,由于糖皮质激素分泌增加,拮抗AVP作用,可使尿崩症的病情加重,分娩后尿崩症病情减轻。妊娠尿崩症多在妊娠中晚期出现多尿、低比重尿、烦渴、多饮、恶心、乏力等症状,主要由于氨肽酶分泌在中晚期更明显。

部分患者症状较轻,每天尿量在2.5 L左右,如限制水分致严重脱水时,尿比重可达1.010~1.016,尿渗透压可超过血浆渗透压,达290~600 mOsm/(kg·H$_2$O),称为部分性尿崩症。

甲状腺功能低下时,尿溶质的排泄减少,也可使多尿症状减轻。

四、实验室和辅助检查

(一)实验室检查

1.尿液检查

尿量超过2.5 L,可达10 L以上,中枢性尿崩症比重常在1.005以下,肾性尿崩症尿比重在1.010以下。部分性尿崩症患者尿比重有时可达1.016。

2.血、尿渗透压测定

患者血渗透压正常或稍高[血渗透压正常值为290~310 mOsm/(kg·H$_2$O)],中枢性尿崩症尿渗透压多低于200 mOsm/(kg·H$_2$O),尿渗透压/血渗透压比值<1.5。肾性尿崩症尿渗透压多低于300 mOsm/(kg·H$_2$O),尿渗透压/血渗透压比值<1.0,但严重脱水或部分性尿崩症患者可正常。

3.血生化检查

中枢性尿崩症患者严重脱水可导致血钠增高,尿素氮、肌酐升高。继发于肾脏疾病的肾性尿崩症也可出现尿素氮、肌酐、胱抑素升高或酸碱平衡障碍。

4.血浆 AVP 测定(放射免疫法)

正常人血浆 AVP(随意饮水)为 2.3～7.4 pmol/L,禁水后可明显升高。中枢性尿崩症患者 AVP 水平下降,禁水后无明显变化。肾性尿崩症患者 AVP 水平增高,禁水时可进一步升高。由于血浆 AVP 不稳定,且大多与血小板结合,致测定准确度不高。现推荐测定和肽素(Copeptin)反映 AVP 水平。Copeptin 来源于 AVP 前体,前血管升压素原。由于血浆 Copeptin 稳定,故测定准确度高、敏感性好。

5.AVP 抗体和抗 AVP 细胞抗体测定

其有助于特发性尿崩症的诊断。

(二)禁水-升压素试验

禁水-升压素试验是尿崩症的确诊试验。试验原理为禁饮时血容量下降,血浆渗透压升高,刺激下丘脑 AVP 合成及垂体后叶释放 AVP 增加,使肾脏水重吸收增加,尿量减少,尿渗透压、尿比重升高,而血浆渗透压和血容量保持稳定。尿崩症患者因 AVP 缺乏或受体后通道障碍导致禁饮时远端肾小管对水分的重吸收障碍,尿量不减少,尿渗透压、尿比重没有明显升高。禁水试验可鉴别尿崩症与精神性烦渴多饮;阴性者,皮下注射血管升压素,可鉴别中枢性或肾性尿崩症。

试验方法:试验前先测体质量、血压、心率、血尿渗透压。试验后不能喝水和进食,禁饮时间视患者多尿程度而定,一般试验前晚 8～10 pm 开始禁水,尿量大于 10 000 mL/24 h 者,可于清晨0点或 2 点开始禁饮。禁饮开始后每小时留尿,测尿量、比重和尿渗透压,同时测体质量和血压,当尿渗透压(或尿比重)达到平顶,即继续禁饮不再增加尿量时,此时再抽血测血渗透压、尿渗透压,然后皮下注射血管升压素 5 U,注射后仍继续每小时留尿,测尿量、尿比重、尿渗透压共 2 次,停止试验。禁水总时间 8～18 h,但如患者排尿量甚多,虽禁饮不到 18 h,体质量已较原来下降3％～5％或血压明显下降,也应停止试验。

临床意义:正常人不出现明显的脱水症状,禁饮以后尿量明显减少,尿比重＞1.020,尿渗透压一般＞800 mOsm/L。精神性烦渴,禁饮前尿比重低,尿渗透压小于血渗透压,但禁饮-升压素反应如正常人。完全性中枢性尿崩症患者禁水后尿量仍多,尿比重多数＜1.010,尿渗透压小于血渗透压,部分性中枢性尿崩症患者尿比重有时可＞1.010,但＜1.016,尿渗透压大于血渗透压。注射血管升压素后,部分性尿崩症患者尿渗透压增加达注射前的 10％～50％,完全性尿崩症增加 50％以上。肾性尿崩症患者注射血管升压素后尿量不减少,尿比重、渗透压不增加。

(三)高渗盐水试验

正常人静脉滴注高渗盐水(2.5％～3.0％氯化钠注射液)后,血浆渗透压升高,AVP 分泌增多,尿量减少,尿比重增加。中枢性尿崩症患者滴注高渗盐水后尿量不减少,尿比重不增加,注射升压素后,尿量明显减少,尿比重明显升高。肾性尿崩症则尿量减少。试验过程中注意血压监测,高血压和心脏病患者慎行此项检查。

(四)其他检查

继发性尿崩症需确立病因或原发病。考虑继发性中枢性尿崩症需要进行颅脑和垂体 MRI、CT 或 X 线检查。MRI 对颅内肿瘤、感染、血管性病变都有很好的鉴别能力,而且可以发现垂体容积、垂体柄状态、垂体后叶高信号区变化。垂体后叶高信号区消失是中枢性尿崩症的特征性变化,有助于中枢性尿崩症诊断。继发性肾性尿崩症需要进行肾脏 B 超、CT,肾脏 ECT,血气分析等检查。考虑肾淀粉变时可行肾脏病理检查。

针对 AVP(包括 AVP-NPⅡ)基因、AVP 受体基因、AQP-2 基因等突变分析可明确部分遗传性尿崩症的分子机制。对 X 连锁的隐性遗传携带者胎儿进行基因检测有助于早期发现患儿,及时治疗,避免夭折。

五、诊断和鉴别诊断

(一)诊断

典型的尿崩症诊断不难,根据临床表现和禁水升压素试验及血尿渗透压测定多可明确诊断。尿崩症诊断成立后,应进一步确立中枢性或肾性,确立尿崩症的病因或原发疾病,确立为部分性尿崩症或完全性尿崩症。其中禁水-升压素试验是确定诊断、鉴别中枢性尿崩症和肾性尿崩症,区分部分性或完全性的关键。

(二)鉴别诊断

尿崩症应与下列以多尿为主要表现的疾病相鉴别。

1.精神性烦渴

精神性烦渴可出现类似尿崩症症状,如烦渴、多饮、多尿与低比重尿等,但 AVP 并不缺乏,禁水-升压素试验正常。如果发现患者上述症状与精神因素相关,并伴有其他神经官能症状,可排除尿崩症。

2.糖尿病

糖尿病有多尿、烦渴症状,但血糖升高,尿糖阳性,容易鉴别。

3.慢性肾脏疾病

慢性肾脏疾病可影响肾脏浓缩功能而引起多尿、口渴等症状,同时也可引起 AVP V2 受体和 AQP-2 合成障碍导致肾性尿崩症,主要鉴别有赖于禁水-升压素试验。

4.干燥综合征

除明显口干、多饮、多尿外,同时合并眼干和其他外分泌腺及腺体外其他器官的受累而出现多系统损害的症状,其血清中有多种自身抗体和高免疫球蛋白血症,免疫学检查有助于诊断。

5.高尿钙症

高尿钙症见于甲状旁腺功能亢进症、结节病、维生素 D 中毒、多发性骨髓瘤、癌肿骨转移等病,有原发病症状和禁水-升压素试验有助鉴别。

6.高尿钾症

高尿钾症见于原发性醛固酮增多症、失钾性肾病、肾小管性酸中毒、Fanconi 综合征、Liddle 综合征、Bartter 综合征等,测定血尿电解质和禁水-升压素试验有助于诊断。

7.颅脑手术后液体滞留性多尿

颅脑手术时,患者因应激而分泌大量 AVP,当手术应激解除后,AVP 分泌减少,滞留于体内的液体自肾排出,如此时为平衡尿量而输入大量液体,即可导致持续性多尿而误认为尿崩症。限制液体入量,如尿量减少血钠仍正常,提示为液体滞留性多尿;如尿量不减少且血钠升高,给予 AVP 后尿量减少,血钠转为正常,尿渗透压增高,则符合损伤性尿崩症的诊断。此外,尿崩症患者因血液浓缩和 AVP V1 受体功能障碍而致尿酸清除减少,血尿酸升高,而液体滞留性多尿以及精神性多饮患者血液被稀释,尿酸清除正常,所以尿酸无升高。据报道,血尿酸>297.5 μmol/L(50 mg/L)有助于两者的鉴别,并强烈提示为损伤性尿崩症。

六、治疗

(一)一般治疗

患者应摄入足够水分,并根据季节和气候进行调整,在可能导致水源供应障碍的场合应携带水。若患者同时存在渴感中枢障碍或渗透压感受器受损,应合并使用 AVP 替代治疗的同时通过血钠、血浆渗透压、尿量确定饮水量。若要经历手术及麻醉,应告知手术和麻醉医师尿崩症病史,以保证手术和麻醉期间足够液体输入,同时术中密切观察生命体征、血浆渗透压、血钠水平和尿量以调节液体输入量。宜低盐饮食,避免使用溶质性利尿剂,限制咖啡、茶和高渗饮料的摄入。

(二)去除诱因

部分获得性中枢性尿崩症和肾性尿崩症在原发病因解除后,多饮、多尿症状可缓解或减轻。如合并脑炎、脑膜炎、结核、真菌感染等,抗感染、抗病毒等,相应治疗可改善症状。下丘脑-垂体肿瘤通过手术治疗后,多尿症状缓解。淋巴性垂体炎采用激素治疗后,多数患者多尿症状减轻。肾盂肾炎、尿路梗阻疾病、药物导致的肾性尿崩症通过控制感染、解除梗阻、停用药物可缓解多尿症状。因此,应积极治疗获得性尿崩症的原发疾病。

(三)中枢性尿崩症可使用 AVP 替代疗法

1.1-脱氨-8-右旋-精氨酸血管升压素

1-脱氨-8-右旋-精氨酸血管升压素(DDAVP)是目前最常用的抗利尿剂替代方案。DDAVP为天然精氨盐升压素的结构类似物,系对天然激素的化学结构进行两处改动而得,即1-半胱氨酸脱去氨基和以 8-D-精氨酸取代 8-L-精氨酸。通过上述结构改变,DDAVP 的血管加压作用只有天然 AVP 的 1/400,而抗利尿增强 3 倍,抗利尿/升压作用比从天然 AVP 的 1:1 变为2 400:1,抗利尿作用强,升压作用弱,是目前最理想的抗利尿剂。DDAVP 有口服、肌内注射、鼻喷 3 种给药方式。常用为口服制剂,用法为每天 1~3 次,每次0.1~0.4 mg。剂量应个体化,具体剂量可根据尿量确定,调整药物剂量使尿量控制在 1~2.5 L。过量使用可导致水中毒,因此对于婴幼儿、渴感中枢障碍、渗透压感受器受损的患者还需要通过血钠、血浆渗透压、每天液体出入量精确调整药物剂量和饮水量,维持渗透压平衡。由于价格昂贵,也可采取睡前口服以减少夜尿,改善睡眠,白天通过饮水维持血浆渗透压。

2.垂体后叶素

作用仅维持 3~6 h,皮下注射,每次 5~10 U,每天需要多次注射,主要用于脑损伤或神经外科术后尿崩症的治疗,长期应用不便。

3.长效尿崩停(鞣酸升压素油剂)

每毫升油剂含 AVP 5 U,深部肌内注射,从 0.1 mL 开始,可根据每天尿量情况逐步增加到每次 0.5~0.7 mL,注射一次可维持 3~5 d。长期应用可产生抗体而减轻疗效,过量可引起水中毒。

(四)中枢性尿崩症可选用的其他药物

1.氢氯噻嗪

每次 25 mg,每天 2~3 次,可使尿量减少约一半。其作用机制可能是由于尿中排钠增加,体内缺钠,肾近曲小管水重吸收增加,到达远曲小管的原尿减少,因而尿量减少。长期服用可引起缺钾、高尿酸血症等,应适当补充钾盐。

2.卡马西平

其治疗机制可能为增加肾远曲小管 cAMP 的形成,也可能增加 AVP 释放。用量为每次 0.125～0.25 g,每天 1～2 次,服药后 24 h 起作用,尿量减少。不良反应为低血糖、血白细胞计数减少或肝功能损害,与氢氯噻嗪合用可减少低血糖反应。

3.氯磺丙脲

其治疗机制可能为刺激 AVP 合成和释放,同时有改善渴感中枢的功能,可用于合并有渴感障碍的中枢性尿崩症患者。用法为每次 0.125～0.25 g,每天 1～2 次,250 mg/d。不良反应为低血糖、血白细胞计数减少、肝功能损害等。

4.氯贝丁酯

其治疗机制可能是增加 AVP 释放,与 DDAVP 合用可减少 DDAVP 耐药发生。用量为每次 0.2～0.5 g,每天 3 次。长期应用有肝损害、肌炎及胃肠道反应等不良反应。

由于 AVP 制剂的广泛使用,上述药物已经较少用于中枢性尿崩症的治疗。

(五)肾性尿崩症治疗

肾性尿崩症治疗困难,主要依赖充分水分摄入来预防脱水。少数患者对大剂量 AVP 有反应。低钠饮食和氢氯噻嗪对肾性尿崩症有帮助。在肾性尿崩症中,氢氯噻嗪抗利尿作用可能由于细胞外液容量体积减小,GFR 下降,肾近曲小管钠和水重吸收增加,到达远曲小管的原尿减少,从而降低尿量。此外,还发现氢氯噻嗪可增加 AQP-2 表达。长期服用可引起缺钾、高尿酸血症等,应适当补充钾盐或合用保钾利尿剂。具体用法为每次 25 mg,每天 2～3 次,可使肾性尿崩症尿量减少约一半。同时使用非甾体抗炎药,如吲哚美辛、布洛芬等可增加氢氯噻嗪疗效,这类药物可能是通过抑制肾脏中前列腺素合成,从而使腺苷环化酶活性增强,cAMP 生成增多而使 AVP 作用增强,但应注意长期使用的胃肠道不良反应。

吲达帕胺作用机制类似于氢氯噻嗪,每次 2.5～5 mg,每天 1～2 次。阿米洛利,氨苯蝶啶也可用于肾性尿崩症的治疗,机制不完全清楚,作用类似于氢氯噻嗪,可和氢氯噻嗪联用,防治低钾血症出现。

遗传性肾性尿崩症根据 V2 受体变异程度分为 5 种类型,其中二型变异 V2 受体仅有 1 个氨基酸错配,错误折叠的 V2 受体蛋白被陷于内质网中,使用 V2 受体拮抗剂可作为分子伴侣和错误折叠的受体结合,从而改变受体构象并稳定其结构,然后该受体可以通过内质网运输到质膜,被抗利尿激素激活发挥抗利尿作用。

(六)颅脑外伤或术后尿崩症治疗

未使用利尿剂情况下,颅脑外伤或手术后出现严重多尿(>250 mL/h)提示尿崩症可能。在第一期多尿期,需防止脱水和高钠血症,除适当补充液体,可根据病情注射垂体后叶素,每次 5～10 U,第二次升压素注射应在第一次升压素作用消失后使用。在第二期多尿期,则要控制补液量,以免引起水中毒。第三期多尿期,可用垂体后叶素或 DDAVP 治疗。外伤或手术后尿崩症多为一过性,可由于神经轴突末梢与毛细血管联系重建而自行缓解恢复。转为永久性尿崩症者需要长期服用 DDAVP。

(七)妊娠伴尿崩症治疗

妊娠中晚期出现多尿、多饮时应考虑尿崩症诊断。由于妊娠妇女不适合行禁水-升压素试验,诊断依赖临床表现、实验室检查和试验性治疗。若尿比重为 1.001～1.005,尿渗透压低于

200 nmol/L,并低于血浆渗透压,尿崩症可能性大。首选药物为 DDAVP,因其不被血浆中的氨肽酶降解。DDAVP 具有 5%～25% 的缩宫素活性,需注意子宫收缩状况。分娩后,血浆中的氨肽酶活性迅速下降,患者的多尿症状可明显减轻或消失,应及时减量或停药。若肾性尿崩症合并妊娠,可谨慎使用氢氯噻嗪,并注意补钾,维持电解质平衡。

(贺广爱)

第三节　亚临床甲状腺功能减退症

亚临床甲状腺功能减退症(SCH,亚临床甲减)以往也称轻度甲状腺功能减退症、甲状腺储备功能受损或临床前甲状腺功能减退症。它是甲状腺功能减退症的早期阶段。随着血清促甲状腺激素放射免疫测定技术的不断改进,其诊断率越来越高。近年来,亚临床甲减对人类的潜在危害已被许多研究证实,尤其对脂代谢、心血管系统等危害较大。

一、定义

亚临床甲减为血清 TSH 升高、FT_3 和 FT_4 水平正常,而且无明显甲减症状、体征的一种状态。这虽然是大多数学者接受的定义形式,但仍有异议。一些学者认为该定义为一个生化指标的界定,比较含糊,可以指轻度甲状腺功能下降,也可以指早期的、代偿性的、症状极少的甲减临床前期。还有学者指出并不是所有的 TSH 升高、FT_4 正常的人均为无症状期,其中约 30% 人群有甲减的症状和体征。另有学者将 TSH、FT_4 正常,但其 TSH 对 TRH 的反应增大者也归于亚临床甲减的范畴。

二、流行病学

世界各地对亚临床甲减在普通人群中的患病率的报道不一,在 1.1%～9.0%,随年龄增加而逐渐增加,女性多于男性,男女比例约为 1∶2,其中老年女性最多见。在老年人群中发病率为 5.0%～10.0%,而在 60 岁以上女性中发病率最高,可达 20.0%,>74 岁的男性发病率约为 16%,而同龄组女性发病率则约为 21%。美国全国抽样调查结果显示,亚临床甲减总患病率为 4.3%,白种人女性患病率为 6.0%,白种人男性患病率为 3.7%,60 岁以上老年女性的患病率达 20.0%。英国东北部调查结果类似,成年女性患病率为 7.5%,成年男性患病率为 2.8%。韩国人群调查显示,亚临床甲减的总患病率为 6.4%。在所有亚临床甲减患者中,TSH<10 mU/L 者占 75.0%,甲状腺自身抗体阳性者占 50.0%～80.0%,即大部分亚临床甲减患者自身抗体阳性而且其 TSH 水平仅轻度升高。每年大约有 5.0% 的亚临床甲减会发展成为临床甲减,在老年人(≥65 岁)中更为明显,约有 80.0% 患者在 4 年内发展成临床甲减。

三、病因、分类与分期

亚临床甲减的发病与很多因素有关,主要是自身免疫性甲状腺炎及临床甲减治疗不足,另外还有如甲状腺功能亢进症治疗后或颈部有外照射史,服用含碘药物(如胺碘酮等),服用免疫调节剂,患有其他自身免疫病(如 1 型糖尿病),产后甲状腺炎等,但大多数无明显的危险因素。

一些学者依据发病原因的不同将亚临床甲减分为五类：①轻度未发现的甲状腺功能减退（慢性自身免疫性甲状腺炎，颈部外照射，其他原因）；②临床甲减治疗不足；③甲状腺功能亢进症治疗过度；④短暂的甲状腺功能紊乱。⑤确定 TSH 在正常参考范围内时，被排除在上限之外的甲状腺正常者。

同时还将功能减退的全过程分为四期：第一期 TRH 兴奋实验阳性，TSH 位于正常上限，FT_4 正常；第二期 TSH 在 $5\sim10$ mU/L；第三期 TSH 明显增高，超过 10 mU/L；第四期明显甲减（TSH 升高、FT_4 下降）。显然，目前公认的亚临床甲减患者指第二、三期甲状腺功能减退。

四、对机体的影响

（一）对血脂的影响

亚临床甲减可使血浆总胆固醇（TC）水平、低密度脂蛋白胆固醇（LDL-C）及脂蛋白（a）水平明显升高，而高密度脂蛋白胆固醇（HDL-C）及 TG（TG）水平无明显变化。经左甲状腺素（L-T_4）治疗后，当 TSH 下降至正常范围时，脂代谢紊乱可基本得到纠正。

（二）对心血管系统的影响

对亚临床甲减患者进行超声多普勒检查，未发现有心脏结构的异常，但左心室收缩和舒张功能存在轻度异常。具体表现为左心室收缩时间延长，而且 TSH 水平越高，延长的时间越长。左心室等容舒张期时间也明显延长，射血前期时间明显延长。9% 的亚临床甲减患者合并心包积液。最近，越来越多的研究显示，亚临床甲减患者内皮依赖性血管舒张功能降低，提示亚临床甲减患者存在血管内皮功能受损。

（三）对神经、肌肉的影响

亚临床甲减状态下可有骨骼肌的轻度受损。Uzzan 等观察到亚临床甲减患者肌酸激酶增高，其浓度与 TSH 水平呈正相关。并且亚临床甲减患者运动后血乳酸水平明显高于对照组，考虑亚临床甲减状态下存在着骨骼肌能量代谢障碍，及早应用 L-T_4 替代治疗，可纠正这种代谢障碍。

（四）其他

亚临床甲减患者抑郁症发生率明显增高，情感和认知障碍发生率也较高。L-T_4 替代治疗后，某些心理指标如记忆力、认知力等可明显改善。亚临床甲减母亲所生的儿童与健康母亲所生的儿童相比，智商评分较低。亚临床甲减母亲所生的儿童也可能发生神经、心理发育延迟或异常。另外，亚临床甲减的妊娠妇女可导致流产、早产、难产、先天畸形并增加围生期死亡率。

五、诊断与鉴别诊断

符合血清 TSH 升高而 FT_4 正常，就可以诊断为亚临床甲减，因 FT_3 的下降比 FT_4 晚，所以可不考虑在内。但必须排除非亚临床甲减所致 TSH 升高的情况，如临床甲状腺功能减退患者 L-T_4 替代剂量不足、严重疾病恢复期患者暂时性 TSH 升高，破坏性甲状腺炎恢复期，未经治疗的原发性肾上腺皮质功能不全、注射 TSH 者、慢性肾病、循环 TSH 抗体存在及 TSH 受体突变而失去活性等。

六、治疗

有关亚临床甲减是否需要替代治疗已争论 20 多年。越来越多的研究表明，亚临床甲减高

TC 血症、高 LDL-C 血症及高脂蛋白(a)血症经 L-T₄ 替代治疗后,TC、LDL-C 及脂蛋白(a)明显降低。因此,Molnr 等认为及时、有效地进行治疗可以阻止心血管系统的损伤,进而阻止心血管系统疾病的发生。而反对者认为相当多的患者经治疗后并没有感到健康状况比以前更好,如治疗通常需终身服药,治疗可引起明显的不良反应(亚临床甲状腺功能亢进症)。

目前大家推荐的经验是符合以下三个指标就需要治疗:① 高胆固醇血症;② 血清 TSH>10 mU/L;③ 甲状腺自身抗体阳性。美国内分泌学会和甲状腺病专家小组建议采用 L-T₄ 替代治疗,可改善血脂异常,保护心功能,阻止动脉粥样硬化发生与发展,以及阻止发展成临床甲减。最近有学者报道,L-T₄ 替代治疗不仅可以改善亚临床甲减患者脂代谢紊乱,而且还可改善血管内皮功能。其疗效与血清 TSH 及 FT₄ 水平有关。L-T₄ 替代治疗效果是肯定和有效的,治疗中每 4~6 周测定血清 TSH 值,同时调整 L-T₄ 的剂量,以防止亚临床甲状腺功能亢进症的发生。

对于 TSH 为 5~10 mU/L 的患者,是否需要治疗可参考以下情况:①年轻、甲状腺相对大且甲状腺自身抗体阳性者需要治疗;②吸烟者需要治疗,因为吸烟是亚临床甲减向临床甲减发展的一个危险因素;③存在双向精神失常者需要治疗,因亚临床甲减可加重精神失常症状;④冠心病伴甲状腺自身抗体阴性者不宜予以替代治疗,但要监测 TSH 水平,定期随访观察,如果病情有进展则必须治疗;⑤儿童、青少年、妊娠妇女及不育的妇女需要治疗。

(贺广爱)

第四节 亚临床甲状腺功能亢进症

一、定义

亚临床甲状腺功能亢进症是一种 FT₃、FT₄ 正常,而 TSH 低于正常的一种特殊类型的甲状腺功能亢进症。其临床表现不明显或非特异性,容易被忽视。随着甲状腺功能检测方法的进展和就诊意识的提高,亚临床甲状腺功能亢进症的病例日益增多。关于亚临床甲状腺功能亢进症可否作为一种疾病实体看待及其诊断治疗策略如何,国外文献争议甚多。由于亚临床甲状腺功能亢进症对心脏、骨骼甚至神经系统等具有潜在危害,正确处理显然具有重要临床意义。

二、流行病学

历时 20 年的英国 Whickhan 调查随访发现,有 2%~3% 的人群 TSH 受抑制但无明显临床症状。丹麦一组 480 例住院老年患者分析结果表明,亚临床甲状腺功能亢进症占 10.2%。在美国 1988—1994 年第三次全国健康及营养状况调查中,亚临床甲状腺功能亢进症仅占 0.8%。但最近美国科罗拉多流行病研究发现,所有成人的亚临床甲状腺功能亢进症发病率为 2.1%,其中 20% 是由于服用 L-T₄ 所致。亚临床甲状腺功能亢进症发病率男性多于女性,黑人多于白人,老年人多于年轻人。有报道 60 岁以上老人亚临床甲状腺功能亢进症甚至高达 20% 以上。在碘摄入异常的地区,亚临床甲状腺功能亢进症也较常见。内源性亚临床甲状腺功能亢进症发病主要和饮食中碘的摄入及甲状腺自身抗体的存在有关。我国水源性高碘地区亚临床甲状腺功能亢进症发病率为 1.12%,75% 的患者 TRAb 阳性。

三、病因

(一)外源性亚临床甲状腺功能亢进症

外源性亚临床甲状腺功能亢进症是指由药物(主要包括超生理剂量的甲状腺激素、胺碘酮及干扰素等)引起的亚临床甲状腺功能亢进症。另外,多结节性甲状腺肿患者服用碘剂而引起的甲状腺炎也可以表现为亚临床甲状腺功能亢进症。L-T$_4$ 替代治疗是外源性亚临床甲状腺功能亢进症最常见的原因。

(二)内源性亚临床甲状腺功能亢进症

内源性是指由于甲状腺疾病(主要包括 Graves 病、多结节性甲状腺肿以及自主功能性甲状腺腺瘤)而引起的亚临床甲状腺功能亢进症。内源性亚临床甲状腺功能亢进症的发生与内源性甲状腺激素的产生有关。当甲状腺肿增大或自主性结节变大、变多时,发生亚临床甲状腺功能亢进症的风险逐渐增加。

四、临床表现

亚临床甲状腺功能亢进症临床症状多不明显或呈非特异性,可能有轻微精神症状或情绪紊乱,老年人也可能稍有抑郁、焦虑或类似轻型“淡漠型甲状腺功能亢进症”。近年 Munte 等对实验性亚临床甲状腺功能亢进症患者进行视觉搜寻试验,即令受试者扫视多项目阵列以发现遗漏或多余的特征,同时描记相关脑电位,测试反应时间。发现亚临床甲状腺功能亢进症患者有认知方面的脑电活动异常。此外,由于心悸、乏力、不耐疲劳等症状均无特异性,亚临床甲状腺功能亢进症易被忽略或归于神经衰弱或老年体衰。

亚临床甲状腺功能亢进症可以无任何症状,也可以有轻微的非特异性症状(如乏力、失眠等),或表现出某些隐蔽的甲状腺毒症的症状和体征。亚临床甲状腺功能亢进症的主要危害是引起骨骼系统、心血管系统以及代谢等方面的异常。

(一)心血管系统

英格兰、威尔士两地 10 年的队列研究,发现 TSH<0.5 mIU/L 病死率增加 2.2 倍,心血管死亡增加 3.3 倍。Auer 等及 Sawin 等的研究均认为亚临床甲状腺功能亢进症是心房纤颤的危险因素,亚临床甲状腺功能亢进症者房颤发生率达 12.7%,接近于临床甲状腺功能亢进症的13.8%。目前认为亚临床甲状腺功能亢进症是心房颤动发生的危险因素之一。同时还发现亚临床甲状腺功能亢进症的其他一些心血管系统的异常。应用多普勒超声心动仪研究发现心脏收缩功能相关参数左心室心肌重量(LVM)、室间隔厚度(IVS)、左心室后壁厚度(LVPW)、左心室射血分数(LVEF)等增加,而反映舒张功能的等容舒张时间(IVRT)延长、E/A 比值减少,并出现心率变异(HRV)异常(可较敏感地反映心脏自主神经病变)和早期心脏迷走神经调节功能受损。亚临床甲状腺功能亢进症可能影响心脏形态和功能,包括房性期外搏动增加、左心室心肌重量增加(由于室中隔和室后壁厚度增加)、左心室收缩功能增强、舒张功能受损。年龄在 60 岁或以上的患者中,单纯的低血清 TSH 可以增加死亡率,尤其是循环系统疾病导致的死亡。

(二)骨骼系统

女性亚临床甲状腺功能亢进症患者绝经前大多不存在骨代谢异常,也无骨密度(BMD)改变,但绝经后尤其最初几年,骨量丢失处于高危状态,亚临床和临床甲状腺功能亢进症的骨转换率均增高。尿钙排泄增多,骨吸收大于骨生成,骨量持续丢失,发生骨质疏松危险性增加。Kumeda 等研究发现亚临床甲状腺功能亢进症者骨吸收参数(尿胶原吡啶啉、尿脱氧吡啶啉)和骨生成参数(骨源性碱性磷酸酶,BALP)均增加,BALP 与 TSH 水平呈负相关,提示要恢复正常骨转换,使 TSH 水平正常化十分重要。对绝经后内源性亚临床甲状腺功能亢进症者进行随访,发现每年骨量丢失大约为 2%。用 ^{131}I 放射治疗有自主功能的甲状腺结节使 TSH 正常后,可阻止骨量丢失。亚临床甲状腺功能亢进症发生骨质疏松的风险可能是增加的。

(三)代谢和血液生化改变

亚临床甲状腺功能亢进症可能伴有某些少见的代谢和血液生化改变,包括静息时能量消耗、性激素结合球蛋白浓度以及反映骨转换的指标(如骨钙素、尿吡啉啶和尿脱氧吡啶酚)轻度增加,血清总胆固醇和低密度脂蛋白胆固醇轻度降低,但这些改变似乎无临床意义。

(四)神经精神系统

亚临床甲状腺功能亢进症患者可能表现出某些神经精神症状如恐惧、敌意、疑心病、思想难以集中,典型甲状腺功能亢进症缓解后的亚临床甲状腺功能亢进症患者常有抑郁表现,约有25%的患者表现出神经心理功能的不健全。有人报道,年龄在 55 岁或以上的内源性亚临床甲状腺功能亢进患者发生智力减退和阿尔茨海默病的风险增加,特别是甲状腺过氧化物酶(TPO)抗体阳性者。

五、诊断

亚临床甲状腺功能亢进症的实验室诊断十分关键,应确保检验的准确性和可重复性。美国达成的共识认为,TSH 的检验敏感性至少应达 0.02 mIU/L。临床上诊断亚临床甲状腺功能亢进症应符合以下条件:①血清 TSH 水平低于正常参考值下限,FT_3、FT_4 在正常参考值范围内。②排除可引起血清 TSH 暂时降低的其他原因:如甲状腺功能亢进症治疗过程,正常妊娠,正常甲状腺功能病态综合征,下丘脑、垂体功能障碍以及应用呋塞米、多巴胺、糖皮质激素等药物。③内源性亚临床甲状腺功能亢进症可查到明确的甲状腺病因;外源性亚临床甲状腺功能亢进症与服用过量的 L-T_4 有关。怀疑亚临床甲状腺功能亢进症应做详细的甲状腺体检及影像学检查,测定 TGAb、TMAb、TPOAb 和 TRAb,必要时进行细针抽吸活组织检查常可做出病因诊断。此外,依 TSH 水平还可分类诊断 TSH 显著降低的和 TSH 轻度降低的亚临床甲状腺功能亢进症。有认为其界定分别是 TSH<0.1 mIU/L 和 TSH 0.1~0.45 mIU/L。而完全无临床表现,仅有低 TSH,除外垂体病变及其他原因者才诊断为亚临床甲状腺功能亢进症。

六、鉴别诊断

亚临床甲状腺功能亢进症需和下列 TSH 浓度低于正常但甲状腺激素水平正常的情况相鉴别:①非甲状腺疾病,主要见于一些严重疾病,可能是由于疾病导致中枢性的 TSH 抑制(例如生长抑素和其他一些神经递质)以及某些因素干扰了外周甲状腺激素的代谢和 T_4 向 T_3 的转化(如可的松)。②中心性(继发性)甲状腺功能减退(甲减)。③妊娠(3 个月末),主要是由于此时人绒毛膜促性腺激素分泌到峰值,可以抑制 TSH 的产生达几周。④老龄,由于老年人甲状腺素清除率减少,导致 TSH 受抑制。

七、治疗

（一）处理原则

亚临床甲状腺功能亢进症一般不需要积极的治疗，饮食治疗加上应激因素的去除，可以缓解亚临床甲状腺功能亢进症的症状。如果有治疗指征存在，可以给予相应治疗。亚临床甲状腺功能亢进症治疗指征主要包括：①老龄；②甲状腺毒症（即使很轻微）；③骨质疏松危险因素；④房性心律失常；⑤较大甲状腺肿的存在。治疗方法要根据治疗的有效性、潜在的风险来选择。因临床症状不明显，甲状腺激素靶器官的损害证据不足，有些 Graves 病早期的患者可能转归正常呈自限性。故早期治疗的风险可能大于益处，建议暂不治疗，但应密切随访。

（二）外源性亚临床甲状腺功能亢进症的治疗

如果亚临床甲状腺功能亢进症是由于服用过量甲状腺素引起，则甲状腺素的量应该减少，但甲状腺癌患者服用过量甲状腺素应该排除在外，因为 TSH 被抑制对甲状腺癌患者是有利的。以下征象提示甲状腺激素替代过量：①新出现的心房颤动、心绞痛和心功能不全；②骨密度丢失加速；③月经稀少、闭经和不孕；④非特异性症状如疲劳、大便次数增多和心悸的出现；⑤血清 T₃ 浓度在正常高值。其他药物引起的亚临床甲状腺功能亢进症一般是暂时性的，不需要特殊治疗，但仍需密切观察。对于干扰素引起的甲状腺功能失调包括亚临床甲状腺功能亢进症，有人主张密切观察血清 TSH 和甲状腺功能，而不需要其他特殊治疗。

（三）内源性亚临床甲状腺功能亢进症的治疗

建议内源性亚临床甲状腺功能亢进症患者如果没有结节性甲状腺疾病或甲状腺激素过量引起的并发症，一般不需要治疗，但甲状腺功能应每 6 个月检查一次，如果患者有可疑的症状如疲劳等出现，6 个月后的复查仍然符合亚临床甲状腺功能亢进症的表现，则可以进行治疗。开始可以用小剂量抗甲状腺药物如甲巯咪唑 5～10 mg/d 治疗 6～12 个月。打算妊娠的患者，则推荐使用丙硫氧嘧啶 50 mg，每天两次，主要是因为妊娠期间用甲巯咪唑可能会导致一种少见的先天性皮肤发育不全（一种头皮缺陷）的发生。如果患者伴房颤，建议首先使用抗甲状腺药物（如甲巯咪唑）尽快使血清 TSH 恢复正常，由于房颤有发生栓塞的危险，故主张同时加用抗凝剂（如华法林），但亚临床甲状腺功能亢进症患者对抗凝剂更加敏感，故要密切观察，如果血清 TSH 恢复正常后 4 个月内未能转为窦性心律，可以考虑心脏复律。

（四）持续亚临床甲状腺功能亢进症的治疗指征

它包括：①绝经后骨质疏松；②风湿性心瓣膜病伴左心房扩大或房颤；③新近出现的房颤或反复的心律失常；④充血性心力衰竭；⑤心绞痛；⑥不孕或月经紊乱；⑦非特异症状如疲劳、神经质、抑郁或胃肠疾病，尤其是 60 岁以上患者（考虑试验性治疗）。

八、预后

亚临床甲状腺功能亢进症的自然病程尚不清楚。总的来说，亚临床甲状腺功能亢进症进展到典型甲状腺功能亢进症的可能性较小；如果 TSH 持续被抑制，则进展到典型甲状腺功能亢进症的可能性较大；而 TSH 部分受抑制的患者，TSH 常可以自行恢复正常。有人对 60 岁以上亚临床甲状腺功能亢进症患者进行了 4 年的随访观察，发现仅有 2% 进展为临床甲状腺功能亢进症，很多人在 4 年后 TSH 都恢复了正常。

（贺广爱）

第五节 单纯性甲状腺肿

单纯性甲状腺肿多见于高原、山区地带。本病属世界性疾病,据 WHO 估计全世界有 10 亿人口生活于碘缺乏地区,有地方性甲状腺肿患者 2 亿～3 亿。我国目前有约 4.25 亿人口生活于缺乏地区,占全国人口的 40%,20 世纪 70 年代的粗略统计,有地方性甲状腺肿患者 3 500 万人,是发病最多的地方病。

一、病因

(1)碘缺乏:可以肯定碘缺乏是引起本病的主要因素,外环境缺碘时,机体通过增加激素合成,改变激素成分,提高肿大甲状腺组织对正常浓度促甲状腺素(TSH)的敏感性来维持甲状腺正常功能,这是机体代偿性机制,实际上是甲状腺功能不足现象。但是,这种代偿功能是有一定限度的,当机体长期处于严重缺碘而不能获得纠正时,就会因代偿失调发生甲状腺功能低下。青春期、妊娠期、哺乳期、绝经期妇女,全身代谢旺盛,对激素需要量相对增加,引起长期 TSH 过多分泌,促使甲状腺肿大,这种情况是暂时性的。

(2)化学物质致生物合成障碍:非流行地区是由于甲状腺激素生物合成、分泌过程中某一环节的障碍,过氯酸盐、硫氰酸盐等可妨碍甲状腺摄取无机碘化物,磺脲类、硫脲类药、含有硫脲的萝卜、白菜等能阻止甲状腺激素的生物合成,引起甲状腺激素减少,也会增加 TSH 分泌促使甲状腺肿大。

(3)遗传性先天性缺陷:遗传性先天性缺陷,缺少过氧化酶、蛋白水解酶,也会造成甲状腺激素生物合成、分泌障碍,导致甲状腺肿大。

(4)结节性甲状腺肿继发甲亢:结节性甲状腺肿继发甲亢其原因尚不清楚。目前认为是由于甲状腺内自主功能组织增多,在外源性碘摄入条件下发生自主性分泌功能亢进。所以,甲状腺内自主功能组织增强是继发甲亢的基础。文献报道,绝大多数继发甲亢患者在发病前甲状腺内有结节存在,结节一旦形成即永久存在,对碘剂、抗甲状腺药物治疗无效。因此,绝大多数甲状腺结节有变为自主分泌倾向。据 N.D.查尔克斯报道,结节性甲状腺肿(结甲)66% 在功能组织内有自主区域,给予大剂量碘可能发展为 Plummer 病(结甲继发甲亢)。Plummer 病特有征象为功能组织是自主的,既不被 T_3、T_4 抑制,也不被 TSH 刺激,一旦供碘充足,就无节制地产生过多甲状腺激素。总之,摄取碘过多是继发甲亢发生的外因,甲状腺本身存在的结节,自主性功能组织增强,是继发甲亢发生的内因,外因通过内因而起作用,此时继发甲亢明显而持久。

(5)甲状腺疾病与心血管疾病的关系:甲状腺疾病与心血管疾病的关系早已被人们注意。多数人推荐,对所有后半生心脏功能不良的患者,血清 T_3、T_4 测定作为常规筛选过程。继发甲亢时儿茶酚胺产生增加,引起心肌肥厚、扩张、心律不齐、心肌变性,导致充血性心力衰竭,是患者死亡的原因。继发甲亢治愈后,心脏病的征象随之消失。有人认为,继发甲亢仅是原发心脏病的加剧因素。

(6)结甲合并高血压:结甲合并高血压发病率较高,继发甲亢治愈后血压多数能恢复正常。伴有高血压结甲患者,血液中有某种物质可能是 T_3,高血压是 T_3 毒血症的表现。T_3 毒血症是结甲继发甲亢的早期类型。T_3 引起高血压可能是通过抑制单胺氧化酶、N-甲基转移酶以减少儿茶酚胺的分解速度,使中枢、周围神经末梢儿茶酚胺蓄积,甲状腺激素可能增强心血管组织对儿茶酚胺的敏感性,T_3 可通过加压胺的作用使血压增高。T_3 增多,可能为病史较久的结甲自主性功能组织增加,摄碘量不足时优先分泌 T_3 之故。说明结甲合并高血压是隐性继发甲亢的表现形式。

(7)患者长期处于缺碘环境中,患病时间长,在此期间缺碘环境改变或给予某些治疗可使病理改变复杂化。由于机体长期严重缺碘,合成甲状腺激素不足,促使垂体前叶 TSH 反馈性增高,甲状腺滤泡上皮增生,胶质增多,胶质中存在不合格甲状腺球蛋白。缺碘暂时缓解时甲状腺滤泡上皮细胞可重新复原,但增多的胶质并不能完全消失。若是缺碘反复出现,则滤泡呈持续均匀性增大,形成胶质性弥漫性甲状腺肿。弥漫性增生、复原反复进行时,在甲状腺内有弥漫性小结节形成,这些胶质性结节胶质不断增多而形成潴留性结节。在肿大甲状腺内某些区域对 TSH敏感性增高呈明显过度增生,这种局灶性增生发展成为可见的甲状腺结节,结节中央常因出血、变性、坏死发生中央性纤维化,并向包膜延伸形成纤维隔,将结节分隔成大小不等若干小结节,以右侧为多。在多数结节之间的甲状腺组织仍然有足够维持机体需要的甲状腺功能,在不缺碘的情况下一般不引起甲状腺功能低下(甲减),但处于临界点的低水平。结甲到晚期结节包膜增厚,血管病变,结节间甲状腺组织被结节压迫,发生血液供应障碍而变性、坏死、萎缩,失去功能,出现甲减症状。

(8)甲状腺激素过多、不足均可引起心血管病变,年老、久病的巨大结节性甲状腺肿患者,由于心脏负担过重,亦可致心脏增大、扩张、心力衰竭。

(9)结甲钙化发生率为 85%～97.8%,也可发生骨化。主要是由于过度增生、过度复原反复进行,结节间血管变性、纤维化、钙化。甲状腺组织内出血、供血不良、纤维增生是构成钙化的重要因素。

(10)结甲囊性变发生率为 22%,是种退行性变。按囊内容物分为胶性、血性、浆液性、坏死性、混合性。

(11)结甲继发血管瘤样变是晚期结甲的退行性改变,手术发现率为 14.4%。结节周围或整个腺体被扩张交错的致密血管网所代替,与海绵状血管瘤相似,有弹性感,加压体积略缩小,犹如海绵,无血管杂音,为无功能冷结节。

(12)结甲继发甲状腺炎。化脓性甲状腺炎见于结节坏死、囊肿合并感染,溃破后形成瘘管。慢性淋巴性甲状腺炎为免疫性甲状腺炎病理改变,病变分布极不均匀,主要存在于结节周围甲状腺组织中。

(13)结节巨大包块长期直接压迫,引起气管软骨环破坏、消失,由纤维膜代替,或软骨环变细、变薄,弹性减弱,导致气管软化。发生率为 2.7%。

二、诊断

(1)结节性甲状腺肿常继发甲减症状,临床表现皮肤苍白或蜡黄、粗糙、厚而干、多脱屑,四肢冷、黏液性水肿。毛发粗,少光泽,易脱落,睫毛、眉毛稀少,是由于黏多糖蛋白质含量增加所致。甲状腺肿大,且为多结节型较大甲状腺肿,先有甲状腺肿以后继发甲减。心肌收缩力减退,心动过缓,脉率缓慢,窦性心动过缓,低电压 T 波低平,肠蠕动变慢,故患者厌食、便秘、腹部胀气、胃酸缺乏等。肌肉松软无力,肌痉挛性疼痛,关节痛,骨密度增高。跟腱反射松弛时间延长。面容愚笨,缺乏表情,理解、记忆力减退。视力、听力、触觉、嗅觉迟钝,反应减慢,精神失常,痴呆,昏睡等。性欲减退,阳痿,月经失调,血崩,闭经,易流产,肾上腺功能减退,呼吸、泌尿、造血系统均有改变。在流行区任何昏迷患者,若无其他原因解释都应考虑甲减症所致昏迷。基础代谢率(BMR)-20%～-50%。除脑垂体性甲减症外,血清胆固醇值均有显著增高。甲状腺^{131}I 摄取率显著降低。血清 FT$_3$ 值低于 3 pmol/L,FT$_4$ 值低于 9 pmol/L。TSH 可鉴别甲减的原因。轻度甲减 TSH 值升高。若 FT$_3$ 值正常、TSH 值升高,甲状腺处于代偿阶段。TSH 值低或对促甲状腺激素释放激素(TRH)无反应,为脑垂体性甲减。甲状腺正常,TSH 偏低或正常,对 TRH 反应良好,为下丘脑性甲减。血清甲状腺球蛋白抗体(TGAb)、甲状腺微粒抗体(TMAb)阳性反应为原发性甲减。有黏液性水肿可除外其他原因甲减。甲减症经 X 线检查心脏扩大、心搏缓慢、心包积液,为黏液性水肿型心脏病。心电图检查有低电压、Q-T 间期延长、T 波异常、心动过缓、心肌供血不足等。

(2)结节性甲状腺肿合并高血压除有血压增高、甲状腺肿大、压迫症状外,还有心悸、气短、头晕等,无眼球突出、震颤。收缩压≥21.3 kPa(160 mmHg),舒张压≥12.7 kPa(95 mmHg),符合二者之一者可诊断为结节合并高血压症,血压完全恢复正常水平为痊愈,收缩压、舒张压其中一项在可疑高血压范围为好转。

(3)临床上以 X 线摄片检查结节性甲状腺肿钙化较为方便可靠,并能显示钙化形态。以往甲状腺钙化被认为是良性结节退化,由于乳头状癌也可发生钙化,故引起学者们的重视。甲状腺癌钙化率约为62.5%。良性肿瘤多呈斑片状、团块状、颗粒大、密度高、边缘清楚,圆形或弧形钙化表示肿块有囊性变。乳头状癌中有砂粒瘤形成,可发生在腺泡内或间质中,常见于乳头尖端,可能是乳头尖端组织发生纤维性变、透明样变。由于体液内外环境改变,表现为细胞外液相对碱性,降低了细胞呼吸,二氧化碳产物减少,可能改变钙、磷的浓度,产生钙盐沉积。近年来,提出糖蛋白理论,认为粘蛋白是一种糖蛋白,它对钙有很大亲和力,故甲状腺癌的钙化率相当高。钙化颗粒大小与肿瘤分化程度有关,颗粒越粗大肿瘤分化越好。砂粒样钙化为恶性肿瘤所特有,多是乳头状癌。粗大钙化中有 1/10～1/5 是恶性肿瘤,其中滤泡癌占比例较大。髓样癌是粗大钙化、砂粒钙化混合存在。坚硬如石的钙化、骨化灶直接长期压迫磨损气管壁,致无菌坏死,引起气管软化。胸骨后的钙化影像可作为诊断胸内甲状腺的佐证之一。

(4)结节性甲状腺肿囊变率为57.9%。由于长期缺碘,甲状腺组织过度增生、过度复原,发生血管改变,出血、坏死导致功能丧失,形成囊肿。囊肿越大,对甲状腺破坏也越大,是不可逆的退行性变。囊肿生长较快,结节内出血可迅速扩大产生周围器官压迫症状,以呼吸系统症状最显著。结节内急性出血囊肿发生都很突然,增长迅速,伴有疼痛、颈部不适,触之张力大,有压痛。B超检查为实性或囊性,在鉴别诊断上有肯定的价值。针吸细胞学检查、X 线摄片均为重要诊断方法。

(5)结节性甲状腺肿合并血管瘤样退行性变的诊断,主要靠手术中观察、病理学检查。临床表现多种多样,常见有海绵状血管瘤样变、静脉瘤样变,手术前难以正确诊断。

三、碘治疗

因长期严重缺碘的继发性病变,破坏甲状腺组织,导致机体代偿功能失调而发生甲减。由于机体碘摄入不足,产生甲状腺激素量不足,应当给予足量碘治疗,可获得治愈。必要时辅以甲状腺激素治疗,心脏病患者初治剂量宜小,甲状腺片 20～40 mg/d 或优甲乐 50～100 μg/d,根据治疗效果增加至甲状腺片 80～240 mg/d 或优甲乐 100～300 μg/d。治疗 2～3 周症状消失后,再适当减少剂量以维持。结节性甲状腺肿合并高血压,手术前给利血平、甲巯咪唑 3～5 d,手术后未用降压药者有效率为 97.5%。手术后无效患者,高血压可能非结节性甲状腺肿所致。结节性甲状腺肿继发钙化用碘盐治疗,不能使甲状腺缩小而使钙化加重,不行手术切除很难治愈。结节性甲状腺肿继发囊性变碘剂治疗无效,还有可能发生多种并发症,并有发生癌变可能性,感染发生率为 3.18%,恶变率为 2%～3%。结节性甲状腺肿继发血管瘤样变不能被碘剂、其他药物治愈,放疗也难以奏效。

（贺广爱）

第六节　高碘性甲状腺肿

环境缺碘可引起甲状腺肿大,环境含碘过高也能使甲状腺肿大。高碘性甲状腺肿,又称高碘致甲状腺肿,就是由于机体长期摄入超过生理需要量的碘所引起的甲状腺肿。大多数是服用高碘食物或高碘水所致,属于地方性甲状腺肿的特殊类型,也有长期服用含碘药物所致的甲状腺肿称为散发性高碘性甲状腺肿。

一、流行病学

(一)地方性高碘甲状腺肿

长期服用海产品或含碘量高的深井水引起的甲状腺肿,根据高碘摄入的途径,地方性高碘甲状腺肿可分为食物性及水源性两类。

1.食物性高碘甲状腺肿

含碘丰富的海产品,主要是海藻。国内的报道,山东日照县沿海居民常年服用含碘量较高的海藻类食物,其甲状腺肿发病率增高。广西北部湾沿海的居民高碘甲状腺肿,成人患病率高达7.5%,中小学生患病率为 38.4%,据了解系食用含碘量高的海橄榄嫩叶及果实所致。

2.水源性高碘性甲状腺肿

水源性高碘性甲状腺肿系我国首次于 1978 年在河北省黄骅市沿海居民中发现。该地区居民原来吃含碘量不高的浅井水时甲状腺肿的患病率不高,后来改吃含碘量较高的深井水后甲状腺肿患病率增高达 7.3%。此种高碘性甲状腺肿与海水无关,很可能是古代海洋中富碘的动、植物残体中的碘,经无机化溶于深层水中形成。除沿海地区外我国亦首次报道了内陆性高碘性甲状腺肿,新疆部分地区居民饮水含碘量高,居民高碘甲状腺肿患病率为 8.0%。山西省孝义市、河北高碑店市亦有饮用高碘水所致的甲状腺肿发病率增高的报道。内陆高碘甲状腺肿流行区域系古代洪水冲刷,含碘丰富的水沉积于低洼地区。

(二)散发性(非地方性)高碘甲状腺肿

母亲在妊娠期服用大量碘剂所生婴儿可患先天性甲状腺肿。甲状腺功能正常的人,长期接受药理剂量的碘化物,如含碘止咳药物,则有 3%～4% 的人可发展为有或无甲状腺功能低下(甲低)的甲状腺肿。综合国内外报道,应用碘剂(含碘药物)后出现甲状腺肿时间短,一般数周,长者达 30 年,年龄自新生儿到 70 余岁,但半数以上为 20 岁以下年轻人,每天摄碘量为 1～500 mg 不等。

二、发病机制

碘过多引起甲状腺肿大的机制,目前所知甚少。一般认为主要由于碘阻断效应所致。无论是正常人或各种甲状腺疾病患者,给予大剂量的无机碘或有机碘时,可以阻止碘离子进入甲状腺组织,称为碘阻断现象。碘抑制了甲状腺内过氧化酶的活性,从而影响到甲状腺激素合成过程中原子碘的活化、酪氨酸的活化及其碘的有机化过程。甲状腺激素合成过程中,酪氨酸的碘化过程其酪氨酸与碘离子必须在过氧化酶的两个活性基上同时氧化才能结合,当碘离子过多时,过氧化酶的两个活性基,均被碘占据了。于是造成酪氨酸的氧化受阻,产生了碘阻断,不能形成一碘酪氨酸和二碘酪氨酸,进而使 T_3 及 T_4 合成减少。另外,碘还有抑制甲状腺分泌(释放)甲状腺素的作用。其机制至今未完全阐明,有两种学说,一般认为过量的碘化物抑制谷胱甘肽还原酶,使甲状腺组织内谷胱甘肽减少,影响蛋白水解酶的生成,因而抑制了甲状腺素的释放。另有人认为是由于过量的碘化物抑制了甲状腺滤泡细胞内第二信使 cAMP 的作用所致,并提出这种作用的部位是在细胞膜上腺苷酸环化酶的激活。甲状腺素合成和释放的减少,反馈地使脑腺垂体分泌更多的 TSH,使甲状腺增生、肥大,形成高碘性甲状腺肿。

需要指出的是,碘阻断及碘对甲状腺分泌甲状腺素的抑制作用都是暂时的,而且机体可逐渐调节适应,这种现象称为"碘阻断的逸脱"。因此,我们见到许多甲状腺功能正常而患其他疾病的患者需要服用大量碘剂时,大多数并不产生甲状腺肿大,而且血中甲状腺素的水平也在正常范围。多数人认为在甲状腺本身有异常的患者,如慢性淋巴细胞性甲状腺炎(桥本甲状腺炎)、甲亢合并有长效甲状腺刺激素(LATS)、甲状腺刺激抗体、抗微粒体抗体或甲状腺抑制抗体存在时,以及一些未知的原因,机体对碘阻断和对甲状腺分泌甲状腺素的抑制作用失去了适应能力,则可导致甲状腺功能减退症状的发生以及引起"碘性甲状腺肿",即"高碘性甲状腺肿"。

三、病理表现

高碘性甲状腺肿,腺体表面光滑,切面呈胶冻状,琥珀色,有的略呈结节状。光镜下见甲状腺滤泡明显肿大,上皮细胞呈柱状或上皮增生 2～4 层,有新生的筛孔状小滤泡。有的滤泡上皮断裂,滤泡融合、胶质多,呈深红色,上皮扁平。来惠明等用小鼠成功地复制了高碘性甲状腺肿的动物模型。电镜下可见极度扩大的泡腔中有中等电子密度的滤泡液,滤泡上皮细胞扁平,核变形,粗面内质网极度扩张,线粒体肿胀,溶酶体数量增多,细胞微绒毛变短且减少。

四、临床表现

高碘性甲状腺肿的临床表现特点为甲状腺肿大,绝大多数为弥漫性肿大,常呈 Ⅰ～Ⅱ 度肿大。两侧大小不等,表面光滑,质地较坚韧,无血管杂音,无震颤,极少引起气管受压的表现,但新生儿高碘性甲状腺肿可压迫气管,重者可致窒息而死。高碘性甲状腺肿可继发甲亢,部分患者亦可出现甲状腺功能减退症状,但黏液性水肿极少见。

实验室检查:尿碘高,24 h 甲状腺摄碘率低,常在 10% 以下。过氯酸钾释放试验阳性(>10%)。血浆无机碘及甲状腺中碘含量均显著增高。血清中 T_3 稍高或正常,T_4 稍低或正常,

T_3/T_4 比值增高。血清 TSH 测定大多数在正常范围,只有部分增高。

五、诊断

对有甲状腺肿大表现,有沿海地区或长期服用海产品或含碘高的深井水或含碘药物史,甲状腺摄碘率下降,过氯酸钾释放试验阳性,尿碘高即可诊断。

六、预防和治疗

对散发性高碘甲状腺肿,尽量避免应用碘剂或减少其用量并密切随访。对地方性高碘性甲状腺肿,先弄清楚是食物性还是水源性。对食物性者改进膳食,不吃含碘高的食物;对水源性者应离开高碘水源居住,或将高碘水用过滤吸附、电渗析法降碘后饮用。

治疗上一般多采用适量的甲状腺素制剂,以补充内生甲状腺素的不足,抑制过多的 TSH 分泌,缓解甲状腺增生。常用剂量:甲状腺素片,每次 40 mg,2～3 次/天,口服。或左甲状腺素片(优甲乐)50～150 μg,1 次/天,口服,可使甲状腺肿缩小或结节缩小,疗程为 3～6 个月。停药后如有复发可长期维持治疗。

对腺体过大产生压迫症状,影响工作和生活,或腺体上有结节疑有恶性变或伴有甲亢者,应采用手术治疗。术后为防止甲状腺肿复发及甲状腺功能减退可长期服用甲状腺素。对有心血管疾病的患者及老年人应慎重应用甲状腺制剂。

(贺广爱)

第七节　原发性醛固酮增多症

一、概述

原发性醛固酮增多症(简称原醛症)是指肾上腺皮质发生病变(大多为腺瘤,少数为增生)使醛固酮分泌增多,导致水钠潴留,血容量扩张,从而抑制了肾素-血管紧张素系统,以高血压、低血钾、肌无力、夜尿多为主要临床表现的一种综合征。

原醛症的主要病理生理变化为醛固酮分泌增多,肾素活性被抑制,引起高血压、低血钾、肌无力、周期性瘫痪,血钠浓度升高,细胞外液增多,尿钾排出相对地过多,二氧化碳结合力升高,尿 pH 为中性或碱性。原醛症患者之所以醛固酮分泌增多,肾上腺皮质腺瘤是一个主要原因,而且占原醛症病因的大多数,其次是增生,再其次是癌。Conn 氏为 95 例原醛症患者做手术探查,发现 82 例(86%)为腺瘤和 13 例(14%)为双侧肾上腺皮质增生。

二、诊断要点

(一)临床表现

1.高血压

高血压为最早出现的症状,一般不呈恶性演变,但随病情进展血压渐高,大多数在 22.7/13.3 kPa(170/100 mmHg)左右,高时可达 28.0/17.3 kPa(210/130 mmHg)。

2.神经肌肉功能障碍

(1)肌无力及周期性瘫痪较为常见,一般说来,血钾愈低,肌肉受累愈重,常见诱因为劳累,或服用氯噻嗪、呋塞米等促进排钾的利尿剂。麻痹多累及下肢,严重时累及四肢,也可发生呼吸、吞咽困难。麻痹时间短者数小时,长者数天或更久;补钾后麻痹即暂时缓解,但常复发。

(2)肢端麻木、手足抽搐。在低钾严重时,由于神经肌肉应激性降低,手足抽搐可较轻或不出现,而在补钾后,手足抽搐往往明显。

3.肾脏表现

(1)因大量失钾,肾小管上皮细胞空泡变性、浓缩功能减退,伴多尿,尤其夜尿多,继发口渴、多饮。

(2)常易并发尿路感染。

4.心脏表现

(1)心电图呈低血钾图形:R-T 间期延长,T 波增宽、降低或倒置,U 波明显,T、U 波相连或成驼峰状。

(2)心律失常:较常见者为期前收缩或阵发性室上性心动过速,严重时可发生房颤。

(二)实验室检查

1.血、尿生化检查

(1)低血钾:大多数患者血钾低于正常,一般在 2～3 mmol/L,严重者更低。低血钾往往呈持续性,也可为波动性,少数患者血钾正常。

(2)高血钠:血钠一般在正常高限或略高于正常。

(3)碱血症:血 pH 和 CO_2 结合力为正常高限或略高于正常。

(4)尿钾高:在低血钾条件下(低于 3.5 mmol/L),每天尿钾仍在 25 mmol 以上。

(5)尿钠排出量较摄入量为少或接近平衡。

2.尿液检查

(1)尿 pH 为中性或偏碱性。

(2)尿常规检查可有少量蛋白质。

(3)尿比重较为固定而降低,往往在 1.010～1.018,少数患者呈低渗尿。

3.醛固酮测定

(1)尿醛固酮排出量:正常人在普食条件下,均值为 21.4 mmol/24 h,范围在 9.4～35.2 nmol/L(放免法),本症中高于正常。

(2)血浆醛固酮:正常人在普食条件下(含钠 160 mmol/d,钾 60 mmol/d)平衡 7 d 后,上午8 时卧位血浆醛固酮为(413.3±180.3)pmol/L,患者明显升高。

醛固酮分泌的多少与低血钾程度有关,血钾甚低时,醛固酮增高常不明显,此因低血钾对醛固酮的分泌有抑制作用。另一特征是血浆肾素-血管紧张素活性降低,而且在用利尿剂和直立体位兴奋后也不能显著升高。若为继发性醛固酮增多症,则以肾素-血管紧张素活性高于正常为特征。

4.肾素、血管紧张素Ⅱ测定

患者血肾素、血管紧张素Ⅱ基础值降低,有时在可测范围下。正常参考值前者为 0.55±0.09 pg/(mL·h),后者为(26.0±1.9)pg/mL。经肌内注射呋塞米(0.7 mg/kg)并在取立位 2 h 后,正常人血肾素、血管紧张素Ⅱ较基础值增加数倍,兴奋参考值分别为(3.48±0.52)pg/(mL·h)及

(45.0±6.2)pg/mL。原醛症患者兴奋值较基础值只有轻微增加或无反应。醛固酮瘤中肾素、血管紧张素受抑制程度较特发性原醛症更显著。

5.24 h 尿 17-酮类固醇及 17-羟皮质类固醇

一般正常。

6.螺内酯试验

螺内酯可拮抗醛固酮对肾小管的作用,每天 320～400 mg(微粒型),分 3～4 次口服,历时1～2周,可使本症患者的电解质紊乱得到纠正,血压往往有不同程度的下降。如低血钾和高血压是由肾脏疾病所引起者,则螺内酯往往不起作用。此试验有助于证实高血压、低血钾是由于醛固酮过多所致,但不能据之鉴别为原发性或继发性。

7.低钠、高钠试验

(1)对疑有肾脏病的患者,可作低钠试验(每天钠摄入限制在 20 mmol),本症患者在数天内尿钠下降到接近摄入量,同时低血钾、高血压减轻,而肾脏患者因不能有效地潴钠,可出现失钠、脱水。低血钾、高血压则不易纠正。

(2)对病情轻、血钾降低不明显的疑似本症患者,可作高钠试验,每天摄入钠 240 mmol/L。如为轻型原发性醛固酮增多症,则低血钾变得更明显。对血钾已明显降低的本症患者,不宜行此试验。

三、诊断标准

(一)临床症状

(1)高血压。

(2)低钾血症。

(3)四肢麻痹、手足抽搐、多饮多尿。

(二)检查所见

(1)血浆肾素活性(PRA)受抑制及下述 A、B 任何一项刺激试验无反应。A:呋塞米 40～60 mg静脉注射,立位 30～120 min。B:减盐食(0.58 g/d)4 d,再保持立位 4 h。

(2)血浆醛固酮浓度(PAC)或尿醛固酮排泄量增多。

(3)尿 17-羟皮质类固醇及 17-酮类固醇排泄量正常。

(4)肾上腺肿瘤定位诊断:①腹膜后充气造影;②肾上腺静脉造影;③肾上腺扫描([131]I-胆固醇、CT);④肾上腺或肾静脉血中醛固酮含量测定。

四、鉴别诊断

对于有高血压、低血钾的患者,除本症外,还要考虑以下一些疾病。

(1)原发性高血压患者因其他原因如服用氯噻嗪、呋塞米或慢性腹泻等而导致低血钾者。

(2)肾缺血而引起的高血压,如急进性原发性高血压、肾动脉狭窄性高血压,患这些疾病的一部分患者可因继发性醛固酮增多而合并低血钾,但患者的血压一般较本症患者更高,进展更快,可伴有明显的视网膜损害。此外,此组高血压患者往往有急进性肾衰竭的临床表现,伴氮质血症、酸中毒等。肾动脉狭窄患者中部分可听到肾区血管杂音,放射性肾图、静脉肾盂造影、分测肾功能显示一侧肾功能减退。这类患者血浆肾素活性高,对鉴别诊断甚重要。

(3)失盐性肾病(失钾性肾病):通常由于慢性肾盂肾炎所致,往往有高血压、低血钾,患者肾功能损害较明显,尿钠排出量较高,常伴有脱水。血钠不高反而偏低,无碱中毒,往往呈酸中毒。低钠试验显示肾不能保留钠。

(4)分泌肾素的肾小球旁细胞的肿瘤(肾素瘤):分泌大量肾素,可引起高血压、低血钾。但患者的年龄较轻,而高血压严重,血浆肾素活性甚高,血管造影可显示肿瘤。

(5)肾上腺其他疾病:皮质醇增多症,尤以腺癌和异位 ACTH 综合征所致者,可伴明显低血钾,临床症群可助鉴别诊断。

(6)先天性 11β-羟类固醇脱氢酶(11β-HSD)缺陷为近年确认的一种新病种。临床表现近似原发性醛固酮增多症,包括严重高血压、明显的低血钾性碱中毒,多见于儿童和青年人。可发生抗维生素 D 的佝偻病,此由于盐皮质激素所致高尿钙。此病用螺内酯治疗有效,用地塞米松治疗也可奏效。发病机制为先天性 11β-羟类固醇脱氢酶缺陷。患者 17-羟及游离皮质醇排量远较正常为低,但血浆皮质醇正常。此外,尿中皮质素(可的松)代谢物/皮质醇(氢化可的松)代谢物比值降低。

五、诊断提示

(1)因早期症状常表现为单一血压升高而易误诊,此病所致高血压占所有高血压症的 0.4%～2%,多为轻-中度高血压。它可早于低血钾症群 2～4 年出现。做出原发性高血压诊断应慎重,凡是小于 40 岁的高血压患者或用一般降压药物治疗效果不佳,或伴有肌无力时应警惕本病的可能性。应常规检查血钾、24 h 尿钾排泄量、肾上腺 B 超。

(2)低钾所致发作性肌无力、肌麻痹易与周期性瘫痪混淆,对于低血钾者,应仔细寻找低钾原因,在确立周期性瘫痪诊断时应慎重。尤其在补钾过程中出现抗拒现象者应警惕此病。

(3)原醛症的定位诊断 CT 准确性更高;B 超强调采用多个切面探查,CT 扫描时则强调薄层增强扫描(3～5 mm),范围应包括整个肾上腺。

六、治疗

原发性醛固酮增多症的治疗分手术治疗及药物治疗两方面。

(一)手术治疗

如系醛固酮瘤,单侧腺瘤者术后可使 65% 患者完全治愈,其余患者也可获好转。如系双侧肾上腺皮质增生患者,螺内酯治疗效果不佳,则肾上腺全切除或次全切除也不能使血压下降。临床上诊断为特醛症的,经肾上腺手术后其醛固酮分泌过多可能得到纠正,低肾素活性仍存在,血压可能有所下降,但达不到正常水平。有时高血压仍持续不降。因此不少人主张,这一类型的醛固酮增多症不适合肾上腺外科手术。

(二)药物治疗

对肾上腺皮质增生所致的原醛症,近年来趋向于用药物治疗。

(1)螺内酯可能是治疗醛固酮分泌增多症患者最有效的药,它作为竞争抑制剂,竞争与醛固酮有关的细胞溶质受体,因此,在靶组织上有对抗盐皮质激素的作用。螺内酯也是一种抗雄激素和孕激素的药物,这可以解释它的许多不良反应,性欲减退、乳房痛和男子女性型乳房可发生在 50% 或更多的男性。而月经过多和乳房痛可发生于服药妇女。这样,不良反应将有碍于螺内酯的长期使用,特别是年轻的男女,螺内酯的剂量范围从每天 50 mg 一次到每天 100 mg 两次。

(2)药物如阿米洛利或氨苯喋啶也可以对抗醛固酮对肾小管的作用,这些制剂是通过抑制钠的重吸收和钾的排泄,通过对肾小管细胞的直接作用,而不是竞争醛固酮的受体。这可以解释为什么氨苯喋啶和咪吡嗪比螺内酯的抗高血压作用要小。

(3)钙通道阻滞剂,如硝苯地平也是醛固酮增多症患者有效的药物,它除了抗高血压作用外,还可减少醛固酮的生成。

(4)氨鲁米特能也可抑制醛固酮的合成,治疗原醛症有一定疗效。

(贺广爱)

第八节 继发性醛固酮增多症

继发性醛固酮增多症(继醛症)是由于肾上腺外的原因引起肾素-血管紧张素系统兴奋,肾素分泌增加,导致醛固酮继发性的分泌增多,并引起相应的临床症状,如高血压、低血钾和水肿等。

一、病因

(一)有效循环血量下降所致肾素活性增多的继醛症

(1)各种失盐性肾病:如多种肾小球肾炎、肾小管性酸中毒等。

(2)肾病综合征。

(3)肾动脉狭窄性高血压和恶性高血压。

(4)肝硬化合并腹水以及其他肝脏疾病。

(5)充血性心力衰竭。

(6)特发性水肿。

(二)肾素原发性分泌增多所致继醛症

(1)肾小球旁细胞增生(Bartter综合征),Gitelman综合征。

(2)肾素瘤(球旁细胞瘤)。

(3)血管周围细胞瘤。

(4)肾母细胞瘤。

二、病理生理特点

(一)肾病综合征、失盐性肾脏疾病

由于缺钠和低蛋白血症,有效循环血量减少,球旁细胞压力下降,使肾素-血管紧张素系统激活,导致肾上腺皮质球状带分泌醛固酮增加。

(二)肾动脉狭窄

肾动脉狭窄时,入球小动脉压力下降,刺激球旁细胞分泌肾素。

(三)醛固酮

有85%在肝脏代谢分解,当患有肝硬化时,对醛固酮的清除能力下降,血浆醛固酮半衰期延长,由30 min延长至60~90 min。同时由于腹水的存在,刺激球旁细胞肾素分泌增多,两者均可导致患者醛固酮水平明显增高。

（四）特发性水肿

特发性水肿是由于不明原因的水盐代谢紊乱所致，水肿所产生的有效循环血量下降刺激肾素分泌增多，导致醛固酮水平增高。

（五）心力衰竭（简称心衰）

心衰可以使醛固酮的清除能力下降，且有效循环血量不足，均可兴奋肾素-血管紧张素系统，使醛固酮的分泌增加。

（六）Batter 综合征（BS）

BS 系常染色体显性遗传疾病，是 Batter 于 1969 年首次报道的一组综合征，主要表现为高血浆肾素活性，高血浆醛固酮水平，低血钾，低血压或正常血压，水肿，碱中毒等。病理显示患者的肾小球旁细胞明显增多，主要是肾近曲小管或髓襻升支对氯离子的吸收发生障碍，并伴有镁、钙的吸收障碍，使钠、钾离子重吸收被抑制，引起体液和钾离子丢失，导致肾素分泌增加和继发性醛固酮增多；前列腺素产生过盛；血管壁对血管紧张素Ⅱ反应缺陷；肾源性失钠、失钾；血管活性激素失调。

目前临床上将 BS 分为 3 型。

1.经典型

幼年或儿童期发病，有多尿、烦渴、乏力、遗尿（夜尿增多），有呕吐、脱水，肌无力，肌肉痉挛，手足搐搦，生长发育障碍。不治疗者可出现身材矮小。尿钙正常或增高，肾脏无钙质沉着。

2.新生儿型

多发病于新生儿，也可在出生前被诊断。胎儿羊水过多，胎儿生长受限，大多婴儿为早产。出生后几周可有发热、脱水，严重时可危及生命。部分患儿伴有面部畸形，生长发育障碍，肌无力，癫痫，低血压，多饮、多尿。儿童早期被诊断前通常有严重的电解质紊乱和相应的症状。常因高尿钙，早期即有肾脏钙质沉着。

3.变异型

变异型即 Gitelman 综合征（GS）。发病年龄较晚，多在青春期后或成年起病，症状轻。有肌无力，肌肉麻木，心悸，手足搐搦。生长发育不受影响。部分患者无症状，可有多饮、多尿症状，但不明显。部分患者有软骨钙质沉积，表现为受累关节肿胀疼痛。是 BS 的一个亚型，但目前也有人认为 GS 是一个独立的疾病。

（七）Gitelman 综合征（GS）

1966 年 Gitelman 等报道了 3 例不同于 BS 的生化特点的一种疾病，除了有低血钾性代谢性碱中毒等外，还伴有低血镁、低尿钙、高尿镁。血总钙和游离钙正常。尿钙肌酐比（尿钙/尿肌酐）≤0.12，而 BS 患者尿钙肌酐比大于 0.12。GS 患者 100% 有低血镁，尿镁增多，绝大多数 PGE_2 为正常。

（八）肾素瘤

肿瘤起源于肾小球旁细胞，也称血管周细胞瘤。肿瘤分泌大量肾素，可引起高血压和低血钾。本病的特点：①患者年龄轻，但高血压严重；②有醛固酮增多症的表现，有低血钾；③肾素活性明显增加，尤其是肿瘤一侧肾静脉血中；④血管造影可显示肿瘤。

（九）药源性醛固酮增多症

甘草内含有甘草次酸，具有潴钠排钾作用。服用大量甘草者，可并发高血压、低血钾，血浆肾素低，醛固酮的分泌受抑制。

三、临床表现

继发性醛固酮增多症由多种疾病引起,各有其本身疾病的临床表现,下述为本症相关的表现。

（一）水肿

原有疾病无水肿,出现继发性醛固酮增多症时一般不引起水肿,因为有钠代谢"脱逸"现象。原有疾病有水肿(如肝硬化),发生继发性醛固酮增多症可使水肿和钠潴留加重,因为这些患者钠代谢不出现"脱逸"现象。

（二）高血压

因各种原因引起肾缺血,导致肾素-血管紧张素-醛固酮增加,高血压发生。分泌肾素的肿瘤患者,血压高为主要的临床表现。而肾小球旁细胞增生的患者,血压不高为其特征。其他继发性醛固酮增多症患者血压变化不恒定。

（三）低血钾

继发性醛固酮增多症的患者往往都有低血钾。

四、实验室检查与特殊检查

(1)血清钾为 1.0～3.0 mmol/L,血浆肾素活性多数明显增高,在 27.4～45.0 ng/(dL·h)[正常值1.02～1.75 ng/(dL·h)];血浆醛固酮明显增高。

(2)24 h 尿醛固酮增高。

(3)肾上腺动脉造影,目的是了解有否肿瘤压迫情况。

(4)B 型超声波探查对肾上腺增生或肿瘤有价值。

(5)肾上腺 CT 扫描,磁共振检查是目前较先进的方法,以了解肿瘤的部位及大小。

(6)肾穿刺,了解细胞形态,能确定诊断。

五、治疗

（一）手术治疗

手术切除肾素分泌瘤后,可使血浆高肾素活性、高醛固酮症、高血压和低血钾性碱中毒所致的临床症状恢复正常。

（二）药物治疗

1.维持电解质的稳定

低钾的患者补充钾盐是简单易行的方法,口服或静脉输注或肛内注入。手足搐搦或肌肉痉挛者可给予补钙、补镁。

2.抗醛固酮药物

螺内酯剂量根据病情调整,一般每天用量 60～200 mg。螺内酯可以拮抗醛固酮作用,在远曲小管和集合管竞争抑制醛固酮受体,增加水和 Na^+、Cl^- 的排泄,从而减少 K^+、H^+ 的排出。

3.血管紧张素转换酶抑制药

ACEI 应用较广,它可有效抑制肾素-血管紧张素-醛固酮系统,阻断 AT I 向 AT II 转化,有效抑制血管收缩,减少醛固酮分泌,帮助预防 K^+ 丢失。同时还可降低蛋白尿,降低血压等作用。

4.非甾体抗炎药

吲哚美辛应用较广,它可抑制 PG 的排泄,并有效抑制 PG 刺激的肾素增高,保持血压对血管紧张素的反应性。另外,还有改善患儿生长发育的作用。GS 患者因 PGE$_2$ 为正常,故吲哚美辛治疗 GS 无效。

六、预后

BS 和 GS 两者均不可治愈,多数患者预后较好,可正常生活,但需长期服药。

(贺广爱)

第九节　糖　尿　病

一、糖尿病的分型

糖尿病(DM)的分型是依据对糖尿病的临床表现、病理生理及病因的认识而建立的综合分型。目前国际上通用的是 WHO 糖尿病专家委员会提出的分型标准。

（一）T1DM

该型又分免疫介导性(1A 型)和特发性(1B 型)。前者占绝大多数,为自身免疫性疾病,可能是有遗传易感性的个体在某些外在环境因素的作用,机体发生了针对胰岛 β 细胞的自身免疫,导致胰岛 β 细胞破坏,胰岛素分泌减少。血中可发现针对胰岛 β 细胞的特异性抗体。后者发病临床表现与 1A 型相似,但无自身免疫证据。

（二）T2DM

其发病虽然与遗传因素有一定的关系,但环境因素,尤其生活方式起着主导作用。大部分发病从以胰岛素抵抗为主伴胰岛素进行性分泌不足,进展到以胰岛素分泌不足为主伴胰岛素抵抗。

（三）其他特殊类型糖尿病

其他特殊类型糖尿病病因学相对明确。

1.胰岛 β 细胞功能基因缺陷

胰岛 β 细胞功能基因缺陷包括:①青年人中的成年发病型糖尿病(MODY);②线粒体基因突变糖尿病;③其他。

2.胰岛素作用基因缺陷

A 型胰岛素抵抗、妖精貌综合征、Rabson-Mendenhall 综合征和脂肪萎缩型糖尿病等。

3.胰腺疾病和胰腺外伤或手术切除

胰腺炎、创伤、胰腺切除术、胰腺肿瘤、胰腺囊性纤维化病、血色病和纤维钙化性胰腺病等。

4.内分泌疾病

肢端肥大症、库欣综合征、胰高血糖素瘤、嗜铬细胞瘤、甲状腺功能亢进症、生长抑素瘤、醛固酮瘤及其他。

5.药物或化学品所致糖尿病

Vacor(N-3-吡啶甲基-N-对硝基苯脲)、喷他脒、烟酸、糖皮质激素、甲状腺激素、二氮嗪、β-肾上腺素能激动剂、噻嗪类利尿剂、苯妥英钠和 α-干扰素等。

6.感染

先天性风疹、巨细胞病毒感染及其他。

7.不常见的免疫介导性糖尿病

僵人综合征、抗胰岛素受体抗体等。

8.其他与糖尿病相关的遗传综合征

Down 综合征、Klinefelter 综合征、Turner 综合征、Wolfram 综合征、Friedreich 共济失调、Huntington 舞蹈病、Laurence-Moon-Beidel 综合征、强直性肌营养不良、卟啉病和 Prader-Willi 综合征等。

（四）妊娠期糖尿病（GDM）

GDM 指妊娠期间发生的糖尿病。不包括孕前已诊断或已患糖尿病的患者，后者称为糖尿病合并妊娠。

糖尿病患者中 T2DM 最多见，占 90%～95%。T1DM 在亚洲较少见，但在某些国家和地区则发病率较高；我国 T1DM 占糖尿病的比例＜5%。

二、糖尿病的病因、发病机制和自然史

糖尿病的病因和发病机制较复杂，至今未完全阐明。不同类型其病因不尽相同，即使在同一类型中也存在着异质性。总的来说，遗传因素及环境因素共同参与其发病。胰岛素由胰岛 β 细胞合成和分泌，经血液循环到达体内各组织器官的靶细胞，与特异受体结合并引发细胞内物质代谢效应，这过程中任何一个环节发生异常均可导致糖尿病。

T2DM 在自然进程中，不论其病因如何，都会经历几个阶段：患者已存在糖尿病相关的病理生理改变（如胰岛素抵抗、胰岛 β 细胞功能缺陷）相当长时间，但糖耐量仍正常。随病情进展首先出现糖调节受损（IGR），包括空腹血糖受损（IFG）和糖耐量降低（IGT），两者可分别或同时存在；IGR 代表了正常葡萄糖稳态和糖尿病高血糖之间的中间代谢状态，是最重要的 T2DM 高危人群，其中 IGT 预测发展为糖尿病有更高的敏感性，每年有 1.5%～10.0% 的 IGT 患者进展为 T2DM；并且在大多数情况下，IGR 是糖尿病自然病程中的一部分，最后进展至糖尿病。糖尿病早期，部分患者可通过饮食控制、运动、减肥等使血糖得到控制，多数患者则需在此基础上使用口服降糖药使血糖达理想控制，但不需要用胰岛素治疗；随病情进展，β 细胞分泌胰岛素功能进行性下降，患者需应用胰岛素帮助控制高血糖，但不依赖外源胰岛素维持生命；随胰岛细胞破坏进一步加重，至胰岛 β 细胞功能完全衰竭时，则需要外源胰岛素维持生命。由于部分 T2DM 患者发病隐匿，至发现时 β 细胞功能已严重损害、血糖很高，这类患者即需应用胰岛素帮助控制高血糖。

（一）T1DM

T1DM 绝大多数是自身免疫性疾病，遗传因素和环境因素共同参与其发病。某些外界因素（如病毒感染、化学毒物和饮食等）作用于有遗传易感性的个体，激活 T 淋巴细胞介导的一系列自身免疫反应，引起选择性胰岛 β 细胞破坏和功能衰竭，体内胰岛素分泌不足进行性加重，最终导致糖尿病。

1.遗传因素

在同卵双生子中 T1DM 同病率达 30%～40%，提示遗传因素在 T1DM 发病中起重要作用。T1DM 遗传易感性涉及多个基因，包括 HLA 基因和非 HLA 基因，现尚未被完全识别。已知位于 6 号染色体短臂的 HLA 基因为主效基因，其他为次效基因。HLA-Ⅰ、Ⅱ类分子参与了

CD4$^+$ T 淋巴细胞及 CD8$^+$ 杀伤 T 淋巴细胞的免疫耐受,从而参与了 T1DM 的发病。

总而言之,T1DM 存在着遗传异质性,遗传背景不同的亚型其病因及临床表现不尽相同。

2.环境因素

(1)病毒感染:据报道与 T1DM 发病有关的病毒包括风疹病毒、腮腺炎病毒、柯萨奇病毒、脑心肌炎病毒和巨细胞病毒等。病毒感染可直接损伤 β 细胞,迅速、大量破坏 β 细胞或使细胞发生慢性损伤、数量逐渐减少。病毒感染还可损伤 β 细胞而暴露其抗原成分,从而触发自身免疫反应,现认为这是病毒感染导致 β 细胞损伤的主要机制。最近,基于 T1DM 动物模型的研究发现胃肠道中微生物失衡也可能与该病的发生有关。

(2)化学毒物和饮食因素:链脲佐菌素和四氧嘧啶糖尿病动物模型以及灭鼠剂吡甲硝苯脲所造成的人类糖尿病属于非免疫介导性 β 细胞破坏(急性损伤)或免疫介导性 β 细胞破坏(小剂量、慢性损伤)。而过早接触牛奶或谷类蛋白,引起 T1DM 发病机会增大,可能与肠道免疫失衡有关。

3.自身免疫

许多证据支持 T1DM 为自身免疫性疾病:①遗传易感性与 HLA 区域密切相关,而 HLA 区域与免疫调节以及自身免疫性疾病的发生有密切关系;②常伴发其他自身免疫性疾病,如桥本甲状腺炎、Addison 病等;③早期病理改变为胰岛炎,表现为淋巴细胞浸润;④已发现近 90% 新诊断的 T1DM 患者血清中存在针对 β 细胞的单株抗体;⑤动物研究表明,免疫抑制治疗可预防小剂量链脲佐菌素所致动物糖尿病。

(1)体液免疫:已发现 90% 新诊断的 T1DM 患者血清中存在针对 β 细胞的抗体,比较重要的有多株胰岛细胞抗体(ICA)、胰岛素抗体(IAA)、谷氨酸脱羧酶抗体(GADA)、蛋白质酪氨酸磷酸酶样蛋白抗体、锌转运体 8 抗体等。胰岛细胞自身抗体检测可预测 T1DM 的发病及确定高危人群,并可协助糖尿病分型及指导治疗。

(2)细胞免疫:目前认为细胞免疫异常在 T1DM 发病中起更重要作用。细胞免疫失调表现为致病性和保护性 T 淋巴细胞比例失衡及其所分泌的细胞因子或其他递质相互作用紊乱,一般认为发病经历 3 个阶段:①免疫系统被激活;②免疫细胞释放各种细胞因子;③在激活的 T 淋巴细胞和各种细胞因子的作用下,胰岛 β 细胞受到直接或间接的高度特异性的自身免疫性攻击,导致胰岛炎和 β 细胞破坏。

(二)T2DM

T2DM 也是由遗传因素及环境因素共同作用而形成的多基因遗传性复杂病,是一组异质性疾病。目前对 T2DM 的病因和发病机制仍然认识不足,但环境因素扮演着重要角色。

1.遗传因素与环境因素

同卵双生子中 T2DM 的同病率接近 100%,但起病和病情进程则受环境因素的影响而变异甚大。其遗传特点为:①参与发病的基因很多,分别影响糖代谢有关过程中的某个中间环节;②每个基因参与发病的程度不等,大多数为次效基因,可能有个别为主效基因;③每个基因只是赋予个体某种程度的易感性,并不足以致病,也不一定是致病所必需;④多基因异常的总效应形成遗传易感性。现有资料显示遗传因素主要影响 β 细胞功能。

环境因素包括增龄、现代生活方式、营养过剩、体力活动不足、子宫内环境以及应激、化学毒物等。在遗传因素和上述环境因素共同作用下所引起的肥胖,特别是中心性肥胖,与胰岛素抵抗和 T2DM 的发生密切相关。近几十年,糖尿病发病率的急剧增高难以用遗传因素解释,以营养过剩和运动减少为主要参与因素的生活方式改变起着更为重要的作用。

2.胰岛素抵抗和 β 细胞功能缺陷

β 细胞功能缺陷导致不同程度的胰岛素缺乏和组织(特别是骨骼肌和肝脏)胰岛素抵抗是 T2DM 发病的两个主要环节。不同个体其胰岛素抵抗和胰岛素分泌缺陷在发病中的重要性不同,同一患者在疾病进程中两者的相对重要性也可能发生变化。在存在胰岛素抵抗的情况下,如果 β 细胞能代偿性增加胰岛素分泌,则可维持血糖正常;当 β 细胞功能无法代偿胰岛素抵抗时,就会发生 T2DM。

(1)胰岛素抵抗:胰岛素降低血糖的主要机制包括抑制肝脏产生葡萄糖、刺激内脏组织(如肝脏)对葡萄糖的摄取以及促进外周组织(骨骼肌、脂肪)对葡萄糖的利用。胰岛素抵抗指胰岛素作用的靶器官(主要是肝脏、肌肉和脂肪组织)对胰岛素作用的敏感性降低。

胰岛素抵抗是 T2DM 的重要特征,现认为可能是多数 T2DM 发病的始发因素,且产生胰岛素抵抗的遗传背景也会影响 β 细胞对胰岛素抵抗的代偿能力。但胰岛素抵抗的发生机制至今尚未阐明。目前主要有脂质超载和炎症两种论点:脂质过度负荷增多致血液循环中游离脂肪酸(FFA)及其代谢产物水平增高以及在非脂肪细胞(主要是肌细胞、肝细胞和胰岛 β 细胞)内沉积,抑制胰岛素信号转导;增大的脂肪细胞吸引巨噬细胞,分泌炎症性信号分子(如 TNF-α、抵抗素和 IL-6 等),通过 Jun 氨基端激酶阻断骨骼肌内的胰岛素信号转导。

(2)β 细胞功能缺陷:β 细胞功能缺陷在 T2DM 的发病中起关键作用,β 细胞对胰岛素抵抗的失代偿是导致 T2DM 发病的最后环节。现已证明从糖耐量正常到 IGT 到 T2DM 的进程中,β 细胞功能呈进行性下降,T2DM 诊断时其 β 细胞功能已降低约 50%。

T2DM β 细胞功能缺陷主要表现如下。①胰岛素分泌量的缺陷:T2DM 早期空腹胰岛素水平正常或升高,葡萄糖刺激后胰岛素分泌代偿性增多(但相对于血糖水平而言胰岛素分泌仍是不足的);随着疾病的进展和空腹血糖浓度增高,基础胰岛素分泌不再增加,甚至逐渐降低,而葡萄糖刺激后胰岛素分泌缺陷更明显。患者一般先出现对葡萄糖刺激反应缺陷,对非葡萄糖的刺激(如氨基酸、胰高血糖素、化学药物等)尚有反应;至疾病后期胰岛 β 细胞衰竭时,则对葡萄糖和非葡萄糖的刺激反应均丧失。②胰岛素分泌模式异常:静脉注射葡萄糖后(IVGTT 或高糖钳夹试验)第一时相胰岛素分泌减弱或消失;口服葡萄糖胰岛素释放试验中早时相胰岛素分泌延迟、减弱或消失;疾病早期第二时相(或晚时相)胰岛素分泌呈代偿性升高及峰值后移,当病情进一步发展则第二时相(或晚时相)胰岛素分泌也渐减;且对葡萄糖和非葡萄糖刺激反应均减退。③胰岛素脉冲式分泌缺陷:正常胰岛素呈脉冲式分泌,涵盖基础和餐时状态;T2DM 胰岛素分泌谱紊乱,正常间隔脉冲消失,出现高频脉冲及昼夜节律紊乱;在 DM 的发生发展过程中,胰岛素脉冲式分泌异常可能比糖刺激的第一时相胰岛素分泌异常更早出现。④胰岛素质量缺陷:胰岛素原与胰岛素的比例增加,胰岛素原的生物活性仅约为胰岛素的 15%。

3.胰岛 α 细胞功能异常和胰高血糖素样多肽-1(GLP-1)分泌缺陷

近年研究发现,与正常糖耐量者比较,T2DM 患者血 GLP-1 浓度降低,尤其进餐后更为明显。但目前尚不清楚这种现象是高血糖的诱发因素或是继发于高血糖。

GLP-1 由肠道 L 细胞分泌,主要生物作用包括刺激 β 细胞葡萄糖介导的胰岛素合成和分泌、抑制胰高血糖素。其他生物学效应包括延缓胃内容物排空、抑制食欲及摄食、促进 β 细胞增殖和减少凋亡、改善血管内皮功能和保护心脏功能等。GLP-1 在体内迅速被二肽基肽酶-Ⅳ(DPP-Ⅳ)降解而失去生物活性,其血浆半衰期不足 2 min。

已知胰岛中 α 细胞分泌胰高血糖素在保持血糖稳态中起重要作用。正常情况下,进餐后血糖升高刺激早时相胰岛素分泌和 GLP-1 分泌,进而抑制 α 细胞分泌胰高血糖素,从而使肝糖输出减少,防止出现餐后高血糖。研究发现,T2DM 患者由于 β 细胞数量明显减少,α 细胞数量无明显改变,致 α/β 细胞比例显著增加;另外 T2DM 患者普遍存在 α 细胞功能紊乱,主要表现为 α 细胞对葡萄糖敏感性下降(也即需要更高的血糖浓度才能实现对胰高血糖素分泌的抑制作用),T2DM 患者负荷后 GLP-1 的释放曲线低于正常个体;从而导致胰高血糖素水平升高,肝糖输出增加。通过提高内源性 GLP-1 水平或补充外源 GLP-1 后,可观察到 GLP-1 以葡萄糖依赖方式促进 T2DM 的胰岛素分泌和抑制胰高血糖素分泌,并可恢复 α 细胞对葡萄糖的敏感性。

胰岛 α 细胞功能异常和 GLP-1 分泌缺陷可能在 T2DM 发病中也起重要作用。

4.T2DM 的自然史

T2DM 早期存在胰岛素抵抗而 β 细胞可代偿性增加胰岛素分泌时,血糖可维持正常;当 β 细胞无法分泌足够的胰岛素以代偿胰岛素抵抗时,则会进展为 IGR 和糖尿病。IGR 和糖尿病早期不需胰岛素治疗的阶段较长,部分患者可通过生活方式干预使血糖得到控制,多数患者则需在此基础上使用口服降糖药使血糖达理想控制;随 β 细胞分泌胰岛素功能进行性下降,患者需应用胰岛素控制高血糖,但不依赖外源胰岛素维持生命;但随着病情进展,相当一部分患者需用胰岛素控制血糖或维持生命。

三、糖尿病的临床表现

(一)基本临床表现

血糖升高后因渗透性利尿引起多尿,继而口渴多饮;外周组织对葡萄糖利用障碍,脂肪分解增多,蛋白质代谢负平衡,渐见乏力、消瘦,儿童生长发育受阻;患者常有易饥、多食。故糖尿病的临床表现常被描述为"三多一少",即多尿、多饮、多食和体质量减轻。可有皮肤瘙痒,尤其外阴瘙痒。血糖升高较快时可使眼房水、晶状体渗透压改变而引起屈光改变致视力模糊。部分患者无任何症状,仅于健康检查或因各种疾病就诊化验时发现高血糖。

(二)常见类型糖尿病的临床特点

1.T1DM 临床特点

(1)免疫介导性 T1DM(1A 型):诊断时临床表现变化很大,可以是轻度非特异性症状、典型三多一少症状或昏迷。多数青少年患者起病较急,症状较明显;如未及时诊断治疗,可出现糖尿病酮症酸中毒。多数 T1DM 患者起病初期都需要胰岛素治疗,使代谢恢复正常,但此后可能有持续数周至数月不等的时间需要的胰岛素剂量很小或不需要胰岛素,即所谓"蜜月期"现象,这是由于 β 细胞功能得到部分恢复。某些成年患者,起病缓慢,早期临床表现不明显,经历一段或长或短的不需胰岛素治疗的阶段,称为"成人隐匿性自身免疫糖尿病(LADA)"。尽管起病急缓不一,一般较快进展到糖尿病需依赖外源胰岛素控制血糖。这类患者很少肥胖,但肥胖不排除本病可能性。多数 1A 型患者血浆基础胰岛素水平低于正常,葡萄糖刺激后胰岛素分泌曲线低平。胰岛 β 细胞自身抗体或呈阳性。

(2)特发性 T1DM(1B 型):通常急性起病,β 细胞功能明显减退甚至衰竭,临床上表现为糖尿病酮症甚至酸中毒。β 细胞自身抗体检查阴性。病因未明。诊断时需排除单基因突变糖尿病。

2.T2DM 临床特点

流行病学调查显示,在我国糖尿病患病人群中,T2DM 占 90% 以上。多见于成人,常在 40 岁以后起病,但也可发生于青少年;多数起病隐匿,症状相对较轻,半数以上无任何症状;不少患者因慢性并发症、伴发病或仅于健康检查时发现。很少自发性发生糖尿病酮症酸中毒（DKA），但在应激、严重感染、中断治疗等诱因下也可发生 DKA。T2DM 常有家族史。临床上与肥胖症、血脂异常、脂肪肝、高血压、冠心病等疾病常同时或先后发生，并常伴有高胰岛素血症，目前认为这些均与胰岛素抵抗有关，称为代谢综合征。由于诊断时所处的病程阶段不同，其 β 细胞功能表现差异较大，有的早期患者进食后胰岛素分泌高峰延迟，餐后 3～5 h 血浆胰岛素水平不适当地升高，引起反应性低血糖，可成为这些患者的首发临床表现。

3.某些特殊类型糖尿病

(1)青年人中的成年发病型糖尿病：MODY 是一组高度异质性的单基因遗传病。主要临床特征：①有三代或以上家族发病史，且符合常染色体显性遗传规律；②先证者发病年龄＜25 岁；③无酮症倾向。

(2)线粒体基因突变糖尿病临床特征。线粒体基因突变糖尿病临床特征为：①母系遗传；②发病早，β 细胞功能逐渐减退，自身抗体阴性；③身材多消瘦；④常伴神经性耳聋或其他神经肌肉表现。

(3)糖皮质激素所致糖尿病：部分患者应用糖皮质激素后可诱发或加重糖尿病，常常与剂量和使用时间相关。多数患者停用后糖代谢可恢复正常。不管以往有否糖尿病，使用糖皮质激素时均应监测血糖，及时调整降糖方案，首选胰岛素控制高血糖。

4.妊娠糖尿病

GDM 通常是在妊娠中、末期出现，此时与妊娠相关的胰岛素拮抗激素的分泌亦达高峰。GDM 一般只有轻度无症状性血糖增高，但由于血糖轻度增高对胎儿发育亦可能有不利影响，因此妊娠期间应重视筛查。对所有孕妇，特别是 GDM 高风险的妇女（GDM 个人史、肥胖、尿糖阳性，或有糖尿病家族史者），最好在怀孕前进行筛查，若 FPG＞7.0 mmol/L、随机血糖＞11.1 mmol/L或 HbA1c＞6.5％则可确诊为显性糖尿病。

所有既往无糖尿病的孕妇应在妊娠 24～28 周时进行 OGTT。针对 GDM 的诊断方法和标准一直存在争议。就诊断方法而言，分为一步法及两步法。一步法是妊娠 24～28 周行 75 g OGTT；若 FPG≥5.1 mmol/L，服糖后 1 h 血糖≥10.0 mmol/L、2 h≥8.5 mmol/L，不再检测 3 h 血糖；血糖值超过上述任一指标即可诊断为 GDM。两步法是妊娠 24～28 周先做50 g OGTT 初步筛查，即口服 50 g 葡萄糖，1 h 后抽血化验血糖，血糖水平≥7.8 mmol/L 为异常；异常者需进一步行 100 g OGTT 确诊，分别测定 FPG 及负荷后 1 h、2 h 和 3 h 血糖水平；两项或两项以上异常即可确诊为 GDM。

一步法简单易行，对该法诊断的 GDM 进行治疗可能会改善母婴结局，但鉴于 OGTT 变异度较大，且根据现有一步法的诊断标准可大幅度增加 GDM 的患病率，由此增加的经济负担，以及诊断的 GDM 进行干预所带来的母婴益处尚需要更多的临床研究证实。故目前不同组织对一步法及两步法的推荐态度有所不同。NIH 及美国妇产科医师学会推荐两步法，国际糖尿病与妊娠研究组及世界卫生组织则支持采用一步法，而既往支持一步法的 ADA 2014 年发表声明称两种方法都可以选用，美国预防医学工作组、美国家庭医师协会和内分泌学会则并未就选择哪种方法做明确推荐。

对 GDM 和"糖尿病合并妊娠"均需积极有效处理，以降低围生期疾病相关的患病率和病死率。GDM 妇女分娩后血糖一般可恢复正常，但未来发生 T2DM 的风险显著增加。此外，由于某些 GDM 患者孕前可能已经存在未被诊断的各种类型的糖尿病，故 GDM 患者应在产后 6～

12 周使用非妊娠 OGTT 标准筛查糖尿病,并长期追踪观察。

四、糖尿病的实验室检查

(一)糖代谢异常严重程度或控制程度的检查

1.尿糖测定

大多采用葡萄糖氧化酶法,测定的是尿葡萄糖,尿糖阳性是诊断糖尿病的重要线索。但尿糖阳性只是提示血糖值超过肾糖阈(大约 10 mmol/L),因而尿糖阴性不能排除糖尿病可能。并发肾脏病变时,肾糖阈升高,虽然血糖升高,但尿糖阴性。肾糖阈降低时,虽然血糖正常,尿糖可阳性。

2.血糖测定和 OGTT

血糖升高是诊断糖尿病的主要依据,又是判断糖尿病病情和控制情况的主要指标。血糖值反映的是瞬间血糖状态。常用葡萄糖氧化酶法测定。抽静脉血或取毛细血管血,可用血浆、血清或全血。如血细胞比容正常,血浆、血清血糖比全血血糖高 15%。诊断糖尿病时必须用静脉血浆测定血糖,治疗过程中随访血糖控制情况可用便携式血糖计测定末梢血糖。

当血糖高于正常范围而又未达到诊断糖尿病标准时,须进行 OGTT。OGTT 应在无摄入任何热量 8 小时后,清晨空腹进行,成人口服 75 g 无水葡萄糖,溶于 250～300 mL 水中,5～10 min 内饮完,空腹及开始饮葡萄糖水后 2 h 测静脉血浆葡萄糖。儿童服糖量按每千克体质量 1.75 g 计算,总量不超过 75 g。

如下因素可影响 OGTT 结果的准确性:试验前连续 3 d 膳食中糖类摄入过少、长期卧床或极少活动、应激情况、应用药物(如噻嗪类利尿剂、β 受体阻滞剂、糖皮质激素等)、吸烟等。因此急性疾病或应激情况时不宜行 OGTT;试验过程中,受试者不喝茶及咖啡、不吸烟、不做剧烈运动;试验前 3 d 内摄入足量碳水化合物;试验前 3～7 d 停用可能影响的药物。

3.糖化血红蛋白和糖化血浆清蛋白测定

糖化血红蛋白是葡萄糖或其他糖与血红蛋白的氨基发生非酶催化反应(一种不可逆的蛋白糖化反应)的产物,其量与血糖浓度呈正相关。糖化血红蛋白有 a、b、c 3 种,以糖化血红蛋白 c 最为重要。正常人糖化血红蛋白 c 占血红蛋白总量的 3%～6%,不同实验室之间其参考值有一定差异。血糖控制不良者糖化血红蛋白 c 升高,并与血糖升高的程度和持续时间相关。由于红细胞在血液循环中的寿命约为 120 d,因此糖化血红蛋白 c 反映患者近 8～12 周平均血糖水平,为评价糖尿病长期血糖控制水平的主要监测指标之一。需要注意糖化血红蛋白 c 受检测方法、有无贫血和血红蛋白异常疾病、红细胞转换速度、年龄等因素的影响。另外,糖化血红蛋白 c 不能反映瞬时血糖水平及血糖波动情况,也不能确定是否发生过低血糖。

血浆蛋白(主要为清蛋白)同样也可与葡萄糖发生非酶催化的糖化反应而形成果糖胺,其形成的量也与血糖浓度和持续时间相关,正常值为 1.7～2.8 mmol/L。由于清蛋白在血中半衰期为 19 d,故果糖胺反映患者近 2～3 周内平均血糖水平,为糖尿病患者近期病情监测的指标。

(二)胰岛 β 细胞功能检查

1.胰岛素释放试验

正常人空腹基础血浆胰岛素为 35～145 pmol/L(5～20 mU/L),口服 75 g 无水葡萄糖(或 100 g 标准面粉制作的馒头)后,血浆胰岛素在 30～60 min 上升至高峰,峰值为基础值的 5～10 倍,3～4 h 恢复到基础水平。本试验反映基础和葡萄糖介导的胰岛素释放功能。胰岛素测定受血清中胰岛素抗体和外源性胰岛素的干扰。

2.C肽释放试验

C肽释放试验方法同上。正常人空腹基础值不小于400 pmol/L,高峰时间同上,峰值为基础值的5～6倍。也反映基础和葡萄糖介导的胰岛素释放功能。C肽测定不受血清中的胰岛素抗体和外源性胰岛素的影响。

3.其他检测

β细胞功能的方法如静脉注射葡萄糖-胰岛素释放试验和高糖钳夹试验可了解胰岛素释放第一时相;胰高血糖素-C肽刺激试验和精氨酸刺激试验可了解非糖介导的胰岛素分泌功能等。可根据患者的具体情况和检查目的而选用。

(三)其他检查

1.血脂水平检测

胆固醇,尤其是LDL-C在动脉粥样硬化发生和发展中发挥着关键作用。糖尿病患者发生动脉粥样硬化的危险度明显增高,故要严密监测血脂,并结合年龄、性别、吸烟与否、血压水平及有无血管病变等确定个体化血脂治疗方案及达标标准。

2.足底压力检测

有条件者可行足底压力分析,以指导糖尿病足患者的足部护理及对足矫形器的监测。

3.有关病因和发病机制的检查

谷氨酸脱羧酶抗体(GADA)、胰岛细胞抗体(ICA)、胰岛素抗体(IAA)及酪氨酸磷酸酶样蛋白分子抗体(IA-2A)的联合检测;胰岛素敏感性检查;基因分析等。

五、糖尿病的诊断与鉴别诊断

大多数早期T2DM患者并无明显症状,故容易漏诊和误诊。在临床工作中要善于发现糖尿病,尽可能早期诊断和治疗。糖尿病诊断以血糖升高为依据,血糖的正常值和糖代谢异常的诊断切点是依据血糖值与糖尿病特异性并发症(如视网膜病变)发生风险的关系来确定。应注意如单纯检查空腹血糖,糖尿病漏诊率高,应加测餐后血糖,必要时进行OGTT。

(一)诊断线索

有多食、多饮、多尿及体质量减轻(三多一少)症状者;以糖尿病各种急慢性并发症或伴发病首诊就诊者;原因不明的酸中毒、失水、昏迷、休克;反复发作的皮肤疖或痈、真菌性阴道炎等;手足麻木、视物模糊等。高危人群:有糖调节受损史[IFG和(或)IGT];年龄≥45岁;超重或肥胖;T2DM的一级亲属;有巨大儿生产史或妊娠糖尿病史等。

(二)诊断标准

我国目前采用国际上通用WHO糖尿病专家委员会提出的诊断和分类标准(表4-1、表4-2),要点如下。

表4-1　糖尿病诊断标准

诊断标准	静脉血浆葡萄糖水平(mmol/L)
(1)糖尿病症状+随机血糖或	≥11.1
(2)空腹血糖(FPG)或	≥7.0
(3)OGTT 2 h血糖	≥11.1

注:需再测一次予以证实,诊断才能成立。随机血糖指不考虑上次用餐时间,一天中任意时间的血糖,不能用来诊断IFG或IGT

表 4-2 糖代谢状态分类

糖代谢分类	静脉血浆葡萄糖水平（mmol/L）	
	空腹血糖（FPG）	糖负荷后 2 h 血糖水平
正常血糖（NGR）	＜6.1	＜7.8
空腹血糖受损（IFG）	6.1～6.9	＜7.8
糖耐量降低（IGT）	＜7.0	7.8～11.0
糖尿病（DM）	≥7.0	≥11.1

注：2003 年 11 月国际糖尿病专家委员会建议将 IFG 的界限值修订为 5.6～6.9 mmol/L

（1）糖尿病诊断是基于空腹（FPG）、任意时间或 OGTT 中 2 h 血糖值。空腹指至少 8 h 内无任何热量摄入；任意时间指一天内任何时间，无论上一次进餐时间及食物摄入量。糖尿病症状指多尿、烦渴多饮和难于解释的体质量减轻。FPG 3.9～6.0 mmol/L（70～108 mg/dL）为正常；6.1～6.9 mmol/L（110～125 mg/dL）为 IFG；≥7.0 mmol/L（126 mg/dL）应考虑糖尿病。OGTT 中 2 h 血糖值＜7.7 mmol/L（139 mg/dL）为正常糖耐量；7.8～11.0 mmol/L（140～199 mg/dL）为 IGT；≥11.1 mmol/L（200 mg/dL）应考虑糖尿病。

（2）糖尿病的临床诊断推荐采用葡萄糖氧化酶法测定静脉血浆葡萄糖。

（3）对于无糖尿病症状，仅一次血糖值达到糖尿病诊断标准者，必须在另一天复查核实而确定诊断；如复查结果未达到糖尿病诊断标准，应定期复查。IFG 或 IGT 的诊断应根据 3 个月内的两次 OGTT 结果，用其平均值来判断。严重疾病（急性严重感染、创伤）或其他应激情况下，可因拮抗胰岛素的激素（如儿茶酚胺、皮质醇等）分泌增多而发生应激性高血糖；但这种代谢紊乱常为暂时性和自限性，因此在应激因素消失前，不能据此时血糖诊断糖尿病，必须在应激消除后复查才能明确其糖代谢状况。

（4）儿童糖尿病诊断标准与成人相同。

（5）孕期首次产前检查时，使用普通糖尿病诊断标准筛查孕前未诊断的 T2DM，如达到糖尿病诊断标准即可判断孕前就患有糖尿病。如初次检查结果正常，则在孕 24～28 周筛查有无 GDM。

（6）近年对应用糖化血红蛋白作为糖尿病诊断指标的国内外研究很多，并得到了广泛的关注。糖化血红蛋白是评价长期血糖控制的"金标准"。流行病学和循证医学研究证明糖化血红蛋白能稳定和可靠地反映患者的预后。且糖化血红蛋白具有检测变异小、更稳定、可采用与 DCCT/UKPDS 一致的方法并进行标化、无须空腹或定时采血且受应激等急性状态影响小等优点。美国糖尿病协会（ADA）已经把糖化血红蛋白≥6.5％作为糖尿病的诊断标准，WHO 也建议在条件成熟的地方采用糖化血红蛋白作为诊断糖尿病的指标。然而由于我国有关糖化血红蛋白诊断糖尿病切点的相关资料尚不足，而且我国尚缺乏糖化血红蛋白检测方法的标准化，包括测定仪器和测定方法的质量控制存在着明显的地区差异，故目前在我国尚不推荐采用糖化血红蛋白诊断糖尿病。

（三）鉴别诊断

注意鉴别其他原因所致尿糖阳性。肾性糖尿因肾糖阈降低所致，尿糖阳性，但血糖及 OGTT 正常。某些非葡萄糖的糖尿如果糖、乳糖、半乳糖尿，用班氏试剂（硫酸铜）检测呈阳性反应，用葡萄糖氧化酶试剂检测呈阴性反应。

甲状腺功能亢进症、胃空肠吻合术后,因碳水化合物在肠道吸收快,可引起进食后 0.5～1 h 血糖过高,出现糖尿,但 FPG 和餐后 2 h 血糖正常。严重弥漫性肝病患者,葡萄糖转化为肝糖原功能减弱,肝糖原贮存减少,进食后 0.5～1 h 血糖过高,出现糖尿,但 FPG 偏低,餐后 2～3 h 血糖正常或低于正常。急性应激状态时,胰岛素拮抗激素(如肾上腺素、ACTH、肾上腺皮质激素和生长激素)分泌增加,可使糖耐量降低,出现一过性血糖升高、尿糖阳性,应激过后可恢复正常。

(四)分 型

最重要的是鉴别 T1DM 和 T2DM,由于两者缺乏明确的生化或遗传学标志,主要根据临床特点和发展过程,从发病年龄、起病急缓、症状轻重、体质量、有否酮症酸中毒倾向、是否依赖外源胰岛素维持生命等方面,结合胰岛 β 细胞自身抗体和 β 细胞功能检查结果而进行临床综合分析判断。一般来说,T1DM 发病年龄轻,起病急、症状较重,明显消瘦,有酮症倾向,需要胰岛素治疗。但两者的区别都是相对的,临床单靠血糖水平不能区分 T1DM 还是 T2DM,有些患者诊断初期可能同时具有 T1DM 和 T2DM 的特点,如这些人发病年龄较小但进展慢、一般不胖、胰岛素分泌功能降低但尚未达容易发生酮症的程度、其中相当部分患者使用口服降糖药即可达良好血糖控制,这些患者确实暂时很难明确归为 T1DM 或 T2DM;这时可先做一个临时性分型,用于指导治疗。然后依据对治疗的初始反应和 β 细胞功能的动态变化再重新评估和分型。随着疾病的进展,诊断会越来越明确。从发病机制角度来讲,胰岛 β 细胞自身抗体是诊断 T1DM 的特异指标。

MODY 和线粒体基因突变糖尿病有一定临床特点,但确诊有赖于基因分析。

许多内分泌疾病,如肢端肥大症(或巨人症)、库欣综合征、嗜铬细胞瘤可分泌生长激素、皮质醇、儿茶酚胺,抵抗胰岛素而引起继发性糖尿病。还要注意药物影响和其他特殊类型糖尿病。

(五)并发症和伴发病的诊断

对糖尿病的各种并发症及经常伴随出现的肥胖、高血压、血脂异常等也需进行相应检查和诊断以便及时治疗。

T1DM 应根据体征和症状考虑自身免疫性甲状腺疾病、系统性红斑狼疮等的筛查。

六、糖尿病的治疗

由于糖尿病的病因和发病机制尚未完全阐明,目前仍缺乏病因治疗。

糖尿病治疗的近期目标是通过控制高血糖和相关代谢紊乱以消除糖尿病症状和防止出现急性严重代谢紊乱;远期目标是通过良好的代谢控制达到预防和(或)延缓糖尿病慢性并发症的发生和发展,维持良好健康和学习、劳动能力,提高患者的生活质量、降低病死率和延长寿命。保障儿童患者的正常生长发育。

近年循证医学的发展促进了糖尿病治疗观念的进步,糖尿病的控制已从传统意义上的治疗转变为系统管理,最好的管理模式是以患者为中心的团队式管理,团队主要成员包括全科和专科医师、糖尿病教员、营养师、运动康复师、患者及其家属等,并建立定期随访和评估系统。

近年临床研究证实,使新诊断的糖尿病患者达到良好血糖控制可延缓糖尿病微血管病变的发生、发展;早期有效控制血糖可能对大血管有较长期的保护作用(代谢记忆效应);全面控制 T2DM 的危险因素可明显降低大血管和微血管病变的发生风险和死亡风险。早期良好控制血糖尚可保护 β 细胞功能以及改善胰岛素敏感性。故糖尿病管理须遵循早期和长期、积极而理性、综合治疗和全面达标、治疗措施个体化等原则。IDF 提出糖尿病综合管理 5 个要点(有"五驾马车"之称）：糖尿病教育、医学营养治疗、运动治疗、血糖监测和药物治疗。

已有证据显示，将 HbA1c 降至 7％左右或以下可显著减少糖尿病微血管并发症；如在诊断糖尿病后早期降低 HbA1c，可以减少慢性大血管病变风险。应对血糖控制的风险与获益、可行性和社会因素等进行综合评估，为患者制定合理的个体化 HbA1c 控制目标。对于大多数非妊娠成人，HbA1c 的合理控制目标为＜7％。ADA 和 EASD 立场声明建议（2012），对于某些患者［如病程短、预期寿命长、无明显的脑血管疾病（CVD）等］在无明显的低血糖或其他不良反应的前提下，可考虑更严格的 HbA1c 目标（如 HbA1c 6.0％～6.5％）。而对于有严重低血糖病史，预期寿命有限，有显著的微血管或大血管并发症，或有严重的并发症，糖尿病病程长，并且尽管进行了糖尿病自我管理教育、合适的血糖监测、接受有效剂量的多种降糖药物包括胰岛素治疗仍然很难达标的患者，应采用较为宽松的 HbA1c 目标（如 HbA1c 7.5％～8％，或甚至更高些）。即糖尿病患者血糖控制目标应该遵循个体化的原则。

（一）糖尿病健康教育

糖尿病健康教育是重要的基础管理措施之一。每位糖尿病患者一旦诊断即应规范接受糖尿病教育，目标是使患者充分认识糖尿病并掌握糖尿病的自我管理能力。健康教育被公认是决定糖尿病管理成败的关键。良好的健康教育可充分调动患者的主观能动性，积极配合治疗，有利于疾病控制达标，防止各种并发症的发生和发展，降低医疗费用和负担，使患者和国家均受益。健康教育包括糖尿病防治专业人员的培训，医务人员的继续医学教育，患者及其家属和公众的卫生保健教育。应对患者和家属耐心宣教，使其认识到糖尿病是终身疾病，治疗需持之以恒，充分认识自身的行为和自我管理能力是糖尿病能否成功控制的关键。同时促进患者治疗性生活方式改变，定期辅导并应将其纳入治疗方案，让患者了解糖尿病的基础知识和治疗控制要求，学会自我血糖监测，掌握医学营养治疗的具体措施和体育锻炼的具体要求，使用降血糖药物的注意事项，学会胰岛素注射技术，从而在医务人员指导下长期坚持合理治疗并达标，坚持随访，按需要调整治疗方案。同时，糖尿病健康教育应涉及社会心理问题，因为良好情感状态与糖尿病治疗效果密切相关。劝诫患者戒烟和烈性酒，讲求个人卫生，预防各种感染。

（二）医学营养治疗

医学营养治疗是糖尿病基础管理措施，是综合管理的重要组成部分。对医学营养治疗的依从性是决定患者能否达到理想代谢控制的关键影响因素。其主要目标是：纠正代谢紊乱、达到良好的代谢控制、减少 CVD 的危险因素、提供最佳营养以改善患者健康状况、减缓 β 细胞功能障碍的进展。总的原则是确定合理的总能量摄入，合理、均衡地分配各种营养物质，恢复并维持理想体质量。

1.计算总热量

首先按患者性别、年龄和身高查表或用简易公式计算理想体质量［理想体质量（kg）＝身高（cm）－105］，然后根据理想体质量和工作性质，参照原来生活习惯等，计算每天所需总热量。成年人休息状态下每天每千克理想体质量给予热量 104.5～125.4 KJ（25～30 kcal），轻体力劳动125.4～146.3 KJ（30～35 kcal），中度体力劳动 146.3～167.2 KJ（35～40 kcal），重体力劳动167.2 KJ（40 kcal）以上。儿童、孕妇、乳母、营养不良及伴有消耗性疾病者应酌情增加，肥胖者酌减，使体质量逐渐恢复至理想体质量的±5％。

2.膳食搭配

膳食中碳水化合物所提供的能量应占饮食总热量的 50％～60％。不同种类碳水化合物引起血糖增高的速度和程度有很大不同,可用食物生糖指数(GI)来衡量。GI 指进食恒量的食物(含 50 g 碳水化合物)后,2~3 h 内的血糖曲线下面积相比空腹时的增幅除以进食 50 g 葡萄糖后的相应增幅。GI≤55% 为低 GI 食物,55%~70% 为中 GI 食物,GI≥70% 为高 GI 食物。低 GI 食物有利于血糖控制和控制体质量。应限制含糖饮料摄入;可适量摄入糖醇和非营养性甜味剂。肾功能正常的糖尿病个体,推荐蛋白质的摄入量占供能比的 10%~15%,成人每天每千克理想体质量为 0.8~1.2 g;孕妇、乳母、营养不良或伴消耗性疾病者增至 1.5~2.0 g;伴有糖尿病肾病而肾功能正常者应限制至 0.8 g,尿素氮已升高者应限制在 0.6 g 以下;蛋白质应至少有 1/3 来自动物蛋白质,以保证必需氨基酸的供给。膳食中由脂肪提供的能量不超过总热量的 30%,其中饱和脂肪酸不应超过总热量的 7%;食物中胆固醇摄入量应<300 mg/d。

此外,各种富含食用纤维的食品可延缓食物吸收,降低餐后血糖高峰,有利于改善糖、脂代谢紊乱,并促进胃肠蠕动、防止便秘。提倡食用绿叶蔬菜、豆类、块根类、粗谷物、含糖成分低的水果等。

3.糖尿病的营养补充治疗

没有明确的证据显示糖尿病患者群维生素或矿物质的补充是有益的(如果没有缺乏)。不建议常规补充抗氧化剂如维生素 E、维生素 C 和胡萝卜素,因为缺乏有效性和长期安全性的证据。目前的证据不支持糖尿病患者补充 ω-3(EPA 和 DHA)预防或治疗心血管事件的建议。没有足够的证据支持糖尿病患者常规应用微量元素如铬、镁和维生素 D 以改善血糖控制。没有足够的证据支持应用肉桂或其他中草药/补充剂治疗糖尿病。

4.饮酒

成年糖尿病患者如果想饮酒,每天饮酒量应适度(成年女性每天饮酒的酒精量≤15 g,成年男性≤25 g)。饮酒或许使糖尿病患者发生迟发低血糖的风险增加,尤其是应用胰岛素或促胰岛素分泌剂的患者。教育并保证让患者知晓如何识别和治疗迟发低血糖。

5.钠摄入

普通人群减少钠摄入每天<2 300 mg 的建议对糖尿病患者也是合适的。对糖尿病合并高血压的患者,应考虑进一步减少钠的摄入。

6.合理分配

确定每天饮食总热量和糖类、蛋白质、脂肪的组成后,按每克糖类、蛋白质产热 16.72 KJ(4 kcal),每克脂肪产热 37.62 KJ(9 kcal),将热量换算为食品后制订食谱,并根据生活习惯、病情和配合药物治疗需要进行安排。可按每天三餐分配为 1/5、2/5、2/5 或 1/3、1/3、1/3。

以上仅是原则估算,在治疗过程中要根据患者的具体情况进行调整。如肥胖患者在治疗措施适当的前提下,体质量不下降,应进一步减少饮食总热量;体形消瘦的患者,经治疗体质量已恢复者,其饮食方案也应适当调整,避免体质量继续增加。

(三)运动治疗

体育运动在糖尿病患者的管理中占重要地位,尤其对肥胖的 T2DM 患者,运动可增加胰岛素敏感性,有助于控制血糖和体质量。根据年龄、性别、体力、病情、有无并发症以及既往运动情况等不同条件,在医师指导下开展有规律的合适运动,循序渐进,并长期坚持。建议糖尿病患者每周至少进行 150 min 的中等强度的有氧体力活动(50%~70% 最大心率),每周运动时间应该分布在 3 d 以上,运动间隔时间一般不超过 2 d。若无禁忌证,应该鼓励 T2DM 患者每周至少进行 2 次阻力性肌肉运动。如果患者觉得达到所推荐的运动量和时间有困难,应鼓励他们尽可能进行适当的体育运动。运动前、中、后要监测血糖。运动量大或激烈运动时应建议患者调整食物及药物,以免发生低血糖。T1DM 患者为避免血糖波动过大,体育锻炼宜在餐后进行,运动量不宜过大,持续时间不宜过长。血糖>14 mmol/L、有明显的低血糖症状或者血糖波动较大、有糖尿病急性并发症和心眼脑肾等严重慢性并发症者暂不适宜运动。

（四）病情监测

糖尿病病情监测包括血糖监测、其他 CVD 危险因素和并发症的监测。

血糖监测基本指标包括空腹血糖、餐后血糖和 HbA1c。HbA1c 是评价长期血糖控制的金指标,也是指导临床调整治疗方案的重要依据之一,推荐糖尿病患者开始治疗时每 3 个月检测 1 次 HbA1c,血糖达标后每年也至少监测 2 次。也可用糖化血清蛋白来评价近 2～3 周的血糖控制情况。建议患者应用便携式血糖计进行自我监测血糖（SMBG）,以了解血糖的控制水平和波动情况,指导调整治疗方案。自我血糖监测适用于所有糖尿病患者,尤其对妊娠和胰岛素治疗的患者更应加强自我血糖监测。SMBG 的方案、频率和时间安排应根据患者的病情、治疗目标和治疗方案决定。

患者每次就诊时均应测量血压;每年至少 1 次全面了解血脂以及心、肾、神经、眼底等情况,以便尽早发现问题并给予相应处理。

（五）高血糖的药物治疗

1.口服降糖药物

高血糖的药物治疗多基于 2 型糖尿病的两个主要病理生理改变——胰岛素抵抗和胰岛素分泌受损。口服降糖药物根据作用效果的不同,可以分为促胰岛素分泌剂（磺脲类、格列奈类、DPP-Ⅳ 抑制剂）和非促胰岛素分泌剂（双胍类、噻唑烷二酮类、α-葡萄糖苷酶抑制剂）。磺脲类药物、格列奈类药物直接刺激胰岛素分泌;DPP-Ⅳ 抑制剂通过减少体内 GLP-1 的分解而增加 GLP-1,增加胰岛素分泌的作用;噻唑烷二酮类药物可改善胰岛素抵抗;双胍类药物主要减少肝脏葡萄糖的输出;α-葡萄糖苷酶抑制剂主要延缓碳水化合物在肠道内的吸收。

（1）二甲双胍:目前临床上使用的双胍类药物主要是盐酸二甲双胍。双胍类药物主要药理作用是通过减少肝脏葡萄糖的输出和改善外周胰岛素抵抗而降低血糖。许多国家和国际组织制定的糖尿病指南中推荐二甲双胍作为 2 型糖尿病患者控制高血糖的一线用药和联合用药中的基础用药。临床试验显示,二甲双胍可以使 HbA1c 下降 1％～2％并可使体质量下降。单独使用二甲双胍类药物不导致低血糖,但二甲双胍与胰岛素或促胰岛素分泌剂联合使用时可增加低血糖发生的危险性。二甲双胍的主要不良反应为胃肠道反应。双胍类药物罕见的严重不良反应是诱发乳酸酸中毒。因此,双胍类药物禁用于肾功能不全[血肌酐水平男性>132.6 μmol/L（1.5 mg/dL）,女性>123.8 μmol/L（1.4 mg/dL）或肾小球滤过率<60 mL/（min·1.73 m²）]、肝功能不全、严重感染、缺氧或接受大手术的患者。在做造影检查使用碘化造影剂时,应暂时停用二甲双胍。

（2）磺脲类药物:磺脲类药物属于促胰岛素分泌剂,主要药理作用是通过刺激胰岛 β 细胞分泌胰岛素,增加体内的胰岛素水平而降低血糖。临床试验显示,磺脲类药物可以使 HbA1c 降低 1％～2％,是目前许多国家和国际组织制定的糖尿病指南中推荐的控制 2 型糖尿病患者高血糖的主要用药。目前在我国上市的磺脲类药物主要为格列苯脲、格列美脲、格列齐特、格列吡嗪和格列喹酮。磺脲类药物如果使用不当可以导致低血糖,特别是在老年患者和肝、肾功能不全者;磺脲类药物还可以导致体质量增加。有肾功能轻度不全的患者,宜选择格列喹酮。患者依从性差时,建议服用每天一次的磺脲类药物。

（3）噻唑烷二酮类药物：噻唑烷二酮类药物主要通过增加靶细胞对胰岛素作用的敏感性而降低血糖。目前在我国上市的噻唑烷二酮类药物主要有罗格列酮和吡格列酮。临床试验显示，噻唑烷二酮类药物可以使 HbA1c 下降 1%～1.5%。噻唑烷二酮类药物单独使用时不导致低血糖，但与胰岛素或促胰岛素分泌剂联合使用时可增加发生低血糖的风险。体质量增加和水肿是噻唑烷二酮类药物的常见不良反应，这种不良反应在与胰岛素联合使用时表现更加明显。噻唑烷二酮类药物的使用还与骨折和心力衰竭风险增加相关。在有心力衰竭（纽约心力衰竭分级Ⅱ以上）的患者、有活动性肝病或转氨酶增高超过正常上限2.5倍的患者，以及有严重骨质疏松和骨折病史的患者中应禁用本类药物。

（4）格列奈类药物：为非磺脲类的胰岛素促泌剂，我国上市的有瑞格列奈、那格列奈和米格列奈。本类药物主要通过刺激胰岛素的早期分泌而降低餐后血糖，具有吸收快、起效快和作用时间短的特点，可降低 HbA1c 0.3%～1.5%。此类药物需在餐前即刻服用，可单独使用或与其他降糖药物联合应用（磺脲类除外）。格列奈类药物的常见不良反应是低血糖和体质量增加，但低血糖的发生频率和程度较磺脲类药物轻。

（5）α-葡萄糖苷酶抑制剂：α-葡萄糖苷酶抑制剂通过抑制碳水化合物在小肠上部的吸收而降低餐后血糖。适用于以碳水化合物为主要食物成分和餐后血糖升高的患者。国内上市的 α-葡萄糖苷酶抑制剂有阿卡波糖、伏格列波糖和米格列醇。α-葡萄糖苷酶抑制剂可使 HbA1c 下降 0.5%～0.8%，不增加体质量，并且有使体质量下降的趋势，可与磺脲类、双胍类、噻唑烷二酮类或胰岛素合用。α-葡萄糖苷酶抑制剂的常见不良反应为胃肠道反应。服药时从小剂量开始，逐渐加量是减少不良反应的有效方法。单独服用本类药物通常不会发生低血糖；合用 α-葡萄糖苷酶抑制剂的患者如果出现低血糖，治疗时需使用葡萄糖、牛奶或蜂蜜，而食用蔗糖或淀粉类食物纠正低血糖的效果差。

（6）二肽基肽酶-Ⅳ抑制剂（DPP-Ⅳ抑制剂）：DPP-Ⅳ抑制剂通过抑制二肽基肽酶-Ⅳ而减少 GLP-1 在体内的失活，增加 GLP-1 在体内的水平。GLP-1 以葡萄糖浓度依赖的方式增强胰岛素分泌，抑制胰高血糖素分泌。目前国内上市的 DPP-Ⅳ抑制剂为西格列汀。在包括中国 2 型糖尿病患者在内的临床试验显示 DPP-Ⅳ抑制剂可降低 HbA1c 0.5%～1.0%。DPP-Ⅳ抑制剂单独使用不增加低血糖发生的风险，不增加体质量。目前在我国上市的西格列汀在有肾功能不全的患者中使用时应注意减少药物的剂量。

（7）GLP-1 受体激动剂：GLP-1 受体激动剂通过激动 GLP-1 受体而发挥降低血糖的作用。GLP-1 受体激动剂以葡萄糖浓度依赖的方式增强胰岛素分泌、抑制胰高血糖素分泌并能延缓胃排空和通过中枢性的抑制食欲而减少进食量。目前国内上市的 GLP-1 受体激动剂为艾塞那肽，需皮下注射。在包括中国 2 型糖尿病患者在内的临床试验显示 GLP-1 受体激动剂可以使 HbA1c 降低 0.5%～1%。GLP-1 受体激动剂可以单独使用或与其他口服降糖药物联合使用。GLP-1 受体激动剂有显著的体质量降低作用，单独使用无明显导致低血糖发生的风险。GLP-1 受体激动剂的常见胃肠道不良反应，如恶心，程度多为轻到中度，主要见于刚开始治疗时，随治疗时间延长逐渐减少。

2.胰岛素治疗

胰岛素治疗是控制高血糖的重要手段。1 型糖尿病患者需依赖胰岛素维持生命，也必须使用胰岛素控制高血糖。2 型糖尿病患者虽然不需要胰岛素来维持生命，但由于口服降糖药的失效或出现口服药物使用的禁忌证时，仍需要使用胰岛素控制高血糖，以减少糖尿病急、慢性并发症发生的危险。在某些时候,尤其是病程较长时,胰岛素治疗可能会变成最佳的、甚至是必需的保持血糖控制的措施。

开始胰岛素治疗后应该继续坚持饮食控制和运动,并加强对患者的宣教,鼓励和指导患者进行自我血糖监测,以便于胰岛素剂量调整和预防低血糖的发生。所有开始胰岛素治疗的患者都应该接受低血糖危险因素、症状和自救措施的教育。

胰岛素的治疗方案应该模拟生理性胰岛素分泌的模式,包括基础胰岛素和餐时胰岛素两部分的补充。胰岛素根据其来源和化学结构可分为动物胰岛素、人胰岛素和胰岛素类似物。胰岛素根据其作用特点可分为超短效胰岛素类似物、常规(短效)胰岛素、中效胰岛素、长效胰岛素(包括长效胰岛素类似物)和预混胰岛素(包括预混胰岛素类似物)。临床试验证明,胰岛素类似物与人胰岛素相比控制血糖的能力相似,但在模拟生理性胰岛素分泌和减少低血糖发生的危险性方面胰岛素类似物优于人胰岛素。

(1)胰岛素的起始治疗:①1型糖尿病患者在发病时就需要胰岛素治疗,而且需终身胰岛素替代治疗。②2型糖尿病患者在生活方式和口服降糖药联合治疗的基础上,如果血糖仍然未达到控制目标,即可开始口服药物和胰岛素的联合治疗;一般经过较大剂量多种口服药物联合治疗后 HbA1c 仍>7%时,就可以考虑启动胰岛素治疗。③对新发病并与1型糖尿病鉴别困难的消瘦的糖尿病患者,应该把胰岛素作为一线治疗药物。④在糖尿病病程中(包括新诊断的2型糖尿病患者),出现无明显诱因的体质量下降时,应该尽早使用胰岛素治疗。⑤根据患者的具体情况,可选用基础胰岛素或预混胰岛素起始胰岛素治疗。

胰岛素的起始治疗中基础胰岛素的使用:①基础胰岛素包括中效人胰岛素和长效胰岛素类似物,当仅使用基础胰岛素治疗时,不必停用胰岛素促分泌剂;②使用方法:继续口服降糖药物治疗,联合中效或长效胰岛素睡前注射,起始剂量为 0.2 U/kg 体质量,根据患者空腹血糖水平调整胰岛素用量,通常每 3~5 d 调整一次,根据血糖的水平每次调整 1~4 U 直至空腹血糖达标,如 3 个月后空腹血糖控制理想但 HbA1c 不达标,应考虑调整胰岛素治疗方案。

胰岛素的起始治疗中预混胰岛素的使用:①预混胰岛素包括预混人胰岛素和预混胰岛素类似物。根据患者的血糖水平,可选择每天一到二次的注射方案。当使用每天两次注射方案时,应停用胰岛素促泌剂。②使用方法:a.每天一次预混胰岛素,起始的胰岛素剂量一般为每天 0.2 U/kg,晚餐前注射,根据患者空腹血糖水平调整胰岛素用量,通常每 3~5 d 调整一次,根据血糖的水平每次调整 1~4 U 直至空腹血糖达标;b.每天两次预混胰岛素,起始的胰岛素剂量一般为每天 0.4~0.6 U/kg,按 1:1 的比例分配到早餐前和晚餐前,根据空腹血糖,早餐后血糖和晚餐前后血糖分别调整早餐前和晚餐前的胰岛素用量,每 3~5 d 调整一次,根据血糖水平每次调整的剂量为 1~4 U,直到血糖达标。1型糖尿病在蜜月期阶段,可以短期使用预混胰岛素 2~3 次/天注射。

(2)胰岛素的强化治疗。

1)多次皮下注射:①在上述胰岛素起始治疗的基础上,经过充分的剂量调整,如患者的血糖水平仍未达标或出现反复的低血糖,需进一步优化治疗方案,可以采用餐时+基础胰岛素或每天三次预混胰岛素类似物进行胰岛素强化治疗。②使用方法:a.餐时+基础胰岛素,根据睡前和三餐前血糖的水平分别调整睡前和三餐前的胰岛素用量,每 3~5 d 调整一次,根据血糖水平每次调整的剂量为 1~4 U,直到血糖达标;b.每天 3 次预混胰岛素类似物,根据睡前和三餐前血糖水平进行胰岛素剂量调整,每 3~5 d 调整一次,直到血糖达标。

2)持续皮下胰岛素输注(CSII):①是胰岛素强化治疗的一种形式,更接近生理性胰岛素分泌模式,在控制血糖方面优于多次皮下注射且低血糖发生的风险小。②需要胰岛素泵来实施治疗。③主要适用人群有1型糖尿病患者;计划受孕和已妊娠的糖尿病妇女;需要胰岛素强化治疗的2型糖尿病患者。

3)特殊情况下胰岛素的应用:对于血糖较高的初发2型糖尿病患者,由于口服药物很难使血糖得到满意的控制,而高血糖毒性的迅速缓解可以部分减轻胰岛素抵抗和逆转β细胞功能,故新诊断的2型糖尿病伴有明显高血糖时可以使用胰岛素强化治疗。方案可以选择各种胰岛素强化治疗方案。如多次皮下注射、胰岛素泵注射等。应注意加强血糖的监测,及时调整胰岛素剂量,使各点血糖在最短时间接近正常,同时尽量减少低血糖的发生。

4)胰岛素注射装置:可以根据个人需要和经济状况选择使用胰岛素注射笔(胰岛素笔或者特充装置)、胰岛素注射器或胰岛素泵。

(六)T2DM高血糖的管理策略和治疗流程

应依据患者病情特点结合其经济、文化、对治疗的依从性、医疗条件等多种因素,制定个体化的治疗方案,且强调跟踪随访,根据病情变化调整治疗方案,力求达到安全平稳降糖、长期达标。

生活方式干预是T2DM的基础治疗措施,应该贯穿于糖尿病治疗的始终。如果单纯生活方式干预血糖不能达标,应开始药物治疗。选择降糖药物应考虑有效性、安全性及费用。首选二甲双胍,且如果没有禁忌证,应一直保留在治疗方案中;不适合二甲双胍治疗者可选择其他种类药物。如单独使用二甲双胍治疗血糖未达标,可加用其他种类的降糖药物。基线HbA1c很高的患者(如≥9.0%),也可直接开始两种口服降糖药联合,或胰岛素治疗。两种口服药联合治疗而血糖仍不达标者,可加用胰岛素治疗(每天1次基础胰岛素或每天1~2次预混胰岛素)或采用3种口服药联合治疗。如血糖仍不达标,则应将治疗方案调整为多次胰岛素治疗或CSII。

在选择治疗药物时也可根据患者血糖特点,如空腹血糖高时可选用双胍类、磺脲类和中长效胰岛素;餐后血糖升高为主时可选用格列奈类和(或)α-葡萄糖苷酶抑制剂、短效及超短效胰岛素;DPP-Ⅳ抑制剂及GLP-1受体激动剂降低餐后血糖同时可降低空腹血糖,并且低血糖风险小。

(七)手术治疗糖尿病

近年证实减重手术可明显改善肥胖T2DM患者的血糖控制,甚至可使部分糖尿病患者"缓解",术后2~5年的T2DM缓解率可达60%~80%。故近年IDF和ADA已将减重手术(代谢手术)推荐为肥胖T2DM的可选择的治疗方法之一;我国也已开展这方面的治疗。2013版《中国2型糖尿病防治指南》提出减重手术治疗的适应证:BMI>32 kg/m² 为可选适应证,28~32 kg/m² 且合并糖尿病、其他心血管疾病为慎选适应证。但目前各国有关手术治疗的BMI切点不同,应规范手术的适应证,权衡利弊,避免手术扩大化和降低手术长、短期并发症发生的风险,并加强手术前后对患者的管理。目前还不适合大规模推广。

(八)胰腺移植和胰岛细胞移植

单独胰腺移植或胰肾联合移植可解除对胰岛素的依赖,改善生活质量。治疗对象主要为T1DM患者,目前尚局限于伴终末期肾病的T1DM患者;或经胰岛素强化治疗仍难达到控制目标,且反复发生严重代谢紊乱者。然而,由于移植后发生的免疫排斥反应,往往会导致移植失败,故必须长期应用免疫抑制剂。

同种异体胰岛移植可使部分T1DM患者血糖水平维持正常达数年。但供体来源的短缺和需要长期应用免疫抑制剂限制了该方案在临床上的广泛推广。且移植后患者体内功能性胰岛细胞的存活无法长期维持,移植后随访 5 年的患者中不依赖胰岛素治疗的比率低于 10%。近年还发现采用造血干细胞或间充质干细胞治疗糖尿病具有潜在的应用价值,但此治疗方法目前尚处于临床前研究阶段。

(九)糖尿病慢性并发症的防治原则

糖尿病慢性并发症是患者致残、致死的主要原因,强调早期防治。T1DM 病程≥5 年者及所有 T2DM 患者确诊后应每年进行慢性并发症筛查。现有证据显示,仅严格控制血糖对预防和延缓 T2DM 患者,特别是那些长病程、已发生 CVD 或伴有多个心血管危险因子患者慢性并发症的发生发展的作用有限,所以应早期和积极全面控制 CVD 危险因素。

在糖尿病合并高血压患者的血压目标值方面各指南有所不同。JNC8 将 60 岁以下糖尿病高血压患者的血压目标值设定为<18.7/12.0 kPa(140/90 mmHg)。2013 年和 2014 年美国糖尿病学会(ADA)糖尿病诊疗指南将糖尿病患者的血压目标值设定为 < 18.7/10.7 kPa(140/80 mmHg),而欧洲心脏病学会(ESC)和欧洲糖尿病学会(EASD)联合发布的《2013 糖尿病、糖尿病前期和心血管疾病指南》则将这些目标值设定为<18.7/11.3 kPa(140/85 mmHg),《2013 年中国 2 型糖尿病防治指南》在这一指标上与 ADA 指南保持一致。血压≥18.7/12.0 kPa(140/90 mmHg)者,除接受生活方式治疗外,还应立即接受药物治疗,并及时调整药物剂量使血压达标。糖尿病并高血压患者的药物治疗方案应包括一种血管紧张素转化酶(ACE)抑制剂或血管紧张素受体拮抗剂(ARB)。如果一类药物不能耐受,应该用另一类药物代替。避免 ACEI 和 ARB 联用。为使血压控制达标,常需联用多种药物(最大剂量的 2 种或多种药物)。如果已经应用 ACE 抑制剂、ARB 类或利尿剂,应监测血肌酐/估计肾小球滤过率(eGFR)和血钾水平。糖尿病并慢性高血压的孕妇,为了母亲长期健康和减少胎儿发育损害,建议血压目标值为 14.7～17.2/8.7～10.5 kPa(110～129/65～79 mmHg)。妊娠期间,ACE 抑制剂和 ARB 类均属禁忌。

治疗和管理血脂异常的目的是预防心血管终点事件的发生。LDL-C 是首要的治疗靶标,如果不能检测 LDL-C,那么总胆固醇应作为治疗的靶标。其他如 non-HDL-C 和 Apo B 亦可作为次要的治疗和管理靶标。

心血管风险增加的 T1DM 及 T2DM 患者(10 年风险>10%),考虑阿司匹林一级预防治疗(剂量 75～162 mg/d)。这包括大部分>50 岁男性或>60 岁女性,并至少合并一项其他主要危险因素(CVD 家族史、高血压、吸烟、血脂异常或蛋白尿)。CVD 低危的成年糖尿病患者(10 年 CVD 风险<5%,如<50 岁男性或<60 岁女性且无其他主要 CVD 危险因素者)不应推荐使用阿司匹林预防 CVD,因为出血的潜在不良反应可能抵消了其潜在益处。

严格的血糖控制可预防或延缓 T1DM 和 T2DM 蛋白尿的发生和进展。已有微量清蛋白尿而血压正常的早期肾病患者应用 ACEI 或 ARB 也可延缓肾病的进展;一旦进展至临床糖尿病肾病期,治疗的重点是矫正高血压和减慢 GFR 下降速度。ACEI 或 ARB 除可降低血压外,还可减轻蛋白尿和使 GFR 下降延缓。糖尿病肾病(Ⅳ期)饮食蛋白量为每天每千克体质量 0.8 g,以优质动物蛋白为主;GFR 进一步下降后减至 0.6 g 并加用复方 α-酮酸。尽早使用促红细胞生成素纠正贫血,治疗维生素 D-钙磷失平衡可明显改善进展期患者的生活质量和预后。糖尿病肾病肾衰竭者需透析或移植治疗。

综合眼科检查包括散瞳后眼底检查、彩色眼底照相,必要时行荧光造影检查。有任何程度黄斑水肿、严重 NPDR 或任何增殖性糖尿病视网膜病变(PDR)的患者,应该立即转诊给有治疗糖尿病视网膜病变丰富经验的眼科医师。高危 PDR、临床明显的黄斑水肿和部分严重 NPDR 患者,进行激光光凝治疗可以降低失明的危险。糖尿病黄斑水肿是抗血管内皮生长因子(VEGF)治疗的指征。由于阿司匹林不增加视网膜出血的风险且有心脏保护作用,视网膜病变的存在不是阿司匹林治疗的禁忌证。重度 NPDR 应尽早接受视网膜光凝治疗;PDR 患者存在威胁视力情况时(如玻璃体积血不吸收、视网膜前出现纤维增殖、黄斑水肿或视网膜脱离等)应尽早行玻璃体切割手术,争取尽可能保存视力。

所有 T2DM 确诊时和 T1DM 确诊 5 年后应该使用简单的临床检测手段(如 10 g 尼龙丝、音叉振动觉检查等)筛查糖尿病周围神经病变,只有当临床表现不典型时才需要进行电生理学检查;此后至少每年检查一次。除非临床特征不典型,一般不需要进行电生理学检查或转诊给神经病学专家。目前糖尿病周围神经病变尚缺乏有效治疗方法,早期严格控制血糖并保持血糖稳定是防治糖尿病神经病变最重要和有效的方法;其他如甲钴胺、α-硫辛酸、前列腺素类似物、醛糖还原酶抑制剂、神经营养因子等有一定的改善症状和促进神经修复的作用;对痛性糖尿病神经病变可选用抗惊厥药(卡马西平、普瑞巴林和加巴喷丁等)、选择性 5-羟色胺和去甲肾上腺素再摄取抑制剂(度洛西汀)、三环类抗忧郁药物(阿米替林、丙米嗪)减轻神经病变相关的特定症状,改善患者的生活质量。

对所有糖尿病患者每年进行全面的足部检查,以确定溃疡和截肢的危险因素。足部检查应该包括视诊、评估足动脉搏动、保护性感觉丢失的检查(10 g 单尼龙丝＋以下任何一项检查:128 Hz 音叉检查振动觉,针刺感,踝反射或振动觉阈值)。对所有糖尿病患者都应给予糖尿病足自我保护的教育并提供一般的足部自我管理的教育。对于足溃疡及高危足患者,尤其有足溃疡或截肢病史者,推荐多学科管理。吸烟、有保护性感觉丧失(LOPS)、畸形或既往有下肢并发症者,应该转诊给足病专家进行持续性预防治疗和终身监护。首次筛查外周动脉病变时,应该包括跛行的病史并评估足动脉搏动。明显跛行或踝肱指数异常者,应该进行进一步的血管评估。对高危足应防止外伤、感染,积极治疗血管和神经病变。对已发生足部溃疡者要鉴别溃疡的性质,给予规范化处理,以降低截肢率和医疗费用。对高足压患者的治疗,除根据引起足压增高的原因给予相应处理外,国外的临床经验已证明,治疗性鞋或鞋垫使压力负荷重新分配,有预防足溃疡发生的作用,尤其是对曾发生过足溃疡和有足畸形的患者效果更好。

所有糖尿病患者应行心理和社会状态评估和随访,及时发现和处理抑郁、焦虑、饮食紊乱和认知功能损害等。

(十)糖尿病合并妊娠及 GDM 的管理

糖尿病合并妊娠以及 GDM 均与先兆子痫、大于胎龄儿、剖宫产及肩难产等母婴并发症有关,故整个妊娠期糖尿病控制对确保母婴安全至关重要。由于胎儿发生先天性畸形危险性最大的时期是停经 9 周前及受孕 7 周内,因而糖尿病妇女应在接受胰岛素治疗使血糖控制达标后才受孕。受孕前应进行全面检查,由糖尿病医师和妇产科医师共同评估是否合适妊娠。尽早对 GDM 进行诊断,确诊后即按诊疗常规进行管理。医学营养治疗原则与非妊娠患者相同,务使孕妇体质量正常增长。应选用胰岛素控制血糖;虽然国外有文献报道二甲双胍和格列本脲应用于妊娠期患者有效、安全,但我国目前尚未批准任何口服降糖药用于妊娠期高血糖的治疗。密切监测血糖,GDM 患者妊娠期血糖应控制在餐前及餐后 2 h 血糖值分别≤5.3、6.7 mmol/L,特殊情况下可测餐后 1 h 血糖(≤7.8 mmol/L);夜间血糖不低于 3.3 mmol/L;妊娠期 HbA1c 宜＜5.5%。糖尿病合并妊娠患者妊娠期血糖控制应达到下述目标:妊娠早期血糖控制勿过于严格,以防低血糖发生;妊娠期餐前、夜间血糖及 FPG 宜控制在 3.3～5.6 mmol/L,餐后峰值血糖为5.6～7.1 mmol/L,HbA1c<6.0%。无论 GDM 或糖尿病合并妊娠,经过饮食和运动管理,妊娠期血糖达不到上述标准时,应及时加用胰岛素进一步控制血糖。

密切监测胎儿情况和孕妇的血压、肾功能、眼底等。计划怀孕或已经怀孕的糖尿病患者应该进行综合性眼科检查,综合评价糖尿病视网膜病发生和(或)发展风险。妊娠前 3 个月应进行眼科检查,随后整个妊娠期间和产后 1 年密切随访。根据胎儿和母亲的具体情况,选择分娩时间和方式。产后注意对新生儿低血糖症的预防和处理。GDM 患者应在产后 6～12 周用 OGTT 及非妊娠糖尿病诊断标准筛查是否有永久性糖尿病,如果血糖正常,应至少每 3 年进行一次糖尿病筛查。

(十一)围术期管理

糖尿病与手术应激之间有复杂的相互影响:糖尿病血管并发症可明显增加手术风险,糖尿病患者更易发生感染及伤口愈合延迟;而手术应激可显著升高血糖,甚至诱发糖尿病急性并发症,增加术后病死率。择期手术前应尽量将空腹血糖控制<7.8 mmol/L 及餐后血糖<10 mmol/L;接受大、中型手术者术前改为胰岛素治疗;并对可能影响手术预后的糖尿病并发症进行全面评估。需急诊手术而又存在酸碱、水电解质平衡紊乱者应及时纠正。术中、术后密切监测血糖,围术期患者血糖控制在 8.0～10.0 mmol/L 较安全。

(十二)免疫接种

年龄≥6 个月的糖尿病患者每年都要接种流感疫苗。所有≥2 岁的糖尿病患者需接种肺炎球菌多糖疫苗。年龄>65 岁的患者如果接种时间超过 5 年者需再接种一次。再接种指征还包括肾病综合征、慢性肾脏疾病及其他免疫功能低下状态,如移植术后。年龄在 19～59 岁的糖尿病患者如未曾接种乙肝疫苗,应该接种。年龄≥60 岁的糖尿病患者如未曾接种乙肝疫苗,也可以考虑接种。

(贺广爱)

第五章 预防接种

第一节 预防接种的机构

现行的《疫苗流通和预防接种管理条例》(以下简称《管理条例》)和《预防接种工作规范》(以下简称《工作规范》)对接种单位条件要求、设置、接种组织形式、服务形式、接种流程等提出了明确要求。规范接种单位行为有利于避免接种差错,减少接种纠纷;有利于提高工作效率和工作质量,促进免疫规划工作持续健康发展。

一、管理机构

(1)县级以上地方人民政府卫生健康主管部门负责本行政区域内预防接种的监督管理。

(2)县级以上地方人民政府卫生健康主管部门指定的各级疾病预防控制机构,承担本行政区域内预防接种工作的组织实施和技术指导。

(3)国务院卫生健康主管部门制定、公布预防接种工作规范,强化预防接种规范化管理。国务院卫生健康主管部门制定、公布国家免疫规划疫苗的免疫程序和非免疫规划疫苗的使用指导原则。省、自治区、直辖市人民政府卫生健康主管部门结合本行政区域实际情况制定接种方案,并报国务院卫生健康主管部门备案。各级疾病预防控制机构应当按照各自职责,开展与预防接种相关的宣传、培训、技术指导、监测、评价、流行病学调查、应急处置等工作。

二、预防接种单位和人员

(一)预防接种单位

从事预防接种工作的医疗卫生机构(以下称接种单位),须由县级人民政府卫生健康主管部门指定,并明确其责任范围。接种单位应当具备下列条件:①取得医疗机构执业许可证;②具有经过县级人民政府卫生健康主管部门组织的预防接种专业培训并考核合格的医师、护士或者乡村医生;③具有符合疫苗储存、运输管理规范的冷藏设施、设备和冷藏保管制度。

县级以上地方人民政府卫生健康主管部门指定符合条件的医疗机构承担责任区域内免疫规划疫苗接种工作。符合条件的医疗机构可以承担非免疫规划疫苗接种工作,并应当报颁发其医疗机构执业许可证的卫生健康主管部门备案。

接种单位应当加强内部管理,开展预防接种工作应当遵守预防接种工作规范、免疫程序、疫苗使用指导原则和接种方案。

各级疾病预防控制机构应当加强对接种单位预防接种工作的技术指导和疫苗使用的管理。

(二)预防接种人员

(1)各乡镇、社区防保组织根据其职责、任务,结合本行政区域的服务人口、服务面积和地理条件等因素,合理配置相应的专业技术人员。

(2)承担预防接种的人员应当具备执业医师、执业助理医师、护士或者乡村医师资格,并经过县级人民政府卫生健康主管部门组织的预防接种专业培训,考核合格后方可上岗。

(3)狂犬病暴露预防处置门诊预防接种人员必须符合预防接种从业人员的资质条件。狂犬病暴露预防处置门诊中的伤口处置工作人员应具备外科医师资质,并通过狂犬病暴露处置技术培训考核,持证上岗。

三、预防接种单位分类及建设标准

预防接种单位分为常规预防接种门诊、成人预防接种门诊、预防接种站、产科预防接种室和狂犬病暴露预防处置门诊。

(一)常规预防接种门诊

常规预防接种门诊由医院、社区卫生服务中心、乡镇卫生院等医疗机构设立,可提供免疫规划疫苗和非免疫规划疫苗的预防接种服务。常规预防接种门诊应达到以下标准。

1.设施配置

(1)房屋:①预防接种门诊整体环境应当美观舒适,通风良好,清洁明亮。原则上相对独立设置在三楼以下清洁区,有条件的应配备电梯。预防接种门诊应避免与普通门诊、注射室、病房、检验科、放射科等存在潜在感染和损害风险的科室共处同一楼层或共用出入口及通道。有条件的医疗卫生机构应将预防接种门诊设置在独立区域。②年均服务出生人口低于600人的预防接种门诊总面积不低于80 m^2。年均服务出生人口每增加200人,门诊总面积应增加不少于10 m^2。③预防接种门诊应当功能齐全,布局合理,候种、预检、登记、接种、留观、冷链和资料档案等室(或区,下同)应独立设置,原则上在同一楼层平面。室分隔清晰,有明显导向标志,按照候种、预检、登记、接种、留观的先后顺序,保证单向行进,避免交叉往返。④候种室和留观室应当配备足量的座椅、宣传资料和具有视频播放功能的健康宣教设备,原则上独立设置,场地受限制无法独立设置时可将两者安排在同一区域,并设置显著标识以便两个区域相对区分。⑤疫苗应根据种类、规格、注射途径等因素,分室(区、台)接种。接种室(区、台)要标有醒目的疫苗标识,有专门的通道,有条件的接种室可设置专门出入口。年均服务出生人口低于600人的门诊,应至少设置3个接种室(区、台),服务出生人口较少的门诊可设置2个接种室(区、台);原则上年均服务出生人口每增加200人,应增加1个接种室(区、台);每个接种室(区)面积不少于5 m^2。负责卡介苗接种的预防接种门诊应当设专室(区、台)接种。⑥冷链室应当干燥通风,配备有线网络,能满足冷链监测系统数据传输需要。新建预防接种门诊应配备双路供电系统,已建门诊应配备双路供电系统或备用发电机(含不间断电源),以满足冷链系统不间断供电要求。⑦预防接种门诊标牌、标识等制作规范,格式统一,符合有关规定。

(2)设施设备:①配足日常工作需要的登记台、接种台、工作椅、档案资料柜等。②接种器材包括75%乙醇、镊子、无菌棉签(或无菌干棉球和棉球杯)、接种盘、污物桶、注射器毁型装置或安全盒、医疗垃圾袋、医疗废弃物垃圾桶等。统一使用一次性注射器或自毁型注射器,注射器材配备量为一次门诊接种人次数的 1.1 倍。卡介苗使用 0.1 mL 专用规格注射器。有条件门诊可专门配置橱柜存放注射器,并分类分规格码放整齐。③体检器材和急救药品包括体温表、听诊器、舌板、血压计,以及 1∶1 000 肾上腺素等急救药品和抢救设施。④配备足量洗手设备、消毒液、紫外线消毒灯(或空气消毒机)、医用高压灭菌器(单位统一消毒物品可不配备)等,定期消毒并做好消毒记录。⑤原则上配备 3 台专用医用普通冰箱和 4 个冷藏包,每个冷藏包按所需数量的 2 倍配齐冰排,服务人口较少的门诊可配备 2 台医用普通冰箱。冰箱设专用接地插座,不得与其他设备或电器共用。每个接种台配备 1 台专用小冰箱,必要时可按规定使用冷藏包。⑥配备取暖、防暑降温设备,房间温度适宜。⑦配备计算机和打印机,实行接种资料信息化管理。计算机推荐配置:主流 CPU,四核处理器及以上,主频 2.5GHz 及以上;内存 8G 及以上;操作系统为 Windows 7 旗舰版及以上。打印机要求为存折式打印机。计算机和打印机必须为预防接种工作专用,运行顺畅,无卡顿、无延迟,可根据工作需要及时更新升级配置。宽带网接入,配置专门的移动存储设备用于数据备份。安装有客户端软件的计算机应同时安装能及时进行网络升级的正版杀毒软件。⑧预防接种门诊应在候种或留观区域配备影像宣传设备。⑨预防接种门诊应按照要求逐步配备满足疫苗追溯需要的信息扫码等设备。

(3)数字化管理:预防接种门诊应逐步配备数字化门诊系统的软件和硬件,方便受种者排队等候、咨询登记、留观提醒等。数字化预防接种门诊在以上基础上,还应满足以下条件。①具备儿童预防接种取号系统、预检系统、登记系统、接种系统、留观查询系统等,根据工作需要配备收费项目管理系统。有条件可增设短信平台系统、语音系统、显示系统和智能手机 APP 应用程序等。②硬件:具有主机、取号机、排队控制机、登记计算机、收费计算机、接种室计算机或具有达到相应功能的硬件设施,条件允许可配备查询机、扫码仪、室内大型 LED 显示屏或液晶屏、语音盒、功放、音响、话筒等。③软件:具有主机管理软件及数据库、取号排队控制软件、登记软件、收费排队软件、叫号软件、结果查询机上运行的查询程序、疫苗管理及自动划价、收费、发票打印财务软件或具有相同功能的软件,有条件可增设接种室电脑的显示屏控制软件。

2.人员要求

(1)负责预防接种和预检的工作人员必须是经过县级卫生健康主管部门组织的预防接种专业培训并考核合格的医师、护士或者乡村医师。登记、资料管理、疫苗和冷链管理等工作人员也应当经过县级卫生健康主管部门组织的培训并考核合格。

(2)预防接种门诊工作人员应当相对固定,年均服务出生人口 600 人的门诊,工作人员不得少于 5 人,其中专职人员不得少于 2 人,预防接种人员不得少于 3 人;年均服务出生人口每增加 200 人,应增加预防接种人员 1 人;卡介苗须固定专人接种。根据日接种工作量适当增加接种人员数量,原则上每名接种人员每小时接种量≤15 剂次。

(3)预防接种人员应当按照现行的《预防接种工作规范》《国家免疫规划疫苗儿童免疫程序及说明》和疫苗说明书等规定,熟练掌握各种疫苗的接种年(月)龄、间隔时间、接种途径、接种部位、接种剂量、适应证、禁忌证、一般反应的表现和处理方法等相关知识和技能。其他工作人员应当按照各自的职责熟练掌握相关的业务工作。

(4)预防接种门诊抽调的临时接种人员必须是经过县级卫生健康主管部门组织的预防接种专业培训并考核合格的医师、护士或者乡村医师,同时具有县级卫生健康主管部门颁发的临时上岗证。⑤预防接种人员工作时应当穿戴工作衣、口罩等,仪表干净整洁,并佩戴上岗证。

3.服务区域与接种时间

(1)县级卫生健康主管部门应当根据人口密度、服务半径、地理条件和医疗卫生资源配置等情况,合理规划和设置预防接种门诊。城镇地区原则上每个社区服务中心至少应当设立1个预防接种门诊,服务半径不超过5公里,年均服务出生人口不超过1 200人;农村地区原则上每个乡(镇)卫生院至少应当设立1个预防接种门诊,服务半径不超过10公里,年均服务出生人口不超过600人。

(2)预防接种门诊应当根据接种服务工作量合理确定服务时间和服务频次,并根据服务需求,适当增加开诊天数,延长服务时间。城镇地区预防接种门诊应采取日接种服务式(每周>3 d),农村地区预防接种门诊应采取日、周接种服务方式(每周1～2 d),每天接种时间不少于3 h。双休日应至少开诊1 d,农村可根据"赶集日"等民俗节日适时调整开诊时间。

4.工作要求

预防接种门诊开展预防接种服务应当符合现行的《预防接种工作规范》和以下要求。

(1)规章制度:①建立健全工作管理制度。主要包括预防接种管理制度、预防接种安全注射制度、"三查七对一验证"制度、预防接种信息管理制度、免疫规划资料档案管理制度、疑似预防接种异常反应监测处置制度、疫苗和冷链管理制度和流动人口预防接种管理制度等。②规范张贴和公示材料制度。预防接种门诊应当张贴或悬挂工作人员职责、工作制度和不含商业宣传的科普资料,并在醒目位置张贴公示材料,包括预防接种工作流程;免疫规划疫苗的品种、免疫程序、接种方法、作用、禁忌证、不良反应及注意事项,非免疫规划疫苗除公示上述内容外,还应公示疫苗价格、预防接种服务价格;预防接种服务时间、咨询电话等。③实行例会和培训制度。预防接种门诊负责人至少每两月参加一次县级疾病预防控制机构例会,预防接种门诊每月至少召开一次工作例会,预防接种相关人员至少每年参加一次县级卫生健康主管部门组织的专业培训。④严格接种信息保密制度。其他部门或机构因工作需要查询儿童预防接种信息等资料时,应经县级以上卫生健康主管部门批准,由同级疾病预防控制机构办理,同时签订数据保密协议,注明索取信息的内容和用途等。儿童预防接种相关信息未经同级卫生健康主管部门批准,不得向其他部门和人员提供。预防接种单位不办理预防接种信息查询事宜。

(2)预防接种管理:①预防接种门诊所有疫苗必须由本行政区域内的县级疾病预防控制机构统一供应。②预防接种门诊疫苗管理、冷链管理、接种服务、资料管理和疑似预防接种异常反应监测与处置等工作,应当符合预防接种工作规范等有关规定。③预防接种门诊应当按规定安装使用预防接种信息管理系统、疫苗信息管理系统和冷链监测系统,并加强信息安全管理,及时拷贝备份预防接种信息,异处妥善保存。④预防接种门诊接种疫苗时,应当严格遵守现行的《预防接种工作规范》《国家免疫规划疫苗儿童免疫程序及说明》和疫苗说明书等规定,不得随意扩大或缩小接种年龄组。

5.工作指标

(1)以乡镇为单位,适龄儿童建证率、纳入信息系统管理率达到100%。

(2)以乡镇为单位,适龄儿童常规免疫接种率达到90%以上,含麻疹成分疫苗第1、2剂次接种率达到95%以上、及时接种率达到90%以上;疫苗补充免疫接种率达到规定工作目标。

(3)信息系统适龄儿童预防接种个案录入及时率、上传率、准确率、完整率达到100%;无重复个案。

(4)适龄儿童预防接种证和信息系统记录一致率达到100%。

（5）严格疫苗出入库管理，疫苗入库数、出库数、损耗数与信息系统本单位接种数一致率达到100％。

（6）严格实施预防接种安全注射，一次性注射器使用率达到100％；无预防接种安全事故发生。

（7）国家免疫规划疫苗常规接种情况报表和非免疫规划疫苗接种情况报表报告及时率、完整率和准确率达到100％。

（二）预防接种站

经县级卫生健康主管部门指定，在交通不便的边远山区、湖区、海岛和服务半径较大、服务人口较多的地区，可设立预防接种站，提供免疫规划疫苗和非免疫规划疫苗的预防接种服务。预防接种站应当达到以下标准。

1.设施和人员配置

（1）房屋：①预防接种站应当设置相对独立的接种室和观察室，与其他区域保持一定距离，避免交叉感染。②预防接种站面积不低于40 m²，室内地面硬化、清洁明亮、空气流通。接种室（区、台）应有醒目的标志。③预防接种站应在醒目位置公示材料，包括预防接种工作流程；免疫规划疫苗的品种、免疫程序、接种方法、作用、禁忌证、不良反应及注意事项等，非免疫规划疫苗除公示上述内容外，还应公示疫苗价格、接种服务费标准；预防接种服务时间、咨询电话；不含商业宣传的科普资料等。④预防接种站标牌、标识等制作规范，格式统一，符合有关规定。

（2）设施设备：①接种室内应当有专门的接种工作台，工作台上要依次摆设疫苗冷藏包、接种盘、接种器材（包括75％乙醇、镊子、无菌棉签等）。接种室内要配置污物桶、注射器毁型装置或安全盒、医疗垃圾袋、医疗废弃物垃圾桶等。②配齐配足接种器材、体检器材和急救药品。统一使用一次性注射器或自毁式注射器，注射器材配备量能够满足接种工作需要；体检器材和急救药品应包括体温表、听诊器、压舌板、血压计，以及1：1 000肾上腺素等急救药品和抢救设施。③配备至少1台专用医用普通冰箱和2个冷藏包，每个冷藏包按所需数量的2倍配齐冰排。④预防接种站应参照预防接种门诊标准配备计算机、打印机、移动存储设备等，实行预防接种信息化管理。

（3）人员要求：①预防接种站工作人员必须是辖区乡镇卫生院（社区卫生服务中心）或医院的工作人员，其中预防接种人员必须是经过县级卫生健康主管部门组织的预防接种专业培训并考核合格的医师、护士或乡村医师。负责预检、登记、资料管理、疫苗和冷链管理等工作人员也应当经过县级卫生健康主管部门组织的培训并考核合格。②每次运转实际从事接种工作的人员不得少于2人。每名接种人员每小时接种量不超过≤15剂次。③预防接种人员应当按照现行的《预防接种工作规范》《国家免疫规划疫苗儿童免疫程序及说明》和疫苗说明书等规定，熟练掌握各种疫苗的接种年（月）龄、间隔时间、接种途径、接种部位、接种剂量、适应证、禁忌证、一般反应的表现和处理方法等相关知识和技能。其他工作人员应当按照各自的职责熟练掌握相关的业务工作。④预防接种人员工作时应穿戴工作衣、口罩等，仪表干净整洁，并佩戴上岗证。

2.服务区域与接种时间

（1）预防接种站服务半径不超过5公里，年服务出生人口不超过200人。

（2）预防接种站应当有固定的服务时间，每周开诊1～2 d，每天接种时间不少于3 h，并根据服务需求，适当增加接种服务频次，延长服务时间。

3.工作要求

预防接种站不负责卡介苗的补种工作,也不承担狂犬病暴露伤口的处置。具备信息管理条件的预防接种站应由所属乡镇卫生院的预防接种门诊代为进行预防接种信息化管理,其他工作要求同常规预防接种门诊。

4.工作指标

同常规预防接种门诊。

（三）成人预防接种门诊

成人预防接种门诊可由医院、社区卫生服务中心、乡镇卫生院等医疗机构设立,仅提供15岁及以上人群非免疫规划疫苗的预防接种服务。各县(市、区)根据辖区工作需要和服务需求设置成人预防接种门诊。成人预防接种门诊应达到以下标准。

1.设施配置

（1）房屋：①成人预防接种门诊整体环境应当美观舒适、干净整洁、通风良好,室内地面硬化。应与普通门诊、注射室、病房、检验科、放射科等存在潜在感染和损害风险的科室有明确分区,避免共处同一楼层或共用出入口及通道。②门诊总面积不低于 $40 \ m^2$,功能齐全,布局合理,应独立设置预检登记、接种和留观室(区),冷链室和资料档案室可与医疗机构其他室共用。③冷链室应当干燥通风,配备有线网络,能满足冷链监测系统数据传输需要;新建门诊应配备双路供电系统,已建门诊应配备双路供电系统或备用发电机(含不间断电源),以满足冷链系统不间断供电要求。④成人预防接种门诊应当张贴或悬挂工作人员职责、工作制度和不含商业宣传的科普资料;应在醒目位置公示材料,包括预防接种工作流程;非免疫规划疫苗的品种、免疫程序、接种方法、作用、禁忌证、不良反应及注意事项等;疫苗价格、预防接种服务价格;预防接种服务时间、咨询电话等。⑤成人预防接种门诊标牌、标识等制作规范,格式统一,符合有关规定。

（2）设施设备：①配足日常工作需要的登记台、接种台、工作椅、档案资料柜等。房间配备取暖、防暑降温设备,温度适宜。②接种器材包括75%乙醇、镊子、无菌棉签(或无菌干棉球和棉球杯)、接种盘、污物桶、注射器毁形装置或安全盒、医疗垃圾袋、医疗废弃物垃圾桶等。统一使用一次性注射器或自毁型注射器。有条件门诊可专门配置橱柜存放注射器,并分类、分规格码放整齐。③体检器材和急救药品包括体温表、听诊器、压舌板、血压计,以及 $1:1\ 000$ 肾上腺素等急救药品和抢救设施。④配齐配足洗手设备、消毒液、紫外线消毒灯(或空气消毒机)、医用高压灭菌器(单位统一消毒物品可不配备)等,定期消毒并做好消毒记录。⑤配备至少1台专用医用普通冰箱和2个冷藏包,每个冷藏包按所需数量的2倍配齐冰排。冰箱设专用接地插座,不得与其他设备或电器共用。每个工作台上要配备1台疫苗转用小冰箱。⑥配备计算机和打印机,实行接种资料信息化管理。要求同常规预防接种门诊。

2.人员要求

（1）负责预防接种和预检的工作人员必须是经过县级卫生健康主管部门组织的预防接种专业培训并考核合格的执业医师、执业助理医师和护士。登记、资料管理、疫苗和冷链管理等工作人员也应当经过县级卫生健康主管部门组织的培训并考核合格。

（2）每次运转实际从事接种工作的人员不得少于2人。每名接种人员每小时接种量≤15剂次。

（3）预防接种人员应当按照现行的《预防接种工作规范》和疫苗说明书等规定,熟练掌握各种疫苗的接种年(月)龄、间隔时间、接种途径、接种部位、接种剂量、适应证、禁忌证、一般反应的表现和处理方法等相关知识和技能。其他工作人员应当按照各自的职责熟练掌握相关的业务工作。

(4)预防接种人员工作时应当穿戴工作衣、口罩等,仪表干净整洁,并佩戴上岗证。

3.工作要求

成人预防接种门诊工作要求同常规预防接种门诊。

4.工作指标

(1)信息系统预防接种个案录入及时率、上传率、准确率、完整率达到100%。

(2)严格疫苗出入库管理,疫苗入库数、出库数、损耗数与信息系统本单位接种数一致率达到100%。

(3)严格实施预防接种安全注射,一次性注射器使用率达到100%;无预防接种安全事故发生。

(4)非免疫规划疫苗接种情况报表报告及时率、完整率和准确率达到100%。

(四)产科预防接种室

设有产科的医疗卫生机构应设立产科预防接种室,承担新生儿卡介苗和首针乙肝疫苗(包括非免疫规划疫苗)的接种任务,做好与预防接种门诊(站)工作衔接。产科预防接种室一般设置在产科,也可根据工作需要在新生儿科设置预防接种室。产科预防接种室应达到以下标准。

1.设施和人员配置

(1)产科预防接种室应有固定、专用的房屋,房屋面积不少于20 m²,原则上应与产科病房同一楼层,室外有明显的标志,房间通风良好,清洁明亮。

(2)接种室应有接种台、专用医用普通冰箱、婴儿床、档案橱、工作桌椅等设备。接种台应配有接种盘和接种器材(包括75%乙醇、镊子、无菌棉签等),室内应配置污物桶、注射器毁形装置或安全盒、医疗垃圾袋、医疗废弃物垃圾桶等。

(3)固定专人负责预防接种工作,卡介苗预防接种人员相对固定;预防接种人员必须是经过县级卫生健康主管部门组织的培训并考核合格的执业医师、执业助理医师、护士。预防接种人员工作时应穿戴工作衣、口罩等,仪表干净整洁,并佩戴上岗证。

(4)配备计算机和打印机,实行接种资料信息化管理。计算机和打印机配置要求同预防接种门诊。计算机必须为预防接种工作专用,宽带网接入,配置专门的移动存储硬盘,于数据备份。安装有客户端软件的计算机应同时安装有能及时进行网络升级的正版杀毒软件。

(5)配备取暖、防暑降温设备,房间温度适宜。

2.工作要求

产科预防接种室要按照现行的《预防接种工作规范》和以下要求开展预防接种服务。

(1)规章制度:①建立健全工作管理制度。主要包括预防接种管理制度、预防接种安全注射制度、"三查七对一验证"制度、预防接种信息管理制度、疑似预防接种异常反应监测处置制度、疫苗和冷链管理制度等。②规范张贴和公示材料制度。产科预防接种室应当张贴或悬挂工作人员职责、工作制度和不含商业宣传的科普资料。在醒目位置公示材料,包括乙肝疫苗和卡介苗品种、免疫程序、接种方法、作用、禁忌证、不良反应及注意事项,提供非免疫规划疫苗接种服务的产科预防接种室除公示上述内容外,还应公示疫苗价格、预防接种服务价格。③严格接种信息保密制度。其他部门或机构因工作需要查询儿童预防接种信息等资料时,应经县级以上卫生健康主管部门批准,同级疾病预防控制机构办理,同时签订数据保密协议,注明索取信息的内容和用途等。儿童预防接种相关信息未经同级卫生健康主管部门批准,不得向其他部门和人员提供。产科预防接种室不办理预防接种信息查询事宜。

(2)预防接种管理:①产科预防接种室所有疫苗必须由本行政区域内的县级疾病预防控制机构统一供应;②产科预防接种室负责对本医疗机构出生的新生儿建立新生儿预防接种信息个案,发放预防接种证;③产科预防接种室的疫苗管理、冷链管理、接种服务、资料管理和疑似预防接种异常反应监测与处置等工作,符合预防接种工作规范等有关规定;④产科预防接种室应当按规定安装使用预防接种信息管理系统、疫苗信息管理系统和冷链监测系统,并加强信息安全管理,及时拷贝备份预防接种信息,异处妥善保存;⑤产科预防接种室应当按照现行的《预防接种工作规范》《国家免疫规划疫苗儿童免疫程序及说明》和疫苗说明书等规定的接种部位、接种剂量、适应证、禁忌证等对新生儿实施首针乙肝疫苗和卡介苗的预防接种。

(3)县级卫生健康主管部门要在本辖区内指定3处以上产科预防接种室或预防接种门诊,为延迟接种卡介苗的儿童补种卡介苗。

3.工作指标

(1)新生儿建证率、纳入信息系统管理率达到100%。

(2)本机构出生的新生儿乙肝疫苗首针及时接种率达到90%。

(3)信息系统新生儿预防接种个案录入及时率、上传率、准确率、完整率达到100%;无重复个案。

(4)严格实施预防接种安全注射,一次性注射器使用率达到100%,无预防接种安全事故发生。

(5)《山东省_年_医院及妇幼保健机构新生儿乙肝疫苗首针及卡介苗接种情况统计表》《山东省_年_月医院及妇幼保健机构新生儿乙肝疫苗及卡介苗未及时接种原因统计月报表》和《山东省_年_月医院及妇幼保健机构不同乙肝病毒感染状态产妇新生儿主被动免疫情况统计表》报告及时率、完整率和准确率均达到100%。

(五)狂犬病暴露预防处置门诊

狂犬病暴露预防处置门诊由医院、社区卫生服务中心、乡镇卫生院等医疗卫生机构设立,主要职责是对狂犬病暴露人群实施暴露前后的预防处置,并承担相应监测工作。根据狂犬病暴露预防处置门诊的设置主体不同分为非独立门诊和独门诊两种。

1.设施配置

(1)房屋:①非独门诊指依托常规预防接种门诊和成人预防接种门诊设立的非独立狂犬病暴露预防处置门诊。房屋面积在预防接种门诊的基础上适当增加,主要用于设置伤口处理区。狂犬病暴露预防处置门诊的伤口处理区可根据实际情况设立在所在医疗机构的急诊外科等具有类似功能的科室。②独立门诊指专门独立设置的狂犬病暴露预防处置门诊,房屋总面积不低于40 m²,同时设置伤口处理室(区)。预检登记、接种、留观、冷链和资料档案室(或区)等房屋设置要求同成人预防接种门诊,并根据狂犬病暴露预防处置的要求进行科学规划,合理布局。门诊的房屋、设备设施可根据实际情况共享所在医疗机构资源,但要符合相应标准和管理要求。③应在醒目位置公示材料,具体参照成人预防接种门诊要求。

(2)设施设备:①伤口处置区(室)具备冷热水可调节的适用于各种不同部位伤口冲洗的设施或专用设备、消毒用品(包括无菌棉球、肥皂水、含碘制剂或其他用于伤口清洗及消毒的药品),有条件的门诊可配备专门的伤口处理设备设施。②独立的狂犬病暴露预防处置门诊至少配备1台专用医用普通冰箱,存放狂犬病疫苗和狂犬病被动免疫制剂等其他生物制品。③其他设施设备要求参照成人预防接种门诊的相关规定,同时满足狂犬病暴露预防处置门诊的职责及功能需求。

2.人员要求

(1)负责狂犬病伤口处置的工作人员必须具备相应执业资质,并经过县级卫生健康主管部门组织的狂犬病暴露预防处置专业培训并考核合格。狂犬病暴露预防处置门诊预防接种、登记、资料管理、疫苗和冷链管理等工作人员需要符合成人预防接种门诊人员要求。

(2)狂犬病暴露预防处置门诊至少有1名熟练掌握狂犬病暴露伤口处置的医师,负责伤口处理。负责狂犬病疫苗接种和狂犬病被动免疫制剂注射的工作人员应相对固定,开展24 h服务的狂犬病暴露预防处置门诊的接种人员不少于2人。

(3)狂犬病暴露预防处置门诊的工作人员要定期接受县级及以上狂犬病暴露预防处置技术培训。

3.设置原则与服务

每个乡(镇)原则上至少设置1处狂犬病暴露预防处置门诊,每个县(市、区)要在城区驻地至少设置1处狂犬病暴露预防处置门诊。每个县(市、区)和设区市的城区应至少设置1处能24 h接诊,并能够处置严重、复杂的Ⅲ级暴露伤口的狂犬病暴露预防处置门诊。对需要特殊手术的暴露者,狂犬病暴露预防处置门诊所在机构不能处置的,应及时转诊救治。

4.工作要求

(1)狂犬病暴露预防处置工作要严格遵守国家的技术规范和要求。

(2)狂犬病暴露预防处置门诊具备狂犬病暴露后伤口处理能力,包括伤口清洗消毒缝合、抗感染处理、抗破伤风处理等国家技术规范要求的技术能力;能够提供不同基质生产的狂犬病疫苗和狂犬病被动免疫制剂等药品,可配备预防破伤风所需的含破伤风类毒素的疫苗和被动免疫制剂;具有变态反应等的应急处理能力;能够开展狂犬病暴露人群监测和咨询服务。

(3)狂犬病暴露预防处置门诊要建立健全工作管理制度,包括预防接种管理制度、预防接种安全注射制度、"三查七对一验证"制度、预防接种信息管理制度、疑似预防接种异常反应监测处置制度、疫苗和冷链管理制度等。

(4)狂犬病暴露预防处置门诊严格按照《预防接种工作规范》《狂犬病暴露预防处置工作规范(2009年版)》《狂犬病预防控制技术指南(2016版)》和疫苗说明书等要求,规范开展狂犬病暴露处置工作和预防接种服务,并根据相关法律法规和技术规范的变化及时调整工作要求和服务行为。

(5)狂犬病暴露预防处置门诊要及时为暴露者建立登记信息,暴露者不接受暴露预防处置也须登记和签署知情同意书。信息要同时登记在狂犬病暴露预防处置登记簿、知情同意书和预防接种卡上,并建立狂犬病暴露预防处置电子个案信息。接种卡和登记簿填写要工整规范,信息要准确齐全,与电子个案信息一致。

(6)狂犬病暴露预防处置门诊应加强接种信息管理,配备计算机和打印机,实行接种资料信息化管理。所有暴露预防处置均应填写《狂犬病暴露人群预防性治疗门诊登记表》,同时录入预防接种信息管理系统。狂犬病暴露预防处置门诊每月统计汇总接种情况并填报《狂犬病预防接种月报表》和《山东省狂犬病门诊预防接种情况汇总表》,于每月5日前上报县级疾病预防控制机构。同时建立健全资料档案,每年1月底前将上年度的资料分类装订归档。其他资料管理同成人预防接种门诊。

5.工作指标

(1)狂犬病暴露人群纳入信息系统管理率达到100％,信息系统预防接种个案录入及时率、上传率、准确率、完整率达到100％。

(2)严格疫苗出入库管理,疫苗出入库符合预防接种的相关要求和指标,疫苗入库数、出库数、损耗数与信息系统接种数据一致率达到100％。

(3)严格实施预防接种安全注射,一次性注射器使用率达到100％;无预防接种安全事故发生。

(4)协助县级疾病预防控制机构对狂犬病的个案调查率达到100％;标本采集率达到规定要求。

(5)以门诊为单位,《狂犬病暴露人群预防性治疗门诊登记表》《狂犬病预防接种月报表》《山东省狂犬病门诊预防接种情况汇总表》报告及时率、完整率和准确率均达到100％。

（王庆莉）

第二节　疫苗接种的形式

一、疫苗接种的组织形式

疫苗接种是通过一定的组织形式来完成的,根据组织形式不同,疫苗接种可以分为常规接种和应急接种。

（一）常规接种

常规接种是指接种单位按照国家免疫规划、传染病流行规律和当地预防接种工作计划,为预防与控制疫苗针对传染病,按照国家免疫规划或现行《中华人民共和国药典》(以下简称《药典》)规定的各种疫苗免疫程序、疫苗使用说明书,定期为适龄人群提供的预防接种服务。

常规免疫可以分为基础免疫(或初种)和加强免疫(或复种),基础免疫(或初种)和加强免疫(或复种)都是常规接种的组成部分,缺一不可。如某省对1起麻疹发病情况进行现场调查,某小学共有学生400人,报告发病25例,其中16人有麻疹疫苗初种史,但全部未进行复种,9人无麻疹疫苗接种史。完成麻疹疫苗初种并进行复种的人无1人发病,说明麻疹疫苗仅进行初种,不足以保护更多的人。

（二）应急接种

应急接种是指在传染病流行开始或有流行趋势时,为控制疫情蔓延,对易感人群开展的预防接种活动。实施应急接种有以下要求:①传染病暴发、流行时,县级以上地方人民政府或者其卫生健康主管部门需要采取应急接种措施的,依照法律、行政法规的规定执行应急接种。②实施应急接种时,由疾病预防控制机构制定应急接种实施方案,选择适当的接种服务形式尽快开展接种工作。③实施应急接种的时间要求。对于不同的疫苗针对传染病,实施应急接种的具体时间要求可能有差别。一般要求在传染病流行的早期,易感人群感染前或在传染病潜伏期的最初几天实施。此时实施应急接种,可以使未感染的易感人群得到保护,对部分潜伏期早期的病例也可使其不发病或减轻临床症状。应急接种要在2～3 d内完成,最长不能超过1周,目标人群要达到较高的接种率。④科学、合理地确定应急接种的地域范围和目标人群。范围太小,起不到控制传染病流行的作用;范围太大,针对性不强,浪费物力和人力,影响应急接种的效果,不利于传染病的控制。⑤科学、合理地确定应急接种的疫苗种类和程序。根据疫情特点、高危人群及疫苗特性综合确定。如针对 C 群流行性脑脊髓膜炎的应急接种,需选择含 C 群的流行性脑脊髓膜炎疫苗,而不能选择 A 群单价疫苗。

二、疫苗接种的服务形式和周期

县级人民政府卫生健康主管部门根据疾病预防控制机构提出的建议确定辖区内接种服务的形式和周期。接种单位根据提供预防接种服务的形式和周期,可以分为定点接种、入户接种和临时接种等几种常见形式。

(一)定点接种

定点接种是指县级以上卫生行政部门指定设立的固定接种场所,由接种单位责任区内的受种者主动到接种场所接受预防接种服务的一种形式。定点接种一般依托各级医疗卫生机构或在村级卫生室设立接种单位。

定点接种可分为预防接种门诊、村级接种点和出生时接种等形式。

1.预防接种门诊

根据《管理条例》提出的"承担预防接种工作的城镇医疗卫生机构,应当设立预防接种门诊"的要求,城镇接种单位,可根据责任区域的人口密度、适龄人口数以及服务半径等因素设立预防接种门诊,实行按日(或按周、按旬)接种服务。有条件的农村地区可在乡级卫生院设立常规预防接种门诊,以乡为单位实行按周(旬、月)集中接种。

预防接种门诊一般对门诊建筑面积、功能分区、接种室/台的安排、接种人员、疫苗冷藏条件、安全注射、预防接种宣传、接种室温度调节等有严格要求,能够为儿童提供相对温馨、人性化的接种环境和规范的预防接种服务,有利于提高预防接种服务质量。

根据《管理条例》规定,预防接种门诊标准及管理办法由省级卫生行政部门制定。

2.村级接种点

农村地区根据人口、交通情况以及服务半径等因素,设置覆盖 1 个或几个村级单位的固定接种点,实行按旬、按月(双月)接种,每年提供不少于 6 次接种服务。固定接种点一般设置在村级卫生室。

村级接种点需要提供较为规范的预防接种服务,具有以下特点:①方便受种者接受预防接种服务。定点接种一般都选在地理位置适中,交通便利的村级卫生室,具有明显标志,时间与地点固定,服务半径一般不超过 2 km,预防接种服务的可及性较好,条件好的接种点还能够提供冬天取暖、夏天降温的接种环境。②可以充分利用接种点现有的冷藏包、冰箱等冷链设备,规范疫苗的冷藏与冷运,保证疫苗的有效性。③可设立相对固定的宣传栏和宣传画,向群众普及接种疫苗的有关知识。④能与村级卫生室的医疗活动有机结合,配合常规备急救药品,能提供接种后观察的场所,有利于预防接种不良反应的及时处理。⑤实施定点接种,对接种点适当进行功能分区,实行分台接种,可以防止错种疫苗事故的发生,能够保证实施预防接种安全有效。

3.出生时接种

为保证新生儿出生后及时接种乙肝疫苗和BCG,特别是保证新生儿在出生后 24 h 内接种乙肝疫苗,以阻断乙肝的母婴传播,按照"谁接生,谁接种"的原则,由设有产科的各级各类医疗卫生单位负责为出生的新生儿在 24 h 内优先接种首针乙肝疫苗,然后再接种 BCG。

为提高新生儿乙肝疫苗的及时接种率,医院的预防保健人员应定期(最好是每天)到产科掌握新生儿出生情况,提前准备疫苗、接种器材和登记资料等,在新生儿出生后 24 h 内对其实施首针乙肝疫苗接种。也可在医院的产科设置产科接种点,对产科工作人员进行培训,配备冰箱或冷藏包等冷藏设备,常规准备一定数量的乙肝疫苗、接种器材和登记资料,并设置专门的接种室和接种台。当新生儿出生后,直接由产科接种点负责新生儿的乙肝疫苗第 1 针和 BCG 的接种工作。对新生儿接种乙肝疫苗和 BCG 后,要及时填写《新生儿首针乙肝疫苗和 BCG 接种登记卡》,并由儿童监护人及时报送至其居住地接种单位。所在居住地的接种单位应及时根据《新生儿首针乙肝疫苗和 BCG 接种登记卡》建立预防接种证、卡,及时将第 1 针乙肝疫苗和 BCG 接种情况进行转录,并负责第 2、3 针乙肝疫苗的接种工作。

（二）入户接种

边远山区、海岛、牧区等交通不便的地区,可采取入户巡回接种方式,以使这些地区的儿童方便、及时地得到国家免疫规划疫苗和其他疫苗的接种,保证目标儿童达到规定的接种率。入户接种有以下要求:①对国家免疫规划疫苗的接种服务每年不少于 6 次。②接种日期要相对固定,最好选在大多数群众方便的时间。③通过各种有效方式,事先将入户接种的信息通知到儿童监护人,使实施入户接种时,受种者及其监护人留在家中,并准备好儿童预防接种证。④入户接种时要求携带疫苗冷藏设备,疫苗贮存在规定的温度条件下,以保证疫苗的效价。对寒冷地区,携带疫苗时还需要采取措施,防止乙肝疫苗、百白破疫苗、白破疫苗等冻结失效。⑤入户接种时要特别注意多人份疫苗如 BCG、百白破疫苗、白破疫苗、麻疹疫苗等的开启后的无菌保存,并保证在有效时间内使用。⑥做好预防接种安全注射的操作和管理,将接种的废弃物如使用后的注射器、棉球/签、疫苗等集中收集带回后统一进行无害化处理,严禁随意丢弃。

（三）临时接种

在流动人口等特殊人群儿童集聚地组织开展群体性接种或应急接种时,可以在定点接种、入户接种形式外,在特殊人群儿童集聚地、传染病流行地区或集体单位等,设立临时接种点,选择适宜时间,为目标人群提供临时接种服务。临时接种有以下要求。

（1）临时接种时尽可能实行临时定点接种,使疫苗冷藏、安全注射更有保障,能够按照要求进行接种前告知、接种后观察和及时处理预防接种不良反应。

临时接种点可选择学校的医务室、集体单位的会议室或办公室、卫生室或诊所等地,设立醒目的标志,最好能够提供冬天取暖、夏天降温的接种环境。

（2）临时接种是定点接种和入户接种方式的补充。通过临时接种发现的漏证、漏卡和漏种的适龄儿童,应该纳入当地儿童常规免疫规划管理,尽快给予建证、建卡,按照免疫程序补种相关疫苗。

（王庆莉）

第三节　疫苗接种的流程

一、接种前准备工作

（一）确定受种对象

根据国家免疫规划疫苗规定的免疫程序,接种单位保存的接种记录,清理接种卡(簿),确定本次预防接种的受种者,受种者包括本次应受种者、既往漏种者和流动人口等特殊人群中的未接种者。

接种单位应定期主动搜索流动人口和计划外生育的儿童,确定这些人群中的受种者,并按照本地儿童相同的政策实施预防接种和管理。

（二）通知儿童家长或其监护人

采取预约、通知单、电话、短信、口头、广播通知等多种方式,通知儿童家长或其监护人,告知接种疫苗的种类、时间、地点和相关要求。

（三）分发和领取疫苗

(1)接种单位在收取上级陪送的疫苗时要索取温度检测记录及疫苗批签发等相关证明文件。

(2)接种单位根据各种疫苗受种人数计算领取疫苗数量,做好疫苗领发登记。

(3)运输疫苗的冷藏包(箱),应根据环境温度、运输条件、使用条件,放置适当数量的冰排。冷藏包(箱)的使用方法为:①脊灰疫苗和麻疹疫苗放在冷藏包(箱)的底层。②BCG 放在中层,并有醒目标记。③百白破疫苗、白破疫苗、乙肝疫苗放在上层,不要紧靠冰排,防止冻结,也可将疫苗放在冷藏箱冰排上面的泡沫垫上,这样可以保持疫苗冷藏而不会冻结;已证明即使使用纸板或纸隔开对冷冻敏感的疫苗,使其不接触冰排,对防止疫苗冻结也是无效的。④脊灰糖丸疫苗装在塑料袋内,无包装盒的疫苗和稀释液用纱布包好,冷藏包的空隙用纱布或纸张填充,防止疫苗安瓿(瓶)振荡破裂。⑤其他疫苗按照其疫苗使用说明书规定的贮存温度,参照上述要求适当放置。

（四）准备注射器材

(1)一次性注射器使用前要检查包装是否完好,在有效期内使用。

(2)备好喂服口服脊灰疫苗(OPV)的清洁小口杯、药匙。

（五）准备药品、器械

实施预防接种前,需要准备好以下药品、器械。

(1)消毒器材:准备 75％乙醇、镊子、棉球杯、无菌干棉球或棉签、治疗盘、洗手液等。

(2)体检器材:体温表、听诊器、压舌板、血压计。

(3)常用急救药品:1∶1 000 肾上腺素。

(4)安全注射器材:注射器回收用安全盒,毁形器、截针器,消毒液容器及污物桶等。

（六）做好新生儿乙肝疫苗和 BCG 接种的相关准备

根据辖区内儿童预期出生情况,提前准备乙肝疫苗、注射器材及相关记录资料,保证新生儿出生后 24 h 内尽快接种。

（七）其他准备

冷链运输接种门诊向上级索取温度监测记录及相关证明文件

二、接种时的工作

（一）准备好接种场所

（1）接种场所室外要设有醒目的标志，室内宽敞清洁、光线明亮、通风保暖，准备好接种工作台、坐凳，并提供儿童和家长等候接种的设施。

（2）接种场所应当按照登记、健康咨询、接种、记录、观察等服务功能进行合理分区，确保接种工作有序进行。同时需接种几种疫苗时，在接种室/台分别设置醒目的疫苗接种标记，避免错种、重种和漏种。

（3）做好室内清洁，使用消毒液或紫外线消毒，并做好消毒记录。

（4）接种工作人员穿戴工作衣、帽、口罩，双手要洗净。

（5）在接种场所显著位置公示相关信息和资料，包括：①预防接种工作流程；②第一类疫苗的品种、免疫程序、接种方法、作用、禁忌证、不良反应以及注意事项等；③第二类疫苗的品种、免疫程序、接种方法、作用、禁忌证、不良反应以及注意事项、接种服务价格等；④接种服务咨询电话；⑤相关的宣传资料。

（二）核实受种者

（1）接种工作人员应查验儿童预防接种证、卡或电子档案，核对受种者姓名、性别、出生年、月、日及接种记录，确认是否为本次受种对象，应接种何种疫苗。

（2）接种工作人员发现原始记录中受种者姓名、出生年、月、日有误时，应及时更正。

（3）对不属于本次受种的对象，向儿童家长或其监护人做好说服解释工作。

（4）对因有接种禁忌而不能接种的受种者，医疗卫生人员应当对受种者或者其监护人提出医学建议，并在接种卡(薄)和接种证上记录。

（三）接种前告知和健康状况询问

1.筛检

医疗卫生人员在实施接种前，应当按照预防接种工作规范的要求，检查受种者健康状况、核查接种禁忌，查对预防接种证，检查疫苗、注射器的外观、批号、有效期，核对受种者的姓名、年龄和疫苗的品名、规格、剂量、接种部位、接种途径，做到受种者、预防接种证和疫苗信息相一致，确认无误后方可实施接种。

2.告知

医疗卫生人员实施接种，应当告知受种者或者其监护人所接种疫苗的品种、作用、禁忌、不良反应以及现场留观等注意事项，询问受种者的健康状况以及是否有接种禁忌等情况，并如实记录告知和询问情况。受种者或者其监护人应当如实提供受种者的健康状况和接种禁忌等情况。有接种禁忌不能接种的，医疗卫生人员应当向受种者或者其监护人提出医学建议，并如实记录提出医学建议情况。

（四）接种现场疫苗管理

（1）接种前将疫苗从冷藏容器内取出，尽量减少开启冷藏容器的次数。

（2）严格核对接种疫苗的品种，检查疫苗外观质量。凡过期、变色、污染、发霉、有摇不散凝块或异物，无标签或标签不清，安瓿有裂纹的疫苗一律不得使用。

(3)不得使用冻结过的百白破疫苗、乙肝疫苗、白破疫苗等含吸附剂的疫苗。含吸附剂的疫苗是通过将一种物质附着于另一种物质表面的方法制成的。冻结以后,疫苗不再是均匀的絮状液体,在摇动安瓿后,开始形成片状物,逐渐沉于安瓿底部。

检查疫苗是否冻结的方法为"振荡试验"。具体方法为取相同种类、厂家及批号的疫苗安瓿作为被检疫苗安瓿,在−10 ℃以下冷冻至少 10 h 直到内容物为固体,然后融化。将此安瓿作为对照,标上"已被冷冻",以免误种。然后取 1 支怀疑冷冻过的疫苗,即"试验"疫苗。用力振摇对照样品和试验样品 10 s,将两者置于平面开始试验,随后连续观察 20 min。对光观察 2 支安瓿,比较沉降的速度,如果试验样品出现沉淀的速度比对照样品更慢,则说明被检安瓿极可能未被冻过,可以使用;如果两者沉淀速度相同,并且试验样品出现片状物,出现分层现象,且上层液体较清,说明试验样品可能被冻结破坏,不能继续使用。

(4)注射剂型疫苗的使用方法:①将安瓿尖端疫苗弹至体部,用 75% 乙醇棉球消毒安瓿颈部后,再用消毒干棉球/纱布包住颈部掰开。②将注射器针头斜面向下插入安瓿的液面下,吸取疫苗。③吸取疫苗后,将注射器的针头向上,排空注射器内的气泡,直至针头上有一小滴疫苗出现为止。④自毁型注射器的使用方法参见相关产品使用说明。⑤使用含有吸附剂的疫苗前,应当充分摇匀;使用冻干疫苗时,用注射器抽取稀释液,沿安瓿内壁缓慢注入,轻轻摇荡,使疫苗充分溶解,避免出现泡沫。⑥安瓿启开后,未用完的疫苗盖上无菌干棉球冷藏。活疫苗超过 30 min、灭活疫苗超过 1 h 未用完,应废弃。⑦冷藏容器内的冰排融化后,应及时更换。接种结束后应及时将未开启的疫苗存入冰箱冷藏室内。

(五)接种操作

(1)接种操作前要严格实行"三查七对一告知"制度,核实无误后,方可对符合条件的受种者实施接种。

(2)皮肤消毒:①确定接种部位,接种部位要避开瘢痕、炎症、硬结和皮肤病变处。②用灭菌镊子夹取 75% 乙醇棉球或用无菌棉签蘸 75% 乙醇,由内向外螺旋式对接种部位皮肤进行消毒,涂擦直径≥5 cm,待晾干后立即接种;禁用 2% 碘酊进行皮肤消毒。③按照免疫程序和疫苗使用说明书规定的接种剂量、方法和部位接种疫苗。

(3)接种时严格执行安全注射:①接种前方可打开或取出注射器具。②接种 BCG 的注射器、针头要专用。③在注射过程中防止被针头误伤,如被污染的注射针头刺伤,应立即清洗刺伤部位,并采取其他处置措施。④注射完毕后将注射器投入安全盒或防刺穿的容器内,统一回收销毁。

(六)接种记录、观察与预约

1.接种记录

接种工作人员实施接种后,及时在预防接种证、卡(簿)上记录所接种疫苗的年、月、日及批号、疫苗名称、厂家,接种记录书写要求完整、工整,不得用其他符号代替。

2.接种后观察

受种者在接种后留在接种现场观察 30 min。如受种者在现场留观期间出现不良反应的,医疗卫生人员应当按照预防接种工作规范的要求,及时采取救治等措施。

3.预约下次接种

向家长或其监护人预约下次接种疫苗的种类、时间和地点。

4.乙肝疫苗和卡介苗的首针接种登记

按照"谁接生谁接种"的原则,负责新生儿接生的单位在接种第1针乙肝疫苗和卡介苗后,应当填写接种登记卡,同时告知家长在1个月内到居住地的接种单位建证、建卡,并按免疫程序完成第2、3针乙肝疫苗接种。有的地区探讨实施在新生儿出生所在单位发放预防接种证的办法,值得借鉴。

三、接种后的工作

（一）接种器材的处理

（1）使用后的自毁型注射器、一次性注射器处理严格按照《医疗废物管理条例》的规定执行,实行入户接种时,应将所有医疗废物带回集中处理。

（2）镊子、治疗盘等器械按要求灭菌或消毒后备用。

（二）剩余疫苗的处理

记录疫苗的使用及废弃数量,剩余疫苗按以下要求处理。

（1）废弃已开启安瓿的疫苗。

（2）对使用时储存在合格冷链条件下未超过失效日期的剩余疫苗,应做好标记,放回冰箱保存,于有效期内在下次接种时首先使用。

（3）接种单位剩余第一类疫苗的,应当向原疫苗分发单位报告,并说明理由。

（三）统计、上卡

（1）清理核对接种通知单和预防接种卡（簿）,及时上卡,确定需补种的人数和名单,下次接种前补发通知。

（2）统计本次接种情况和下次接种的疫苗需用计划,并按规定上报。

四、接种数据统计与疫苗核算

（一）当天接种数据的统计

接种工作结束后将当日损坏疫苗数、当日库存疫苗数和当日接种人次数统计并填入《疫苗使用及库存情况登记表》中,同时将各种疫苗知情同意书分类统计并打印当日接种日志。要求做到每种疫苗当日《疫苗使用及库存情况登记表》接种人次数、知情同意书数量以及电脑日志接种人次数"三数一致"。

（二）当月接种数据的汇总与上报

《疫苗使用及库存情况登记表》要求每种疫苗每月以电子文档形式统计,将每月疫苗、注射器和条形码库存及使用情况汇总到《一类疫苗、注射器和条形码使用及库存情况统计表》,核对无误后上报。

五、国家实行疫苗全程电子追溯制度。

国务院药品监督管理部门会同国务院卫生健康主管部门制定统一的疫苗追溯标准和规范,建立全国疫苗电子追溯协同平台,整合疫苗生产、流通和预防接种全过程追溯信息,实现疫苗可追溯。

疫苗上市许可持有人应当建立疫苗电子追溯系统,与全国疫苗电子追溯协同平台相衔接,实现生产、流通和预防接种全过程最小包装单位疫苗可追溯、可核查。

疾病预防控制机构、接种单位应当依法如实记录疫苗流通、预防接种等情况,并按照规定向全国疫苗电子追溯协同平台提供追溯信息。

（王庆莉）

第四节　疫苗接种的方法

一、皮内注射法

(一)定义

皮内注射接种法是将少量疫苗注入人体表皮和真皮之间的方法,如 BCG 的接种和结核菌素的试验(图 5-1)。

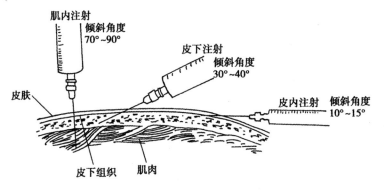

图 5-1　皮内、皮下和肌内注射位置示意图

(二)准备

(1)用物准备:注射盘(消毒液、棉签、砂轮)、疫苗、急救药物与用品、1 mL 一次性注射器、4.5 号或 5 号针头、记录卡(册)。

(2)受种者准备:取坐位或立位,注射部位为前臂掌侧中 1/3 与下 1/3 交界处和上臂外侧三角肌中部附着处。

(3)操作者着装整洁,戴口罩,洗手,铺无菌盘。

(三)操作

(1)核对姓名,询问"三史"(家族史、接种史、过敏史),向受种者或家属做好解释工作。

(2)核对疫苗与接种单,检查疫苗质量,抽取药液。

(3)选定注射部位:接种人员用 1 mL 一次性注射器配上 4.5 号或 5 号针头,吸取 1 人份疫苗后,用 75%乙醇消毒皮肤,待干。排尽注射器内空气,直至针头上有一小滴疫苗出现为止,查对安瓿。左手绷紧注射部位皮肤(图 5-2,图 5-3),右手持注射器,右手示指固定针管,针头斜面向上,与皮肤成 10°～15°角(如在上臂外侧三角肌中部附着处注射时,针头与皮肤成 30°角)刺入皮内,待针头斜面完全进入皮内后,放平注射器,左手拇指固定针栓,但不要接触针头部分,右手轻轻推动活塞,注入疫苗 0.1 mL,使注射处隆起形成一个圆形皮丘,隆起的皮肤几乎变白并显露毛孔,针管顺时针方向旋转 45°角后,拔出针头,勿按摩注射部位。

（四）注射法应注意的事项

（1）应做到"五个准确"，即受种者、疫苗、剂量、途径和时间均准确。

（2）做到"三查对"，即操作前、中、后查对。

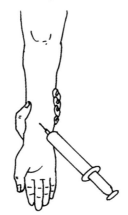

图 5-2 皮内穿刺法（对着前臂横行穿入）

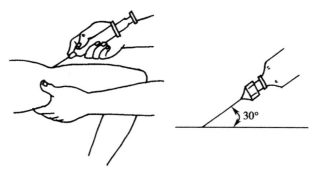

图 5-3 皮内注射法绷紧皮肤刺针

（3）皮肤消毒部位未留间隙，由内向外螺旋式涂擦，直径≥5 cm，禁用口吹干。

（4）严格执行安全注射要求：①接种前方可打开或取出注射器具；②在注射过程中防止被针头误伤；③注射完毕后不得回套针帽，注射器具直接投入安全容器内，统一销毁。

（5）接种记录与观察：①接种后及时做好各项记录；②受种者在接种后观察 30 min。

二、皮下注射法

（一）定义

皮下注射接种法是将少量疫苗注入皮下组织内的方法，如麻疹疫苗、流脑疫苗、流行性乙脑疫苗和风疹疫苗的接种。

（二）准备

（1）用物准备：注射盘（消毒液、棉签、砂轮）、疫苗、急救药物与用品、1 mL 和 2 mL 一次性注射器、记录卡（册）等。

（2）受种者准备：取坐位或半坐位，注射部位可在上臂外侧三角肌下缘附着处、大腿前侧与外侧或两侧腹壁，需长期反复皮下注射者，需有计划地经常更换注射部位。

（3）操作者着装整洁，戴口罩，洗手，铺无菌盘。

（三）操作

（1）核对姓名，询问"三史"，向受种者或家属做好解释工作。

（2）核对疫苗与接种单，检查疫苗质量，抽取药液。

（3）选定注射部位：接种人员用一次性注射器吸取1人份疫苗后，局部皮肤消毒，待干。排尽注射器内空气，直至针头上有一小滴疫苗出现为止，查对安瓿。左手隆起注射部位皮肤（图5-4），右手持注射器，示指固定针栓，针头斜面向上，与皮肤成30°～40°角，快速刺入针头长度的1/3～2/3，放松皮肤，左手固定针管，回抽无血，注入疫苗，快速拔出针头，用消毒干棉签稍加按压针眼部位。若有回血，应更换注射部位，重新注射。

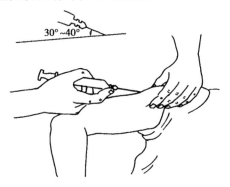

图5-4　皮下注射法隆起皮肤刺针

三、肌内注射法

（一）定义

肌内注射接种法是将少量疫苗注入肌肉组织内的方法，如百白破疫苗、乙肝疫苗、狂犬疫苗和流感疫苗的接种。

（二）准备

（1）用物准备：注射盘（消毒液、棉签、砂轮）、疫苗、急救药物与用品、2 mL或1 mL一次性注射器、记录卡（册）等。

（2）受种者准备：取坐位或卧位，注射部位应选择肌肉丰富、与大血管和神经距离相对较远的部位，以上臂外侧三角肌、大腿中部前外侧肌肉、臀大肌外上2/3处常用。

（3）操作者着装整洁，戴口罩，洗手，铺无菌盘。

（三）操作

（1）核对姓名，询问"三史"，向受种者或家属做好解释工作。

（2）核对疫苗与接种单，检查疫苗质量，抽取药液。

（3）选定注射部位：接种人员用相应规格的一次性注射器，吸取1人份疫苗后，消毒皮肤待干。排尽注射器内空气，左手拇指和示指叉开，绷紧注射部位肌肉（图5-5，图5-6，图5-7），右手持注射器（以执毛笔式），中指固定针栓，与皮肤呈90°角，在左手拇指和示指之间快速刺入针头长度的2/3，进针2.5～3 cm（消瘦者和婴幼儿酌减）。放松皮肤，固定针管，回抽无血，注入疫苗后快速拔出针头，用消毒干棉签稍加按压针眼部位。

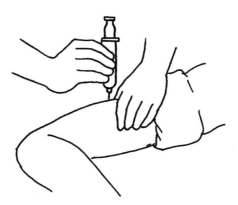

图 5-5 上臂外侧三角肌注射法

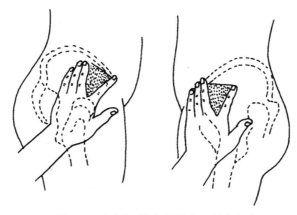

图 5-6 臀中肌、臀小肌肌内注射定位法

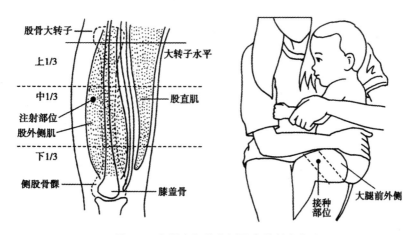

图 5-7 大腿中部前外侧肌内注射定位法

四、口服法

（一）定义

口服接种法是将疫苗吞咽进入体内的方法,如脊髓灰质炎糖丸活疫苗的接种,是一种安全、方便的免疫方法,疫苗经口服后在胃肠道通过扩张方式吸收,30 min 后可发挥作用。

341

（二）准备

（1）接种者：按要求着装、洗手并擦干。

（2）物品：药盘、疫苗、药杯、药勺、水壶、记录卡（册）等。

（3）环境：清洁、光线充足。

（三）操作

（1）核对受种者姓名和疫苗品名。

（2）固体疫苗：月龄稍大的儿童用消毒小勺将固体疫苗直接喂入口中或用凉开水送服咽下。月龄小的儿童应将固体疫苗用汤匙碾碎，干服或用少许凉开水调成糊状，慢慢送入口中，看其服下。如儿童服疫苗后吐出应先饮少量凉开水，休息片刻后再服。

（3）液体疫苗：较大儿童张口直接滴入。较小儿童呈仰卧位，左手拇指和示指捏住两颊使其嘴张开，右手将疫苗滴入口中。

五、其他接种方法

（一）黏膜接种法

1.定义

黏膜接种法是将疫苗稀释后直接喷入鼻内由黏膜吸收的方法，如流行性感冒疫苗的接种。

2.准备

（1）接种者：按要求着装、洗手并擦干。

（2）物品：药盘、疫苗、生理盐水、喷雾瓶、一次性喷雾嘴、药杯、棉签、记录卡（册）等。

（3）环境：清洁、光线充足。

3.操作

（1）核对受种者姓名和疫苗品名。

（2）受种者取坐位，抬头，操作者用棉签蘸生理盐水清洁鼻腔。

（3）用 1 mL 疫苗加上 4 mL 生理盐水，混匀后喷入两侧鼻腔中，每侧鼻腔约喷 0.25 mL。

4.注意事项

（1）疫苗喷入两侧鼻腔后，用手指稍捏压。

（2）做到一人一喷嘴，如鼻黏膜破损或鼻患用药时避免接种。

（二）划痕接种法

1.定义

划痕接种法是将活疫苗经皮肤划痕刺入吸收的方法，如 BCG、布鲁司杆菌菌苗、鼠疫菌苗、炭疽菌苗等疫苗的接种。

2.准备

（1）物品：药盘、疫苗、2 mL 一次性注射器、消毒缝针、消毒液、棉签、记录卡（册）等。

（2）受种者准备：取坐位，露出左上臂，接种部位取三角肌下端外缘。

（3）接种者：按要求着装、洗手并擦干。

3.操作

（1）核对受种者姓名，向受种者或家属做好解释工作。

（2）核对疫苗与接种单，检查疫苗质量。

（3）选定注射部位：接种人员将乳白色混悬液菌苗轻摇匀，接种部位皮肤常规消毒，待干后滴上菌苗。儿童滴 1 滴,划一个"♯"字,每痕长度为 0.5～1 cm,成人滴 2 滴,2 滴之间相距 2～3 cm,每滴划一个"♯"字,每痕长度为 1～1.5 cm,深度以出现红痕为宜,涂匀菌苗,使其渗入皮内,待菌苗干后穿上衣服。

(王庆莉)

第五节　疫苗接种的应用

我国疫苗应用分一类疫苗和二类疫苗。

一、一类疫苗

一类疫苗包括预防传染力强、危害严重的 7 类疾病,国家免费强制性要求全部儿童注射,又称为"计划免疫类疫苗",目前包括 10/11 类疫苗覆盖 15 种疾病。一类疫苗均为国内自己生产的疫苗,已使用较长时间、效果好、价廉。

(一)卡介苗(BCG)

用活的无毒牛型结核杆菌制成,接种 4～8 周产生免疫力,特异性免疫约需 3 个月,但 BCG 的预防时间尚不清楚。BCG 对结核性脑膜炎和播散性结核有较好预防作用。BCG 为诱导机体 T 细胞免疫反应,新生儿细胞免疫发育成熟,接种 BCG 反应好。我国 BCG 有冻干制剂和注射剂,皮内注射接种。BCG 接种前不需作结核菌素皮肤试验,不推荐 BCG 复种。接种后偶见局部淋巴结炎症、类狼疮反应、瘢痕形成等不良反应发生。2004 年 WHO 的立场文件建议在结核病发病率高的地区与国家仍应在婴儿出生后尽早接种 BCG。

(二)乙肝疫苗

有血源乙肝疫苗及基因重组(转基因)乙肝疫苗两种类型,目前我国多采用基因重组(转基因)乙肝疫苗,有儿童和成人两种剂型,分别用于儿童和 10 岁以下的少年以及 11～19 岁的青少年和成人,肌内注射。新生儿应尽早接种乙型肝炎疫苗(<24 h)。乙肝疫苗接种后反应轻微,一般 1～2 d 消失。酵母重组乙肝疫苗可与 B 型流感嗜血杆菌(Hib)、BCG、甲肝、脊髓灰质炎、麻疹、流行性腮腺炎、风疹、DTP 等疫苗分不同部位同时接种。

(三)脊髓灰质炎疫苗

有口服脊髓灰质炎减毒活疫苗(OPV)与脊髓灰质炎灭活疫苗(IPV)两种疫苗。我国目前使用的"糖丸"即 OPV,是由减毒的活病毒株制成,多为 Ⅰ 型/Ⅱ 型/Ⅲ 型三价疫苗。IPV 是采用 Ⅰ 型(Mahoney 株)、Ⅱ 型(MEF-1 株)、Ⅲ 型(Saukett 株)脊髓灰质炎病毒经灭活后按比例混合制成的 3 价液体疫苗。OPV 第 1 剂约有 50% 儿童产生免疫,3 次全程基础免疫后＞95% 儿童产生免疫。因为口服脊髓灰质炎疫苗遇热失效,应直接含服或凉开水溶化后服用;服疫苗后 30 min 内不要吸吮人乳(可用牛奶或其他代乳品);IPV 为大腿外侧或三角肌肌内注射。

(四)百白破三联疫苗

由百日咳疫苗、精制白喉和破伤风类毒素按比例配制。有全细胞百白破疫苗(wDTP)和无细胞百白破疫苗(DTaP)2 种。wDTP 接种不良反应较多,严重者可出现皮疹,甚至神经血管性水肿或过敏性休克,神经系统异常反应或低张力低应答反应(休克样综合征)。全程 DTP 接种后

(基础＋加强)免疫力可持续维持＞6年。1～7岁儿童延迟或中断接种 DTP 者需再接种 3 次,未接种 DTP 的 7 岁儿童宜接种 Td(白喉、破伤风)疫苗。因母亲不能为婴儿提供足够的抗百日咳的抗体。2005 年美国免疫工作咨询委员会(ACIP)建议未接种百日咳疫苗的母亲、新生儿以及家庭成员应接种 TDaP 联合疫苗。2012 年再次建议未接种百日咳疫苗的妊娠妇女需在妊娠后期接种 TDaP 联合疫苗。

(五)麻疹疫苗/麻风疫苗

麻疹减毒活疫苗用麻疹病毒减毒株接种鸡胚细胞经培养收获病毒液后冻干制成。麻疹风疹联合减毒活疫苗(MR)系用麻疹病毒减毒株和风疹病毒减毒株冻干制成。用于接种＞8 月龄易感者,1 周后始产生抗体,1 个月达高峰,阳转率＞95%。少数儿童接种后 5～12 d 出现发热(≥38.3 ℃)及皮疹。

(六)流脑疫苗

流脑疫苗包括 A 群流脑疫苗和 A＋C 群流脑疫苗,均为菌体提纯后的多糖疫苗。A 群流脑疫苗主要用于 6 月龄至 18 月龄的儿童,A＋C 群流脑疫苗用于＞2 岁儿童及成年人。＞2 岁儿童接种 1 剂 A＋C 群多糖疫苗可提供至少 3 年的保护作用。

(七)乙脑疫苗

有灭活疫苗和减毒活疫苗两种。乙脑减毒活疫苗系用流行性乙型脑炎病毒 SA14-14-2 减毒株接种原代地鼠肾细胞制成,灭活疫苗系由乙脑病毒灭活后制成,用于＞8 月龄健康儿童、非疫区进入疫区的儿童和成人。减毒活疫苗一次注射后中和抗体阳转率可＞80%,第二年加强后可达＞90%。灭活疫苗经 2 针基础免疫后中和抗体阳转率为 60%～85%,次年加强注射后阳转率可达＞90%,且可维持较长时间。

(八)甲肝疫苗

有甲肝病毒减毒株制成的甲肝减毒活疫苗和灭活甲型肝炎病毒株制备甲肝灭活疫苗 2 种。甲肝减毒活疫苗又据保存时间和要求条件分为普通减毒活疫苗和冻干减毒活疫苗。1 岁以上儿童、成人的甲肝病毒易感者均应接种甲肝疫苗。接种后 8 周机体抗体阳性率可达 98%～100%;免疫力一般可维持 5～10 年后补种一针可获得长期免疫作用。

(九)流行性出血热疫苗

有 Ⅰ 型和 Ⅱ 型两种灭活疫苗,有一定程度交叉保护。Ⅰ 型用 Ⅰ 型(野鼠型)出血热 Z10 毒株感染沙鼠肾原代细胞或者直接取脑组织提取病毒囊膜糖蛋白(G1P、G2P)和核蛋白(NP)等有效成分制备而成,保护率可达 90% 左右。Ⅱ 型用 Ⅱ 型(家鼠型)出血热病毒感染原代地鼠肾细胞培养后制备而成,接种后血清抗体阳转率＞90%。

(十)炭疽疫苗

用炭疽弱毒(A16R)株生产,为 50% 甘泊芽孢悬液。划痕接种,如 24 h 划痕局部无任何反应(包括创伤反应)应重新接种。接种后 1 周产生免疫力,2 周达保护水平,约维持 1 年,故对高危人群宜每年接种 1 次。因划痕疫苗剂量较皮下注射大(约为 80 倍),故严禁注射。

(十一)钩端螺旋体疫苗

有钩端螺旋体流行菌株制成单价或多价疫苗的全菌体灭活疫苗与提取钩端螺旋体外膜抗原制成的外膜疫苗(亚单位疫苗)2 种。全菌体灭活疫苗保护率为 85.3%～100%,外膜疫苗的阳性率＞95%。适用流行地区 7～60 岁人群。

二、二类疫苗

为"计划免疫外疫苗",政府不强制全部儿童接种,包括流感嗜血杆菌、水痘、肺炎球菌、流感以及特殊情况应用疫苗等 10 余种。二类疫苗接种与疾病流行地域(如钩端螺旋体病疫苗)或某些疾病危害性较低(如风疹、水痘等)有关。少数疫苗价格较贵、产量有限(如肺炎疫苗),尚不能免费接种也属二类疫苗。二类疫苗还包括部分效果不确定、未普遍接种的疫苗(如伤寒、痢疾等疫苗)。

(一)B 型流感嗜血杆菌疫苗

由纯化的 B 型流感嗜血杆菌(Hib)荚膜多糖与破伤风类毒素共价结合生产的结合疫苗。用于>2 月龄儿童接种预防 Hib 感染。基础免疫 1 个月后有 95%～100% 的婴儿产生免疫作用,加强免疫 1 个月后免疫保护达 100%。

(二)水痘疫苗

可预防水痘和水痘带状疱疹病毒所致并发症。水痘疫苗(VAR)用水痘-带状疱疹减毒活病毒制备。无水痘史的成人和青少年均应接种。接种 6 周后血清阳转率均>98%,>13 岁人群接种 2 剂(6～10 周)血清阳转率可达 100%;5 年后仍有 93% 的儿童和 94% 的成人可检测体内水痘-带状疱疹病毒抗体,87% 儿童和 94% 成人具有细胞介导的免疫力。

(三)轮状病毒疫苗

口服轮状病毒疫苗(RV)后可刺激机体产生对 A 群轮状病毒的免疫力,用于预防婴幼儿 A 群轮状病毒引起的腹泻,保护期>1.5 年。目前全世界有比利时的单价的(RV1)、美国的五价的(RV5)轮状病毒疫苗和中国兰州羔羊轮状病毒疫苗(LLR)3 种口服减毒活轮状病毒疫苗(RV),国内主要用 LLR。2013 年 WHO 的立场性文件建议所有国家的免疫计划中应包括 RV,特别在发展中国家;适用于 2 月龄至 24 月龄婴幼儿;婴儿 6 周龄后尽早口服 RV。

(四)流感疫苗

目前流感疫苗有三价灭活疫苗(TIV)、减毒活流感疫苗(LAIV)。TIV 包括 2 个甲型流感病毒和 1 个乙型流感病毒,有全病毒灭活疫苗、裂解疫苗和亚单位疫苗 3 型。多数国家采用裂解疫苗和亚单位疫苗。2012 年美国有四价的鼻喷 LAIV。流感疫苗适用于流感高危人群,特别是 6～35 月龄的婴幼儿。1～15 岁儿童接种流感疫苗的免疫效力为 77%～91%,<65 岁成人接种流感疫苗可减少 87% 流感相关疾病住院率。流感流行高峰前 1～2 个月接种流感疫苗,更有效发挥疫苗的保护作用。流感疫苗接种后 2 周内产生保护性抗体,持续 1 年。

(五)肺炎球菌疫苗

目前有 2 种肺炎球菌疫苗类型,23 价肺炎双球菌多糖疫苗(PPV23)和肺炎结合疫苗 PCV(PCV11 和 PCV13,PCV7 已逐渐由 PCV11 所替代)。PPSV 覆盖了 23 种经常引起肺炎球菌感染的血清型,约有 90% 的肺炎是由这 23 种血清型引起的。PPV23 对<2 岁的婴幼儿免疫效果较差。2012 年 WHO 的立场性文件建议所有国家的免疫计划中应包括 PCVs,特别在儿童死亡率较高的地区与国家优先采用多成分的 PCVs。

(六)狂犬疫苗

1882 年法国化学家、微生物学家路易·巴斯德(Louis Pasteur)首次研制人用狂犬病疫苗。目前技术采用原代地鼠肾细胞、鸡胚细胞、人二倍体细胞和 Vero 细胞培养的纯化疫苗。狂犬疫苗的预防效果以中和抗体水平和保护率为主要指标。中国疾病预防控制中心参考世界卫生组织和美国疾控中心的技术指南制定《狂犬病预防控制技术指南（2016 版）》建议通过检测中和抗体，监测暴露前抗体背景及暴露后疫苗注射的免疫效果。WHO 建议接种者体内中和抗体水平≥0.5 IU/mL为有效保护能力；如中和抗体水＜0.5 IU/mL 需加强免疫，至有效保护水平。如全程接种半年后再次被动物咬伤者需重新进行全程免疫。WHO 推荐的暴露后免疫肌内注射程序包括"5 针法"（Essen 法）、"2-1-1"程序（Zagreb法），2009 年美国免疫实施顾问委员会推荐"简易4 针法"。《狂犬病预防控制技术指南（2016 版）》建议狂犬病疫苗的暴露后免疫程序包括"5 针法"和"2-1-1"程序。狂犬病是致命性疾病，被有狂犬病毒感染的动物咬后无任何预防禁忌。

三、儿童常见疾病状态的预防接种

（一）感染急性期

对上呼吸道感染急性期患者，特别是伴高热者建议应暂缓接种疫苗。因有的疫苗可出现类似上呼吸道感染的症状，影响对呼吸道感染病情的正确判断。

（二）变态反应性疾病

变态反应性疾病包括变应性鼻炎、变应性皮炎、哮喘与食物过敏。一方面，患变态反应性疾病的儿童需接种疫苗预防某些传染病，另一方面，过敏体质的儿童有对疫苗成分过敏或接种后发生变态反应的高危因素。因此，接种过程需兼顾二者。一般，有变态反应性疾病的儿童应与正常儿童一样的常规预防接种。但对任何疫苗有变态反应者应禁忌同样疫苗的接种，需注意询问家长儿童既往疫苗相应成分的过敏史，特别是对于过敏体质的儿童。对曾发生疫苗引起的IgE 介导的速发型变态反应者，基层儿科医生、儿童保健医生应请变态反应科医生评估儿童进行预防接种的安全性。如特别需要接种时，可进行有关成分的皮肤试验，必要时可采用分级剂量的方法进行分次注射。

1.易引起变态反应的疫苗成分

易引起变态反应的疫苗成分包括凝胶、鸡蛋、酵母、乳胶、新霉素和硫柳汞。含有凝胶的疫苗有 DTaP、流感、乙脑、MMR、狂犬病、伤寒、水痘、黄热病和单纯疱疹疫苗，特别是 MMR、水痘和乙脑。乙肝疫苗和 HPV 含有酵母成分，但很少发生与酵母过敏有关的疫苗反应。疫苗安瓿的瓶塞或者注射器的柱塞可能有橡胶成分，对乳胶过敏的儿童可能有潜在风险。个别报告 MMR和流感疫苗变态反应可能与新霉素和硫柳汞有关。

含有鸡蛋蛋白的疫苗有麻疹、风疹、部分狂犬病疫苗、流感和黄热病疫苗。其中麻疹、风疹和部分狂犬病疫苗是在鸡胚胎纤维细胞中培养，鸡蛋蛋白含量为纳克级，可正常接种。ACIP、AAP、2010 年美国食物过敏指南专家组均认为鸡蛋过敏儿童，甚至有严重反应的儿童进行麻疹、腮腺炎、风疹（MMR）或 MMR＋水痘（MMRV）接种是安全的，单价水痘疫苗不含鸡蛋蛋白。过去因 MMR 中卵清白蛋白诱发的不良事件，除非对疫苗中的成分过敏，如明胶。

关于流感疫苗接种尚存在争议。因流感疫苗和黄热病疫苗含有鸡蛋蛋白为微克级（流感疫苗鸡蛋蛋白 1.2～42 µg/mL），可能导致鸡蛋过敏儿童的变态反应。接种时需注意询问家长，儿童既往接种两种疫苗或者对鸡蛋的过敏史，包括对生鸡蛋过敏情况。因部分儿童食用熟鸡蛋不发生变态反应，但对生鸡蛋过敏，疫苗中的鸡蛋成分未经加热，儿童可能发生变态反应。如接种时有对生鸡蛋过敏的儿童，基层儿科医生、儿童保健医生应请免疫科医生对儿童发生变态反应的可能性进行评估。

近年关于鸡蛋过敏儿童接种流感疫苗安全性有新的进展。美国 CDC、美国儿科学会

（AAP），美国过敏、哮喘和免疫学学院（AACAAI）已不再认为鸡蛋过敏的儿童需禁止接种流感疫苗，也不需要先做皮肤筛查检测（SPT）后再接种。有研究证实 SPT（＋）并不能预测发生疫苗反应，分 2 次接种证据不足，即使有鸡蛋严重过敏史的儿童 1 次接种仍是安全的。因现在疫苗中的卵清白蛋白很少（＜1 μg/mL），较以前更低。较轻反应或局部反应者不是禁忌对象。

2.谨慎接种情况

活的减毒流感疫苗（LAIV）可能在鼻腔中复制而诱发哮喘发作，故＜2 岁婴幼儿、哮喘或反应性气道疾患，或者既往 12 个月内有喘息或哮喘发作的 2～4 岁的儿童均不用 LAIV。患湿疹的儿童应尽量查找和避免接触变应原；急性期特别是伴有发热时不能接种疫苗，病情稳定时可尝试接种疫苗，但应密切观察皮疹情况。

（三）先天性心脏病

文献分析近 20 年美国因疫苗接种发生儿童死亡的死因，未证实与先天性心脏病并发症有关。WHO 认为澳大利亚、欧洲报告的心脏病疫苗接种后死亡很少，死亡可能与心肌病有关。美国心脏病学会认为有先天性心脏病的儿童不仅应常规接种疫苗，还应增加免疫接种，如流感疫苗。冬季应接种疫苗预防病毒（RSV）感冒。

（四）糖皮质激素应用

2014 年 AAP 提出局部的类固醇治疗（如雾化吸入）不影响预防接种。一般短期采用糖皮质激素治疗不影响流感或肺炎球菌疫苗接种，除非用药数月。糖皮质激素治疗期儿童与减毒活疫苗接种情况与疾病、激素剂量、治疗时间等因素有关。患有免疫抑制疾病且接受激素治疗的儿童，禁忌所有活的病毒疫苗。

（五）惊厥

惊厥家族史或神经系统疾病家族史，不影响儿童常规免疫接种。儿科医生需与家长讨论有惊厥高危因素儿童的免疫接种风险－效益，接种前可采用抗惊厥药物预防；有惊厥家族史的儿童可适当给予解热镇痛药（如对乙酰氨基酚）。

四、儿童慢性疾病状态的预防接种

慢性疾病状态的儿童预防接种较正常儿童复杂，儿科医生、儿童保健医生临床工作需正确处理。

（一）慢性肾脏病

慢性肾脏病（CKD）患者存在细胞及体液免疫功能受损、免疫细胞活性下降、营养状况差等病理状况，接种疫苗后出现血清转化率低、抗体峰值浓度低、抗体浓度下降速度快及维持时间短等问题，故不适用常用的疫苗接种模式。美国 CDC 的免疫接种顾问委员会（ACIP）制订慢性肾脏病及透析患者疫苗接种指南。如无特别禁忌情况儿童 CKD 患者应按年龄接种相应疫苗；但慢性肾脏病患者属于免疫低下人群，只能接种灭活疫苗，不能接种减毒活疫苗；强烈推荐慢性肾脏病患者接种乙肝、流感和肺炎球菌疫苗。如日本透析患者强制接种乙肝疫苗，且需每年测定乙肝表面抗体水平，当乙肝表面抗体水平＜10 IU/L 时需加强剂量接种；建议接种 IPV、DTaP、水痘-带状疱疹疫苗、麻疹、MMR、甲肝疫苗、乙肝疫苗、Hib、肺炎链球菌疫苗及流感疫苗。

（二）血液系统疾病

1.急性白血病与恶性肿瘤

原则上建议所有活疫苗均在结束化疗 3 个月后接种。部分灭活的疫苗在肿瘤化疗期间可按免疫计划接种,但因免疫功能抑制可能有效抗体保护不足。如化疗方案中有抗 B 淋巴细胞的抗体(如利妥昔单抗注射液),则化疗结束 6 个月病情稳定后接种疫苗。家庭成员可接种 IPV,禁止接种 OPV,避免病毒泄露后致儿童患病。

2.出血性疾病

接受抗凝治疗儿童避免肌内注射,可采用细针头皮内或皮下注射,按压 2 min;如采用凝血因子治疗者宜给凝血因子后尽快预防接种。

(三)原发性免疫缺陷病

2015 年中华医学会儿科分会免疫学组与中华儿科杂志编辑委员会参考 2013 美国感染疾病学会(IDSA)的《免疫功能低下宿主疫苗接种临床指南》撰写《免疫功能异常患儿预防接种专家共识:原发性免疫缺乏病》。IDSA 指南建议原发性免疫缺陷病(PID)儿童禁忌接种活疫苗;免疫功能低下儿童接种灭活疫苗较安全,可常规接种,但免疫反应强度和持久性可降低;原发性补体缺乏症等轻度免疫抑制者按常规免疫接种。儿童免疫抑制治疗前≥4 周接种活疫苗,避免免疫抑制治疗开始 2 周内接种;免疫抑制治疗前≥2 周接种灭活疫苗。联合免疫缺陷症儿童免疫球蛋白治疗前可常规接种灭活的疫苗,产生抗体的能力为评估免疫反应的参考指标。

(四)艾滋病 HIV 感染

可安全接种疫苗,所有灭活的疫苗原则上应按免疫计划常规接种。如艾滋病(HIV)儿童接种其他疫苗可预防疾病,应进行被动免疫预防治疗。HIV 感染的患者疫苗的免疫反应与 $CD4^+$ T 细胞的数量以及血浆中的病毒载量明显相关,同时稳定的 CART 治疗对抗体的产生也很重要。

1.一类疫苗

不建议接种口服的脊髓灰质炎糖丸,也不建议接种卡介苗。因 HIV 患者接种乙肝疫苗后抗体很快下降,建议应完成 3 个剂量的接种后 6~12 个月检测相应抗体,如乙肝抗体<10 IU/L,建议进行第二次的 3 剂标准剂量的乙肝疫苗接种。>12 岁的 HIV 青少年可接种 3 剂甲乙肝联合疫苗(包含 20 μg 的乙肝表面抗原)。建议未接种 Hib 的>59 月龄的 HIV 患儿接种一剂 Hib 疫苗;临床上无症状,或症状较轻,且 CD4 阳性细胞>15%者接种麻腮风三联疫苗(MMR);感染 HIV 的 11~18 岁儿童、青少年至少间隔 2 月接种两次流行性脑膜炎疫苗(MCV4),如果第一剂流脑疫苗在 11~12 岁时接种,则 16 岁时接种第三剂流脑疫苗。

2.二类疫苗

建议接触或感染 HIV 的婴儿接种轮状病毒疫苗;每年接种流感疫苗,但不接种活的增强流感疫苗(LAIV);建议临床上无症状,或症状较轻,CD4 阳性细胞>15%者接种水痘疫苗,2 剂水痘疫苗至少间隔 3 个月,但不建议接种麻腮风水痘(MMRV)的联合疫苗。HIV 感染患者最好在 cART 治疗≥3 个月,特别是 $CD4^+$ T 细胞数量明显改善(≥15%),以及血浆病毒载量明显下降(<10^3 copies/mL)时再进行预防接种。

(王庆莉)

第六节　疫苗接种的免疫程序

免疫程序是指对某一特定人群(如儿童)预防针对传染病需要接种疫苗的种类、次序、剂量、部位及有关要求所作的具体规定。只有按照科学、合理的程序进行接种,才能充分发挥疫苗的免疫效果,减少预防接种不良反应的发生,避免人力、物力、财力的浪费,有效地保护易感人群,预防和控制针对传染病的发生与流行。

免疫程序包括儿童常规免疫程序、儿童扩大免疫程序、成人免疫程序、特殊地区和特殊职业人群免疫程序等。

一、制定免疫程序的依据

制定免疫程序时要综合考虑当地疾病控制规划,疾病负担,疫苗的特征、免疫学原理,传染病的流行特征,接种后的效益和利弊等多方面因素。概括起来有以下 3 个方面。

(一)传染病的流行情况

世界各地的疾病负担不完全相同,在经济、文化、卫生等方面存在较大差异,在制定免疫程序时,首先要考虑当地的疾病负担和群众的可接受性。我国在把乙肝疫苗、BCG、脊灰疫苗、百白破疫苗、麻疹疫苗、白破疫苗 6 种疫苗作为儿童常规免疫疫苗的基础上,2008 年又将甲肝疫苗、流脑疫苗、乙脑疫苗、麻腮风联合疫苗纳入儿童常规免疫接种。在重点地区对重点人群进行出血热疫苗接种;发生炭疽、钩端螺旋体病疫情或发生洪涝灾害可能导致钩端螺旋体病暴发流行时,对重点人群进行炭疽疫苗和钩端螺旋体疫苗应急接种。通过接种上述疫苗,可预防乙肝、结核病、脊灰、百日咳、白喉、破伤风、麻疹、甲肝、流脑、乙脑、风疹、流行性腮腺炎、出血热、炭疽和钩端螺旋体病 15 种传染病。

(二)疫苗的生物特性和免疫效果

主要是指接种疫苗的安全性和有效性,包括疫苗的免疫原性、产生理想免疫应答的剂次、间隔时间、接种后的反应、免疫效果和免疫持久性,与其他疫苗同时接种的反应性,人体免疫系统发育的完善程度,母体胎传抗体消失时间等因素。

(三)实施的条件

接种疫苗必须有一定的行政手段和技术措施才能实施。在制定免疫程序时,应考虑群众的可接受性、实施的可能性,包括疫苗生产供应能力,实施地区的交通状况、后勤保障、组织机构和工作人员,以及接种后的成本-效益等因素。

二、免疫程序的内容

免疫程序的内容包括免疫起始月(年)龄、接种剂次和剂量、剂次之间的时间间隔,以及几种疫苗联合免疫等问题。其中接种疫苗的起始月(年)龄、接种剂量和接种时间间隔是正确使用疫苗的 3 个最重要的问题。

(一)免疫起始月龄

确定免疫起始月龄要考虑婴幼儿接种疫苗来自母传抗体的干扰、个体免疫系统发育情况、传染病暴露机会 3 个方面的因素。在有母体被动抗体干扰的情况下,会影响减毒活疫苗免疫抗体的形成;月龄过小,免疫系统发育不完善,亦会使免疫不成功;月龄过大,则会增加暴露传染病的机会。对免疫起始月龄的一般要求是,存在发病危险而又能对疫苗产生充分免疫应答能力的最小月(年)龄,两相权衡后确定免疫起始月龄。

一般规定,接种疫苗不应早于免疫起始月龄。为控制某种传染病的发病,在免疫起始月龄前接种疫苗,这 1 剂不作为免疫程序,应按照免疫程序再接种 1 剂。

（二）接种剂量

接种疫苗的最佳剂量一般是由疫苗的性质决定的。接种剂量过小,不足以刺激机体免疫系统的应答,不能产生有保护水平的特异性抗体,造成免疫失败。接种剂量过大,超过机体免疫反应能力时会产生免疫耐受,使机体在相当长时间内处于免疫抑制状态,不但影响免疫效果,且会加重免疫反应的临床过程,造成接种不良反应发生率增高。因此,只有适宜的剂量才能产生较高的特异性抗体,形成有效的免疫保护,达到防病的目的。

（三）接种剂次

为使机体形成有效的免疫保护,疫苗必须接种足够的剂次。灭活疫苗 1 剂免疫仅起到动员机体产生抗体的作用,但抗体水平较低,维持时间较短,常需要接种第 2 剂或第 3 剂才能使机体获得巩固的免疫保护。减毒活疫苗接种剂次数一般较灭活疫苗少,有的减毒活疫苗 1 剂次免疫就可以产生理想的免疫保护。但如果接种剂次过多,一方面造成疫苗浪费,另一方面还会增加儿童的痛苦和增加疫苗接种不良反应发生的概率。

（四）接种间隔

近年有研究表明,增加各剂次疫苗的时间间隔不降低疫苗的效果,减少各剂次疫苗的时间间隔可干扰抗体反应和降低保护作用。2 剂次之间的长间隔比短间隔产生的免疫应答好,特别是含有吸附剂的疫苗,长于规定的接种时间并不降低最终的抗体水平。因此,中断的免疫程序无需重新开始接种或增加接种的剂次。但间隔时间太长势必推迟产生保护性抗体的时间,增加暴露的危险。短于规定的最小间隔可减弱抗体应答。因此,对短于规定最小间隔时间接种的,不作为 1 剂有效接种。

一般规律认为,灭活疫苗通常不受循环抗体的影响。减毒活疫苗受循环抗体的影响较大,间隔少于 2 周的,应重复接种 1 剂。

（五）接种途径

接种途径与免疫效果有密切的关系,一般认为采取与自然感染相同的途径是最佳的接种途径,皮下注射和肌内注射是预防接种最常用的途径。

（六）加强免疫

疫苗在完成基础免疫后一定时期内进行 1 次适当的加强免疫,可刺激机体产生回忆免疫并维持较高的抗体水平。如百白破疫苗在完成 3 剂次基础免疫后 18 月龄进行一次加强免疫,可使相应的抗体水平维持较高的滴度和较长的时间。

（七）不同疫苗的同时接种

在不同疫苗同时接种时,主要考虑两方面因素:不同疫苗相互之间是否会干扰免疫应答,是否会增加接种不良反应发生率。根据免疫活性细胞的生理特性,1 个 T 淋巴细胞有很多针对不同抗原的受体,可以同时处理多种不同的抗原,不存在抗原之间的互相干扰问题。因此,在理论上,任何疫苗都可以同时接种,没有禁忌证,但不可将疫苗吸入一副注射器内,不可在相同部位同时接种。如未能同时接种,2 种减毒活疫苗则应间隔 4 周以上。这是为了减少和消除先注射的疫苗对后注射疫苗的干扰。2 种灭活疫苗或减毒活疫苗与灭活疫苗可以在任何时间在不同部位接种。一般认为,口服减毒活疫苗与注射减毒活疫苗同时接种,不会相互干扰,也可在注射减毒活疫苗前后任何时候接种。

但在实际工作中,有些地方为了便于预防接种异常反应的处理,规定第一类疫苗和第二类疫苗不能同时接种,两者接种间隔需 2 周以上。

免疫球蛋白一般不能和减毒活疫苗同时接种,使用免疫球蛋白后至少需间隔4周才能接种减毒活疫苗,接种减毒活疫苗2周后才能使用免疫球蛋白。

(八)疫苗的剂次效应关系

一般原则是,减毒活疫苗单剂次一般产生长期持久免疫。

灭活疫苗需要多次接种(或多剂次),并需要定期加强,以保持机体的免疫保护状态。

注射减毒活疫苗,首次接种一般能提供保护,增加剂次可提高血清阳转率,举例来说,95%～98%的被接种者将获得单剂次麻疹疫苗接种的免疫反应,给予第2剂以确保几乎100%的人被免疫(第2剂是"保险")。活疫苗产生的免疫是长期持久的,"加强"剂次不是必需的。

灭活疫苗在推荐的年龄首次接种通常不产生保护性免疫反应,在第2、第3剂次接种后才会产生有效的免疫应答。灭活疫苗的抗体滴度在几年后可降低到保护水平以下,这种现象破伤风和白喉最明显,对这些疫苗,定期"加强"是必需的,给予加强的免疫接种使抗体恢复到保护水平。

不是所有的疫苗在整个一生都要加强,例如由于Hib在5岁以上的儿童非常罕见,Hib疫苗不需要加强,由于乙肝疫苗的免疫记忆及乙肝有较长的潜伏期,能产生一种"自动加强",目前多数人认为乙肝疫苗不需要加强。

三、疫苗免疫程序

(一)国家免疫规划疫苗接种时间和剂次

(1)乙肝疫苗:接种3剂次,儿童出生时、1月龄、6月龄各接种1剂次。对已知母亲乙肝病毒表面抗原阳性的新生儿,在自愿的基础上,提倡新生儿在接种首剂乙肝疫苗的同时,在不同部位接种≥100 IU(国际单位)乙肝免疫球蛋白。

(2)BCG:接种1剂次,儿童出生时接种。

(3)脊灰疫苗:接种4剂次,儿童2、3、4月龄和4周岁各接种1剂次。

(4)无细胞百白破疫苗:接种4剂次,儿童3、4、5月龄和18～24月龄各接种1剂次。

(5)白破疫苗:接种1剂次,儿童6周岁时接种。

(6)麻腮风疫苗:8月龄和一岁半龄各接种一剂次。

(7)流脑疫苗:接种4剂次,儿童6～18月龄接种2剂次A群流脑疫苗,3周岁和6周岁各接种1剂次A+C群流脑疫苗。

(8)乙脑疫苗:乙脑减毒活疫苗接种2剂次,儿童8月龄和2周岁各接种1剂次;乙脑灭活疫苗接种4剂次,儿童8月龄接种2剂次,2周岁和6周岁各接种1剂次。

(9)甲肝疫苗:甲肝减毒活疫苗接种1剂次,儿童18月龄接种;甲肝灭活疫苗接种2剂次,儿童18月龄和24～30月龄各接种1剂次。

(10)出血热疫苗:流行性出血热疫苗接种3剂次,受种者接种第1剂次后14 d接种第2剂次,第3剂次在第1剂次接种后6个月接种。

(11)炭疽疫苗:炭疽疫苗接种1剂次,在发生炭疽疫情时接种,病例或病畜的直接接触者和患者不能接种。

(12)钩端螺旋体疫苗:钩端螺旋体疫苗接种2剂次,受种者接种第1剂次后7～10 d接种第2剂次。

(二)国家免疫规划疫苗使用规定

(1)免疫程序所列各种疫苗第1剂次的接种时间为最小免疫起始月龄。

（2）完成国家免疫规划疫苗基础免疫时间要求：①乙肝疫苗、卡介苗、脊灰疫苗、百白破疫苗、麻风疫苗、乙脑减毒活疫苗＜12月龄完成；②A群流脑疫苗在＜18月龄完成；③甲肝减毒活疫苗在＜24月龄完成。

（3）国家免疫规划疫苗的加强免疫要求在规定的月（年）龄内完成。

（4）多种疫苗如需同时接种，原则上每次可接种2种注射疫苗和1种口服疫苗，注射疫苗应在不同部位接种。除非有特殊规定，严禁将几种疫苗混合吸入同一支注射器内接种。2种减毒活疫苗如未同时接种，至少应间隔28 d再接种。

（5）国家免疫规划使用的减毒活疫苗都可以按照免疫程序和接种方案的要求，在任何季节开展常规接种、群体性接种和应急接种。

（6）免疫球蛋白可以与灭活疫苗同时接种；使用免疫球蛋白后至少需间隔4周才能接种减毒活疫苗，接种减毒活疫苗2周后才能使用免疫球蛋白。特异性免疫球蛋白的具体使用方法按照使用说明书的规定执行。

（三）未完成国家免疫规划疫苗接种的≤14岁儿童的补种原则

未完成国家免疫规划疫苗接种的≤14岁儿童应尽早补种。补种应掌握以下原则。

（1）未进行国家免疫规划疫苗常规接种的儿童，按照免疫程序进行补种。

（2）未完成国家免疫规划疫苗常规接种免疫程序规定剂次的儿童，只需补种未完成的剂次。

（3）未完成百白破疫苗免疫程序的3月龄至5岁儿童使用百白破疫苗；6～11岁儿童使用白破疫苗；≥12岁儿童使用成人及青少年用白破疫苗。

（4）未完成脊灰疫苗免疫程序的儿童，＜4岁未达到3剂次（含强化免疫等），应补种完成3剂次；≥4岁儿童未达到4剂次（含强化免疫等），应补种完成4剂次。

（5）未完成2剂次含麻疹成分疫苗接种（含强化免疫等）的儿童，应补种完成2剂次。

（6）未接种卡介苗的＜3月龄儿童可直接补种，3月龄至3岁儿童对结核菌素或卡介菌纯蛋白衍生物（PPD）试验阴性者补种，≥4岁儿童不予补种。

（7）各地可根据实际情况，制定具体的疫苗补种建议。

（四）省级增加的国家免疫规划疫苗

省级人民政府在执行国家免疫规划时，根据本行政区域的传染病流行情况、人群免疫状况等因素，可以增加免费向公民提供接种的疫苗种类或剂次。

（五）其他疫苗

（1）群体性接种和应急接种疫苗的使用原则依照有关部门制定的方案执行。

（2）提供预防接种服务时，除特殊情况外，应优先保证国家免疫规划疫苗的接种。

含有国家免疫规划疫苗组分的同品种的第二类疫苗，在受种者或其监护人知情同意的情况下，可以按照国家免疫规划疫苗免疫程序或疫苗说明书的要求替代，并作为考核评价的依据。

（3）根据卫健委制定的使用指导原则以及省级卫生行政部门制定的接种方案接种第二类疫苗；暂无使用指导原则的疫苗按照疫苗使用说明书使用。

四、成人免疫

过去的30年里通过实施扩大免疫规划（EPI），在提高儿童接种率及预防传染病方面取得了重大进展。随着EPI的成功，传统的传染病流行模式已发生了变化，发病年龄有后移的趋势。在儿童期未免疫也未感染的成人则处于这些传染病的威胁中，麻疹、白喉、百日咳等传染病在成人中时有暴发的报道。对成人进行预防接种已引起社会和卫生部门的关注。

为进一步减少疫苗可预防传染病的发生,应对青年和成人进行常规的预防接种。此外,流行病学研究提示,处于某些年龄、职业、环境和生活方式的人群和具有特殊健康问题的人,以及对疫苗可预防的传染病如乙肝、狂犬病、流感和肺炎球菌病有较大的危险,应予接种。到某些国家去的旅游者也有接触一些疫苗可预防疾病的较大危险,留学生、移民和难民也易患上述疾病。

对成人是否接种疫苗取决于2个因素:免疫学和经济基础,即受种者对传染病的易感性;接触传染病的危险性,即发病的危险性和接种疫苗的效益,是否可与其他疫苗联合使用及发生并发症的危险性等。目前成人可以接种的疫苗有白破疫苗(Td)、吸附破伤风疫苗(TT)、甲肝疫苗、乙肝疫苗、麻疹疫苗、风疹疫苗、腮腺炎疫苗、流感疫苗、肺炎球菌多糖疫苗、狂犬病疫苗等十多种。

五、特殊健康状况人群的免疫

特殊健康状况人群的预防接种工作是基层接种工作人员经常遇到且难以把握的问题。从理论和实际研究的情况来看,此类情况的确难以与一般健康人群相比。鉴于目前我国预防接种工作的性质以及受种者拥有的受种权和知情权,现将国内外有关资料进行介绍,供大家参考。同时,建议基层接种工作人员在实际工作中应及时与临床医师和受种者多方协调,并结合疫苗使用说明书,以便制定出科学、合理、安全、有效的接种方案。

(一)早产儿和低出生体质量儿的接种

早产儿T淋巴细胞和B淋巴细胞的功能比足月儿更不成熟,更容易感染各种传染病,而且发生疫苗可预防传染病后,病情远比足月儿严重,因此应该尽早给早产儿接种疫苗。美国儿科学会(AAP)建议,在大多数情况下,早产儿(包括低出生体质量儿)应按足月儿的免疫程序进行预防接种。我国目前除暂定出生体质量<2 500 g的早产儿暂缓接种BCG外,对其他疫苗的接种可按常规进行。

(二)受种者处于特殊状况下的接种

WHO一直强调EPI疫苗不应该有很多的禁忌证。常规使用疫苗的益处大多高于发生不良反应的危险性,卫生人员应利用一切机会为所有的合格对象接种疫苗。WHO认为,下列情况不应作为接种疫苗的禁忌:①轻微传染病,如体温<38.5 ℃的上呼吸道感染或腹泻;②超敏反应、哮喘或其他特应性表现;③惊厥家族史;④用抗生素、低剂量皮质类固醇或局部作用的(如外用或吸入)类固醇治疗;⑤皮肤病、湿疹或局部皮肤感染;⑥慢性心、肺、肾或肝脏传染病;⑦稳定的神经系统传染病(如大脑瘫痪);⑧出生后黄疸史;⑨哺乳婴儿、早产儿和低体质量儿;⑩营养不良,母亲妊娠,以前有百日咳、麻疹、流行性腮腺炎或风疹感染史,传染病的潜伏期。

(三)免疫损害者的接种

凡患有白血病、淋巴瘤、全身恶性肿瘤或进行免疫抑制治疗的儿童或成人,接种疫苗的效果可能有限,但因发病的危险性大而疫苗的不良反应轻微,故有必要进行接种。接种灭活疫苗并无危险性,但免疫应答不如无免疫损害者,常需接种较大剂量或多次进行加强接种。免疫损害者一般不得接种活疫苗。白血病患者停止化疗3个月后可以接种活疫苗。

(四)接受Ig预防或治疗者和近期接受输血者

在接受Ig后至少4周才能接种活疫苗。接受大量输血的人,影响活疫苗的免疫效果时间则更长;但接种灭活疫苗,一般无大的影响。如狂犬疫苗和抗狂犬病血清联合使用、乙肝疫苗和乙肝免疫球蛋白(HBIG)联合使用,但用量控制在 200 U 以下。

使用免疫抑制剂者不能接种活疫苗,接种灭活疫苗的免疫反应也可能降低。家庭有免疫缺陷和使用免疫抑制药物的人,不能口服脊髓灰质炎疫苗,因服疫苗者有可能将疫苗病毒传播给患者,但可接种麻疹疫苗和麻腮风联合疫苗。某些药物可引起免疫抑制,如烷基化合物、抗代谢药物,接受放射治疗者,都不能接种活疫苗,在治疗停止后至少 3 个月才能接种活疫苗。

(五)艾滋病病毒(HIV)抗体阳性母亲所生儿童

HIV 抗体阳性母亲所生儿童在接种前原则上不必进行 HIV 抗体筛查。对于 HIV 抗体阳性母亲所生儿童 HIV 感染状况分 3 种:①HIV 感染史不详儿童;②HIV 抗体阳性儿童;③HIV 抗体阴性儿童。

由医疗机构出具儿童是否有 HIV 感染症状,或是否有免疫抑制的诊断:①HIV 抗体阳性母亲所生儿童在出生后暂缓接种卡介苗、脊灰减毒活疫苗;当确认儿童 HIV 抗体阴性后再予以补种;当确认儿童 HIV 抗体阳性,不予接种卡介苗、脊灰减毒活疫苗。②HIV 抗体阳性母亲所生儿童如经医疗机构诊断出现艾滋病相关症状或免疫抑制症状,不予接种含麻疹成分疫苗;如无艾滋病相关症状,可接种含麻疹成分疫苗。③HIV 抗体阳性母亲所生儿童可按照免疫程序接种乙肝疫苗、百白破疫苗、A 群流脑疫苗、A+C 群流脑疫苗和白破等灭活疫苗。④HIV 抗体阳性母亲所生儿童不予接种乙脑减毒活疫苗、甲肝减毒活疫苗,可按照免疫程序接种乙脑灭活疫苗、甲肝灭活疫苗。⑤其他疫苗按照疫苗使用说明书的规定接种。

(六)妊娠妇女的接种

妊娠期间妇女的危险性主要是接触传染病的危险性增高,以及接种疫苗和感染传染病后对母亲和胎儿的特殊危险性。目前认为妊娠期妇女接种灭活疫苗对孕妇和新生儿都是安全的,个别减毒活疫苗也可以给孕妇接种。

1.破伤风疫苗

国内一项调查表明,2/3 的孕妇和新生儿对破伤风没有免疫力。因此,一旦发生破伤风杆菌感染,就可能发病,而分娩对于母亲和新生儿都是容易感染的机会,为防止破伤风杆菌感染新生儿和孕妇,孕妇应接种吸附破伤风疫苗。此种疫苗没有危险,而且孕妇的免疫力会很快传给胎儿,应尽可能在妊娠中、后期(4~9 个月)接种,以避免可能的致畸性。无免疫史者应接种 2 次,间隔 4~8 周;已全程接种但超过 10 年者应加强接种 1 次。

具体接种方法是在怀孕第 4 个月注射第 1 剂,剂量为 0.5 mL(含 5 个单位),间隔 6 周或更长一点时间后注射第 2 剂,剂量相同。第 2 剂最迟应在预产期前 4 周注射。若注射时间过于接近分娩期,则不能保证分娩时母体产生足够抗体。若孕妇已感染破伤风,可使用人血破伤风免疫球蛋白。

2.乙肝疫苗

乙肝疫苗对孕妇是安全的,对于体内没有乙肝保护性抗体的孕妇应该接种。标准的接种方法是在孕期接种 3 剂疫苗,可分别于孕期第 2、3、9 个月接种。有资料表明,在完成预防接种后,对孕妇的保护率在 95% 以上,母婴隔断率在 85% 左右。

3.风疹疫苗

母亲感染风疹病毒的最大受害者是胎儿,但孕妇接种风疹疫苗,在理论上有可能将风疹疫苗病毒传播给胎儿,所以孕妇不能接种风疹疫苗,并在接种风疹疫苗后 3 个月内不宜怀孕。

4.乙脑疫苗

现在有乙型脑炎灭活疫苗和乙脑减毒活疫苗 2 种,对于处在乙脑流行区的孕妇,可以接种灭活疫苗,但是不宜注射乙脑减毒活疫苗。

5.甲肝疫苗

甲肝病毒不能通过胎盘传染给胎儿,但是孕妇患甲肝则常常发展成重型肝炎,还可能引起产后大出血。因此在甲肝流行区,对孕妇有必要接种甲肝疫苗。目前常用的甲肝疫苗包括国产甲肝减毒活疫苗和甲肝灭活疫苗。对孕妇而言,灭活甲肝疫苗更为安全。

6.白喉疫苗

孕妇若处在白喉流行区,或与白喉患者有过密切接触,为防止感染白喉,孕妇应紧急接种白喉疫苗。但接种后一般会引起发热而对胎儿有害,妊娠期最好避免注射,也有学者认为妊娠 7 个月后注射影响则较少。

7.脊灰疫苗

自口服 OPV 问世后,特别推荐给孕妇使用。对孕妇接种 OPV 的流行病学研究表明,它既不会增加婴儿的先天畸形也不会造成其他不良后果。妊娠晚期接种 OPV 的孕妇所生新生儿,其抗体浓度明显高于未受种母亲所生的子女。

8.抗 HIV 高效免疫球蛋白(HIVIG)

人类免疫缺陷病毒(HIV)可通过母婴传播,感染 HIV 的孕妇(妊娠第 20～30 周)使用高效价抗 HIV 静脉注射免疫球蛋白(HIVIG),临床反应轻,孕妇和婴儿都能很好地耐受。在目前尚无 HIV 疫苗问世的情况下,HIVIG 或许是一种降低 HIV 母婴传播危险性的有效途径。

（王庆莉）

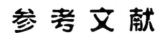

参 考 文 献

[1] 邹琼辉.常见内科疾病诊疗与预防[M].汕头:汕头大学出版社,2021.

[2] 谭斌,肖智林,张凤田.临床内科诊疗[M].北京:科学技术文献出版社,2019.

[3] 王桥霞.临床内科疾病诊疗[M].北京:科学技术文献出版社,2020.

[4] 许金芳.临床内科诊疗研究[M].长春:吉林科学技术出版社,2019.

[5] 王为光.现代内科疾病临床诊疗[M].北京:中国纺织出版社,2021.

[6] 刘文翠.实用内科诊疗[M].北京:科学技术文献出版社,2019.

[7] 王鹏.实用临床内科诊疗实践[M].北京:科学技术文献出版社,2019.

[8] 刘镜,郎晓玲,于文超.实用临床内科诊疗学[M].北京:中国纺织出版社,2020.

[9] 苏小龙.内科诊疗技术与临床实践[M].哈尔滨:黑龙江科学技术出版社,2019.

[10] 徐玮,张磊,孙丽君,等.现代内科疾病诊疗精要[M].青岛:中国海洋大学出版社,2021.

[11] 周光耀.实用内科疾病诊疗技术[M].天津:天津科学技术出版社,2020.

[12] 李清华,田星,侯良.现代临床内科诊疗新进展[M].长春:吉林大学出版社,2019.

[13] 徐晓霞.现代内科常见病诊疗方法与临床[M].北京:中国纺织出版社,2021.

[14] 邓辉.内科临床诊疗实践[M].汕头:汕头大学出版社,2019.

[15] 王淑萍.实用内科诊疗进展与临床实践[M].长春:吉林科学技术出版社,2020.

[16] 杜秀华.实用内科疾病诊疗[M].北京:科学技术文献出版社,2019.

[17] 徐化高.现代实用内科疾病诊疗学[M].北京:中国纺织出版社,2021.

[18] 李姗姗.临床内科疾病诊疗[M].北京:科学技术文献出版社,2019.

[19] 郭海侠.内科常见疾病诊疗精粹[M].长春:吉林科学技术出版社,2019.

[20] 李欣吉,郭小庆,宋洁,等.实用内科疾病诊疗常规[M].青岛:中国海洋大学出版社,2020.

[21] 吴俊芳.内科疾病诊疗与临床实践[M].北京:科学技术文献出版社,2019.

[22] 曹云友.实用临床内科诊疗学[M].北京:中国纺织出版社,2020.

[23] 矫丽丽.临床内科疾病综合诊疗[M].青岛:中国海洋大学出版社,2019.

[24] 陈娟.内科常见病临床诊疗[M].长春:吉林科学技术出版社,2019.

[25] 玄进,边振,孙权.现代内科临床诊疗实践[M].北京:中国纺织出版社,2020.

[26] 朱琳,何盛华.内科疾病现代诊疗技术[M].长春:吉林科学技术出版社,2019.

[27] 文仁英.现代临床内科诊疗学[M].北京:金盾出版社,2020.

[28] 岳亮,于群.实用临床内科疾病诊疗学[M].长春:吉林科学技术出版社,2019.

［29］马春丽.临床内科诊疗学［M］.长春:吉林大学出版社,2020.

［30］王宏伟.临床内科与内分泌疾病诊疗［M］.北京:科学技术文献出版社,2019.

［31］苏强.现代临床内科诊疗学［M］.天津:天津科学技术出版社,2019.

［32］张晓立,刘慧慧,宫霖.临床内科诊疗学［M］.天津:天津科学技术出版社,2020.

［33］赵红莉.现代内科诊疗技术与临床实践［M］.开封:河南大学出版社,2019.

［34］牟肖莉.临床内科疾病诊疗［M］.天津:天津科学技术出版社,2019.

［35］李雅慧.实用临床内科诊疗［M］.北京:科学技术文献出版社,2020.

［36］薛智,彭倩,李璟,等.槲皮素对蛛网膜下腔出血大鼠脑损伤的影响机制［J］.安徽医科大学学报,2021,56(4):561-566.

［37］闫晓宇,吕文良.肝硬化腹水的诊疗研究进展［J］.西部中医药,2020,33(4):143-145.

［38］王念.低分子肝素钙治疗慢性肺源性心脏病的疗效观察［J］.当代医药论丛,2021,19(16):104-106.

［39］马光,于菲.糖尿病患者怎样合理饮食［J］.糖尿病之友,2020(11):22-23.

［40］郭荣丹,赵宇红.奥美拉唑不同联用方案治疗急性胃炎效果对比研究［J］.中国药物与临床,2021,21(2):269-271.